西安交通大学
本科"十三五"规划教材

营养与健康

主审 刘健康

主编 张雅利 赵 琳

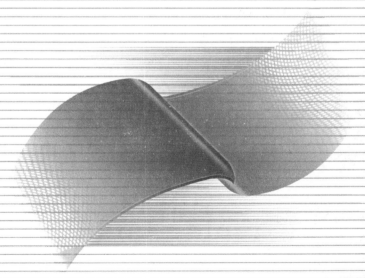

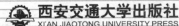

西安交通大学出版社
XI'AN JIAOTONG UNIVERSITY PRESS

图书在版编目(CIP)数据

营养与健康/ 张雅利,赵琳主编. —西安:西安交通大学
出版社,2018.6

ISBN 978 - 7 - 5693 - 0683 - 5

Ⅰ.①营⋯ Ⅱ.①张⋯ ②赵⋯ Ⅲ.①营养卫生-关
系-健康-高等学校-教材 Ⅳ.①R151.4

中国版本图书馆 CIP 数据核字(2018)第 134821 号

书 名	营养与健康
主 编	张雅利 赵 琳
策划编辑	赵文娟
责任编辑	郅梦杰
出版发行	西安交通大学出版社
	(西安市兴庆南路 10 号 邮政编码 710049)
网 址	http://www.xjtupress.com
电 话	(029)82668357 82667874(发行中心)
	(029)82668315(总编办)
传 真	(029)82668280
印 刷	陕西思维印务有限公司
开 本	787mm×1092mm 1/16 印张 20.75 字数 550 千字
版次印次	2018 年 12 月第 1 版 2018 年 12 月第 1 次印刷
书 号	ISBN 978 - 7 - 5693 - 0683 - 5
定 价	39.00 元

读者购书、书店添货、如发现印装质量问题,请与本社发行中心联系、调换。

订购热线:(029)82665248 (029)82665249

投稿热线:(029)82668805

读者信箱:medpress@126.com

《营养与健康》编委会

前　言

营养与健康这个话题,充斥着我们生活的角角落落。世界卫生组织对影响健康的因素进行过公式化的总结:健康=生活方式(60%)+遗传因素(15%)+社会因素(10%)+医疗因素(8%)+气候因素(7%)。可见,生活方式对维持机体健康起到了很大的作用。在人的生活方式中,饮食无疑占了很大比例。人类对饮食营养的探索贯穿了从茹毛饮血到食物加工的整个时期,营养学也相伴而生。随着社会经济和科学技术的发展,一方面人们对由营养素缺乏造成的身体和智力的损害有了更深入的了解,另一方面对膳食成分和营养素摄入在预防慢性疾病、提高机体适应能力以及延缓衰老方面有诸多发现。现代营养学得到不断的进步和完善,对营养素生理功能的认识趋于系统化。因此,营养与健康这门科学应该推广成为大众广为接受的一门学问,指导大众用营养学知识维护健康和治疗各种慢性疾病。

公民健康素养包括三个方面内容:基本知识和理念、健康生活方式与行为和基本技能。国家卫生健康委员会在健康数据发布会上发布的数据显示,目前全国居民健康素养水平仅为9.48%,即为我国个人获取和理解基本健康信息和服务,并运用这些信息和服务做出正确决策的人口比例,这个比例不仅低于发达国家,也低于很多发展中国家。为了尽快补上这个短板,提高居民营养知识素养,由中共中央、国务院于2016年10月25日印发和实施了《"健康中国2030"规划纲要》。《纲要》提出,全面推进居民健康生活方式,强化家庭和高危个体健康生活方式指导及干预,开展健康体重、健康口腔、健康骨骼等专项行动,开发推广促进健康生活的适宜技术和用品。国家要建立健康知识和技能核心信息发布制度,健全覆盖全国的健康素养和生活方式监测体系。加强精神文明建设,发展健康文化,移风易俗,培育良好的生活习惯。各级各类媒体加大健康科学知识宣传力度。除此之外,国家还要加大学校健康教育力度,健康教育纳入国民教育体系,作为教育阶段素质教育的重要内容。培养健康教育师资,塑造国民自主自律的健康行为。

今天的中国,食物空前丰富,源远流长的饮食文化发展到现在,几乎达到极致;铺天盖地的各种媒体不断地告诉我们得了某种病应该吃哪些食物,不应该吃哪些食物;多吃什么会怎样,不吃什么会怎样等等。面对碎片化的营养健康信息,孰优孰劣?孰真孰假?在这本书里,我们将以获得健康为目的讨论一些营养问题。

本书精选营养学基础、行为特征与营养、特殊场景营养、新膳食行为解析四个模块。营养学基础模块主要介绍各类营养素功能及其与人类健康的关系;行为特征与营养模块在介绍膳食结构及膳食指南的基础上强调食物调配的原则和应用,将"多样、适量与平衡"的行为观念贯彻到营养活动中,深度解析合理营养促进健康的基础是平衡膳食、食物多样和适量这个平衡膳食的最基本原则;特殊场景营养模块在介绍婴幼儿、青少年、中老年人、肥胖症患者等特殊人群生理特点及营养需求的基础上,着重简述"三高"与营养、免疫与营养、肠道微生物与营养等;新膳食行为解析模块主要就当前困扰大众的转基因食品、功能食品、有机食品、食品添加剂等问题进行科学深度解析,帮助读者走出营养误区,树立正确的营养健康观。

目　　录

第一章　身边的营养学

第一节　营养健康的概念

一、营养与健康的关系

营养是指机体摄取食物，经过体内消化、吸收和代谢，利用食物中对身体有益的物质构建机体组织器官、满足生理功能和体力活动需要的过程。

食物营养指食物的营养组成、功能及保持、改善、弥补食物营养缺陷所采取的各种措施。

营养素是指食物中对人体有生理功效且为人体正常代谢所需要的成分。各种营养素分别有各自独特的生理功能，它们在体内代谢过程中相互之间又有着密切的联系。营养素来自于食物，但是任何一种食物不可能包含所有的营养素，一种营养素也不可能具备所有的营养功能。因此，人体需要从多种食物中获取足够而又平衡的营养素与能量来维持生命活动。

营养价值是指食品中所含营养素种类、质量、数量、比例所能满足人体营养素需要的程度。各种食品当中所含有的营养素种类、质量、数量、比例所能满足人体营养素需要的程度不同，营养价值也就不同。

营养学是研究人体营养规律以及改善措施的科学，涉及了食物营养、人体营养和公共营养等。

1984 年世界卫生组织（WHO）在其《宪章》中给出了健康的新概念："健康不仅仅是没有病和不虚弱，而且是身体上、心理上和社会适应能力三方面的完美状态。"WHO《维多利亚宣言》明确指出："现有的科学知识和方法已足以预防大多数疾病，人们对优劣利弊也有能力进行鉴定，但有四项因素是每个人必须具备的，称为健康的四大基石，即合理膳食、适量运动、生活规律、心理平衡。"

人的健康状况取决于很多因素，除了先天的遗传因素外，后天的生活条件、生活方式、卫生状况、膳食营养、爱好习惯、体育锻炼、精神状态、营养知识等都会对健康有较大的影响。在这些后天因素中，膳食营养起着主要作用。人从生命诞生就不断地从母体摄取各种营养物质，出生后，除阳光和空气外，人体需要的营养物质完全靠膳食供给。人体离开了营养物质就不能正常地生长和生活，也不能正常进行人体的生理和心理各项活动。

营养状态与我们每个人的生命息息相关。营养状态的好坏能决定我们的容貌、言行、气质和心情，人们的忧郁与快乐，美丽与憔悴，干练与平庸，思维清晰还是混乱，生理和心理年轻还是衰老，工作中感到愉悦还是厌烦，事业上是创新求变还是墨守成规都与人体的营养状况有关。

假定平均寿命 65 岁，那么会有 70000 多顿饭的供给，身体需要消化处理 50 吨食物。食物会对身体发生累积效应，随着年龄的增长，这些累积效应对健康的影响极为深远。

　　人的机体在持续不断地更新各种组织。每一天,它都会制造一点点肌肉、骨骼、皮肤和血液等,以旧换新。如果吃了过多含有能量(卡路里)的食物,身体里会增加一些脂肪。相反,如果吃的含有能量的食物比身体需要的能量少,那么身体里会减去一些脂肪。总之,今天吃的食物,明天就变成身体的一部分。

　　对机体来说,最好的食物是什么? 它们应当能支持生长,帮助机体保持发达的肌肉、强健的骨骼、健康的皮肤以及足够的血液来净化和滋养体内的所有组织和器官。这意味着,人类需要的食物,不仅能提供适当的能量,还能提供足够的营养素。

　　人体所需的营养素在体内有三方面功用:一是供给生活、劳动和组织细胞功能所需的能量;二是提供人体的"建筑材料",用以构成和修补身体组织;三是提供调节物质,用以调节机体的生理功能。营养素有这三方面的作用,可见营养素是健康之本,是健康的物质基础。

　　食物中含有 60 多种人体必需的营养素,每种营养素都影响人体的生理功能。人体从食物中摄入这些营养素,不仅保证自身生长发育和日常活动的基本需要,而且对于维护人体的免疫力、抵抗力、抗氧化能力等生命过程都是必不可少的。组成我们人体的最基本单位是细胞,如果这些营养素摄入不良(过少或过多)就会危及细胞的健康,得病的细胞多了,由细胞组成的组织、器官和系统就不能正常工作了,也就是得病了。人们发现自己得病有一个很长的滞后过程,就是因为只有组成组织、器官和系统的病变细胞积累到一定程度,危及正常生理功能的时候,才使人感受到疾病。其实,当你感到得病的时候,疾病早就在你的身上发生并逐渐蔓延着。

　　由于每个人的年龄、性别、生理过程、健康状态、遗传因素等不同,必须针对自己的身体情况进行精准营养供给,针对自己的全面营养需要制定自己的饮食计划和进食方式。这就要每个人首先要了解自己的膳食营养状况,并针对自己的营养需要调整膳食结构,最大限度地获取需要的全营养素,即适时适量地获取人体需要的 60 多种营养素。

二、遗传、饮食方式与健康

　　人类患病原因主要可分为:内因、外因和内外因。某些疾病几乎纯粹是遗传所致,比如镰状细胞贫血症;某些疾病可能由于遗传(或者触发这类疾病由于基因的遗传),也可能由于饮食的影响,如糖尿病的某些种类;某些疾病则纯粹由于饮食方式所致,如维生素和矿物质缺乏症。除了吸烟和酗酒,没有什么能比饮食方式对人的健康和寿命有更大的影响力。

　　在表 1-1 所列美国人的主要死亡原因中,有 4 个与营养直接相关,而其中的另一个原因——车祸及其他事故,则间接与饮食方式(饮酒)相关。

表 1-1　美国人的主要死亡原因

	死亡原因	所占比例
1	心脏病*	24.6%
2	癌症*	23.3%
3	慢性肺部疾病	5.6%
4	中风*	5.3%

续表 1 - 1

	死亡原因	所占比例
5	事故**	4.8%
6	阿尔茨海默症	3.2%
7	糖尿病*	2.8%
8	肺炎和流感	2.2%
9	肾脏疾病	2%
10	自杀	1.5%

注：*表示死亡原因与营养相关，**则表示与酒精有关。

在中国，城市地区十大主要死亡原因中（见表 1 - 2），与饮食方式相关的多达 5 种。

表 1 - 2　2015 年中国城市地区十大主要死亡原因及所占比例

	死亡原因	所占比例
1	癌症*	26.44%
2	心脏疾病*	21.98%
3	脑血管疾病*	20.63%
4	呼吸系统疾病	11.8%
5	损伤和中毒**	6.05%
6	内分泌和代谢疾病*	3.10%
7	消化系统疾病*	2.30%
8	神经系统疾病	1.11%
9	感染性疾病	1.09%
10	泌尿生殖系统疾病	1.05%

注：*表示死亡原因与饮食方式相关；在"损伤与中毒"中，相当大一部分是由于食物中毒。

　　某些慢性疾病，如心脏病、糖尿病、某些癌症、口腔疾病和成人骨丢失等，都与不良的饮食习惯有关。当然，这些疾病并非通过良好的饮食习惯就能完全预防，它们在某种程度上是由人的基因构成、体力活动和生活方式共同决定的。然而，在遗传基因确定的范围内，这些疾病的发展可能受到日常生活方式的强烈影响。

　　基因遗传和营养对于不同疾病的影响程度是不一样的。图 1 - 1 可以帮助理解基因的作用。贫血镰状细胞病是纯粹由于遗传引起的，因此，居于图 1 - 1 的左面，即主要由于遗传引发的疾病，与营养基本无关。某个人吃什么不会影响他感染这种贫血的概率，虽然营养治疗可能有助于减缓其病程。在图 1 - 1 的另一端（右面），缺铁性贫血极为常见的病因是营养不良。各种疾病和健康不良的征兆出现在这个图上，从左到右，从几乎完全由于遗传所致到纯粹源于营养引发。某种疾病或健康状况与营养相关性越大，它们能够因健康的营养和饮食方式预防的可能性也就越大。

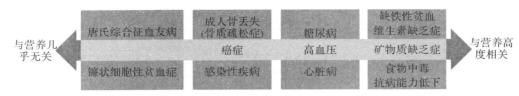

图 1-1　营养与疾病

此外,某些疾病,如心脏病和癌症,并非单一的疾病,而是有许多种。比如,有两个人都患心脏病,却有不同的表现形式;某人所罹患的癌症可能与营养有关的,另一个人却可能与营养无关。每个个体在基因上彼此千差万别,所以不能简单地断言饮食方式的改变可以帮助所有人避免某种疾病或延缓其进展。

除了饮食方式和食物的选择,其他某种生活方式的选择也会影响人们的健康,比如,吸烟、酗酒或滥用成瘾物质等,这无疑将摧毁人的健康。而体力活动、睡眠和其他环境因素能帮助预防某些疾病或减轻其严重性。特别应当指出,体力活动是如此紧密地与营养合作促进人的健康,无论怎么强调都不过分。

美国卫生部在 2010 年设置的指导国家健康促进工作的 10 年目标,希望到 2020 年,有更多人能够健康长寿。他们总结 2010 年美国人的健康状况为:平均血胆固醇水平已经下降,但大多数人的饮食中缺乏足够的水果、蔬菜和全谷物食品(即采用精准加工及保鲜保质先进技术保全全部天然营养的完整谷物食品);体力活动水平需要提高;在降低某些食源性感染、心脏病和癌症的发病率方面取得了积极的进展;但也有消极的一面,即超重者和糖尿病患者的数量继续上升。因此,为了完成 2020 年促进健康的目标,美国决定采取多种措施来改变人们的某些生活习惯。

第二节　平衡膳食

一、人体的组成

人体是以物质为基础的一个有机体,根据人们对机体认识的程度,可以从原子水平、分子水平、细胞水平、组织水平以及整体水平这五个层次上来认识。

在原子水平上,目前已知的元素有一百三十余种,其中人体内含有的元素有六十多种,主要为氧、氢、碳、氮、钙及磷等,其中氧含量约为 65%,碳约为 18%,氢约为 10%,氮约为 3%,钙为 2%,磷为 1%。氧、碳、氢、氮就占了人体总重量的 96%。其他元素虽然在人体内所占的比例很小,但并不代表着它们不重要,如钙参与骨骼和牙齿的构成,铁是血红蛋白的重要组成成分。

在分子水平上,人体是由蛋白质、脂类、碳水化合物、水及矿物质等构成的。以一名体重为 65 kg 男性为例,其体内的水量约为 40 kg,占体重的 60% 多;脂类约为 9 kg,占体重的 14%,其中估计有 1 kg 为生命活动所必需,其余为能量贮备,可以根据人体的活动状况而改变;蛋白质约为 11 kg,占体重的 17%,大部分蛋白质在身体内作为基本构成成分而存在,损失超过 2 kg 就会导致严重的生理功能失调。碳水化合物在体内主要是以糖原形式存在,可以用于消耗的贮备不超过 200 g。

在细胞水平上,人体是由细胞、细胞外液及细胞外固体组成的,细胞是身体行使功能的主要组分。按照细胞存在的组织通常将其分为肌肉细胞、脂肪细胞、上皮细胞、神经细胞等类型。

在组织水平上,人体是由组织、器官及系统构成的,其体重等于脂肪组织、骨骼肌、骨、血及其他如内脏器官等的总和。脂肪组织包括脂肪细胞、血管及一些支持性结构成分,是贮存脂肪的主要地方。骨骼肌有400多块,占体重的比例因性别、年龄不同而有差异。成年男性约占40%,成年女性约占35%。四肢肌约占全身肌肉重量的80%,其中下肢肌约50%,上肢肌约占30%。正常人的总血量占体重的8%左右。一个50 kg体重的人,约有血液4000 mL,而真正参与循环的血量只占全身血液的70%～80%,其余的则贮存在肝、脾等"人体血库"内,当人体出现少量失血时,贮存在"人体血库"中的血液,便会立即释放出来,随时予以补充。骨骼是人体的支架系统。有206块骨头,成年人骨骼的重量大约有9 kg。

需要说明的是,人体在各个水平上的构成是一个动态的过程。对一个个体来说,在胎儿、婴儿、幼儿、青春期、成年、老年等各个时期,身体成分会呈现一定的变化,在疾病、应激等状态下也会发生一定的改变。但通常情况下,在某一特定时间内,如以月或年为单位来衡量时,人体的构成在各个水平上都是相对稳定的,就是说,各组成部分间呈现稳定的定量关系。所以,可以通过在整体水平上的人体测量确定各个水平上身体的构成。这也是身高、体重、皮脂厚度、体质指数(BMI)等人体测量学指标在人体营养状况评价中得到普遍应用的理论基础之一。

二、六种不可或缺的营养素

人的身体和食物都是由相同的材料组成的,不过以不同的方式排列起来而已。人体要发挥功能,需要六种不可或缺的营养素,即水、碳水化合物、脂肪、蛋白质、维生素和矿物质。这些营养素均需通过食物来获得。表1-3列出了这六种营养素所含的成分,这六种营养素中有四种是有机物,即含有碳的物质,碳是世界上所有生命体共有的元素。

表1-3　六种营养素所含的成分

	碳	氧	氢	氮	矿物质
水		√	√		
碳水化合物	√	√	√		
脂肪	√	√	√		
蛋白质	√	√	√	√	(注2)
维生素	√	√	√	√(注1)	(注2)
矿物质					√

注:1.所有的B族维生素都含有氮元素,如胺中的氮。

2.蛋白质和一些维生素含有无机硫;维生素B_{12}含有矿物质钴。

食物中所含的六类营养素中,最重要的当属参与生产能量的水。四种有机营养素中,有三种生产能量的营养素(维生素不生产能量),人体能够利用它们包含的能量。碳水化合物和脂肪(脂肪也被称为脂类)是特别重要的能量营养素。蛋白质则担负双重的功能,它既可以产生能量,也提供了形成身体组织构件的材料。

每一天,每一刻,当身体做任何动作、大脑进行思索的时候,必须消耗能量。人类所消耗的能量,是通过摄入食物,间接地从太阳获得的。生物的能量来源于太阳的辐射能。其中,植物借助叶绿素的功能吸收利用太阳辐射能,通过光合作用将二氧化碳和水合成碳水化合物;植物还可以吸收利用太阳辐射能合成脂类、蛋白质。而动物在食用植物时,实际上是从植物中间接吸收利用太阳辐射能,人类则是通过摄取动、植物性食物获得所需的能量。

三、营养素摄入量

人体每天都要从饮食中获得所需的各种营养素,不同的个体由于其年龄、性别、生理及劳动状况不同对各种营养素的需要量可能不同。一个人如果长期摄入某种营养素不足则可能产生相应的营养缺乏的危害;如果长期摄入某种营养素过多则可能产生相应的毒副作用。因此,必须科学地安排每日膳食以获得品种齐全、数量适宜的营养素。用什么作标准来衡量所摄入的营养素是否适宜呢?

(一)推荐的每日膳食中营养素供给量(RDAs)

为了指导居民合理摄入营养、平衡膳食,许多国家制订有膳食营养素推荐供给量(recommended dietary allowances,RDAs)。RDAs 值基本上是根据预防缺乏病提出的参考值,没有考虑预防慢性病,也没有考虑过量的危害。

(二)膳食营养素参考摄入量(DRIs)

膳食营养素参考摄入量(dietary reference intakes,DRIs)是一组每日平均膳食营养素摄入量的参考值,它是在"推荐的每日膳食营养素供给量(RDAs)"基础上发展起来的,但在表达方式和应用范围方面都已发生了根本变化。包括四项内容:

1. 平均需要量(estimated average requirement,EAR)

EAR 是群体中各个体需要量的平均值,是根据个体需要量的研究资料计算得到的。EAR 是能够满足群体中 50% 的成员的需要。EAR 是制定 RNI 的基础。

2. 推荐摄入量(recommended nutrient intake,RNI)

RNI 相当于传统使用的 RDA,是可以满足某一群体中绝大多数(97%~98%)个体需要量的摄入水平。长期摄入 RNI 水平,可以满足身体对该营养素的需要,保持健康和维持组织中有适当的储备。RNI 的主要用途是作为个体每日摄入该营养素的目标值。

RNI 是以 EAR 为基础制订的。如果已知 EAR 的标准差,则 RNI 为 EAR 加两个标准差,即 RNI＝EAR＋2SD。如果关于需要量变异的资料不够充分,不能计算 SD 时,一般设 EAR 的变异系数为 10%,这样 RNI＝1.2×EAR。

3. 适宜摄入量(adequate intake,AI)

当某种营养素的个体需要量的数据不足,没有办法计算出 EAR,因而不能求得 RNI 时,可设定适宜摄入量来代替 RNI。AI 不是通过研究营养素的个体需要量求出来的,而是通过对健康人群摄入量的观察或实验获得的。例如纯母乳喂养的足月产健康婴儿,从出生到 4~6 个月,他们的营养素全部来自母乳。母乳中供给的各种营养素量就是他们的 AI 值。AI 的主要用途是作为个体营养素摄入量的目标。

AI 与 RNI 相似之处是二者都用作个体摄入量的目标,能够满足目标人群中几乎所有个体的需要。AI 和 RNI 的区别在于 AI 的准确性远不如 RNI,有时可能明显地高于 RNI。

4. 可耐受最高摄入量（tolerable upper intake level, UL）

可耐受最高摄入量（UL）是平均每日可以摄入该营养素的最高量。"可耐受"的含义是指这一摄入水平一般是可以耐受的，对人群中的几乎所有个体都不至于损害健康。当摄入量超过 UL 进一步增加时，损害健康的危险性随之增大。UL 是日常摄入量的高限，并不是一个建议的摄入水平。

鉴于我国近年来营养强化食品和膳食补充剂的日渐发展，有必要制定营养素的 UL 来指导安全消费。对许多营养素来说，当前还没有足够的资料来制定它们的 UL，所以没有 UL 值并不意味着过多摄入这些营养素没有潜在的危险。

应当特别强调的是，DRIs 是应用于健康人的膳食营养标准，它不是一种应用于患有急性或慢性病的人的营养治疗标准，也不是为患有营养缺乏病的人设计的营养补充标准。

四、营养丰富的膳食的五要素

1. 充分

缺乏任何营养素所造成的后果，可以用来证明"充分"这一要素的重要性。例如，铁是一种人体必需的营养素。因为每天都会丢失一些铁，所以，需要不断补充和替换铁，人类只能通过食用含有铁的食物才能把铁补充到体内。如果摄入含铁的食物太少，可能罹患缺铁性贫血。由于贫血，会感到虚弱、疲惫、寒冷、悲伤和无精打采，可能经常头痛，无力完成需要肌肉力量的工作。有些食物中含有丰富的铁，肉、鱼、禽肉和豆类都在富含铁的食物之列，因此定期食用上述食物可以保证机体获得充足的铁。

2. 平衡

饮食中缺乏钙质会导致青少年生长期骨骼发育不良，并在成年期易罹患骨丢失。大多数富含铁的食物的钙含量很少。富含钙的食物首推牛奶和奶制品，而它们恰巧又含铁非常少。很显然，要获得足够的铁和钙，人们必须在选择那些能提供特别的营养素的食物种类时达到平衡状态。饮食的整体平衡要求为人体提供足够的，但也无须太多的各种维持人体健康必需的营养素，某些食物组合就可以实现这样的目标。

3. 能量控制

能量摄入量不应超过人体对能量的需求，保证从食物中摄入的能量与身体功能运动和体力活动所需消耗能量相平衡。按此要素进食有助于控制体内脂肪含量和体重。当然为了实现能量控制，有许多策略和方法可供采用，这也是我们将来的叙述重点。

4. 适度

适度意味着两方面的内容：①某些食物成分的摄入量，如饱和脂肪、胆固醇、人工添加的糖和盐等，应当为保持健康而受到限制。②某些必要的，甚至是有益的食物成分需保证一定的供给量。例如，食物中含有一定数量的纤维素有助于消化系统的健康，但是过多的纤维素就会造成其他营养素的丢失。

5. 品种多样

多样化的饮食更可能满足营养需要。某些不为人知的营养素可能对健康非常重要，某些食物可能缺少它们，而另一些食物中它们的含量很丰富。品种多样会增加饮食的趣味，尝试新的食物可能是使人愉悦的源泉。

第三节　传统营养学观点

一、我国古典营养学的起源和发展

我国对营养学的研究典籍可以追溯到 2300 年前,道家庄周的著作《庄子·内篇·养生主》是世界上最早的营养学说理论。"营"意指谋求,"养"为养生,所谓营养就是谋求养生。古人对养生的定义是以调阴阳,和血气,保精神为原则的保养,调养,颐养生命。养生学涉及古代预防、保健、心理、行为、伦理、社会医学等学科领域,遵循顺应自然,调试阴阳,动静合一,防病于未病的原则。古代的养生方法包括药物养生、导引养生、吐纳养生、环境养生、保精养生、饮食养生等。

随后,先秦诸子提出的养生方法促进了古典营养学的发展。在《论语·乡党第十》篇中,孔子指出"食不厌精,绘不厌细。食饐而餲,鱼馁而肉败,不食。色恶,不食。臭恶,不食。失饪,不食。割不正,不食。不得其酱不食。肉虽多,不使胜食气。唯酒无量,不及乱。沽酒市脯不食。不撤姜食,不多食,祭于公,不宿肉。祭肉不出三日,出三日不食之矣",也就是说"颜色变坏了不吃,味道变臭了不吃。煮的不熟太生,或过熟太烂了都不要吃。不是吃饭的正餐时间不吃"等,提出了对烹调手段和卫生的要求。此外,《神农本草经》《伤寒杂病论》《备急千金要方》《食疗本草》《食医心鉴》等著作中都涉及饮食养生的部分。

中国传统膳食结构强调"平衡膳食、辨证用膳",提倡含不同营养成分食物的互补。《黄帝内经》中有关平衡膳食的精辟论述:"五谷宜为养,失豆则不良,五畜适为益,过则害非浅,五菜常为充,新鲜绿黄红,五果当为助,力求少而数,气味合则服,尤当忌偏独,饮食贵有节,切切勿使过。"

中华民族传统膳食强调"辨证用膳",就是指膳食应结合四时气候、环境等情况,做出适当的调整。在养生防病中食物发挥着重要的作用。由于四季气候存在春温、夏热、暑湿且盛、秋凉而燥以及冬寒的特点,而人的生理、病理过程又易受外界气候变化的影响,所以要注意使食物的选择与之相适应。如在阳气生发的春季,特别是少雪、温盛、气候异常时,饮食则应清淡,不宜过食油腻、烹煎动火之物,并应选食鸭梨、荸荠、橘子、甘蔗等果品为辅助,常食绿豆汤、绿豆芽等,取其清淡、甘凉之性,以免积热在里。夏季暑热兼湿,肤腠开泄、出汗亦多,人常贪食生冷,寒凉之物太过则易伤脾胃。因此炎暑之季,宜食甘寒、利湿清暑、少油之品,如西瓜、冬瓜、白兰瓜等,常饮绿豆汤,并以灯心、竹叶、石膏、酸梅、冰糖煎水代茶饮,取其清热、解暑利湿、养阴益气之功。盛夏季节,平素为阳虚体质,常服人参、鹿茸、附子等温补之品的人,也应减少服用或暂停。秋冬季节的饮食也需要适应季节的气候特征。对于疾病治疗过程中食物的选择,也要考虑四时气候。同是风寒外感,欲用辛温之物取汗:葱白、生姜煎水只宜在冬季服用;盛夏时节则宜选用鲜藿香叶加冰糖煎水代茶,以求驱散表寒;秋季燥盛,应配以桑叶、菊花、芦根等辛凉、生津润燥之物。由于各地的地理环境、生活习惯存在差异,在某种程度上也会影响饮食,所以也是需要加以考虑的因素。

二、中国现代营养学发展过程

1932 年以前,是我国营养学发展的萌芽时期。在此期间,各个医学院和医院开始研究营养学,比如早期的济南共和医道学堂(山东医学院前身)和老协和医学院(现在的北京协和医学院)。

1924—1937年是营养学的成长时期。1927年,《中国生理学杂志》问世,开始刊载营养学文章;1928年发表《中国食物的营养价值》;1937年发表《中国公众最低限度营养需要》,这是我国最早的食物与人群营养的指导性文献。

1938—1949年的动荡时期,我国的营养工作者依然坚持开展营养学相关工作。1941年中央卫生实验院召开了全国第一次营养学会议,1945年中国营养学会在重庆成立。

中华人民共和国成立后的1950—1970年间,我国营养学开始了其建设时期。1952年出版了第一部《食物成分表》;1956年创刊《营养学报》;1959年开展第一次全国营养调查;1962年提出第一个营养素供给量建议。

1978年以来,营养学进入蓬勃发展时期。1982年开始,每10年开展一次营养调查;1988年中国营养学会修订了每人每日营养素供给量;1989年提出我国居民膳食指南(1997年、2007年相继修订);1997年国务院办公厅发布《中国营养改善行动计划》;2000年公布我国第一部《膳食营养参考摄入量(DRIs)》;2001年发布《中国食物与营养发展纲要2001—2010》;2014年发布《中国食物与营养发展纲要2014—2020》;2016年10月25日印发并实施《健康中国2030规划纲要》。

三、中国饮食观念之辨:精华与糟粕

中国关于吃饭的俗语非常多,为人熟知并常挂在嘴边的,是有两句有些互相矛盾的话:"人是铁,饭是钢"和"人吃五谷杂粮,难免会生病"。

第一句强调了吃饭的极端重要性,这在长期以来我国处于欠发达的农业社会,人们常要挨饿的情况下,可以理解。

第二句话虽然通俗,却包含了朴素的真理,但很少引起人们的深入思考。既然吃五谷杂粮难免会生病,为何还要把这"五谷杂粮"当作主食呢?

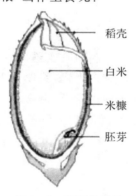

图1-2　稻谷的结构

更有趣的是,作为世界上唯一还保留着某些表象元素的中国文字,对于白米饭的描述,似乎正与现代科学的分析暗合。比如"饭"字,古人造字的时候,将这个"饭"字造得如此明白:食＋反＝饭。意思就是吃反了,多吃无益。另外一个中文字,就似乎更是对白米饭的否定,那就是糟粕的"粕"字。这个字拆开来看就是:白米＝粕。我们常说"取其精华,去其糟粕",如果说白米饭是"粕",那么,岂非应当把稻谷中的米糠留下来,把白米弃之不用?当然,上面这样的说法有点戏谑的意思,因为按照我国文字的组成的规则,这"反"和"白"都在"饭"和"粕"字中作为韵符来使用,提示这两个字的读音。所以,这并不意味着古代中国人对营养膳食有明确的认识。

然而,这不妨碍我们深入分析一下米的前身——稻谷——何为精华,何为糟粕。

稻谷在加工成精米的过程中要去掉外壳和占总重 10% 左右的种皮和胚,米糠就是由种皮和胚加工制成的,是稻谷加工的主要副产品。

米糠中富含各种营养素和生理活性物质。由于加工米糠的原料和所采用的加工技术不同,米糠的组成成分并不完全一样。一般来说,米糠中平均含蛋白质 15%,脂肪 16%～22%,糖 3%～8%,水分 10%,热量大约为 30 kcal/g($1.26×10^5$ J/g)。米糠所含脂肪中,主要的脂肪酸大多为油酸、亚油酸等不饱和脂肪酸,并含较多维生素、植物醇、膳食纤维、氨基酸及矿物质等。米糠经加工后,可能在预防多种类型的癌症,如乳腺癌、肺癌、肝癌和大肠癌等方面发挥有益的作用。因此,把米糠食品作为来源于实际食物的化学预防剂,在预防癌症中将有发挥重大影响。

科学家已经从米壳中提取了至少两种营养素,在抗击肿瘤疾病以及类风湿关节炎方面有很高的疗效,一个叫作 IP-6(六磷酸肌醇),一个叫作 β-1,3-葡聚糖,而米壳中所包含的蛋白质、维生素 B 族、维生素 E,也都被证明对人体有很大的好处。

当然,无论是米糠还是米壳,人类都无法直接食用而取得其中的上述精华营养,必须用科学方法提取营养素,做成各种膳食补充剂以及米糠油、米糠食品等,价格较高,不是大家都能接受的。但是,我们坚持倒过来"去其精华,取其糟粕",并且拿这种其实并非精华的米饭作为我们一日三餐的主食,实在是令人遗憾的。

四、中国饮食观念之再辨:主食与副食

我国关于"主食和副食"的说法也由来已久。米饭、面条、馒头等称为主食,其他用以下饭的鸡鸭鱼肉、水果蔬菜等不是主食的食品,则称为副食。绝大多数中国人,每天必吃主食,副食吃不吃,吃多少,倒是悉听尊便。

全国人民都拿香喷喷的白米饭作为主食,其实还是在改革开放之后的事。在这之前,从乡村到大部分城市,都不能随心所欲地吃到白米饭,粮食要凭粮票购买,还要搭售许多粗粮,在某些特殊年份还必须实行所谓"瓜菜代",即用南瓜、土豆、芋头、大豆、地瓜等来替代主食米饭,在农村更为普遍。然而奇妙的是,那个时候的人很少罹患高血压、心脏病、糖尿病、癌症等慢性疾病。

其实,这是因为南瓜、地瓜、土豆、芋头、大豆等可提供丰富的纤维、维生素、矿物质、蛋白质、植物脂肪,碳水化合物足够却不过量。而米饭却完全不同,几乎不含有蛋白质、脂肪、维生素、矿物质,每 100 g 大米,所含热量为 330 千卡($1.38×10^6$ J)左右。这个数量与瘦猪肉基本相当。同时,每份大米在煮饭时需要添加 1.5 倍以上的水。因此,煮成米饭之后,每 100 g 熟米饭的热量降低到 120 千卡($5.02×10^5$ J)左右,相当于一个半苹果所含的热量。

按照上述能量密度的概念,米饭的能量密度是很低的。按照世界卫生组织对垃圾食品的定义:高糖、高热量、低蛋白质、低维生素、低矿物质、低纤维,也就是能量密度很低的食品。由此衡量,白米饭是最符合垃圾食品概念的食物! 其升糖指数高达 87,与油炸土豆条一样危险。

美国哈佛医学院早在 2002 年就修改了膳食金字塔,并且将五谷类食物,从金字塔的底端,

改放到金字塔的最上端,也就是鼓励人们大量减少吃高淀粉、低纤维、低白质、低维生素矿物质的食物。

美国《活得够长活得更幸福》一书的作者雷库兹韦尔是美国发明家,获得许多奖项,如狄克森奖、卡耐基梅隆科学奖等。他曾获 9 项名誉博士学位、两次总统荣誉奖。在他所推出的膳食金字塔中,将五谷类完全去除,代以更多的、更丰富的蔬菜,他主张从蔬菜、水果中获取碳水化合物。

在美国的餐厅,已经在实践上述专家的主张。除了每桌送几片面包之外,几乎不提供所谓的"主食",而在蔬菜水果色拉里,倒是混杂有一些小面包块,可见他们把它们与蔬菜水果一视同仁。

所以,根据现代营养学的观念,我们应当改变关于主食与副食的划分,经济条件许可的话,把蔬菜水果当主食,把米饭当零食,多吃菜、少吃饭。

第四节　中国居民营养状况

居民良好的营养与健康状况是全面建设小康社会不可或缺的重要组成部分。我国从1959 年开始进行全国营养调查,这些调查监测工作为我国卫生保健、疾病预防等策略和措施的制定提供了大量基础数据,然而由于前期的调查工作都是单独进行的,因此不能综合反映国民的营养与健康状况,也不能成为全国营养与健康状况的权威数据库。

2002 年的中国居民营养和健康状况调查是我国第一次将营养与健康指标有机结合的大型调查项目。2004 年,原卫生部发布了 2002 年中国居民营养与健康状况调查结果。此后的10 年间,随着我国经济社会发展和卫生服务水平的不断提高,居民人均预期寿命逐年增长,健康状况和营养水平不断改善,疾病预防控制工作取得了重大成就。与此同时,人口老龄化、城镇化、工业化进程加快以及不健康生活方式等因素也影响着人们的健康状况。2010—2013 年的中国居民营养与健康监测反映了十多年来我国居民营养状况的发展情况。根据中国疾病预防控制中心、国家心血管病中心、国家癌症中心监测调查的最新数据,结合国家统计局等部门人口基础数据,国家卫生计生委组织专家,综合采用多中心、多来源数据系统评估,复杂加权和荟萃分析等研究方法,编写了《中国居民营养与慢性病状况报告(2015 年)》。

一、中国居民营养与慢性病状况报告(2015 年)

《中国居民营养与慢性病状况报告(2015 年)》报告内容显示:

1. 我国居民三大营养素供能充足,能量需要得到满足

2012 年全国居民每人每天平均能量摄入量 9092 kJ,摄入较为充足。每人每天平均蛋白质摄入量为 65 g,与 2002 年相比,蛋白质摄入基本持平,达到推荐标准,优质蛋白质比重有所增加。2012 年我国居民每人每天平均碳水化合物摄入为 301 g,脂肪摄入量 80 g,与 2002 年及 1992 年相比,碳水化合物供能比有所下降,脂肪供能比上升(图 1-3、图 1-4)。

2. 体格发育水平有所提高

2012 年我国 18 岁及以上成年男性和女性的平均身高分别为 167.1 cm 和 155.8 cm,平均体重分别为 66.2 kg 和 57.3 kg,与 2002 年相比,男、女性平均身高分别增长 0.6 cm 和0.7 cm;男、女性平均体重增长 3.5 kg 和 2.9 kg(表 1-4)。

此外,6~17 岁儿童、青少年身高、体重增幅更为明显。城市男、女儿童青少年身高平均增

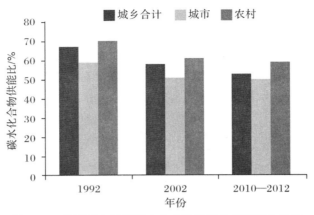

图 1-3　我国城乡居民碳水化合物供能比例及变化趋势

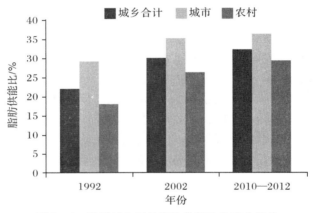

图 1-4　我国城乡居民脂肪供能比及变化趋势

加 2.3 cm 和 1.8 cm,体重平均增加 3.6 kg 和 2.1 kg;农村男、女儿童青少年身高平均增加 4.1 cm和 3.5 cm,体重平均增加 4.7 kg 和 3.4 kg。

表 1-4　2012 与 2002 年中国成人平均身高体重变化

	2012 年		2002 年	
	男	女	男	女
平均身高/cm	167.1	155.8	166.5	155.1
平均体重/kg	66.2	57.3	62.7	54.4

3. 营养不良状况得到改善

2012 年全国 18 岁及以上居民营养不良率为 6.0%,比 2002 年降低 2.5 个百分点。多数群体营养不良率有所降低,然而,农村 60 岁及以上老年人的营养不良率为 8.1%,需要予以重视(图 1-5)。

我国 6～17 岁儿童和青少年的生长迟缓率为 3.2%,消瘦率为 9.0%,与 2002 年相比,分别下降了 3.1 和 4.4 个百分点。总体上看,6～17 岁儿童和青少年生长迟缓近年来持续下降,消瘦仍然是 6～17 岁儿童和青少年主要的营养不良问题。

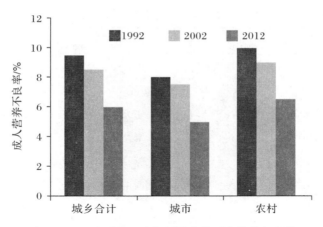

图 1-5　18 岁及以上成年居民营养不良状况与变化

4. 贫血状况显著改善

2012 年我国 6 岁及以上居民贫血率为 9.7%，比 2002 年下降 10.4 个百分点，其中 6～11 岁儿童和孕妇的贫血率分别是 5.0% 和 17.2%，与 2002 年相比，下降了 7.1 和 11.7 个百分点（图 1-6）。

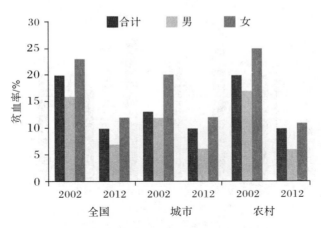

图 1-6　我国 6 岁及以上城乡居民贫血状况及变化

5. 膳食结构有所变化

与 2002 年相比，居民粮谷类食物摄入量保持稳定，蔬菜、水果摄入量略有下降，均低于推荐量。豆类和奶类消费量略有下降，远低于推荐量。脂肪摄入量增加，平均膳食脂肪供能比为 32.9%，超过了《中国居民膳食指南》推荐的 25%～30% 的合理膳食的上限。钙、维生素 A、维生素 D 等部分营养素缺乏依然存在。2012 年我国居民平均每天烹调用盐为 10.5 g，较 2002 年下降 1.5 g，仍远高于膳食指南推荐的 6 g 的标准（表 1-5）。

表 1-5 2010—2012 年中国居民主要食物摄入量[g/(人·d)]

食物种类	城乡合计	城市	农村	食物种类	城乡合计	城市	农村
粮谷类	337.3	281.4	390.7	禽肉	14.7	16.3	13.1
薯类	35.8	28.4	42.8	鱼虾类	23.7	32.4	15.4
大豆及制品	10.9	12.4	9.4	奶类	24.7	37.8	12.1
新鲜蔬菜	269.4	283.3	256.1	蛋类	24.3	29.5	19.4
水果	40.7	48.8	32.9	烹调油	42.1	43.1	41.0
猪肉	64.3	68.8	59.9	烹调用盐	10.5	10.3	10.7
其他畜类、动物内脏	10.7	10.5	8.2				

6. 超重肥胖问题凸显

2012 年我国 18 岁及以上成年人超重率为 30.1%,肥胖率为 11.9%,与 2002 年相比,上升了 7.3 个百分点和 4.8 个百分点。6~17 岁儿童青少年超重率为 9.6%,肥胖率为 6.4%,与 2002 年相比,分别增加了 5.1 和 4.3 个百分点,其中,农村增长幅度高于城市(图 1-7)。

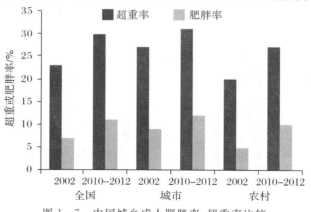

图 1-7 中国城乡成人肥胖率、超重率比较

目前存在的营养不良主要包括 3 种形式:①营养不足、发育迟缓和消瘦;②微量营养素缺乏症;③超重和肥胖。营养不良可能产生的后果主要有:①对身体发育和认知发展造成负面影响;②损害免疫系统,增加对传染性和非传染性疾病的易感性;③限制人类实现潜能,降低生产力;④给个人、家庭、社会和国家带来负面社会经济后果等。营养工作者的责任和义务就是改善并逐步消除营养不良,避免营养问题造成的恶劣后果。

二、《营养问题罗马宣言》向全球营养不良宣战

20 世纪 90 年代以来,世界饥饿发生率下降了 21%,但全球仍有超过 8 亿人食不果腹,超过半数人口受到某种营养不良的影响。第二届国际营养大会 2014 年 11 月 19 日起在意大利罗马举行,大会通过了《营养问题罗马宣言》和《行动框架》,旨在应对营养不足、微量营养素缺乏症和超重等挑战,实现全球营养目标。第二届国际营养大会由联合国粮食及农业组织与世

界卫生组织联合举办,超过 170 个国家代表和数百名政府官员出席。会议中通过的《营养问题罗马宣言》和《行动框架》是粮农组织和世卫组织成员国代表经过近一年的谈判所取得的成果。

《营养问题罗马宣言》明确指出五种营养不良的形式,分别是发育迟缓、消瘦、微量元素缺乏、超重和肥胖,其中儿童所受影响严重。在 5 岁以下儿童死亡人数中,将近一半与营养不良相关,估计每年为 280 万人。2013 年,由于长期、严重饥饿,1.61 亿 5 岁以下儿童发育迟缓(低年龄别身高),5100 万 5 岁以下儿童消瘦(低身高别体重)。超重与肥胖也被视为营养不良,全球 4200 万 5 岁以下儿童超重,超过 5 亿成人肥胖。此外,由于缺乏维生素 A、碘、铁、锌等微量营养素,超过 20 亿人遭受微量元素缺乏症或"隐性饥饿",而大量慢性疾病都与营养元素摄取不均衡相关。

为了在全球范围消除饥饿、预防各种形式营养不良,《营养问题罗马宣言》提出了数项措施。其中,提高粮食系统的可持续性和保护和促进母乳喂养被视为重点。

首先,近年大米、玉米和小麦等基本食品价格上涨,全球粮食危机对于营养不良产生了深远影响。因此可持续的粮食系统至关重要,所谓粮食系统即粮食生产、加工、分配、销售方式及供人类消费的食品的制备方法。会议提出,各国政府应该鼓励地方粮食生产和加工,尤其注重小农和家庭农户的粮食生产与加工能力。

其次,儿童生命的最初两年很重要,通过母乳获取充足营养可降低患病率和死亡率,减少罹患慢性疾病的风险。但根据世卫组织统计,仅有 38% 的 6 个月以下婴儿得到纯母乳喂养。如 0 到 23 月龄的婴幼儿能得到最佳母乳喂养,每年可挽救约 80 万名 5 岁以下儿童的生命。由此,该会议提出,各个国家应当特别注重孕妇怀孕前后和婴儿从胚胎到 2 岁的"前 1000 天"营养需求,需要推广和支持母乳喂养 6 个月,持续母乳喂养至幼儿 2 岁或以上。

此外,这次会议还提出各国政府应鼓励减少食品和饮料中的反式脂肪、饱和脂肪、糖和盐的含量,增加食品的营养成分;各国政府还应当对婴幼儿配方奶粉的销售加强管理等。

在这次会议中通过的《行动框架》是为了促使各国落实《营养问题罗马宣言》的承诺,在 2025 年取得切实成果。《行动框架》面向政府领导提出了 60 项具体的行动建议,但所有行动建议属于自愿性质。将于 2025 年实现的目标早在 2012 年的世界卫生大会就提出了。这些目标包括,将发育迟缓的 5 岁以下儿童数量减少 40%;消瘦儿童所占比例由 8% 降低至 5% 以下;低出生体重婴儿数量减少 30%;贫血的育龄妇女数量减少 50%;超重儿童所占比例不再上升;将 6 个月纯母乳喂养率由 38% 提升至 50% 以上。

 延伸阅读

生命 1000 天行动

"生命早期 1000 天"是指从女性怀孕到宝宝出生之后两岁,这 1000 天被世界卫生组织定义为一个人生长发育的机遇窗口期。

孕期、哺乳期、0～2 岁的膳食和营养摄入,不仅影响孩子当前体格和智力的发育,还将影响到孩子未来的健康。除了遗传和环境因素,如果生命在发育过程的早期(包括胎儿和婴幼儿时期)经历如营养或环境不良等不利因素,不仅导致个体体格和智力发育迟缓,人群患病率和死亡率增加,还将会增加其成年后罹患肥胖病、糖尿病、心血管疾病等慢性疾病的概率,这种影响甚至会持续好几代人。

2010 年 4 月在纽约举行的联合国千年发展目标首脑会议,提出了"1000 天行动"目标,敦促国际社会加强实际行动,改善和提高全世界儿童生命形成的最初 1000 天——备孕期、孕期、哺乳期,即从母亲开始怀孕到婴幼儿两周岁期间的生命质量。

生命早期的某些现象为孩子的终生打上了烙印,每个人生命最初的 1000 天的营养状况对一个人的一生健康至关重要,这 1000 天,是改善营养的机遇窗口,这已经是全球的共识。

三、《"健康中国 2030"规划纲要》

《"健康中国 2030"规划纲要》(以下简称《纲要》)是为推进健康中国建设,提高人民健康水平,根据党的十八届五中全会战略部署制定。由中共中央、国务院于 2016 年 10 月 25 日印发并实施。

《纲要》指出推进健康中国建设是全面建成小康社会、基本实现社会主义现代化的重要基础,是全面提升中华民族健康素质、实现人民健康与经济社会协调发展的国家战略。《纲要》对人均预期寿命提出明确目标,到 2030 年人均预期寿命将达到 79 岁,届时我们国家将进入长寿国家行列。

《纲要》提出若干实施措施。

引导合理膳食

国家要制订实施国民营养计划,深入开展食物(农产品、食品)营养功能评价研究,全面普及膳食营养知识,发布适合不同人群特点的《膳食指南》,引导居民形成科学的膳食习惯,推进健康饮食文化建设。

在这一部分,《纲要》着重提出:建立健全居民营养监测制度,对重点区域、重点人群实施营养干预,重点解决微量营养素缺乏、部分人群油脂等高热能食物摄入过多等问题,逐步解决居民营养不足与过剩并存问题。实施临床营养干预。加强对学校、幼儿园、养老机构等营养健康工作的指导。开展示范健康食堂和健康餐厅建设。

权威统计数字显示:我国目前有 3 亿人口超重,有 1 亿人口进入肥胖行列。《纲要》提出,到 2030 年,营养缺乏疾病发生率显著下降,全国人均每日食盐摄入量降低 20%,超重、肥胖人口增长速度明显放缓。

控烟限酒

《纲要》提出深入开展控烟宣传教育,积极推进无烟环境建设,推进公共场所禁烟工作,强化公共场所控烟监督执法,强化戒烟服务。到 2030 年,15 岁以上人群吸烟率要降低到 20%。

同时,加强限酒健康教育,控制酒精过度摄入,减少酗酒以及由此带来的诸多疾病。

目前,对吸烟的危害大众几乎都知道,而酒精的危害真正知之者还不多。国际癌症研究机构的报告显示,酒精不仅会导致其他疾病,还会导致胃癌、肝癌等六种癌症。酒绝对不宜多喝!

促进心理健康

《纲要》提出加大全民心理健康科普宣传力度,提升心理健康素养。加强对抑郁症、焦虑症等常见精神障碍和心理行为问题的干预,加大对重点人群心理问题早期发现和及时干预力度。加强严重精神障碍患者报告登记和救治救助管理,全面推进精神障碍社区康复服务,提高突发事件心理危机的干预能力和水平。到 2030 年,常见精神障碍防治和心理行为问题识别干预水平显著提高。

提高全民身体素质

身体素质的提高主要靠运动。《纲要》提出制订实施全民健身计划,普及科学健身知识和健身方法,推动全民健身生活化。组织社会体育指导员广泛开展全民健身指导服务。实施国家体育锻炼标准,发展群众健身休闲活动,丰富和完善全民健身体系。大力发展群众喜闻乐见的运动项目,鼓励开发适合不同人群、不同地域特点的特色运动项目,扶持推广太极拳、健身气功等民族民俗民间传统运动项目。

《纲要》还提出实施青少年、妇女、老年人、职业群体及残疾人等特殊群体的体质健康干预计划。并重点提出培育青少年体育爱好,要求青少年熟练掌握1项以上体育运动技能。要求确保学生校内每天体育活动时间不少于1小时。青少年学生每周参与体育活动达到中等强度3次以上,国家学生体质健康标准达标优秀率25%以上。到2030年,学校体育场地设施与器材配置达标率达到100%。

发展中医养生保健服务

《纲要》把发展中医养生保健以及中医药治疗作为重要内容专门提出。近年来,随着人们对健康的重视,中医养生保健事业发展很快。那么,什么是中医养生呢?

中医养生是指通过保养、调养等各种方法颐养生命、增强体质、预防疾病,从而达到延年益寿的方法。从已经出土的甲骨文中可以发现,我们的先民早在殷商时期就开始注意四时养生了。中医养生属于古代医学的精华,代表典籍是成书于战国至秦汉时期的《黄帝内经》。中医养生重在整体性和系统性,目的是防患于未然,预防疾病、"治未病"。中医的这些主张不仅在当时独步一时,在当今时代更具有独到的科学性和现实意义。

《纲要》明确提出实施中医"治未病"健康工程,把中医药的优势与健康管理相结合,为群众提供中医健康咨询评估、干预调理、随访管理等治未病方面的服务。大力传播中医药知识和易于掌握的养生保健技术方法,加强中医药非物质文化遗产的保护和传承,从而实现中医药健康养生文化创造性转化、创新性发展。

除此之外,在医疗方面,《纲要》提出要推进中医药继承创新。把中医作为实现国民健康的重要手段,提出要实施中医临床优势培育工程,强化中医药防治优势病种研究,加强中西医结合治疗,提高重大疑难病、危急重症的临床疗效。大力发展中医非药物疗法,使其在常见病、多发病和慢性病防治中发挥独特作用。这里的"非药物疗法",应该是指针灸、推拿、按摩、拔罐等操作方法。

在中医养生及治疗面向基层方面,《纲要》指出,今后,我国将在乡镇卫生院和社区卫生服务中心建立中医馆、国医堂等中医综合服务区,推广适宜技术,让所有基层医疗卫生机构都能够提供中医药服务。

第五节 新技术对传统营养学的挑战

一、营养基因组学——使个性化营养成为可能

膳食因素与常见疾病的关系一直是营养学研究的主要内容。然而,人们对膳食因素与基因因素的相互作用及其对机体健康的影响知之甚少。随着人们对人类及其他生物体基因组的了解不断深入,这种状况正在开始改变。基因组技术在营养学研究中应用的例子在迅速增加,基因多态性(polymorphisms)对膳食因素与疾病关系的影响也受到愈来愈多的营养学家所关注。把浩瀚的基因组信息应用于营养学中正成为这门学科的一个巨大的挑战和新的增长点。

在基因组学(genomics)、生物信息学(bioinformatics)及生物技术等领域的巨大进展使得在营养学领域对膳食与基因交互作用的研究创造了良好的条件。营养基因组学也应运而生。

营养基因组学(nutrigenomics 或 nutritional genomics)是研究营养素和植物化学物质对机体基因的转录、翻译表达及代谢机理的科学。

目前主要是研究营养素和食物化学物质在人体中的分子生物学过程以及产生的效应,对人体基因的转录、翻译表达以及代谢机制,其可能的应用范围包括营养素作用的分子机制、营养素的人体需要量、个体食谱的制定以及食品安全等,它强调对个体的作用,是继药物之后源于人类基因组计划的个体化治疗的第二次浪潮。营养基因组学所涉及的学科有营养学、分子生物学、基因组学、生物化学、生物信息学等,从这个层面上看,营养基因组学是基于多学科的边缘学科。

目前认为,营养基因组学研究有可能在以下 3 个方面产生重要影响:

(1)揭示营养素的作用机制或毒性作用。通过基因表达的变化可以研究能量限制、微量营养素缺乏、糖代谢等问题;应用分子生物学技术,能够测定单一营养素对某种细胞或组织基因表达谱的影响;采用基因组学技术,可以检测营养素对整个细胞、组织或系统及作用通路上所有已知和未知分子的影响。因此,这种高通量、大规模的检测无疑将使学者能够真正了解营养素的作用机制。此外,基因组学技术也将为饲料安全性评价、病原菌检测、掺杂及真伪甄别提供强有力的手段。

(2)阐明动物营养需要量的分子生物标记。应用含有某种动物全部基因的 cDNA 芯片研究在营养素缺乏、适宜和过剩条件下的基因表达图谱,将发现更多的、能用来评价营养状况的分子标记物。现有的营养需要量均非根据基因表达确定,仅有极少数是依据生化指标。今后,借助于功能基因组学技术,未来可通过从 DNA、RNA 到蛋白质等不同层次的研究来寻找、发现适宜的分子标记物,作为评价营养素状况的新指标,进而更准确、更合理地确定动物对营养素的需要量,从而彻底改变传统的剂量—功能反应的营养素需要量研究模式。

(3)使个性营养成为可能。目前的营养需要量均系针对群体而言,而未能考虑个体之间的基因差异。如人的基因上约有 140~200 万个单核苷酸多态性(SNPs),其中 6 万多个存在于外显子中,这可能是人体对营养素需求及产生反应差异的重要分子基础。因此,未来将有可能应用基因组学技术阐明与营养有关的 SNPs,并用来研究动物对营养素需求的个体差异,通过基因组成以及代谢型的鉴定,确定个体的营养需要量,使个体营养成为可能,即根据动物的遗传潜力进行个体饲养,这就是"基因饲养"。

(4)促进功能食品的开发应用。首先,基因组学的发展将提高运用基因工程方法,如 DNA 重组技术对食品尤其是植物性食品的改造能力,某些具有预防疾病作用的生物活性组分在天然食物中的含量很低。经基因修饰的食物往往可以大幅度提高这些组分的含量。例如,西红柿的番茄红素(lycopene)是一种较强的抗氧化剂,可以抑制活性氧引起的脂质过氧化、DNA损伤及肝坏死,因此,番茄红素可能具有预防肿瘤的作用,特别可能预防前列腺癌。但是,仅仅从膳食中摄入的番茄红素的量可能不足以产生这种预防肿瘤的作用。一个有效的办法是利用基因工程的方法提高西红柿中番茄红素的含量。无疑,对基因组知识的迅速增加将大大提高我们对食物的改造能力。此外,基因组技术的应用将促进食物中具有保健作用的生物活性成分的筛选。目前多个利用功能性基因组学技术对食物中活性组分进行筛选,从而应用于疾病预防的项目已经在不同的国家启动。其中的一个例子是欧共体资助的筛选针对结直肠肿瘤的功能性食品项目。在这项研究中,采用了多种功能性基因组技术用于检测与结直肠肿瘤发生有关的基因,例如可以测定几乎所有蛋白质表达的蛋白组技术。高效的基因组技术使研究者能有效地发现那些既能受食物中生物活性组分调控的,又在疾病病理过程扮演重要角色的新的生物学标志物。这些分子水平的生物学标志物比传统上使用的生化学标志物具有更灵敏、更特异的优点。这一特点对于功能食品的研究尤为重要。因为功能食品不同于药物,食物中生物活性物质对机体的影响往往较微弱,因而采用传统的生化指标可能不能反映出这种微弱的改变。

(5)建立营养素需要量。传统的用来估测营养素需要量的方法,如平衡实验或因子分析并非适用于所有营养素,尤其是那些具有较强稳态作用,涉及复杂分子调控的营养素。而对于营养学家来讲,寻找合适的用于反映营养状态的指标一直是此类研究的难题。在 1998—2001 年美国发布的新的膳食参考摄入量(dietary reference intakes,DRIs)中,只有四个营养素需要量的测定全部或部分依赖于生化指标,而没有一个营养素需求量的测定涉及基因表达水平的分析。基因组技术将有助于发现大批分子水平上可特异地反映营养素水平的指标,从而大大推动这方面的工作,而且可使营养素需要量的建立基于更科学的分子机制基础之上。此外,在将来的工作中,基于个体基因组特征的营养素需要的概念将被广泛地接受。因为个体基因组差异对营养素吸收、代谢、储存等的影响已逐渐为人们所认识。

营养基因组学将会是继药物基因组学之后让世人瞩目的新的焦点学科。它不仅有助于人们更好地理解个体由于基因差异而对各种食物成分以及饮食方式所产生的不同反应,而且相关的营养基因组数据也会为特定人群研制有效的食疗方案打下扎实的基础。营养基因组学的未来发展有望像药物基因组学打造"个性化药物"那样,为人们量身定做出能满足个体需求的"个性化食品"。在揭示人类遗传密码顺序的人类基因组图谱绘制成功之后,一项以基因组为基础的营养学研究将给疾病治疗带来一场革命,那时,人们可以根据各自的基因图谱制定一份个性化的饮食方案,以此防病治病。

二、"互联网＋营养健康"

2015 年 7 月,国务院下发《关于积极推进"互联网＋"行动的指导意见》,明确推进"互联网＋"益民服务,推广在线医疗卫生新模式。"互联网＋"能够充分发挥互联网在资源配置中的优化和集成作用,将互联网的创新成果深度融合于社会各领域中,提升社会生产的创新型和效率。如何将营养健康与"互联网＋"两个不同领域的概念相融合,达到"1＋1＞2"的结果,是目前营养工作值得深思的问题。

"互联网＋"包含四个要素:移动互联网、云计算、大数据及物联网。移动互联网提供了以移动网络作为接入的互联网及服务,云计算是一种通过普遍可用、便捷且按需分配的网络,访问可配置的计算资源共享池的模式,是一种新的计算资源部署形式,物联网利用感知技术与智能装置对物理世界进行感知识别,实现了人与物、物与物信息交互和无缝链接,而由此产生的体量大、结构多、时效强的大数据,经过数据挖掘和分析后,方能被社会生产所利用。

我国营养信息收集的时效性远远落后于时代的需求。美国健康与营养调查(NHANS)实施周期为两年一轮,其调查结果、调查方法、检测手段、趋势分析等信息最早在当年即可在网站上查询。而我国 2002 年的全国居民营养与健康调查结果于 2004 年公布,10 年后再次实施的2010—2013 年中国居民营养与健康状况监测,其结果至 2015 年方才公布。在膳食结构变迁、疾病谱变化、互联网交互发达的今天,落后的信息时效性很难为相关政策制定提供充足的循证依据。

我国营养工作方法较为落后。美国的 NHANES 分为传统入户调查及可移动监测中心(MEC)两部分。其中入户调查包括筛查问卷、关系问卷、样本参与问卷及家庭问卷四部分,由专业调查员在住户家中进行调查。同时,为了最小化环境因素带来的误差,NHANES 自 1999 年起引入了 MEC,旨在"于每一个调查地点都能够在可控环境内完成身体检测"及"完成血样、尿样及其他生物样品的采集、加工、储存和运输工作"。与国外相比,我国营养工作在体格检测、实验室检测、膳食调查及数据共享等方面还存在较大差距。

近年来,以移动医疗为代表的互联网与健康产业融合在我国蓬勃发展,对传统健康服务产业产生了深刻影响。营养作为健康产业的重要组成部分,借助"互联网十"的信息优势,以服务对象为核心,以云计算为依托,以信息为纽带,通过提高信息交流的效率、深度和广度,在生命全周期实施营养健康全流程管理,达到提升居民营养与健康的根本目的。具体来说,"互联网十营养健康"能够在生命周期、管理流程和服务对象 3 个维度为营养健康工作带来优势。

生命周期维度

《国家食物与营养发展纲要(2014—2020 年)》指出了新时期营养工作的重点人群,即孕产妇与婴幼儿、儿童青少年和老年人,体现了生命全周期的营养健康管理理念。"互联网十营养健康"能够发挥信息采集和利用方面快速、便捷、针对性强的优势,为生命不同时期的不同需求提供营养健康信息,开展监测与膳食指导;进一步与健康自我管理相结合,促使居民形成良好生活方式和习惯。

管理流程维度

营养健康管理流程可分为宣传教育、监测评估、干预、临床等阶段。在宣传教育阶段,"互联网十营养健康"能够为居民、营养工作者和政府等各类服务对象提供准确快捷的营养健康信息。在监测评估阶段,"互联网十营养健康"能够发挥其强大的信息采集和整合能力,在发现和消除各种营养不良相关危险因素方面起到积极作用。而在干预和临床阶段,"互联十营养健康"能够针对不同个体提出干预信息和建议,对干预效果进行实时反馈,扭转各种形式营养不良的发生,更好地为患者服务。

服务对象维度

"互联网十营养健康"的核心是服务对象,主要分 3 类,即居民、营养工作人员、政府及营养专业机构。对于普通居民,运用"互联网十营养健康"能极大提高其有效营养健康信息获取能力,达到提高居民健康的根本目的。对于营养工作者,他们多为基层疾控中心的营养相关工作人员,"互联网十营养健康"的引入能够在居民、营养工作者和专业机构间建立起信息交流的桥梁,达到提高自身工作水平和服务质量的目的。对于政府及营养工作专业机构(主要为国家和省级疾控中心),"互联网十营养健康"能够使政府和专业机构准确、高效掌握居民营养状况及其变化趋势,为决策提供充分的科学支持和依据。

第二章 食物的消化道历险

"消"表示的是量变，同一种物质的量减，就是消失、消散、消亡、消灭。根据能量守恒的原理，这种量变导致了质变，"化"应运而生。"化"的意思是转化，质的变化，新的物质的化生。就食物的消化而言，大块的肉，成条的面，成颗粒的米，硬脆的蔬菜水果经过口腔咀嚼、胃的研磨形成了乳糜，这就是"消"的过程。大块的猪肉消磨得再小，它还是猪肉。当它经过酶的作用重新组合，变成人体的组织的时候，这个过程就被称作"化"了。

机体消化食物和吸收营养素的结构总称消化系统。消化系统的主要功能是消化食物、吸收营养素和排出食物残渣。消化黏膜上皮制造和释放多种内分泌激素和肽类，与神经系统一起共同调节消化系统的活动和体内的代谢过程。食物的消化和吸收，供机体所需的物质和能量，食物中的营养物质除维生素、水和无机盐可以被直接吸收利用外，蛋白质、脂肪和糖类等物质均不能被机体直接吸收利用，需在消化管内被分解为结构简单的小分子物质，才能被吸收利用。食物在消化管内被分解成结构简单、可被吸收的小分子物质的过程就称为消化。这种小分子物质透过消化管黏膜上皮细胞进入血液和淋巴液的过程就是吸收。对于未被吸收的残渣部分，消化道则通过大肠以粪便形式排出体外。

第一节 带你初识消化道

一、消化系统组成

消化系统由消化道和消化腺两部分组成。

消化道是一条起自口腔延续咽、食道、胃、小肠、大肠，到肛门的很长的肌性管道，其中经过的器官包括口腔、咽、食管、胃、小肠（十二指肠、空肠、回肠）及大肠（盲肠、结肠、直肠）等部。

消化腺有小消化腺和大消化腺两种。小消化腺散在消化管各部的管壁内，大消化腺有三对唾液腺（腮腺、颌下腺、舌下腺）、肝脏和胰腺，它们均借助导管，将分泌物排入消化管内。

人体共有 5 个消化腺，分别为：唾液腺（分泌唾液、唾液淀粉酶将淀粉初步分解成麦芽糖）、胃腺（分泌胃液，将蛋白质初步分解成多肽）、肝脏（分泌胆汁，储存在胆囊中将大分子的脂肪初步分解成小分子的脂肪，称为物理消化，也称作"乳化"）、胰腺（分泌胰液，胰液是对糖类、脂肪、蛋白质都有消化作用的消化液）、肠腺（分泌肠液、将麦芽糖分解成葡萄糖，将多肽分解成氨基酸，将小分子的脂肪分解成甘油和脂肪酸，也是对糖类、脂肪、蛋白质有消化作用的消化液）。

二、食物在消化道中的改变

消化有两种方式：一种是通过机械作用，把食物由大块变成小块，称为机械消化；另一种是在消化酶的作用下，把大分子变成小分子，称为化学消化。通常食物的机械消化与化学消化是同时进行的。食物经消化后,其中所含营养素所形成的小分子物质通过消化道进入血液或淋巴液被吸收。

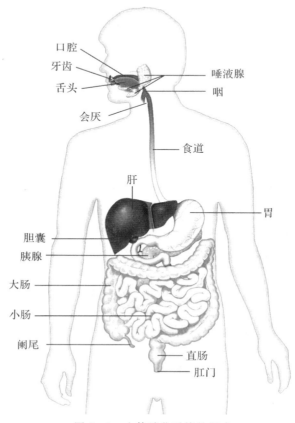

口腔
牙齿
舌头
会厌
唾液腺
咽
食道
肝
胃
胆囊
胰腺
大肠
小肠
阑尾
直肠
肛门

图 2-1　人体消化系统的组成

(一)消化

1. 口腔

口腔位于消化道的最前端,是食物进入消化道的门户。口腔内参与消化的器官有牙齿、舌和唾液腺。

牙齿是人体最坚硬的器官,通过牙齿的咀嚼,食物由大块变成小块。在进食过程中,舌使食物与唾液混合,并将食物向咽喉部推进,用以帮助食物吞咽;同时舌是味觉的主要器官。人的口腔内有 3 对大的唾液腺,另外还有无数散在的小唾液腺,唾液就是由这些唾液腺分泌的混合液。唾液为无色、无味,近于中性的低渗液体。唾液中的水分约占 99.5%,有机物主要为粘蛋白,还有唾液淀粉酶、溶菌酶等,无机物主要有钠、钾、钙、硫、氯等。

唾液可湿润与溶解食物,以引起味觉;唾液可清洁和保护口腔,当有害物质进入口腔后,唾液可起冲洗、稀释及中和作用,其中的溶菌酶可杀灭进入口腔内的微生物;唾液可使食物细胞粘成团,便于吞咽;唾液中的淀粉酶可对淀粉进行简单的分解,但这一作用很弱,且唾液淀粉酶仅在口腔中起作用,当进入胃与胃液混合后,pH 值下降,此酶迅速失活。

食物在口腔内的消化过程是经咀嚼后与唾液混合成团,在舌的帮助下送到咽后壁,经咽与食管进入胃。食物在口腔内主要进行的是机械性消化,伴随少量的化学性消化,且能反射性地引起胃、肠、胰、肝、胆囊等器官的活动,为以后的消化做准备。

2. 咽与食管

咽位于鼻腔、口腔和喉的后方,其下端通过喉与气管和食管相连,是食物与空气的共同通道。当吞咽食物时,咽后壁前移,封闭气管开口,防止食物进入气管而发生呛咳。食团进入食管后,在食团的机械刺激下,位于食团上端的平滑肌收缩,推动食团向下移动,而位于食团下方的平滑肌舒张,这一过程往复进行,便于食团通过。

3. 胃

胃位于左上腹,是消化道最膨大的部分,其上端通过贲门与食管相连,下端通过幽门与十二指肠相连。胃的肌肉由纵状肌肉和环状肌肉组成,内衬黏膜层,肌肉收缩形成胃的运动,黏膜层具有分泌胃液的作用。

1)胃的运动

(1)胃的容受性舒张:胃在充盈的状态下体积可增大到 1000～1500 mL,使胃可以很容易地接受食物而不引起胃内压力的增大。胃容受性舒张的生理意义是使胃的容量适应于大量食物的涌入,以完成储存和预备消化食物的功能。

(2)紧张性收缩:胃被充满后,就开始了持续较长时间的紧张性收缩。在消化过程中,紧张性收缩逐渐加强,使胃腔内有一定压力,这种压力有助于胃液渗入食物,并能协助推动食物向十二指肠移动。

(3)胃的蠕动:胃的蠕动由胃中部发生,向胃底部方向发展。胃蠕动使食物与胃液充分混合,以利胃液的消化作用,并把食物以最适合小肠消化和吸收的速度向小肠排放。

2)胃液

胃液为透明、淡黄色的酸性液体,pH 值为 0.9～1.5,主要由以下成分组成:

(1)胃酸:胃酸由盐酸构成,由胃黏膜的壁细胞分泌。胃酸主要有以下功能:①激活胃蛋白酶原,使之转变为有活性的胃蛋白酶;②维持胃内的酸性环境,为胃内的消化酶提供最合适的pH,并使钙、铁等矿质元素处于游离状态,利于吸收;③杀死随同食物进入胃内的微生物;④造成蛋白质变性,使其更容易被消化酶所分解。

(2)胃蛋白酶:胃蛋白酶是由胃黏膜的主细胞以不具活性的胃蛋白酶原的形式所分泌的,胃蛋白酶原在胃酸的作用下转变为具有活性的胃蛋白酶。胃蛋白酶可对食物中的蛋白质进行简单分解,主要作用于含苯丙氨酸或酪氨酸的肽键,形成腙和胨,但很少形成游离氨基酸,当食糜被送入小肠后,随 pH 升高,此酶迅速失活。

(3)黏液:黏液的主要成分为糖蛋白。它覆盖在胃细胞膜的表面,形成一个厚约 $500\ \mu m$ 的凝胶层,具有润滑作用,使食物易于通过;黏液还保护胃黏膜不受食物中粗糙成分的机械损伤;黏液为中性或偏碱性,可降低胃酸酸度,减弱胃蛋白酶活性,从而防止酸和胃蛋白酶对胃细胞膜的消化作用。

(4)内因子:由壁细胞分泌,可以和维生素 B_{12} 结合成复合体,有促进回肠上皮细胞吸收维生素 B_{12} 的作用。

3. 小肠

小肠是食物消化的主要器官。在小肠,食物接受胰液、胆汁及小肠液的化学性消化。绝大部分营养成分也在小肠吸收,未被消化的食物残渣,由小肠进入大肠。小肠位于胃的下端,长5～7 m,从上到下分为十二指肠、空肠和回肠。十二指肠长约 25 cm,在中间偏下处的肠管稍粗,称为十二指肠壶腹,该处有胆总管的开口,胰液及胆汁经此开口进入小肠,开口处有环状平滑肌环绕,起括约肌的作用,称为 Oddi 括约肌,防止肠内容物返流入胆管。

1)小肠的运动

(1)紧张性收缩:小肠平滑肌的紧张性是其他运动形式有效进行的基础,当小肠紧张性降低时,肠腔扩张,肠内容物的混合和转运减慢;相反,当小肠紧张性增高时,食糜在小肠内的混合和转运过程就加快。

(2)节律性分节运动:由环状肌的舒缩来完成,在食糜所在的一段肠管上,环状肌在许多点同时收缩,把食糜分割成许多节段;随后,原来收缩处舒张,而原来舒张处收缩,使原来的节段分为两半,相邻的两半则合拢为一个新的节段。如此反复进行,食糜得以不断地分开,又不断地混合。分节运动的向前推进作用很小,它的作用在于:①使食糜与消化液充分混合,便于进行化学性消化;②使食糜与肠壁紧密接触,为吸收创造条件;③挤压肠壁,有助于血液和淋巴的回流。

(3)蠕动:蠕动是一种把食糜向着大肠方向推进的作用。蠕动由环状肌完成。由于小肠的蠕动很弱,通常只进行一段短距离后即消失,所以食糜在小肠内的推进速度很慢,为 1~2 cm/min。

2)进入小肠的消化液

(1)胰液:胰液是由胰腺的外分泌腺部分分泌,所分泌的胰液进入胰管,流经胰管与胆管合并而成的位于十二指肠处的胆总管开口进入小肠。胰液为无色、无嗅的弱碱性液体,pH 值为7.8~8.4,含水量类似于唾液;无机物主要为碳酸氢盐,其作用是中和进入十二指肠的胃酸,使肠细胞膜免受强酸的侵蚀,同时也提供了小肠内多种消化酶活动的最适 pH 值;有机物则为由多种酶组成的蛋白质。其中,胰淀粉酶为 α 淀粉酶;胰液中消化脂类的酶有胰脂肪酶、磷脂酶A_2、胆固醇酯酶和辅脂酶;胰液中消化蛋白质的酶包括胰蛋白酶、糜蛋白酶、弹性蛋白酶、羧基肽酶等。胰腺细胞最初分泌的各种蛋白酶都是以无活性的酶原形式存在的,进入十二指肠后被肠致活酶所激活。

除上述三类主要的酶外,胰液中还含有核糖核酸酶和脱氧核糖核酸酶。胰液中的所有酶类的最适 pH 值为 7.0 左右。

(2)胆汁:胆汁是由肝细胞合成的,储存于胆囊,经浓缩后由胆囊排出至十二指肠。胆汁是一种金黄色或橘棕色有苦味的浓稠液体,其中除含有水分和钠、钾、钙、碳酸氢盐等无机成分外,还含有胆盐、胆色素、脂肪酸、磷脂、胆固醇和细胞蛋白等有机成分。胆盐是由肝脏利用胆固醇合成的胆汁酸与甘氨酸或牛磺酸结合形成的钠盐或钾盐,是胆汁参与消化与吸收的主要成分。一般认为胆汁中不含消化酶。胆汁的作用是:①胆盐可激活胰脂肪酶,使后者催化脂肪分解的作用加速;②胆汁中的胆盐、胆固醇和卵磷脂等都可作为乳化剂,使脂肪乳化呈细小的微粒,增加胰脂肪酶的作用面积,使其对脂肪的分解作用大大加速;③胆盐与脂肪的分解产物如游离脂肪酸、甘油一酯等结合成水溶性复合物,促进了脂肪的吸收;④通过促进脂肪的吸收,间接帮助脂溶性维生素的吸收。此外,胆汁还是体内胆固醇和胆色素代谢产物排出体外的主要途径。

(3)肠液:小肠液是由十二指肠腺细胞和肠腺细胞分泌的一种弱碱性液体,pH 值约为7.6。小肠液中的消化酶包括氨基肽酶、α-糊精酶、麦芽糖酶、乳糖酶、蔗糖酶、磷酸酶等,主要的无机物为碳酸氢盐,小肠液中还含有肠激活酶,可激活胰蛋白酶原。

4. 大肠

人类的大肠内没有重要的消化活动。大肠的主要功能在于吸收水分,大肠还为消化后的食物残渣提供临时储存场所。一般地,大肠中物质的分解多是细菌作用的结果,细菌可以利用肠内较为简单的物质合成 B 族维生素和维生素 K,但更多的是细菌对食物残渣中未被消化的碳水化合物、蛋白质与脂肪的分解。

1)大肠的运动

大肠的运动少而慢,对刺激的反应也较迟缓,这些有利于对粪便的暂时储存。

(1)袋状往返运动:由环状肌无规律的收缩所引起,可使结肠袋中的内容物向两个方向作短距离位移,但并不向前推进。

(2)分节或多袋推进运动:由一个结肠袋或一段结肠收缩完成,把肠内容物向下一段结肠推动。

(3)蠕动:由一些稳定向前的收缩波组成,收缩波前方的肌肉舒张,后方的肌肉收缩,使这段肠关闭合并排空。

2)大肠内的细菌活动

大肠中的细菌来自于空气和食物,它们依靠食物残渣而生存,同时分解未被消化吸收的蛋白质、脂肪和碳水化合物。蛋白质首先被分解为氨基酸,氨基酸或是再经脱羧产生胺类,或是再经脱氨基形成氨,这些可进一步分解产生苯酚、吲哚、甲基吲哚和硫化氢等,是粪便臭味的主要来源。碳水化合物可被分解产生乳酸、醋酸等低级酸以及 CO_2、沼气等。脂肪则被分解产生脂肪酸、甘油、醛、酮等,这些成分大部分对人体有害。可溶性膳食纤维,可加速这些有害物质的排泄,缩短它们与结肠的接触时间,有预防结肠癌的作用。

(二)吸收

吸收是指食物成分在消化道(主要)上皮细胞吸收进入血液或淋巴从而进入肝脏的过程。

1. 吸收部位

食物吸收的主要部位是小肠上段的十二指肠和空肠。回肠主要是吸收功能的储备,用于代偿时的需要,而大肠主要是吸收水分和盐类。在小肠内壁上布满了环状皱褶、绒毛和微绒毛。经过这些环状皱褶、绒毛和微绒毛的放大作用,使小肠的吸收面积可达 200 m^2,且小肠的这种结构使其内径变细,增大了食糜流动时的摩擦力,延长了食物在小肠内的停留时间,为食物在小肠内的吸收创造了有利条件。

2. 吸收形式

小肠细胞膜的吸收作用主要依靠被动转运与主动转运来完成。

1)被动转运

被动转运过程主要包括被动扩散、促进扩散、滤过、渗透等作用。

(1)被动扩散:通常物质透过细胞膜,总是与其在细胞膜内外的浓度有关。不借助载体,不消耗能量,物质从浓度高的一侧向浓度低的一侧透过称被动扩散。由于细胞膜的基质是类脂双分子层,脂溶性物质更易进入细胞。物质进入细胞的速度决定于它在脂质中的溶解度和分子大小,溶解度越大,透过越快;如果在脂质中的溶解度相等,则较小的分子透过较快。

(2)促进扩散:指非脂溶性物质或亲水物质如 Na^+、K^+、葡萄糖和氨基酸等,不能透过细胞膜的双层脂类,需在细胞膜蛋白质的帮助下,由膜的高浓度一侧向低浓度一侧扩散或转运的过程。与促进扩散有关的膜内转运系统和它们所转运的物质之间,具有高度的结构特异性,即每一种蛋白质只能转运具有某种特定化学结构的物质;促进扩散的另一个特点是所谓的饱和现象,即扩散通量一般与浓度梯度的大小成正比,当浓度梯度增加到一定限度时,扩散通量就不再增加。

(3)滤过作用:消化道上皮细胞可以看作是滤过器,如果胃肠腔内的压力超过毛细血管时,水分和其他物质就可以滤入血液。

(4)渗透:渗透可看作是特殊情况下的扩散。当膜两侧产生不相等的渗透压时,渗透压较高的一侧将从另一侧吸引一部分水过来,以求达到渗透压的平衡。

2)主动转运

在许多情况下,某种营养成分必须要逆着浓度梯度(化学的或电荷的)的方向穿过细胞膜,这个过程称主动转运。营养物质的主动转运需要有细胞上载体的协助。所谓载体,是一种运输营养物质进出细胞膜的脂蛋白。营养物质转运时,先在细胞膜同载体结合成复合物,复合物通过细胞膜转运入上皮细胞时,营养物质与载体分离而释放入细胞中,而载体又转回到细胞膜的外表面。主动转运的特点是:载体在转运营养物质时,需有酶的催化和提供能量,能量来自三磷酸腺苷的分解。这一转运系统可以饱和,且最大转运量可被抑制。载体系统有特异性,即细胞膜上存在着几种不同的载体系统,每一系统只运载某些特定的营养物质。

三、排泄

食物残渣以粪便的形式排泄。粪便的四分之一是水分,其余大多是蛋白质、无机物、脂肪、未消化的食物纤维、脱了水的消化液残余以及从肠道脱落的细胞和死掉的细菌,还有维生素 K、维生素 B 等。

第二节　消化道的功能核心——能量供给

人体在生命活动过程中不断从外界环境中摄取食物,从中获得必需的营养物质,其中包括碳水化合物、脂类和蛋白质,一般称之为三大产能营养素。三大产能营养素经消化转变成可吸收的小分子物质被吸收入血,这些小分子物质一方面经过合成代谢构成机体组成成分或更新衰老的组织;另一方面经过分解代谢释放出所蕴藏的化学能。这些化学能经过转化便成为生命活动过程中各种能量的来源,所以分解代谢是放能反应,而合成代谢则需要供给能量,因此是吸能反应。机体在物质代谢过程中所伴随的能量释放、转移和利用构成了整个能量代谢过程,是生命活动的基本特征之一。

一、能量单位

"能"在自然界有多种形式,如太阳能、化学能、机械能、电能,它们之间可以相互转换。为了计量方便,国际上制订统一的单位,即焦耳(Joule,J),或卡(calorie)。1 kcal 指 1000 g 纯水的温度由 15℃上升到 16℃所需要的能量。而 1 焦耳(J)则是指用 1 牛顿(N)力把 1 kg 物体移动 1 m 所需要的能量。1000 J 等于 1"千焦耳"(kilo joule,kJ);1000 kJ 等于 1"兆焦耳"(mega joule,MJ)。两种能量单位的换算如下:

1 kcal＝4.184 kJ　　　　1 kJ＝0.239 kcal

1000 kcal＝4.184 MJ　　　　1 MJ＝239 kcal

二、能量来源

（一）产能营养素

1.碳水化合物

碳水化合物是机体的重要能量来源。我国人民所摄取食物中的营养素,以碳水化合物所占的比重最大。一般说来,机体所需能量的50％以上是由食物中的碳水化合物提供的。食物中的碳水化合物经消化产生的葡萄糖被吸收后,有一部分以糖原的形式贮存在肝脏和肌肉中。肌糖原是骨骼肌中随时可动用的贮备能源,用来满足骨骼肌在工作的情况下的需要。肝糖原也是一种贮备能源,贮存量不大,主要用于维持血糖水平的相对稳定。脑组织消耗的能量相对较多,在通常情况下,脑组织消耗的能量均来自碳水化合物的有氧的条件下氧化,因而脑组织对缺氧非常敏感。另外,脑组织细胞贮存的糖原又极少,代谢消耗的碳水化合物主要来自血糖,所以脑功能对血糖水平有很大的依赖性。

2.脂类

机体内的脂类分为组织脂质和贮存脂质两部分。组织脂质主要包括胆固醇、磷脂等,是组织、细胞的组成成分,在人体饥饿时也不减少,不能成为能源。贮存脂质主要是脂肪,也称甘油三酯或中性脂肪。在全部贮存脂质中,脂肪约占98％。其中一部分是来自食物的外源性脂肪,另一部分是来自体内碳水化合物和氨基酸转化成的内源性脂肪。脂肪含能量最高,是体内各种能源物质的主要贮存形式。

在正常情况下,人体所消耗的能源物质中有40％～50％来自体内的脂肪,其中包括从食物中摄取的碳水化合物所转化成的脂肪。在短期饥饿情况下,人主要由体内的脂肪供给能量。脂肪酸可直接供给很多组织利用,也可在肝脏转化成丙酮酸再供给其他组织利用。不但骨骼肌、心肌等可利用脂肪酸和酮体,在饥饿时,脑组织也可利用酮体。所以,脂肪也是重要的能源物质,但它不能在机体缺氧条件下供给能量。

3.蛋白质

蛋白质是由氨基酸构成的,在机体蛋白质代谢中,也主要是利用氨基酸进行合成和分解代谢。体内氨基酸有两个来源,一是来自食物蛋白质消化所产生的氨基酸,由小肠吸收入血。二是在机体新陈代谢过程中,组织、细胞蛋白质分解所产生的氨基酸。这两部分氨基酸主要用于合成细胞成分以实现自我更新,也用于合成酶、激素等生物活性物质。

氨基酸在体内经过脱氨基作用或氨基转换作用,分解为非氮成分和氨基。其中非氮成分(α-酮酸)可以氧化供能,氨基则经过处理后主要由肾脏排出体外。人体在一般情况下主要利用碳水化合物和脂肪氧化供能。但在某些特殊情况下,机体所需能源物质供能不足,如长期不能进食或消耗量过大时,体内的糖原和贮存脂肪大量消耗之后,将依靠组织蛋白质分解产生氨基酸来获得能量,以维持必要的生理功能。

进食是周期性的,而能量消耗则是连续不断的,因而贮备的能源物质不断被利用,又不断补充。当机体处于饥饿状态时,碳水化合物的贮备迅速减少,脂肪和蛋白质则作为长期能量消耗时的能源。

（二）食物的能量系数

人体所需要的能量来源于动物性和植物性食物中的碳水化合物、脂类和蛋白质三种产能营养素。每克产能营养素在体内氧化所产生的能量值称为"食物的热价"或"食物的能量卡价",亦称"能量系数"。

1. 食物在体外的燃烧热

物质燃烧时所释放出的热,称为燃烧热。产能营养素可在动物体内氧化,也可在动物体外燃烧。体外燃烧和体内氧化的化学本质是一致的,每克产能营养素在体外燃烧时所产生的能量值称为"物理卡价"。

食物的燃烧热通常采用"弹式热量计"测定。"弹式热量计"的基本构造是两中空形金属球(或带盖小钢罐),即钢弹。钢弹内安放能放电的电极及其引出的导线。操作时先将定量的食物或产能营养素样品置于钢弹内电极附近,然后紧闭钢弹,从气口充入纯氧至一定压力;置钢弹于定量的特制水箱内,水箱中置一精密温度计。导线通电后可使钢弹内食物或产能营养素样品在纯氧的环境中充分燃烧;燃烧所产生的热量经过钢弹传导给水箱中的水,于是水温上升,再根据样品的重量、水箱中的水量和水温上升的度数推算出所产生的燃烧热。

2. 食物在体内的燃烧热

产能营养素在体内的燃烧(生物氧化)过程和在体外燃烧过程不尽相同,体外燃烧是在氧作用下完成的,化学反应激烈,伴随着光和热;体内氧化是在酶的作用下缓慢进行的,比较温和;特别是最终产物不完全相同,所以产生的热量(即能量)也不相同。

据用"弹式热量计"测定,1 g 碳水化合物在体外燃烧时平均产生能量 17.15 kJ(4.1 kcal);1 g 脂肪平均产能 39.54 kJ(9.45 kcal);1 g 蛋白质平均产能 23.64 kJ(5.65 kcal)。但在体内氧化时,碳水化合物和脂肪与体外燃烧时的最终产物均为二氧化碳和水,所产生的能量也相同。蛋白质在体内氧化时的最终产物为二氧化碳、水、尿素、肌酐及其他含氮有机物;而在体外燃烧时的最终产物则为二氧化碳、水、氨和氮等,体内氧化不如体外燃烧完全。若将 1 g 蛋白质在体内氧化的最终产物收集起来,继续在体外燃烧,还可产生能量 5.44 kJ(1.3 kcal)。如果用"弹式热量计"体外燃烧试验推算体内氧化产生的能量值应为:1 g 碳水化合物 17.15 kJ(4.1 kcal),1 g 脂肪:39.54 kJ(9.45 kcal),1 g 蛋白质则为 23.64−5.44=18.2 kJ(4.35 kcal)。

另外,食物中的营养素在消化道内并非 100% 吸收。一般混合膳食中碳水化合物的吸收率为 98%、脂肪 95%、蛋白质 92%。所以,三种产能营养素在体内氧化实际产生能量则为:

1 g 碳水化合物:17.15 kJ×98%=16.81 kJ(4.0 kcal)

1 g 脂肪:39.54 kJ×95%=37.56 kJ(9.0 kcal)

1 g 蛋白质:18.2 kJ×92%=16.74 kJ(4.0 kcal)

(三)能量来源分配

三类产能营养素在体内都有其特殊的生理功能并且彼此影响,如碳水化合物与脂肪的相互转化及它们对蛋白质有节约作用,因此,三者在总能量供给中应有一个恰当的比例。根据我国的饮食特点,成人碳水化合物供给的能量以占总能量的 55%～65%,脂肪占 20%～30%,蛋白质占 10%～15% 为宜。年龄越小,蛋白质及脂肪供能占的比例相应增加。成人脂肪摄入量一般不宜超过总能量的 30%。

(四)能量的食物来源

人体的能量来源是食物中的碳水化合物、脂类和蛋白质。这三类营养素普遍存在于各种食物中。粮谷类和薯类食物含碳水化合物较多,是膳食能量最经济的来源。油料作物富含脂肪,动物性食物一般比植物性食物含有更多的脂肪和蛋白质,但大豆和坚果类例外,它们含丰富的油脂和蛋白质,蔬菜和水果一般含能量较少。

三、能量消耗

能量从一种形式转化为另一种形式的过程中,既不增加也不减少,即能量守恒定律,机体的能量代谢也遵循这一普遍规律。在整个能量转化过程中,机体所利用的蕴藏于食物中的化学能与最终转化成的能量和所做的外功,按能量折算是完全相等的。也就是说,机体的能量需要与消耗是一致的。在理想的平衡状态下,个体的能量需要量等于其消耗量。成年人的能量消耗主要用于维持基础代谢、体力活动和食物热效应,孕妇还包括子宫、乳房、胎盘、胎儿的生长及体脂储备,乳母则需要合成乳汁,儿童、青少年则应包括生长发育的能量需要;创伤患者康复期间等也需要额外的能量。

(一)基础代谢

1. 基础代谢与基础代谢率

基础代谢(basal metabolism,BM)是指人体维持生命的所有器官所需要的最低能量需要。测定方法是在清晨而又极端安静状态下,不受精神紧张、肌肉活动、食物和环境温度等因素影响时的能量代谢。而单位时间内的基础代谢,称为基础代谢率(basal metabolic rate,BMR),一般以每小时所需要的能量为指标。

基础代谢的测量一般都在清晨未进餐以前进行,距离前一天晚餐 12~14 小时,而且测量前的最后一次进餐不要吃得太饱,膳食中的脂肪量也不要太多,这样可以排除食物热效应作用的影响。测量前不应做费力的劳动或运动,而且必须静卧半小时以上,测量时采取平卧姿势,并使全身肌肉尽量松弛,以排除肌肉活动的影响。测量时的室温应保持在 20~25℃之间,以排除环境温度的影响。

2. 基础代谢的测量

1)气体代谢法

能量代谢始终伴随着氧的消耗和二氧化碳的产生,故可根据氧的消耗量推算能量消耗量。

2)用体表面积计算

基础代谢一般以每小时、每平方米体表面积的产热量为单位。传统以 kcal/(m² · h)表示,现按国际制单位则以 kJ/(m² · h)表示。

基础代谢消耗的能量常根据体表面积和基础代谢率计算。

$$基础代谢=体表面积(m^2)\times 基础代谢率[kJ/(m^2 \cdot h)或 kcal/(m^2 \cdot h)] \qquad (2-1)$$

人体的体表面积,可根据身高和体重来推算。Stevenson 根据在中国人体的测量结果提出体表面积计算公式为:

$$S(m^2)=0.0061 身高(cm)+0.0128 体重(kg)-0.1529 \qquad (2-2)$$

20 世纪 80 年代赵松山等测量了 56 名 18~45 岁成年人的体表面积,提出中国人的体表面积计算公式:

$$S(m^2)=0.00659 身高(cm)+0.0126 体重(kg)-0.1603 \qquad (2-3)$$

中国人正常基础代谢率平均值[kJ/(m² · h)]见表 2-1。

表 2-1 中国人正常基础代谢率平均值[kJ/(m²·h)]

年龄(岁)	11～15	16～17	18～19	20～30	31～40	41～50	＞50
男	195.5	193.4	166.2	157.8	158.7	154.1	149.1
	(46.7)	(46.2)	(39.7)	(37.9)	(37.7)	(36.8)	(35.6)
女	172.5	181.7	154.1	146.5	146.4	142.4	138.6
	(41.2)	(43.4)	(36.8)	(35.1)	(35.0)	(34.0)	(33.1)

注:( )内数值为 kcal/(m²·h)。

3.影响基础代谢的因素

体表面积:基础代谢率的高低与体重并不成比例关系,而与体表面积基本上成正比。因此,用每平方米体表面积为标准来衡量能量代谢率是比较合适的。

年龄:在人的一生中,婴幼儿阶段是整个代谢最活跃的阶段,其中包括基础代谢率,以后到青春期又出现一个较高代谢的阶段。成年以后,随着年龄的增加代谢缓慢地降低,其中也有一定的个体差异。

性别:实际测定表明,在同一年龄、同一体表面积的情况下,女性基础代谢率低于男性。

激素:激素对细胞的代谢及调节都有较大影响。如甲状腺功能亢进可使基础代谢率明显升高;患黏液水肿时,基础代谢率低于正常;去甲肾上腺素可使基础代谢率下降25%。

季节与劳动强度:基础代谢率在不同季节和不同劳动强度人群中存在一定差别,说明气候和劳动强度对基础代谢率有一定影响。例如,冬季基础代谢高于夏季,劳动强度高者高于劳动强度低者。

4.静息代谢

静息代谢是一种与基础代谢很接近的代谢状态,是在测定中仅省略摄入食物的这个条件,测定过程要求全身处于休息状态,但不是空腹而是在进食3～4小时后测量。此时机体仍在进行着若干正常的消化活动,这种状态比较接近于人们正常生活中处于休息的状态,在这种条件下测出的代谢率,称为静息代谢(resting metabolism rate,RMR)。RMR 与 BMR 相差约10%,故在实际工作中可以采用。RMR 一般占总能量消耗的60%～75%。中国人24小时静息代谢参考值见表2-2。

表 2-2 人体 24 小时静息代谢参考值(kcal)

年龄(岁)	体重(kg)								
	40	50	57	64	70	77	84	91	100
男性									
10～	1351	1526	1648	1771	1876	1998	2121	2243	2401
18～	1291	1444	1551	1658	1750	1857	1964	2071	2209
30～	1343	1459	1540	1621	1691	1772	1853	1935	3039
60～	1027	1162	1256	1351	1423	1526	1621	1716	1837
女性									
10～	1234	1356	1441	1527	1600	1685	1771	1856	1966
18～	1084	1231	1334	1437	1525	1682	1731	1833	1966
30～	1177	1264	1325	1386	1438	1499	1560	1621	1699
60～	1016	1121	1195	1268	1331	1404	1478	1552	1646

（二）体力活动

除了基础代谢外，体力活动是人体能量消耗的主要因素。因为生理情况相近的人，基础代谢消耗的能量是相近的，而体力活动情况却相差很大。机体任何轻微活动都可提高代谢率，人在运动或劳动时耗氧量显著增加。这是因为运动或劳动等体力活动时肌肉需要消耗能量，而能量则来自营养物质的氧化，这就必然导致机体耗氧量增加。机体耗氧量的增加与肌肉活动的强度呈正比关系，耗氧量最多可达到安静时的 10～20 倍。通常各种体力活动所消耗的能量约占人体总能量消耗的 15%～30%。

人们每天的工作和生活包括多种活动，这些活动都需要肌肉做功来完成，在人体的整个能量消耗中，肌肉活动或体力活动占较大比例。

影响体力活动能量消耗的因素：①肌肉越发达者，活动能量消耗越多；②体重越重者，能量消耗越多；③劳动强度越大、持续时间越长，能量消耗越多；④与工作的熟练程度有关。其中劳动强度和持续时间是主要影响因素，而劳动强度主要涉及劳动时牵动的肌肉多少和负荷的大小。

（三）食物热效应

食物热效应（thermic effect of food，TEF）是指由于进食而引起能量消耗增加的现象，也称为食物的特殊动力作用（specific dynamic action，SDA）。例如，进食碳水化合物可使能量消耗增加 5%～6%，进食脂肪增加 4%～5%，进食蛋白质增加 30%～40%。一般混合膳食约增加基础代谢的 10%。

食物热效应只能增加体热的外散，而不能增加可利用的能；换言之，食物热效应对于人体是一种损耗而不是一种收益。当只够维持基础代谢的食物摄入后，消耗的能量多于摄入的能量，外散的热多于食物摄入的热。此项额外的能量却不是无中生有的，而是来源于体内的营养贮备。因此，为了保存体内的营养贮备，进食时必须考虑食物热效应额外消耗的能量，使摄入的能量与消耗的能量保持平衡。

（四）生长发育及影响能量消耗的其他因素

处在生长发育过程中的儿童，其一天的能量消耗还应包括生长发育所需要的能量。怀孕的妇女，由于子宫内胎儿的发育，孕妇间接地承担并提供其迅速发育所需的能量，加上自身器官及生殖系统的进一步发育也需要特殊的能量，尤其在怀孕后半期。

除上述影响基础代谢的几种因素对机体能量消耗有影响之外，还受情绪和精神状态影响。脑的重量只占体重的 2%，但脑组织的代谢水平是很高的。例如，精神紧张地工作，可使大脑的活动加剧，能量代谢约增加 3%～4%。当然，与体力劳动比较，脑力劳动的消耗仍然相对较少。

四、需要量及膳食参考摄入量

人体能量代谢的最佳状态是达到能量消耗与能量摄入的平衡。这种能量平衡能使机体保持健康并能胜任必要的社会生活。能量代谢失衡，即能量缺乏或过剩都对健康不利。

（一）能量需要量的确定

迄今，直接测定成年人在自由活动情况下的能量消耗量仍十分困难。由于 BMR 约占总

能量消耗的 $60\%\sim70\%$，所以它是估算成年人能量需要量的重要基础。WHO(1985)、美国(1989)、日本(1990)修订推荐摄入量时均采用了"要因加算法"(factorial approach)估算成年人的能量需要量。以 BMR 乘以体力活动水平(physical activity level，PAL)计算人体的能量消耗量或需要量，即能量需要量＝BMR×PAL。对儿童、孕妇、乳母等特殊生理情况下尚需考虑其特殊需要。

Schofield 按体重推算 BMR 公式已被 WHO(1985)采纳，现已成为估算人群能量需要量的重要依据(表 2-3)。按 Schofield 公式计算亚洲人的 BMR 可能偏高，亚洲人的 BMR 可能比欧洲人低 10%。据我国以往实测成年人的 BMR 也呈现这种偏低的趋势。为此，我国在应用 WHO 推荐的 BMR 计算公式时，采取减 5% 的办法作为计算 $18\sim44$ 岁和 $45\sim59$ 岁两个人群的 BMR。

表 2-3　按体重计算 BMR 的公式

性别	年龄(岁)	BMR(kcal/d)	r	SD	BMR(kcal/d)	r	SD
男	0～2	$60.9W-54$	0.97	53	$0.255W-0.266$	0.97	0.222
	3～9	$22.7W+495$	0.86	62	$0.0949W+2.07$	0.86	0.259
	10～17	$17.5W+651$	0.90	100	$0.0732W+272$	0.90	0.418
	18～49	$15.3W+679$	0.65	151	$0.0640W+2.84$	0.65	0.632
	50～59	$11.6W+879$	0.60	164	$0.0485W+3.67$	0.60	0.686
	60～	$13.5W+487$	0.79	148	$0.0565W+2.04$	0.79	0.619
女	0～2	$61.0W-51$	0.97	61	$0.255W-0.214$	0.97	0.255
	3～9	$22.5W+499$	0.85	63	$0.0941W+2.09$	0.85	0.264
	10～17	$12.2W+749$	0.75	117	$0.0510W+3.12$	0.75	0.489
	18～49	$14.7W+496$	0.72	121	$0.0615W+2.08$	0.72	0.506
	50～59	$8.7W+829$	0.70	108	$0.0364W+3.47$	0.70	0.452
	60～	$10.5W+596$	0.74	108	$0.0439W+2.49$	0.74	0.452

r 相关系数；SD，BMR 实测值与计算值之间差别的标准差；W 体重(kg)。

成年人的 PAL 受劳动强度的影响，不同劳动强度的 PAL 值见表 2-4。

表 2-4　不同劳动强度的 PAL 值

活动强度	PAL 值
轻	1.0～2.5
中	2.6～3.9
重	4.0～

(二)膳食能量推荐摄入量

根据上述 BMR 和 PAL 的计算方法，并按 BMR×PAL＝能量推荐摄入量计算公式，推算中国居民成年人膳食能量推荐摄入量(RNI)，见表 2-5。

表 2-5 中国成年膳食能量推荐摄入量

| 年龄（岁） | 能量推荐摄入量 | | | |
| | MJ/d | | Kcal/d | |
	男	女	男	女
0～	0.40 MJ/kg/d *		95 kcal/kg/d *	
0.5～	0.40 MJ/kg/d *		95 kcal/kg/d *	
1～	4.60	4.40	1100	1050
2～	5.02	4.81	1200	1150
3～	5.64	5.43	1350	1300
4～	6.06	5.83	1450	1400
5～	6.70	6.27	1600	1500
6～	7.10	6.67	1700	1600
7～	7.53	7.10	1800	1700
8～	7.94	7.53	1900	1800
9～	8.36	7.94	2000	1900
10～	8.80	8.36	2100	2000
11～	10.04	9.20	2400	2200
14～	12.00	9.62	2900	2400
18～				
轻体力活动	10.03	8.80	2400	2100
中体力活动	11.29	9.62	2700	2300
重体力活动	13.38	11.30	3200	2700
孕妇（4～6 个月）		+0.84		+200
孕妇（7～9 个月）		+0.84		+200
乳母		+2.09		+500
50～				
轻体力活动	9.62	8.00	2300	1900
中体力活动	8.00	8.36	2600	2000
重体力活动	13.00	9.20	3100	2200
60～				
轻体力活动	7.94	7.53	1900	1800
中体力活动	9.20	8.36	2200	2000
70～				
轻体力活动	7.94	7.10	1900	1700
中体力活动	8.80	8.00	2100	1900
80～	7.94	7.10	1900	1700

* 为适宜摄入量,非母乳喂养应增加 20%。

在一定的时间内,了解人的能量是否平衡,精确了解体重的变化,是一个可行的自我监测方法,测定时应先排便,除去衣物用可靠的称量工具来测定。

第三章　营养素生存法则

已知有 40～45 种人体必需的营养素,其中最主要的营养素有碳水化合物、蛋白质、脂类、维生素、无机盐、水。其中碳水化合物、脂肪和蛋白质在食品中存在和摄入的量较大,称为宏量营养素或常量营养素,而维生素和无机盐在平衡膳食中仅需少量,故称为微量营养素。无机盐中又分常量元素和微量元素,常量元素在人体内含量相对较多,微量元素在人体内含量很少。

不能在体内合成,必须从食物中获得的营养素称为"必需营养素",另一部分营养素可以在体内由其他食物成分转换生成,不一定需要由食物中直接获得,称为"非必需营养素"。

人们在进食含有这些营养素的食品之后,机体可进一步利用它们,并用来制造许多为身体机能活动所必需的其他物质,如酶和激素等。从营养学和食品科学或食品加工的角度来说,应尽量保持这些营养素不受破坏。

食物中除了营养素外,还含有其他许多对人体有益的物质。这类物质不是维持机体生长发育所必需的营养物质,但对维护人体健康、调节生理功能和预防疾病发挥重要的作用。这类物质过去较多的称为非营养素生物活性成分(non-nutrient bioactive substances),近来建议不再称这类物质为非营养素生物活性成分,代之为"生物活性的食物成分(bioactive food components)"。其中主要包括来自植物性食物的黄酮类化合物、酚酸、有机硫化物、萜类化合物和类胡萝卜素等,来自动物性食物的辅酶 Q、γ-氨基丁酸、褪黑素及左旋肉碱等。这类生物活性的食物成分不仅参与健康的调节和慢性病的防治,还为食物带来了不同风味和颜色。不少学者把生物活性的食物成分也列为营养素并称为第七类营养素。

第一节　蛋白质和氨基酸

一、蛋白质组成

蛋白质是氨基酸以肽键连接在一起,并形成一定空间结构的大分子。由两个以上氨基酸以肽键相连接成的化合物称肽(peptide)。例如由甘氨酸和丙氨酸组成的肽,称二肽(dipeptide)。由 3 个氨基酸组成的称三肽(tripeptide)。通常将 10 个以下氨基酸组成的肽叫寡肽(oligopeptide);11 个以上氨基酸组成的肽称多肽(polypeptide)。多肽和蛋白质之间没有严格区别,它们都是氨基酸的多聚物。多肽是指含氨基酸数目较少的多聚物,蛋白质则是含氨基酸数目较多的多聚物。

在人体和食物蛋白质的 20 余种氨基酸中,只有一部分可以在体内合成,其余的不能合成或合成速度不够快。不能合成或合成速度不够快的氨基酸,必须由食物供给,故称为必需氨基酸(essential amino acid)。能在体内合成的则称为非必需氨基酸(nonessential amino acid)。非必需氨基酸并非体内不需要,只是可在体内合成,食物中缺少了也无妨。迄今,已知人体的必需氨基酸有 9 种,见表 3-1。

表 3 - 1　人体的必需氨基酸

必需氨基酸	非必需氨基酸	条件必需氨基酸
异亮氨酸 isoleucine(Ile)	天门冬氨酸 aspartic acid(Asp)	半胱氨酸 cysteine(Cys)
亮氨酸 leucine(Leu)	天门冬酰胺 asparagine(Asn)	酪氨酸 tyrosine(Tyr)
赖氨酸 lysine(Lys)	谷氨酸 glutamic acid(Glu)	
蛋氨酸 methionine(Met)	谷氨酰胺 glutamine(Glu)	
苯丙氨酸 phenylalanine(Phe)	甘氨酸 glycine(Gly)	
苏氨酸 threonine(Thr)	脯氨酸 proline(Pro)	
色氨酸 tryptophan(Trp)	丝氨酸 serine(Ser)	
缬氨酸 valine(Val)	精氨酸 arginine(Arg)	
组氨酸 histidine(His)	胱氨酸 cystine(Cys-Cys)	
	丙氨酸 alanine(Ala)	

二、蛋白质的消化吸收及代谢

(一)蛋白质的消化

蛋白质未经消化不易吸收,有时某些抗原、毒素蛋白可少量通过黏膜细胞进入体内,产生过敏、毒性反应。一般情况下,食物蛋白质水解成氨基酸及小肽后方能被吸收。由于唾液中不含水解蛋白质的酶,所以食物蛋白质的消化从胃开始,但主要在小肠。

胃内消化蛋白质的酶是胃蛋白酶(pepsin)。胃蛋白酶由胃黏膜主细胞合成并分泌的胃蛋白酶原(pepsinogen)经胃酸激活而生成。胃蛋白酶也能再激活胃蛋白酶原生成新的胃蛋白酶。胃蛋白酶最适宜作用的 pH 值为 1.5～2.5,对蛋白质肽键作用的特异性较差,主要水解芳香族氨基酸、蛋氨酸或亮氨酸等残基组成的肽键。胃蛋白酶对乳中的酪蛋白有凝乳作用,这对婴儿较为重要,因为乳液凝成乳块后在胃中停留时间延长,有利于充分消化。

食物在胃内停留时间较短,蛋白质在胃内消化很不完全,消化产物及未被消化的蛋白质在小肠内经胰液及小肠黏膜细胞分泌的多种蛋白酶及肽酶共同作用,进一步水解为氨基酸。所以,小肠是蛋白质消化的主要部位。蛋白质在小肠内消化主要依赖于胰腺分泌的各种蛋白酶,可分为两类:①内肽酶(endopeptidase)可以水解蛋白质分子内部的肽键,包括胰蛋白酶、糜蛋白酶和弹性蛋白酶;②外肽酶(exopeptidase)可将肽链末端的氨基酸逐个水解,包括氨基肽酶(aminopeptidase)和羧基肽酶(carboxypeptidase)。

肠黏膜细胞的刷状缘及细胞液中还存在一些寡肽酶(oligopeptidase),例如氨基肽酶及二肽酶(dipeptidase)等。氨基肽酶从肽链的末端逐个水解释放出氨基酸,最后生成二肽,二肽再经二肽酶水解,最终生成氨基酸。

(二)蛋白质的吸收

经过小肠腔内和膜的消化,蛋白质被水解为可被吸收的氨基酸和 2～3 个氨基酸的小肽。过去认为只有游离氨基酸才能被吸收,现在发现 2～3 个氨基酸的小肽也可以被吸收。

在低等动物,吞噬是摄入大分子的基本方式。而在高等动物,只有在胚胎动物仍保持这种低级的原始机制。例如,母乳中的抗体可通过肠黏膜细胞的吞噬作用传递给婴儿。关于成年人对整蛋白吸收问题已有许多研究。有人将胰岛素和胰蛋白酶抑制剂同时注入大鼠的隔离肠袢,发现可引起血糖降低,说明有一部分胰岛素被吸收;人的血液中存在食物蛋白质的抗体,这说明食物蛋白质可进入血液而起抗原的作用。但一般认为,大分子蛋白质的吸收是微量的,无任何营养学意义,只是应当注意肠内细菌的毒素、食物抗原等可能会进入血液成为致病因子。

(三)蛋白质的代谢

1. 蛋白质的分解与合成

1)蛋白质的分解

进食正常膳食的正常人每日从尿中排出的氮约 12 g。若摄入的膳食蛋白质增多,随尿排出的氮也增多;若减少,则随尿排出的氮也减少。完全不摄入蛋白质或禁食一切食物时,每日仍随尿排出氮 2～4 g。这些事实证明,蛋白质不断在体内分解成为含氮废物,随尿排出体外。

2)蛋白质的合成

蛋白质在分解的同时也不断在体内合成,以补偿分解。蛋白质合成经两个步骤完成。第一步为转录(transcription),即生物体合成 RNA 的过程,亦即将 DNA 的碱基序列转录成 RNA 碱基序列的过程;第二步为翻译(translation),是生物体合成 mRNA 后,mRNA 中的遗传信息(DNA 碱基顺序)转变成蛋白质中氨基酸排列顺序的过程,是蛋白质获得遗传信息进行生物合成的过程。翻译在细胞内进行。成熟的 mRNA 穿过核膜进入胞质,在核糖体及 tRNA 等参与下,以各种氨基酸为原料完成蛋白质的生物合成。

2. 氨基酸的分解代谢

氨基酸分解代谢的最主要反应是脱氨基作用。脱氨基方式有:氧化脱氨基、转氨基、联合脱氨基和非氧化脱氨基等,其中,以联合脱氨基最为重要。氨基酸脱氨基后生成的 α-酮酸进一步代谢:①经氨基化生成非必需氨基酸;②转变成碳水化合物及脂类;③氧化供给能量。

氨基酸脱氨基作用产生的氨,在正常情况下主要在肝脏合成尿素而解毒,只有少部分氨在肾脏以铵盐的形式由尿排出。

体内氨基酸的主要功用是合成蛋白质和多肽。此外,也可以转变成某些生理活性物质,如嘌呤、嘧啶、肾上腺素等。正常人尿中排出的氨基酸极少。各种氨基酸在结构上具有共同特点,所以也有共同的代谢途径。但不同的氨基酸由于结构的差异,也各有其特殊的代谢方式。

氨基酸代谢除了一般代谢过程,有些氨基酸还有特殊代谢途径。例如,氨基酸的脱羧基作用和一碳单位的代谢、含硫氨基酸、芳香氨基酸及支链氨基酸的代谢等。

(1)脱氨基作用:氨基酸分解代谢的主要途径是脱氨基作用。但是,部分氨基酸也可以进行脱羧基作用生成相应的胺。生成的胺类含量虽然不高,却具有重要生理意义。例如,谷氨酸脱羧基生成的 γ-氨基丁酸(γ-amino butyric acid,GABA),在脑组织中含量较多,是抑制性神经递质,对中枢神经有抑制作用;半胱氨酸脱羧基生成的牛磺酸在脑组织中含量也颇高,对脑发育和脑功能有重要作用;组氨酸脱羧基生成的组胺在体内分布广泛,在乳腺、肺、肝、肌肉及胃黏膜中含量较高,组胺是一种强烈的血管舒张剂,并能增加毛细血管的通透性;色氨酸脱羧基生成的 5-羟色胺(5-hydroxytryptamine,5-HT)广泛分布体内各组织,除神经组织外,还存在于胃肠道、血小板及乳腺细胞中,脑中的 5-羟色胺作为神经递质,具有抑制作用,在外周组织中的 5-羟色胺有收缩血管的作用等。

(2)一碳单位的代谢：某些氨基酸在分解代谢过程中可以产生含有一碳原子的基团，称一碳单位。体内重要的一碳单位有：甲基（—CH_3）、甲烯基（—CH_2）、甲炔基（—$CH=$）、甲酰基（—CHO）、亚甲氨基（—$CH=NH$）等。一碳单位不能游离存在，常与四氢叶酸（tetrahydrofolic acid FH_4）结合而转运和参加代谢。一碳单位主要来源于丝氨酸、甘氨酸、组氨酸及色氨酸的代谢。一碳单位的主要生理功能是作为合成嘌呤及嘧啶的原料，故在核酸的生物合成中占有重要地位。

(3)含硫氨基酸的代谢：体内的含硫氨基酸有三种，蛋氨酸、半胱氨酸及胱氨酸。这三种氨基酸的代谢是相互联系的，蛋氨酸可以转变为半胱氨酸和胱氨酸，半胱氨酸和胱氨酸也可以互变，但半胱氨酸及胱氨酸不能转变为蛋氨酸，所以半胱氨酸及胱氨酸是非必需氨基酸或条件必需氨基酸，而蛋氨酸则是必需氨基酸。

(4)芳香氨基酸的代谢：芳香氨基酸包括苯丙氨酸、酪氨酸和色氨酸。苯丙氨酸和酪氨酸在结构上相似，在正常情况下苯丙氨酸的主要代谢途径是经苯丙氨酸羟化酶的作用生成酪氨酸；当苯丙氨酸羟化酶先天性缺乏时，苯丙氨酸不能正常转变成酪氨酸，体内的苯丙氨酸蓄积，并可经转氨基作用生成苯丙酮酸，后者进一步转变成苯乙酸等衍生物，尿中出现大量苯丙酮酸等代谢产物，称为苯丙酮尿症（phenyl ketonuria，PKU），是一种先天性代谢性疾病。苯丙酮酸的堆积对中枢神经系统有毒性，故患儿的智力发育障碍。对此种患儿的治疗原则是早期发现，并适当控制膳食苯丙氨酸含量。

酪氨酸经酪氨酸羟化酶的作用，生成多巴［3,4-二羟苯丙氨酸（3,4-dihydropheny-lalanine，dopa）］，再经多巴脱羧酶的作用生成多巴胺（dopamine）。多巴胺是脑中的一种神经递质，帕金森病（Parkinson's disease）患者，多巴胺生成减少。多巴胺在肾上腺髓质中可再被羟化，生成去甲肾上腺素（norepinephrine），再经 N-基转移酶催化，由活性甲硫氨酸提供甲基，转变成肾上腺素（epinephrine）。多巴胺、去甲肾上腺素、肾上腺素统称为儿茶酚胺（catecholamine）。

酪氨酸的另一条代谢途径是经酪氨酸酶合成黑色素，当人体缺乏酪氨酸酶时，黑色素合成障碍，皮肤、毛发等发白，称白化病（albinism）。酪氨酸还可经酪氨酸转移酶的作用生成对羟苯丙酮酸，再经尿黑酸等中间产物进一步变成延胡索酸和乙酰乙酸，二者分别参加碳水化合物和脂肪代谢。当体内尿黑酸酶先天性缺乏时，尿黑酸分解受阻，可出现尿黑酸尿症。

色氨酸除经代谢转变成 5-色胺外，本身还可分解代谢生成犬尿酸、丙氨酸与乙酰辅酶 A。

此外，色氨酸分解还可以产生烟酸，这是体内合成维生素的特例。

(5)支链氨基酸的代谢：支链氨基酸（branch chain amino acid，BCAA）包括亮氨酸、异亮氨酸和缬氨酸，它们都是必需氨基酸。这三种氨基酸在开始阶段经转氨基作用生成各自相应的 α-酸，然后再经过若干代谢步骤，缬氨酸分解生成琥珀酸辅酶 A，亮氨酸生成乙酰乙酸及乙酰辅酶 A，异亮氨酸生成乙酰辅酶 A 和琥珀酰辅酶 A。所以，这三种氨基酸分别是生糖氨基酸、生酮氨基酸及生糖兼生酮氨基酸。支链氨基酸的分解代谢主要在骨骼肌中进行，而其他氨基酸多在肝脏代谢，这对外科手术、创伤应激等状态下肌肉蛋白质的合成与分解具有特殊重要作用。支链氨基酸可以作为合成肌肉蛋白质的原料，可被肌肉用作能源物质氧化供能；亮氨酸可以刺激蛋白质合成，并抑制分解，在临床营养中有重要意义。

3. 氨基酸代谢的调节

必需氨基酸的分解代谢主要受下列四种因素的影响。

(1)膳食中蛋白质的氨基酸模式与机体氨基酸需要相符的程度。这直接反映某种蛋白质在生长过程(如生长、哺乳)中的利用率,并且是造成膳食蛋白质生物价不同的主要因素。对这种因素变异的适应,要求机体单独调节个别必需氨基酸的分解代谢。

(2)个体总氮摄入量与总氮需要量的接近程度。此因素一般影响氨基酸的代谢,并反映对尿素合成的适应性。

(3)必需和非必需氨基酸之间的平衡。膳食必需氨基酸占蛋白质贮存所需氨基酸总量的45%,以及占维持所需氨基酸总量的30%,其他则由非必需氨基酸组成。虽然非必需氨基酸在膳食中可有可无,但机体对这些氨基酸仍有代谢上的需要,如果膳食不提供这些非必需氨基酸,则必须由内源合成来提供。如果食物中必需氨基酸与非必需氨基酸之间不平衡,则需要分解必需氨基酸提供氮,来合成非必需氨基酸。

(4)能量摄入要与能量需要匹配。机体最终必须维持 ATP 的合成,氨基酸的分解也是机体能量供应的一部分。最明显的例子是禁食时的氮平衡[约为 150 mg/(kg · d)]和膳食中蛋白质为零时的氮平衡[约为 50 mg/(kg · d)]差别。此外,非蛋白质能量摄入量的变化对总的氨基酸分解代谢有迅速和显著的影响。同样,在营养上的变异会影响全面的氨基酸分解代谢。

4. 氨基酸代谢的器官

特异性氨基酸代谢的主要部位是小肠、肝、肌肉和肾。全身的谷氨酰胺和肠道(膳食)中的谷氨酸主要在小肠中代谢。肝脏对调节来自门静脉血的氨基酸并将其分配到身体其他部位的量和比例起重要作用。肝脏是唯一能够分解所有氨基酸的器官,尽管肝脏分解支链氨基酸比分解其他必需氨基酸慢,但仍有部分支链氨基酸在肝脏分解代谢。

三、食物蛋白质的营养评价

食物蛋白质由于氨基酸组成的差别,营养价值不完全相同,一般来说动物蛋白质的营养价值优于植物蛋白质。评价食物蛋白质营养价值主要从"量"和"质"两个方面。总的评价方法,可概括为生物学法和化学分析法。

(一)食物蛋白质含量

食物蛋白质含量是评价食物蛋白质营养价值的一个重要方面。蛋白质含氮量比较恒定,故测定食物中的总氮乘以蛋白质折算系数 6.25,即得蛋白质含量。

(二)食物蛋白质消化率

食物蛋白质消化率是反映食物蛋白质在消化道内被分解和吸收程度的一项指标,指在消化道内被吸收的蛋白质占摄入蛋白质的百分数,是评价食物蛋白质营养价值的生物学方法之一。一般采用动物或人体实验测定,根据是否考虑内源粪代谢氮因素,可分为表观消化率和真消化率两种方法。

蛋白质(N)表观消化率指不计内源粪氮的蛋白质消化率。通常以动物或人体为实验对象,在实验期内测定实验对象摄入的食物氮(摄入氮,I)和从粪便中排出的氮(粪氮,F),然后按下式计算:

$$蛋白质(N)表观消化率(\%) = (I - F)/I \times 100 \qquad (3-1)$$

蛋白质（N）真消化率指考虑粪代谢时的消化率。

粪中排出的氮实际上有两个来源。一是来自未被消化吸收的食物蛋白质，二是来自脱落的肠黏膜细胞以及肠道细菌等所含的氮。通常以动物或人体为实验对象，首先设置无氮膳食期，即在实验期内给予无氮膳食，并收集无氮膳食期内的粪便，测定氮含量，无氮膳食期内的粪氮即粪代谢氮。成人 24 小时内粪代谢氮一般为 0.9～1.2 g；然后再设置被测食物蛋白质实验期，实验期内摄取被测食物，分别测定摄入氮和粪氮。从被测食物蛋白质实验期的粪氮中减去无氮膳食期的粪代谢氮，才是摄入食物蛋白质中真正未被消化吸收的部分，故称蛋白质（N）真消化率。计算公式如下：

$$蛋白质（N）真消化率（\%）＝I－(F－F_k)/I×100 \qquad (3-2)$$

式中 I 代表摄入氮，F 代表粪氮，F_k 代表粪代谢氮。

由于粪代谢氮测定十分烦琐，且难以准确测定，故在实际工作中常不考虑粪代谢氮，特别是当膳食中的膳食纤维含量很少时，可不必计算 F_k。当膳食含有多量膳食纤维时，成年男子的 F_k 值，可按每天 0.2 g/kg 体重计算。

食物蛋白质消化率受到蛋白质性质、膳食纤维、多酚类物质和酶反应等因素影响。一般来说，动物性食物的消化率高于植物性食物。如鸡蛋、牛奶蛋白质的消化率分别为 97％、95％，而玉米和大米蛋白质的消化率分别为 85％和 88％。

（三）食物蛋白质的利用率

食物蛋白质的利用率指食物蛋白质被消化吸收后在体内被利用的程度，是食物蛋白质营养评价常用的生物学方法。测定食物蛋白质利用率的方法可以分为两大类。一类是以体重增加为基础的方法，一类是以氮在体内储留为基础的方法。

1. 蛋白质功效比值

蛋白质功效比值（protein efficiency ratio，PER）是以体重增加为基础的方法，是指实验期内，动物平均每摄入 1 g 蛋白质时所增加的体重克数。例如，常作为参考蛋白质的酪蛋白的 PER2.5，即指每摄入 1 g 酪蛋白，可使动物体重增加 2.5 g。一般选择初断乳的雄性大鼠，用含 10％被测蛋白质饲料喂养 28 天，逐日记录进食量，每周称量体重，然后按式（3-3）计算蛋白质功效比值。

$$PER＝实验期内动物体重增加量（g）/实验期内摄入的蛋白质摄入量（g） \qquad (3-3)$$

由于同一种食物蛋白质，在不同实验室所测得的 PER 值重复性常不佳，故通常设酪蛋白（参考蛋白质）对照组，并将酪蛋白对照组 PER 值换算为 2.5，然后校正被测蛋白质（实验组）PER。

$$被测蛋白质 PER＝实验组蛋白质功效比值/对照组蛋白质功效比值×2.5 \qquad (3-4)$$

几种常见食物蛋白质 PER：全鸡蛋 3.92、牛奶 3.09、鱼 4.55、牛肉 2.30、大豆 2.32、精制面粉 0.60、大米 2.16。

2. 生物价

生物价（biological value，BV）是反映食物蛋白质消化吸收后，被机体利用程度的一项指标。生物价越高，说明蛋白质被机体利用率越高，即蛋白质的营养价值越高，最高值为 100。通常采用动物或人体实验。实验期内动物食用含被测蛋白质的合成饲料，收集实验期内动物饲料和粪、尿样品，测定氮含量，另在实验前给实验动物无氮饲料，收集无氮饲料期粪、尿样品，

営

测定氮含量,得粪代谢氮和尿内源氮数据(人体实验时可按成人全日尿内源氮 2～2.5 g,粪代谢氮 0.91～1.2 g 计);然后按下式计算被测食物蛋白质的生物价。

$$生物价(BV) = 氮储留量/氮吸收量 \times 100 = \{[I-(F-F_k)-(U-U_m)]/$$
$$I-(F-F_k)\} \times 100 \tag{3-5}$$

式中 I、F、U 分别为摄入氮、粪氮、尿氮;F_k 为无氮饲料期粪代谢氮;U_m 为无氮饲料期尿内源氮。

生物价是评价食物蛋白质营养价值较常用的方法,常见食物蛋白质生物价见表 3-2。

表 3-2　常见食物蛋白质的生物价

食物	生物价	食物	生物价
全鸡蛋	94	玉米	60
鸡蛋黄	96	蚕豆	58
鸡蛋白	83	大豆	64
牛奶	85	豌豆	48
猪肉	74	马铃薯	67
牛肉	76	白薯	72
牛肝	77	高粱	56
鱼	76	生黄豆	57
虾	77	熟黄豆	64
大米	77	豆腐	65
面粉	67	绿豆	58
小米	57	花生	59
小麦	67	白菜	76

(四)氨基酸分

氨基酸分(amino acid score,AAS)亦称蛋白质化学分(chemical score,CS),是目前广为应用的一种食物蛋白质营养价值评价方法,不仅适用于单一食物蛋白质的评价,还可用于混合食物蛋白质的评价,该法的基本操作步骤是将被测食物蛋白质的必需氨基酸组与推荐的理想蛋白质或参考蛋白质氨基酸模式进行比较,并按式(3-6)计算氨基酸分。

$$AAS = \frac{被测食物蛋白质每克氮或蛋白质氨基酸含量(mg)}{参考蛋白质每克氮或蛋白质氨基酸含量(mg)} \times 100 \tag{3-6}$$

参考蛋白质可采用 FAO/WHO 专家委员会(1973)制订的"暂定氨基酸分模式"。在实际计算某种氨基酸评分时,首先将被测食物蛋白质中必需氨基酸与参考蛋白质中的必需氨基酸进行比较,比值较低者,为限制氨基酸。由于限制氨基酸的存在,使食物蛋白质的利用受到限制。第一限制氨基酸指在限制氨基酸中缺乏最多的一类氨基酸,它会严重影响机体对蛋白质的利用,并且决定蛋白质的质量。被测食物蛋白质的第一限制氨基酸与参考蛋白质中同种必需氨基酸的比值即为该蛋白质的氨基酸分。例如,小麦粉蛋白质必需氨基酸与 FAO/WHO1973 暂定氨基酸分模式相比较,限制氨基酸为异亮氨酸、赖氨酸、苏氨酸和缬氨酸,其中赖氨酸的比值最低,为第一限制氨基酸,故小麦蛋白质的氨基酸分为 46.7。

食物中主要的限制氨基酸为赖氨酸和蛋氨酸。前者在谷物蛋白质和一些其他植物蛋白质中含量甚少,后者在大豆、花生、牛奶和肉类蛋白质中相对不足。通常,赖氨酸是谷类蛋白质的第一限制氨基酸,而蛋氨酸(含硫氨基酸)则是大多数非谷类植物蛋白质的第一限制氨基酸。

氨基酸分有许多可取之处,因为它可以明确其限制氨基酸,也可以看出其他氨基酸的不足,对于应当补充或强化的氨基酸也比较清楚。

(五)蛋白质的营养分类

由于氨基酸的种类和数量不同,它们所组成的蛋白质营养价值也各不相同,从蛋白质的营养价值划分,可将蛋白质分为以下三种。

完全蛋白质是含必需氨基酸的种类齐全、数量充足、比例合适的蛋白质。在膳食中用这类蛋白质作为唯一的蛋白质来源时,可以维持成年人健康,并可促进儿童的正常生长发育。完全蛋白质是一种高质量的蛋白质,如乳类、蛋类以及瘦肉和大豆中的蛋白质均属于这种完全蛋白质。

半完全蛋白质中所含的必需氨基酸种类不够齐全、数量多少不均、比例不太合适。食之虽然健康有益,但不够理想。如果将半完全蛋白质在膳食中作为唯一的蛋白质来源时,可以维持生命,但不能促进生长发育。含有半完全蛋白质的食物有米、面粉、土豆、干果等。

不完全蛋白质中缺少若干种必需氨基酸,更谈不上合适的比例。如果膳食中用这类蛋白质作为唯一的蛋白质来源时,既不能维持生命,更不能促进生长发育。如玉米、豌豆、肉皮、蹄筋中的蛋白质均属于不完全蛋白质。

总的说来,动物性食物中的蛋白质大多数是完全蛋白质,植物性食物中的蛋白质大多数是不完全蛋白质。

四、蛋白质的互补作用

两种或两种以上食物蛋白质混合食用,其中所含有的必需氨基酸取长补短,相互补充,达到较好的比例,从而提高蛋白质利用率的作用,称为蛋白质互补作用。例如,玉米、小米、大豆单独食用时,其生物价分别为 60、57、64,如按 40%、40%、20% 的比例混合食用,生物价可提高到 73;如将玉米、面粉、干豆混合食用,蛋白质的生物价也会提高。这是因为玉米、面粉、小米、大米蛋白质中赖氨酸含量较低,蛋氨酸相对较高;而大豆中的蛋白质恰恰相反,混合食用时赖氨酸和蛋氨酸两者可相互补充;若在植物性食物的基础上再添加少量动物性食物,蛋白质的生物价还会提高,如面粉、小米、大豆、牛肉单独食用时,蛋白质的生物价分别为 67、57、64、76,若按 31%、46%、8%、15% 的比例混合食用,蛋白质的生物价可提高到 89,可见动、植物性混合食用比单纯植物混合要好,见表 3-3。

表 3-3　几种食物混合后蛋白质的生物价

食物名称	单独食用 BV	混合食用所占比例(%)		
小麦	67	37	…	31
小米	57	32	40	46
大豆	64	16	20	8
豌豆	48	15	…	…
玉米	60	…	40	…
牛肉	76	…	…	15
混合食用 BV		74	73	89

若以氨基酸分为指标,亦明显可见蛋白质的互补作用。例如,谷类、豆类氨基酸分为 44、68,若按谷类 67%、豆类 22%、奶粉 11% 的比例混合评分,氨基酸分可达 88,见表 3 - 4。

表 3 - 4　几种食物混合后蛋白质的氨基酸分

蛋白质来源	蛋白质氨基酸含量(%)				氨基酸分
	赖氨酸	含硫氨基酸	苏氨酸	色氨酸	(限制氨基酸)
WHO/FAO 标准	5.5	3.5	4.0	1.0	100
谷类	2.4	3.8	3.0	1.1	44(赖氨酸)
豆类	7.2	2.4	4.2	1.4	68(含硫氨基酸)
奶粉	8.0	2.9	3.7	1.3	83(含硫氨基酸)
混合食用	5.1	3.2	3.5	1.2	88(苏氨酸)

我国北方居民许多食物的传统食用方法,从理论和实践上都证明是合理和科学的。为充分发挥食物蛋白质的互补作用,在调配膳食时,应遵循三个原则:①食物的生物学种属愈远愈好,如动物性和植物性食物之间的混合比单纯植物性食物之间的混合要好;②搭配的种类愈多愈好;③食用时间愈近愈好,同时食用最好。因为单个氨基酸在血液中的停留时间约 4 小时,然后到达组织器官,再合成组织器官的蛋白质,而合成组织器官蛋白质的氨基酸必须同时到达才能发挥互补作用,合成组织器官蛋白质。

五、蛋白质及氨基酸膳食参考摄入量

国家卫生和计划生育委员会于 2017 年 9 月 14 日发布了新版《中国居民膳食营养素参考摄入量》。新修订的蛋白质推荐摄入量(RNIs),成年男、女分别为 65 g/d 和 55 g/d。

1985 年 FAO/WHO/UNU 专家委员会对不同研究资料进行了归纳,提出了不同年龄组人群对必需氨基酸需要量的估计值(表 3 - 5)。关于组氨酸,过去认为只是婴幼儿的必需氨基酸,但近年研究认为组氨酸也是成人的必需氨基酸,而且经实验证实,其需要量为 8~12 mg/(kg·d)。

表 3 - 5　必需氨基酸需要量的估计值[mg/(kg·d)]

必需氨基酸	婴儿	2 岁幼儿	10~12 岁	成人
组氨酸	28	?	?	(8~12)
异亮氨酸	70	31	30	10
亮氨酸	161	73	45	14
赖氨酸	103	64	60	12
蛋氨酸+胱氨酸	58	27	27	13
苯丙氨酸+酪氨酸	125	69	27	14
苏氨酸	87	37	35	7
色氨酸	17	12.5	4	3.5
缬氨酸	93	38	33	10
合计	714	352	261	84

六、蛋白质的食物来源

蛋白质的食物来源可分为植物性蛋白质和动物性蛋白质两大类。

植物中谷类含蛋白质 10% 左右,蛋白质含量不算高,但由于是人们的主食,所以仍然是膳食蛋白质的主要来源。豆类含有丰富的蛋白质,特别是大豆含蛋白质高达 36%～40%,氨基酸组成也比较合理,在体内的利用率较高,是植物蛋白质中非常好的蛋白质来源。蛋类含蛋白质 11%～14%,是优质蛋白质的重要来源。奶类(牛奶)一般含蛋白质 3.0%～3.5%,是婴幼儿蛋白质的最佳来源。肉类包括禽、畜和鱼的肌肉。新鲜肌肉含蛋白质 15%～22%,肌肉蛋白质营养价值优于植物蛋白质,是人体蛋白质的重要来源。

为改善膳食蛋白质质量,在膳食中应保证有一定数量的优质蛋白质,一般要求动物性蛋白质和大豆蛋白质应占膳食蛋白质总量的 30%～50%。

表 3-6　常见食物蛋白质含量(g/100 g)

食物名称	蛋白质(g/100 g)	食物名称	蛋白质(g/100 g)
小麦粉(标准粉)	11.2	猪肉(肥瘦)	13.2
粳米(标一)	7.7	猪皮	26.4
籼米(标一)	7.7	猪血	18.9
玉米(干)	8.7	猪心	19.1
玉米面	8.1	猪肝	21.3
小米	9.0	猪肾	15.5
高粱米	10.4	牛肉(肥瘦)	19.9
马铃薯	2.0	牛奶	3.0
甘薯	0.2	羊肉(肥瘦)	19.0
燕麦	15.6	鸭肉	16.5
蘑菇(干)	21.1	鸡	19.3
紫菜(干)	26.7	鸡蛋	13.3
豆腐皮	50.5	鸡肝	18.2
蚕豆	28.2	草鱼	16.6
黄豆	35.0	鲢鱼	17.0
绿豆	21.6	龙虾	16.4
赤小豆	20.2	海参(干)	76.5
花生仁	24.8	螺旋藻	65
核桃	15.4	兔肉	21.2

第二节　碳水化合物

一、碳水化合物组成

碳水化合物是由碳、氢和氧三种元素组成,由于它所含的氢氧的比例为二比一,和水一样,故称为碳水化合物。它是为人体提供热能的三种主要营养素中最经济的营养素。食物中的碳水化合物分成两类:人可以吸收利用的有效碳水化合物如单糖、双糖、多糖和人不能消化的无效碳水化合物,如纤维素,是人体必需的物质。

（一）糖

糖包括单糖、双糖和糖醇。

1. 单糖

单糖是最简单的糖,通常条件下不能再被直接水解为分子更小的糖,具有醛基或酮基,有醛基者称为醛糖,有酮基者称为酮糖。

D-葡萄糖,即通常所说的葡萄糖,又名右旋糖。D-葡萄糖不仅是最常见的糖,也是世界上最丰富的有机物。在血液、脑脊液、淋巴液、水果、蜂蜜以及多种植物液中都以游离形式存在,是构成多种寡糖和多糖的基本单位。

D-半乳糖,几乎全部以结合形式存在。它是乳糖、蜜二糖、水苏糖、棉籽糖等的组成成分之一。某些植物多糖例如琼脂、阿拉伯树胶、牧豆树树胶、落叶松树胶以及其他多种植物的树胶及粘浆液水解后都可得到 D-半乳糖。

D-果糖,又称左旋糖（levulose）,是一种己酮糖。D-果糖通常与蔗糖共存在于水果汁及蜂蜜中,苹果及番茄中含量亦较多。D-果糖是天然碳水化合物中甜味最高的糖,如以蔗糖甜度为 100,D-果糖的相对甜度可达 170。

2. 双糖

双糖是由两个相同或不相同的单糖分子上的羟基脱水生成的糖苷。自然界最常见的双糖是蔗糖及乳糖,此外还有麦芽糖、海藻糖、异麦芽糖、纤维二糖、壳二糖等。

蔗糖:俗称白糖、砂糖或红糖。它是由一分子 D-葡萄糖的半缩醛羟基与一分子 D-果糖的半缩醛羟基彼此缩合脱水而成。蔗糖几乎普遍存在于植物界的叶、花、根、茎、种子及果实中,在甘蔗、甜菜及槭树汁中含量尤为丰富。

乳糖:由一分子 D-葡萄糖与一分子 D-半乳糖以 β-1,4-糖苷键相连而成。乳糖只存在于各种哺乳动物的乳汁中,其浓度约为 5%。人体消化液中乳糖酶可将乳糖水解为相应的单糖。

麦芽糖:由二分子葡萄糖借 α-1,4-糖苷键相连而成,大量存在于发芽的谷粒,特别是麦芽中。麦芽糖是淀粉和糖原的结构成分。

3. 糖醇

糖醇是单糖的重要衍生物,常见有山梨醇、甘露醇、木糖醇、麦芽糖醇等。

山梨醇和甘露醇二者互为同分异构体。山梨醇存在于许多植物的果实中,甘露醇在海藻、蘑菇中含量丰富。山梨醇可氢化葡萄糖制得,由于它含有多个醇羟基,亲水性强,所以临床上常用20％或25％的山梨醇溶液作脱水剂,使周围组织及脑实质脱水,从而降低颅内压,消除水肿。

木糖醇是存在于多种水果、蔬菜中的五碳醇,甜度与蔗糖相等,代谢不受胰岛素调节,故木糖醇常作为甜味剂用于糖尿病患者的专用食品及许多药品中。

麦芽糖醇由麦芽糖氢化制得,可作为功能性甜味剂用于心血管病、糖尿病等患者的保健食品中,不能被口腔中的微生物利用,有防龋齿作用。

(二)寡糖

寡糖又称低聚糖。FAO根据专家建议,定义糖单位≥3和<10聚合度为寡糖和多糖的分界点。目前已知的几种重要寡糖有棉籽糖、水苏糖、异麦芽低聚糖、低聚果糖、低聚甘露糖、大豆低聚糖等,其甜度通常只有蔗糖的30％～60％。

低聚果糖又称寡果糖或蔗果三糖族低聚糖,是由蔗糖分子的果糖残基上结合1～3个果糖而组成。低聚果糖主要存在于日常食用的水果、蔬菜中,如洋葱、大蒜、香蕉等。低聚果糖的甜度约为蔗糖的30％～60％,难以被人体消化吸收,被认为是一种水溶性膳食纤维,但易被大肠双歧杆菌利用,是双歧杆菌的增殖因子。

大豆低聚糖是存在于大豆中的可溶性糖的总称,主要成分是水苏糖、棉籽糖和蔗糖。大豆低聚糖也是肠道双歧杆菌的增殖因子,可作为功能性食品的基料,能部分代替蔗糖应用于清凉饮料、酸奶、乳酸菌饮料、冰淇淋、面包、糕点、糖果和巧克力等食品中。

(三)多糖

多糖是由≥10个单糖分子脱水缩合并借糖苷键彼此连接而成的高分子聚合物。多糖在性质上与单糖和低聚糖不同,一般不溶于水,无甜味,不形成结晶,无还原性。在酶或酸的作用下,水解成单糖残基不等的片段,最后成为单糖。根据营养学上新的分类方法,多糖可分为淀粉和非淀粉多糖。

1. 淀粉

淀粉存在于谷类、根茎类等植物中,由葡萄糖聚合而成,因聚合方式不同分为直链淀粉和支链淀粉。为了增加淀粉的用途,淀粉经改性处理后获得了各种各样的变性淀粉。

1)直链淀粉

直链淀粉又称糖淀粉,由几十个至几百个葡萄糖分子残基以 α-1,4-糖苷键相连而成的一条直链,并卷曲成螺旋状二级结构,分子量为1万至10万。直链淀粉在热水中可以溶解,与碘产生蓝色反应,一般不显还原性。天然食品中,直链淀粉含量较少,一般仅占淀粉成分的19％～35％。

2)支链淀粉

支链淀粉又称胶淀粉,分子相对较大,一般由几千个葡萄糖残基组成,其中每25～30个葡萄糖残基以 α-1,4-糖苷键相连而形成许多个短链,每两个短链之间又以 α-1,6-糖苷键连接,如此则使整个支链淀粉分子形成许多分支再分支的树冠样的复杂结构。支链淀粉难溶于水,其分子中有许多个非还原性末端,但却只有一个还原性末端,故不显现还原性。支链淀粉遇碘产生棕色反应。在食物淀粉中,支链淀粉含量较高,一般占65％～81％。

3）糖原

糖原是多聚 D-葡萄糖,几乎全部存在于动物组织,故又称动物淀粉。糖原结构与支链淀粉相似,分子中各葡萄糖残基间通过 α-1,4-糖苷键相连,链与链之间以 α-1,6-糖苷键连接。糖原的分支多,支链比较短,每个支链平均长度相当于 12～18 个葡萄糖分子。糖原的分子很大,一般由几千个至几万个葡萄糖残基组成。

2. 非淀粉多糖

80％～90％的非淀粉多糖是植物细胞壁的主要组成成分,包括纤维素、半纤维素、果胶等,即膳食纤维。其他是非细胞壁物质如植物胶质、海藻胶类等。

"可溶性和不可溶性纤维"是用化学提取法制备膳食纤维时所采用的名词,即用不同 pH 的溶液将非淀粉多糖分为两大类,一类为在某特定的 pH 溶液中可溶解的部分称为可溶性纤维,那些不溶的部分便称为不可溶性纤维。"可溶性纤维"对小肠内的葡萄糖和脂质吸收有影响,不可溶性纤维则在大肠中发酵而影响大肠的功能。

1）纤维素

纤维素一般由一千个至一万个葡萄糖残基 β-1,4-糖苷键相连,形成一条线状长链。分子量约为 20 万～200 万。纤维素在植物界无处不在,是各种植物细胞壁的主要成分。人体缺乏能水解纤维素的酶,故纤维素不能被人体消化吸收,但它可刺激和促进胃肠道的蠕动,有利用于其他食物的消化吸收及粪便的排泄。

2）半纤维素

半纤维素(hemicellulose)是由五碳糖和六碳糖连接起来的支链淀粉,即多聚糖。在谷类中可溶性的半纤维素称之为戊聚糖,半纤维素的分子量比纤维素小得多。它是由木糖、阿拉伯糖、半乳糖、葡萄糖醛酸和半乳糖醛酸所组成。

3）β-葡聚糖

β-葡聚糖是(1→3)和(1→4)β-D 葡糖苷键连接的葡聚糖,其物理特性是可溶性纤维,近年来研究较多是因其物理特性而对人体健康有益,葡聚糖的水溶性具有黏稠性,已证明它可以降低血清中胆固醇的水平。

4）果胶类

果胶类亦称果胶物质,一般指 D-半乳糖醛酸为主要成分的复合多糖。果胶类普遍存在于陆地植物的原始细胞壁和细胞间质层,在一些植物的软组织中含量特别丰富,例如在柑橘类水果的皮中约含 30％,甜菜中约含 25％,苹果中约含 15％。果胶物质均溶于水,与糖、酸在适当的条件下能形成凝冻,一般用作果酱、果冻及果胶糖果等的凝冻剂,也可用作果汁、饮料、冰淇淋等食品的稳定剂。

5）树胶和粘胶

树胶和粘胶存在于海藻、植物渗出液和种子中,这种胶浆具有凝胶性、稳定性和乳化等性能。因此,常被用于食品加工,使食品增稠,增加黏性。

6）抗性淀粉

抗性淀粉是在人的小肠内不能被吸收的淀粉及其分解产物。过去一直认为淀粉是可以完全消化的,然而现在已知有一部分淀粉在小肠的下部仍不能被消化,而是在肠内被发酵,这类抗性淀粉可以分为 3 种。

RS1:此类淀粉的颗粒被食物的一些成分包裹,影响消化酶直接接触,因而延迟了消化的进程。当全谷粒、部分碾碎的谷粒、种子、豆粒等进入胃肠道中,就会有部分的淀粉不易被消化酶接触而未被消化。这类的抗性淀粉实际上并不是不能被消化酶所消化,而是因未接触到消化酶而未被消化,这类淀粉称之为 RS1 类。

RS2:此类淀粉是一些生淀粉粒,如马铃薯、青香蕉所含的淀粉。此类淀粉不被 α 淀粉酶消化,可能是由于此种淀粉粒是晶状,不像无定形的粒状淀粉易被酸和酶所消化。此类淀粉如在糊化后则可被 α 淀粉酶消化,此类淀粉也被称之为抗性淀粉,命名为 RS2。

RS3:此类淀粉是变性淀粉(retrograded starch)。直链和支链淀粉在经过烹煮或糊化处理而变性。直链淀粉的变性率大于支链淀粉,直链淀粉变性后不易将其淀粉粒分散于水中,也不被 α 淀粉酶所消化。

当前,抗性淀粉引起人们的兴趣,是因为可以通过加工的方法将淀粉加工成富含膳食纤维的食物,也就是富含抗性淀粉的食物。此类食物和非淀粉多糖一样不被 α 淀粉酶所消化,因而起到有益于健康的作用。

3. 其他活性多糖

动物和植物中含有多种类型的多糖,有些多糖具有调节生理功能的活性,如香菇多糖、茶多糖、银耳多糖、壳聚糖等。

二、可消化碳水化合物的生理功能

1. 供给和储存能量

膳食碳水化合物是人类获取能量的最经济和最主要的来源。每克葡萄糖在体内氧化可以产生 16.7 kJ(4 kcal)的能量。维持人体健康所需要的能量中,55%～65%由碳水化合物提供。糖原是肌肉和肝脏碳水化合物的储存形式,肝脏约储存机体内 1/3 的糖原。一旦机体需要,肝脏中的糖原即分解为葡萄糖以提供能量。碳水化合物在体内释放能量较快,供能也快,是神经系统和心肌的主要能源,也是肌肉活动时的主要燃料,对维持神经系统和心脏的正常供能,增强耐力,提高工作效率都有重要意义。

2. 构成组织及重要生命物质

碳水化合物是构成机体组织的重要物质,并参与细胞的组成和多种活动。每个细胞都有碳水化合物,含量约为 2%～10%,主要以糖脂、糖蛋白和蛋白多糖的形式存在。核糖核酸和脱氧核糖核酸两种重要生命物质均含有 D-核糖,即 5 碳醛糖。一些具有重要生理功能的物质,如抗体、酶和激素的组成成分,也需碳水化合物参与。

3. 节约蛋白质作用

机体需要的能量主要由碳水化合物提供,当膳食中碳水化合物供应不足时,机体为了满足自身对葡萄糖的需要,则通过糖原异生作用动用蛋白质以产生葡萄糖,供给能量;而当摄入足够量碳水化合物时则能预防体内或膳食蛋白质消耗,不需要动用蛋白质来供能,即碳水化合物具有节约蛋白质作用。

4. 抗生酮作用

脂肪酸被分解所产生的乙酰基需要与草酰乙酸结合进入三羧酸循环,而最终被彻底氧化和分解产生能量。当膳食中碳水化合物供应不足时,草酰乙酸供应相应减少,而体内脂肪或食物脂肪被动员并加速分解为脂肪酸来供应能量。这一代谢过程中,由于草酰乙酸不足,脂肪酸不能彻底氧化而产生过多的酮体,酮体不能及时被氧化而在体内蓄积,以致产生酮血症和酮尿症。膳食中充足的碳水化合物可以防止上述现象的发生,因此称为碳水化合物的抗生酮作用。

5. 解毒作用

经糖醛酸途径生成的葡萄糖醛酸,在肝脏中能与许多有害物质如细菌毒素、酒精、砷等结合,以消除或减轻这些物质的毒性或生物活性,起到解毒作用。

三、碳水化合物的代谢

(一)碳水化合物的消化

1. 口腔内消化

碳水化合物的消化自口腔开始。口腔分泌的唾液中含有α-淀粉酶,又称唾液淀粉酶,唾液中还含此酶的激动剂氯离子,具有此酶最合适 pH 6~7 的环境。α-淀粉酶能催化直链淀粉、支链淀粉及糖原分子中α-1,4-糖苷键的水解,但不能水解这些分子中分支点上的α-1,6-糖苷键及紧邻的两个α-1,4-糖苷键。水解后的产物是含有葡萄糖、麦芽糖、异麦芽糖、麦芽寡糖以及糊精等的混合物。

2. 胃内消化

由于食物在口腔停留时间短暂,以致唾液淀粉酶的消化作用不大。当口腔内的碳水化合物被唾液所含的粘蛋白粘合成团,并被吞咽而进入胃后,其中所包藏的唾液淀粉酶仍可使淀粉短时继续水解,但当胃酸及胃蛋白酶渗入食团或食团散开后,pH 下降至 1~2 时,不再适合唾液淀粉酶的作用,同时该淀粉酶本身亦被胃蛋白酶水解破坏而完全失去活性。胃液不含任何能水解碳水化合物的酶,其所含的胃酸虽然很强,但对碳水化合物也只能有微少或极局限的水解,故碳水化合物在胃中几乎不消化。

3. 肠内消化

碳水化合物的消化主要是在小肠中进行。小肠内消化分肠腔消化和小肠黏膜上皮细胞表面上的消化。极少部分非淀粉多糖可在结肠内通过发酵消化。

1)肠腔内消化

肠腔中的主要水解酶是来自胰液的α-淀粉酶,称胰淀粉酶,其作用和性质与唾液淀粉酶一样,最适 pH 为 6.3~7.2,也需要氯离子作激动剂。胰淀粉酶对末端α-1,4-糖苷键和邻近α-1,6-糖苷键的α-1,4-糖苷键不起作用,但可随意水解淀粉分子内部的其他α-1,4-糖苷键。消化结果可使淀粉变成麦芽糖、麦芽三糖(约占 65%)、异麦芽糖、α-临界糊精及少量葡萄糖等。α-临界糊精由 4~9 个葡萄糖基构成。

2)小肠黏膜上皮细胞表面上的消化

淀粉在口腔及肠腔中消化后的上述各种中间产物,可以在小肠黏膜上皮细胞表面进一步彻底消化。小肠黏膜上皮细胞刷状缘上含有丰富的α糊精酶、糖淀粉酶、麦芽糖酶、异麦芽糖酶、蔗糖酶及乳糖酶,它们彼此分工协作,最后把食物中可消化的多糖及寡糖完全消化成大量的葡萄糖及少量的果糖及半乳糖,生成的这些单糖分子均可被小肠黏膜上皮细胞吸收。

3)结肠内消化

小肠内不被消化的碳水化合物到达结肠后,被结肠菌群分解,产生氢气、甲烷、二氧化碳和短链脂肪酸等,这一系列过程称为发酵。发酵也是消化的一种方式,所产生的气体经体循环转运经呼气和直肠排出体外,其他产物如短链脂肪酸被肠壁吸收并被机体代谢。碳水化合物在结肠发酵时,促进了肠道一些特定菌群的生长繁殖,如双歧杆菌、乳酸杆菌等。

(二)碳水化合物的吸收

碳水化合物经过消化变成单糖后才能被细胞吸收。

糖吸收的主要部位是在小肠的空肠。单糖首先进入肠黏膜上皮细胞,再进入小肠壁的毛细血管,并汇合于门静脉而进入肝脏,最后进入大循环,运送到全身各个器官。在吸收过程中也可能有少量单糖经淋巴系统而进入大循环。

单糖的吸收过程不单是被动扩散吸收,而是一种耗能的主动吸收。目前普遍认为,在肠黏膜上皮细胞刷状缘上有一特异的运糖载体蛋白,不同的载体蛋白对各种单糖的结合能力不同,有的单糖甚至完全不能与之结合,故各种单糖的相对吸收速率不同。

(三)碳水化合物的代谢

碳水化合物在体内分解过程中,首先经糖酵解途径降解为丙酮酸,在无氧情况下,丙酮酸在胞质内还原为乳酸,这一过程称为碳水化合物的无氧氧化。由于缺氧时葡萄糖降解为乳酸的情况与酵母菌内葡萄糖"发酵"生成乙酸的过程相似,因而碳水化合物的无氧分解也称为"糖酵解"。在有氧的情况下,丙酮酸进入线粒体,氧化脱羧后进入三羧酸循环,最终被彻底氧化成二氧化碳及水,这个过程称为碳水化合物的有氧氧化。

1. 无氧氧化

由于葡萄糖降解到丙酮酸阶段的反应过程对于有氧氧化和糖酵解是共同的,因此把葡萄糖降解成丙酮酸阶段的具体反应过程单独地称为糖酵解途径。整个过程可分为两个阶段:第一阶段由1分子葡萄糖转变为2分子磷酸丙糖,第二阶段由磷酸丙糖生成丙酮酸。第一阶段反应是一个耗能过程,消耗2分子ATP;第二阶段反应是产能过程,一分子葡萄糖可生成4分子的ATP,整个过程净生成2分子ATP。

糖酵解产生的可利用能量虽然有限,但在某些特殊情况下具有重要的生理意义。例如重体力劳动或剧烈运动时,肌肉可因氧供应不足处于相对缺氧状态,这时需要通过糖酵解作用补充急需的能量。

2. 有氧氧化

葡萄糖的有氧氧化反应过程可归纳为三个阶段:第一阶段是葡萄糖降解为丙酮酸,此阶段的化学反应与糖酵解途径完全相同;第二阶段是丙酮酸转变成乙酰辅酶A;第三阶段是乙酰辅酶A进入三羧酸循环被彻底氧化成CO_2和H_2O,并释放出能量。

三羧酸循环由一连串的反应组成,这些反应从有4个碳原子的草酰乙酸与2个碳原子的乙酰CoA的乙酰基缩合成6个碳原子的柠檬酸开始,反复地脱氢氧化。通过三羧酸循环,葡萄糖被完全彻底分解。

有氧氧化是机体获取能量的主要方式。1分子葡萄糖彻底氧化可净生成36~38个ATP,是无氧酵解生成量的18~19倍。有氧氧化不但释放能量的效率高,而且逐步释放的能量储存于ATP分子中,因此能量的利用率也很高。

糖的氧化过程中生成的CO_2并非都是代谢废物,有相当部分被固定于体内某些物质上,进行许多重要物质的合成代谢。例如在丙酮酸羧化酶及其辅酶生物素的催化下,丙酮酸分子可以固定CO_2生成草酰乙酸。其他一些重要物质,如嘌呤、嘧啶、脂肪酸、尿素等化合物的合成,均需以CO_2作为必不可少的原料之一。

有氧氧化过程中的多种中间产物可以使糖、脂类、蛋白质及其他许多物质发生广泛的代谢联系和互变。例如有氧氧化第一阶段生成的磷酸丙糖可转变成 3-磷酸甘油,第二阶段生成的乙酰 CoA 可以合成脂肪酸,二者可进一步合成脂肪。有氧氧化反应过程中生成的丙酮酸、脂酰 CoA、α-酮戊二酸、草酰乙酸,通过氨基酸的转氨基作用或联合脱氨基的逆行,可分别生成丙氨酸、谷氨酸及天冬氨酸,这些氨基酸又可转变成为其他多种非必需氨基酸,合成各种蛋白质。

(四)糖原的合成与分解

消化吸收的葡萄糖或体内其他物质转变而来的葡萄糖进入肝脏和肌肉后,可分别合成肝糖原和肌糖原,此种过程称为糖原的合成作用。肝糖原可在肝脏分解为葡萄糖,此过程称为糖原的分解作用。

糖原的合成和分解作用在维持血糖相对恒定方面具有重要作用。例如当机体处于暂时饥饿时,血糖趋于低下,这时肝糖原分解加速,及时使血糖升高恢复正常。反之,当机体饱餐后,消化吸收的葡萄糖大量进入血循环,血糖趋于升高,这时可通过糖原合成酶的活化及磷酸化酶的活性降低,使血糖水平恢复正常。

(五)糖异生

由非碳水化合物转变为葡萄糖或糖原的过程称为糖异生。非碳水化合物主要是乳酸、丙酮酸、甘油、丙酸盐及生糖氨基酸。糖异生的主要场所是肝脏,糖异生具有重要生理意义。

1. 保持饥饿时血糖相对稳定

饥饿时,血糖趋于下降,此时除了肝糖原大量分解外,糖异生作用开始加强。当肝糖原耗尽时,机体组织蛋白质分解而来的大量氨基酸以及由体脂分解而来的甘油等非糖物质加速转变成葡萄糖使血糖保持相对稳定,这对于主要依赖葡萄糖供能的组织维持生理功能十分重要,如人体大脑、肾髓质、血细胞、视网膜等。

2. 促进肌乳酸的充分利用

当人体剧烈运动时,肌肉经糖酵解作用生成大量的乳酸,通过骨骼肌细胞扩散至血液,并被运送到肝脏。通过肝中强大的糖异生能力,乳酸转变为葡萄糖,又返回肌肉供糖酵解产生能量。如果糖异生途径障碍,则乳酸利用受限,可使得人体运动能力明显下降。

3. 有利于肾脏排 H^+ 保 Na^+

在长期禁食或糖尿病晚期可出现代谢性酸中毒,使血液 pH 降低,促使肾小管细胞中磷酸烯醇式丙酮酸羧激酶的合成加速,从而促进了糖异生作用,由此可引起谷氨酰胺脱氨。脱下的氨由肾小管细胞分泌进入管腔的肾小球滤液中,与 H^+ 结合形成 NH_4^+,随尿排出,从而降低了肾小球滤液中 H^+ 浓度,同时替回了 Na^+,如此则有助于缓解酸中毒。

四、膳食参考摄入量

人体对碳水化合物的需要量,常以可提供能量的百分比来表示。由于体内其他营养素可转变为碳水化合物,故其需要量尚难确定。

国家卫生和计划生育委员会于 2017 年发布,2018 年实施的《中国居民膳食营养素参考摄入量》中的碳水化合物适宜摄入量(AI)为占总能量的 55%~65%。

对碳水化合物的来源也做出要求,即应包括复合碳水化合物淀粉、不消化的抗性淀粉、非淀粉多糖和低聚糖等碳水化合物。限制纯能量食物如糖的摄入量,提倡摄入营养素/能量密度高的食物,以保障人体能量和营养素的需要及改善胃肠道环境和预防龋齿的需要。

中国居民的膳食纤维的适宜摄入量是根据《平衡膳食宝塔》推算出来的。即低能量 7531 kJ (1800 kcal)膳食为 25 g/d,中等能量膳食 10042 kJ(2400 kcal)为 30 g/d,高能量膳食 11715 kJ (2800 kcal)为 35 g/d,此数值与大多数国家所推荐的值相近。

五、碳水化合物的食物来源

膳食中淀粉的来源主要是粮谷类和薯类食物。粮谷类一般含淀粉 60%～80%,薯类中含量为 15%～29%,豆类中为 40%～60%。单糖和双糖的来源主要是蔗糖、糖果、甜食、糕点、甜味水果、含糖饮料和蜂蜜等。

食物中的膳食纤维来自植物性食物如水果、蔬菜、豆类、坚果和各种的谷类,由于蔬菜和水果中的水分含量较高,因此所含纤维的量就较少。膳食中膳食纤维的主要来源是谷物,全谷粒和麦麸等富含膳食纤维,而精加工的谷类食品则含量较少。

食物中含量最多的是不可溶膳食纤维,包括纤维素、木质素和一些半纤维素。谷物的麸皮,全谷粒和干豆类,干的蔬菜和坚果也是不可溶膳食纤维的好来源,可溶膳食纤维富含于燕麦、大麦、水果和一些豆类中。

第三节　脂　类

脂类是人体的重要成分,是人体必需的一类营养素。营养学上重要的脂类主要有脂肪、磷脂和固醇类物质。人体贮存的脂类中脂肪高达 98%。

通常所说的脂肪包括脂和油,常温情况下呈固体状态的称"脂",呈液体状态的叫作"油"。脂和油都是由碳、氢、氧三种元素组成的,先组成甘油和脂肪酸,再由甘油和脂肪酸组成甘油三酯,也称"中性脂肪"。日常食用的动、植物油,如猪油、菜油、豆油、芝麻油等均属于脂肪和油,也就是说,日常的食用油就是脂肪。类脂是与脂和油很类似的物质,种类很多,主要有卵磷脂、神经磷脂、胆固醇和脂蛋白等。

一、脂类的分类

脂类包括脂肪和类脂。

(一)脂肪

脂肪又称甘油三酯,是由一分子甘油和三分子脂肪酸结合而成。组成天然脂肪的脂肪酸种类很多,所以由不同脂肪酸组成的脂肪对人体的作用也有所不同。通常 4～12 碳的脂肪酸都是饱和脂肪酸,碳链更长时可出现 1 个甚至多个双键,称为不饱和脂肪酸。

不饱和脂肪酸中由于双键的存在可出现顺式及反式的立体异构体。天然的不饱和脂肪酸几乎都是以不稳定的顺式异构体形式存在。脂肪酸中顺反构型对熔点有一定的影响,如顺式油酸熔点为 14℃,而反式则为 44℃。

人体组织中的脂肪皆以软脂酸(棕榈酸,C16:0)和油酸(C18:1)为其主要组成成分,其他动物也类似,但牛、羊脂肪中则硬脂酸(C18:0)含量高,而油酸和亚油酸(C18:2)含量少。

（二）类脂

类脂包括磷脂（phospholipids）和固醇类（sterols）。

1. 磷脂

磷脂按其组成结构可以分为两类：一类是磷酸甘油酯，包括：磷脂酸、磷脂酰胆碱（卵磷脂）、磷脂酰乙醇胺（脑磷脂）、磷脂酰丝氨酸和磷脂酰肌醇；另一类是神经鞘脂。机体主要的神经鞘脂是神经鞘磷脂，其分子结构中不含甘油，但含有脂肪酰基、磷酸胆碱和神经鞘氨醇。

2. 固醇类

固醇类为一些类固醇激素的前体，如 7 - 脱氢胆固醇即为维生素 D_3 的前体。胆固醇是人体中主要的固醇类化合物，人体内的胆固醇有些已酯化，形成胆固醇酯。动物性食物所含的胆固醇，有些也是以胆固醇酯的形式存在的，所以，膳食中的总胆固醇是胆固醇和胆固醇酯的混合物。

胆固醇酯中的脂肪酸通常含有 16～20 个碳原子，且多属单烯酸或多烯酸。人体组织内最常见的胆固醇酯为胆固醇的油酸酯和胆固醇的亚油酸酯。这些酯类在血浆脂蛋白、肾上腺皮质和肝中都大量存在。低密度脂蛋白（LDL）中约有 80％ 的总胆固醇是以胆固醇酯的形式存在，高密度脂蛋白（HDL）中则含 90％。在动脉粥样硬化病灶中，堆积在动脉壁的脂类以胆固醇酯最多。胆固醇酯作为体内固醇类物质的一种贮存形式，也是人体组织中非极性最大的脂类。胆固醇酯在细胞膜和血浆脂蛋白之间，或在各种血浆脂蛋白之间都不容易进行交换，与游离的胆固醇不同。

植物中不含胆固醇，所含有的其他固醇类物质统称为植物固醇，其固醇的环状结构和胆固醇完全一样，仅侧链有所不同。

二、脂类的生理功能

（一）供给能量

一般合理膳食的总能量有 20％～30％ 由脂肪提供，储存脂肪常处于分解（供能）与合成（储能）的动态平衡中。哺乳类动物一般含有两种脂肪组织，一种是含储存脂肪较多的白色脂肪组织，另一种是含线粒体、细胞色素较多的褐色脂肪组织，后者较前者更容易分解供能。

初生婴儿上躯干和颈部含褐色脂肪组织较多，故呈褐色。由于婴儿体表面积与体脂比值较高，体温散失较快，褐色脂肪组织即可及时分解生热以补偿体温的散失。在体脂逐渐增加后，白色脂肪组织也随之增多。1 g 脂肪在体内氧化可产能 37.56 kJ，相当于 9 kcal 的能量。

（二）构成身体成分

正常人按体重计算含脂类约 14％～19％，胖人约含 32％，过胖人可高达 60％ 左右。绝大部分是以甘油三酯形式储存于脂肪组织内。脂肪组织所含脂肪细胞，多分布于腹腔、皮下、肌纤维间。这一部分脂肪常称为储存脂肪，因受营养状况和机体活动的影响而增减，故又称之为可变脂。一般储脂在正常体温下多为液态或半液态。皮下脂肪因含不饱和脂肪酸较多，故熔点低而流动度大，有利于在较冷的体表温度下仍能保持液态，从而进行各种代谢。机体深处储脂的熔点较高，常处于半固体状态，有利于保护内脏器官，防止体温丧失。类脂包括磷脂和固醇类物质，是组织结构的组成成分，约占总脂的 5％，这类脂类比较稳定不太受营养和机体活动状况影响故称为定脂。类脂的组成因组织不同而有差异。

人体脂类的分布受年龄和性别影响较显著。例如,中枢神经系统的脂类含量,由胚胎时期到成年时期可增加一倍以上。又如,女性的皮下脂类高于男性,而男性皮肤的总胆固醇含量则高于女性。

细胞膜、内质网膜、线粒体膜、核膜、神经髓鞘膜以及红细胞膜是机体主要的生物膜。脂类,特别是磷脂和胆固醇,是所有生物膜的重要组成成分。生物膜按重量计,一般含蛋白质约20%,磷脂50%～70%,胆固醇20%～30%,糖脂和甘油三酯的含量较低或无。由于功能不同,各种膜的脂类含量也有显著差异。亚细胞结构的膜含磷脂较高,因而胆固醇与磷脂的比值较低,细胞膜及红细胞膜含胆固醇较高,故比值较高。

神经髓鞘膜除含较多的胆固醇、磷脂和脑苷脂外,尚含一定量的糖脂。磷脂中的不饱和脂肪酸有利于膜的流动性,饱和脂肪酸和胆固醇则有利于膜的稳定性。所有生物膜的结构和功能与所含脂类成分有密切关系,膜上许多酶蛋白均与脂类结合存在并发挥作用。

(三)供给必需脂肪酸

必需脂肪酸是磷脂的重要成分,而磷脂又是细胞膜的主要结构成分,故必需脂肪酸与细胞的结构和功能密切相关。亚油酸是合成前列腺素的前体,前列腺素在体内有多种生理功能。必需脂肪酸还与胆固醇代谢有密切关系。必需脂肪酸缺乏,可引起生长迟缓、生殖障碍、皮肤受损(出现皮疹)等,还可引起肝脏、肾脏、神经和视觉等多种疾病。

此外,脂肪还可提供脂溶性维生素并促进脂溶性维生素的吸收,保护脏器和维持体温,节约蛋白质,脂肪亦可增加膳食的美味和增加饱腹感,参与某些内分泌激素合成。

三、脂肪的消化吸收

(一)脂肪的消化

膳食中的脂类主要为甘油三酯,少量磷脂及胆固醇。胃液酸性强,含脂肪酶甚少,故脂肪在胃内几乎不能被消化。胃的蠕动能促使食入的脂肪被磷脂乳化成分散在水相内的细小油珠而排入小肠腔内,即与肝脏分泌的磷脂胆固醇复合体结合成胆汁酸盐微团。小肠蠕动可使微团中的脂肪油珠乳化成脂肪小滴,增加了酶与脂肪分子的接触面,然后被激活的胰脂肪酶水解为甘油和脂肪酸。食入的甘油三酯约70%被水解为单酰甘油和两分子脂肪酸;其余约20%的甘油三酯被小肠黏膜细胞分泌的肠脂肪酶继续水解为脂肪酸及甘油,未被消化的少量脂肪则随胆汁酸盐由粪便排出。单酰甘油和脂肪酸均是表面活性剂,故能促进乳化作用。

(二)脂肪的吸收

通常食物中的油脂皆为由长链脂肪酸组成的甘油三酯,主要为含 16C 和 18C 的脂肪酸。16C 和 18C 以及其他长链脂肪酸代谢时必须在小肠黏膜细胞内重新合成甘油三酯,然后以乳糜微粒的形式,少量以极低密度脂蛋白的形式经淋巴从胸导管进入血循环。而中链脂肪酸(6C～12C)组成的甘油三酯则可不经消化,不需胆盐即可完整地被吸收到小肠黏膜细胞的绒毛上皮或进入细胞内,催化其分解的是细胞内的脂酶,而不是分泌到肠腔的胰脂酶。产生的中链脂肪酸不重新酯化,亦不以乳糜微粒形式分泌入淋巴,而是以脂肪酸形式直接扩散入门静脉,与血浆清蛋白呈物理性结合,并以脂肪酸形式由门脉循环直接输送到肝脏。

四、脂肪酸

(一)脂肪酸的分类与命名

脂肪酸的化学式为 R—COOH,式中的 R 为由碳原子所组成的烷基链。脂肪酸的分类方法之一是按其链的长短,即按链上所含碳原子数目来分类。碳原子数 2~5 为短链脂肪酸;6~12 为中链脂肪酸;14 以上为长链脂肪酸。人体血液和组织中的脂肪酸大多数是各种长链脂肪酸。

脂肪酸从结构形式上可分为饱和脂肪酸(saturated fatty acid,SFA)和不饱和脂肪酸(unsaturated fatty acid,USFA),不饱和脂肪酸又分为单不饱和脂肪酸(monounsaturated fatty acid,MUFA)和多不饱和脂肪酸(polyunsaturated fatty acid,PUFA)。饱和脂肪酸不含双键,即每个碳原子价数是满的,不饱和脂肪酸含有一个或多个双键,含有一个不饱和键的称为单不饱和脂肪酸,具有两个或多个不饱和键的称为多不饱和脂肪酸。多不饱和脂肪酸每相隔三个碳原子有一个双键,这使其对自动氧化作用或过氧化作用有较大的保护能力。一般植物和鱼类的脂肪含多不饱和脂肪酸比畜、禽类脂肪含量高。

脂肪酸命名规则:脂肪酸分子上的碳原子用阿拉伯数字编号定位通常有两种系统。△编号系统从羧基碳原子算起,n 或 ω 编号系统则从离羧基最远的碳原子算起。

示例:$CH_3—CH_2—CH_2—CH_2—CH_2—CH_2—CH_2—CH_2—CH_2—COOH$

| △编号系统 | 10 | 9 | 8 | 7 | 6 | 5 | 4 | 3 | 2 | 1 |
| n 或 ω 编号系统 | 1 | 2 | 3 | 4 | 5 | 6 | 7 | 8 | 9 | 10 |

不饱和脂肪酸按 n 或 ω 编号系统分为四类(表 3-7),每一类都是由一系列脂肪酸组成。该系列的各个脂肪酸均能在生物体内从母体脂肪酸合成,例如花生四烯酸(C20∶4,n-6)由 n-6 类母体亚油酸(C18∶2,n-6)合成。然而生物体不能把某一类脂肪酸转变为另一类脂肪酸,就是说,油酸类(n-9)的脂肪酸没有一个能够转变为亚油酸或 n-6 类任何一种脂肪酸(表 3-8)。

表 3-7　不饱和脂肪酸类别

母体脂肪酸	类别
棕榈油酸	n-7(ω-7)
油酸	n-9(ω-9)
亚油酸	n-6(ω-6)
亚麻酸	n-3(ω-3)

表 3-8　脂肪酸的去饱和转变

n-7 系	n-9 系	n-6 系	n-3 系
棕榈酸 C16∶0	硬脂酸(C18 或 C18∶0)	亚油酸	α-亚麻酸

一般来说,人体细胞中不饱和脂肪酸的含量至少是饱和脂肪酸的两倍,但各种组织中二者的组成有很大差异,并在一定程度上与膳食中脂肪的种类有关。

（二）必需脂肪酸

人体除了从食物得到脂肪酸外，还能自身合成多种脂肪酸，包括饱和脂肪酸、单不饱和脂肪酸和多不饱和脂肪酸。有些脂肪酸是人体不能自身合成的，如亚油酸（C18:2,n-6）和α-亚麻酸（C18:3,n-3），而植物能自身合成。亚油酸是维持人体健康所必需，它的衍生物是某些前列腺素的前体，而且只要能供给足够量的亚油酸，人体就能合成所需要的其他n-6类脂肪酸，但亚油酸必须通过食物供给人体，因此称为"必需脂肪酸"；α-亚麻酸也属必需脂肪酸，其可衍生为二十碳五烯酸（EPA,C20:5,n-3）和二十二碳六烯酸（DHA,C22:6,n-3）；花生四烯酸（AA,C20:4,n-6）是由亚油酸衍生而来，但在合成量不足时，也必须由食物供给，故花生四烯酸也曾被称为必需脂肪酸。

动物长期摄取不含必需脂肪酸的膳食，就会发生必需脂肪酸缺乏症。在人体尚未发生过缺乏症的全部症候群，但婴儿缺乏亚油酸可出现湿疹，长期摄入不含脂肪膳食的人会发生皮炎和伤口难于愈合，通过口服或静脉滴注给予患者多不饱和脂肪酸，可使症状消失。某些由亚油酸衍生物合成的前列腺素由于缺乏亚油酸而合成不足会出现相关的临床表现。亚油酸缺乏对维持膜的正常功能和氧化磷酸化的正常偶联均会发生一定影响。

二十二碳六烯酸（DHA,C22:6,n-3）是视网膜光受体中最丰富的多不饱和脂肪酸，它由食物中的α-亚麻酸衍生而来。DHA是维持视紫红质正常功能所必需的，大鼠饲料缺乏亚麻酸（n-3）时，可引起大鼠杆状细胞外段盘破坏，光激发盘散射减弱以及光线诱导的光感受器细胞死亡，所以亚麻酸对增强视力有良好作用。此外，长期缺乏亚麻酸（n-3）时对调节注意力和认知过程有不良影响，这可能与大脑皮质额叶中的多巴胺和5-羟色胺发生改变有关。DHA、EPA在体内具有降血脂、改善血液循环、抑制血小板凝集、阻抑动脉粥样硬化斑块和血栓形成等功效，对心脑血管病有良好的防治效果等等，DHA亦可提高儿童的学习机能，增强记忆。

花生四烯酸（AA,C20:4,n-6）是合成前列腺素的主要成分。前列腺素D_2是花生四烯酸在脑中的主要代谢产物，它在脑内涉及有关睡眠、热调节和疼痛反应等功能。DHA和AA是大脑中最丰富的两种长链多不饱和脂肪酸，从出生前至出生后两岁在婴儿前脑中持续增加，从妊娠第26周开始在胎儿大脑中积累，到妊娠末期3个月中持续增加，但早产儿由于缩短了积累时间，故胎龄小于28周的早产儿脑组织中的DHA和AA的总量和累积量都远远低于足月。同时由于早产儿体内△-4去饱和酶活力较低，自身由亚麻酸和亚油酸合成DHA和AA的能力下降，又因早产儿生长发育快使必需脂肪酸多数氧化用于供能，所以早产儿应及时补充DHA和AA。一般母乳中AA的含量为0.5%～0.7%，DHA为0.3%。

必需脂肪酸的供给量通过研究得出，膳食亚油酸占膳食能量的3%～5%，亚麻酸（C18:3,n-3）占0.5%～1%时，可使组织中DHA达最高水平和避免产生任何明显的缺乏症。至于二者比例不当时是否可产生不良的生理学作用尚待研究。

（三）多不饱和脂肪酸

n-3、n-6和n-9系统都有多不饱和脂肪酸（PUFA），但有重要生物学意义的是n-3和n-6 PUFA。其中的亚油酸和亚麻酸是人类必需脂肪酸，它们分别是n-3和n-6多不饱和脂肪酸的前体。

多不饱和脂肪酸的另一重要生理作用是形成类二十烷酸。20:3,n-6、20:4,n-6和20:5,n-3脂肪酸经环氧化酶和脂氧合酶的酶代谢作用可生成一系列的类二十烷酸。这些类二十烷酸为很多生化过程的重要调节剂,在协调细胞间生理的相互作用中起着重要作用。

　　不饱和脂肪酸对人体健康虽然有很多益处,但易产生脂质过氧化反应,因而产生自由基和活性氧等物质,对细胞和组织可造成一定的损伤。此外,n-3多不饱和脂肪酸还有抑制免疫功能的作用。因此在考虑脂肪需要量时,必须同时考虑饱和脂肪酸、多不饱和脂肪酸和单不饱和脂肪三者间的合适比例。

(四)单不饱和脂肪酸

　　流行病学调查发现,地中海地区的一些国家居民冠心病发病率和血胆固醇水平皆远低于欧美国家,但其每日摄入的脂肪量很高,供热比40%。究其原因,主要是该地区居民以橄榄油为主要食用油脂,而橄榄油富含单不饱和脂肪酸(MUFA),由此引起了人们对单不饱和脂肪酸的重视。食用油脂中所含单不饱和脂肪酸主要为油酸(C18:1),茶油和橄榄油油酸含量达80%以上,棕榈油中含量也较高,约40%以上。

　　单不饱和脂肪酸降低血胆固醇、甘油三酯和低密度脂蛋白胆固醇(LDL-C)的作用与多不饱和脂肪酸相近,但大量摄入亚油酸在降低LDL-C的同时,高密度脂蛋白胆固醇(HDL-C)也降低,而大量摄入油酸则无此种情况。同时单不饱和脂肪酸不具有多不饱和脂肪酸潜在的不良作用,如促进机体脂质过氧化、促进化学致癌作用和抑制机体的免疫功能等。所以在膳食中降低饱和脂肪酸的前提下,以单不饱和脂肪酸取代部分饱和脂肪酸有重要意义。

(五)食物中的脂肪酸

　　天然食物中含有各种脂肪酸,多以甘油三酯的形式存在。一般来说,动物性脂肪如牛油、奶油和猪油比植物性脂肪含饱和脂肪酸多。但椰子油主要由含12C和14C的饱和脂肪酸组成,仅含有5%的单不饱和脂肪酸和1%～2%的多不饱和脂肪酸,但这种情况较少。总的来说,动物性脂肪一般约含40%～60%的饱和脂肪酸,30%～50%的单不饱和脂肪酸,多不饱和脂肪酸含量极少。相反,植物性脂肪约含10%～20%的饱和脂肪酸和80%～90%的不饱和脂肪酸,而多数含多不饱和脂肪酸较多,也有少数含单不饱和脂肪酸较多,如茶油和橄榄油中油酸(C18:1)含量达79%～83%,红花油含亚油酸(C18:2)75%,葵花籽油、豆油、玉米油中的亚油酸含量也达50%以上。但一般食用油中亚麻酸(C18:3)的含量很少。

表 3-9　常用食用油脂中主要脂肪酸的组成(食物中脂肪总量的百分数)

食用油脂	饱和脂肪酸	不饱和脂肪酸		
		油酸(C18:1)	亚油酸(C18:2)	亚麻酸(C18:3)
亚麻籽油	10	23	16	51
紫苏籽油	6	15	11	56
橄榄油	10	83	7	1
山茶油	10	80	7	1
花生油	19	41	38	1
核桃油		17	57	7
介花油	7			9

食用油脂	饱和脂肪酸	不饱和脂肪酸		
		油酸(C18:1)	亚油酸(C18:2)	亚麻酸(C18:3)
豆油	16	22	52	5
可可油	93	6	1	
椰子油	92	0	70	2
葡萄籽油	9	20	70	5
菜籽油	13	50	15	7
葵花籽油	14	20	63	1
红花油		9	80	1
棉籽油	24	25	44	
大麻油	15	39	45	
芝麻油	15	37	47	2
玉米油	15	24	60	2
棕榈油	42	44	12	
米糠油	20	43	33	3
文冠果油	8	31	48	
深海鱼油	28	23		40
猪油	43	44	9	
牛油	62	29	2	1
羊油	57	33	3	2
黄油	56	32	4	1.3

　　n-3 系多不饱和脂肪酸由寒冷地区的水生植物合成,以这些食物为生的鱼类组织中含有大量的 n-3 系多不饱和脂肪酸,如鲱鱼油和鲑鱼油富含二十碳五烯酸(C20:5,n-3)和二十二碳六烯酸(C22:6,n-3)。n-3 系多不饱和脂肪酸具有降低血脂和预防血栓形成的作用。

　　脂肪酸又可分为顺式脂肪酸(cis-fatty acid)和反式脂肪酸(trans-fatty acid)(图 3-1),H 在不饱和键两侧的脂肪酸为反式脂肪酸。反式脂肪酸不是天然产物,是氢化脂肪产生的,如人造黄油,在氢化过程中某些天然存在的顺式双键转变为反式构型。

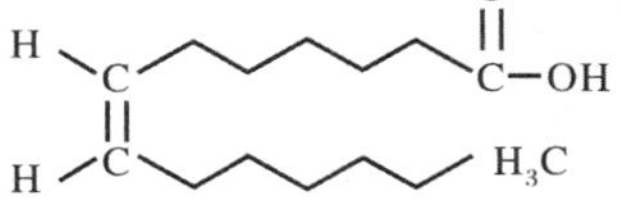

顺式脂肪酸 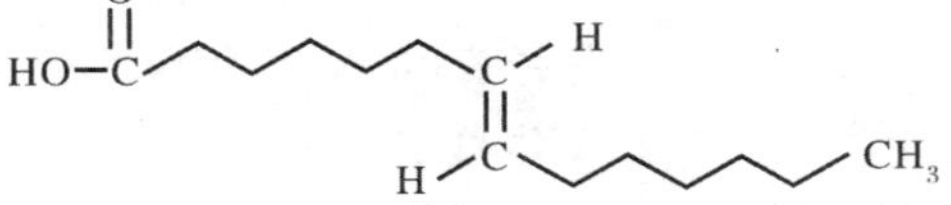　　　　　　　　　　　　　　　反式脂肪酸

图 3-1　脂肪酸结构式

　　人体摄入这些食物后,其中的反式脂肪酸或被氧化掉,或参与到结构脂类中去。近期有报道,反式脂肪酸摄入量多时可使血浆 LDL-C 上升,HDL-C 下降,增加了冠心病的危险性。

五、磷脂、胆固醇及胆碱

(一) 磷脂

磷脂不仅是生物膜的重要组成成分,而且对脂肪的吸收和运转以及储存脂肪酸,特别是不饱和脂肪酸起着重要作用。磷脂主要含于蛋黄、瘦肉、脑、肝和肾中,机体自身也能合成所需要的磷脂。磷脂按其组成结构可以分为两类:磷酸甘油酯和神经鞘磷脂。前者以甘油为基础,后者以神经鞘氨醇为基础。

1. 磷酸甘油酯

红细胞膜的脂类约 40% 为磷脂,线粒体膜的脂类约 95% 为磷脂。磷酸甘油酯通过磷脂酶水解为甘油、脂肪酸、磷酸及含 N 碱基。磷酸甘油酯的合成有两条途径:一为全程合成途径,是从葡萄糖起始经磷脂酸合成磷脂的整个途径,卵磷脂和脑磷脂主要经全程途径合成。另一个合成磷脂的途径称为磷脂酸途径或半程途径,这一途径是从糖代谢的中间产物磷脂酸开始的。磷脂酸途径主要是生成心磷脂和磷脂酰肌醇。

必需脂肪酸是合成磷脂的必要组分,缺乏时会引起肝细胞脂肪浸润。在大量进食胆固醇的情况下,由于胆固醇竞争性地与必需脂肪酸结合成胆固醇酯,从而影响了磷脂的合成,是诱发脂肪肝的原因之一。食物中缺乏卵磷脂、胆碱,或是甲基供体如蛋氨酸等,皆可引起脂肪肝。这是由于胆碱缺乏影响了肝细胞对卵磷脂的合成,而增加了甘油三酯的合成,因此促进了肝细胞的脂肪浸润。

2. 神经鞘磷脂

神经鞘磷脂的分子结构中含有脂肪酰基、磷酸胆碱和神经鞘氨醇,但不含甘油。神经鞘氨醇是由软脂酰 CoA 和丝氨酸合成。神经鞘磷脂是膜结构的重要磷脂,它与卵磷脂并存于细胞膜外侧。神经髓鞘含脂类约为干重的 97%,其中 11% 为卵磷脂,5% 为神经鞘磷脂。人红细胞膜的磷脂中约 20%～30% 为神经鞘磷脂。

3. 食物中的磷脂

人体除自身能合成磷脂外,每天从食物中也可以得到一定量的磷脂,含磷脂丰富的食物有蛋黄、瘦肉、脑、肝、肾等动物内脏,尤其蛋黄含卵磷脂最多,达 9.4%。除动物性食物外,植物性食物以大豆含量最丰富,磷脂含量可达 1.5%～3%,其他植物种子如向日葵子、亚麻籽、芝麻籽等也含有一定量。大豆磷脂在保护细胞膜、延缓衰老、降血脂、防治脂肪肝等方面具有良好效果。

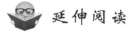 **延伸阅读**

胆 碱

胆碱(choline)是一种强有机碱,是卵磷脂的组成成分,也存在于神经鞘磷脂之中,是机体不稳定甲基的一个来源而作用于合成甲基的产物,同时又是乙酰胆碱的前体。人体也能合成胆碱,所以不易造成缺乏病。

胆碱耐热,在加工和烹调过程中的损失很少,干燥环境下,即使长时间储存食物中胆碱含量也几乎没有变化。胆碱是卵磷脂和鞘磷脂的重要组成部分,卵磷脂即是磷脂酰胆碱(phosphatidyl choline),广泛存在于动植物体内。

在体内,胆碱的部分生理功能通过磷脂的形式实现,而胆碱作为胞苷二磷酸胆碱辅酶的组成部分,在合成神经鞘磷脂与磷脂胆碱中起主要作用。胆碱的作用主要有:①促进脑发育和提高记忆能力;②保证信息传递;③调控细胞凋亡;④构成生物膜的重要组成成分;⑤促进脂肪代谢,临床上应用胆碱治疗肝硬化、肝炎和其他肝疾病,效果良好;⑥促进体内转甲基代谢;⑦降低血清胆固醇。

由于机体内能合成相当数量的胆碱,故在人体没观察到胆碱的特异缺乏症状。长期摄入缺乏胆碱膳食的主要结果可包括肝、肾、胰腺病变、记忆紊乱和生长障碍。其他与膳食低胆碱有关的不育症、生长迟缓、骨质异常造血障碍和高血压也均有报道。

按中国居民膳食营养素参考摄入量(2018 年),成年男女胆碱 AI 值分别为 500 mg/d、400 mg/d;孕妇为 420 mg/d,成人及孕妇的 UL 值为 3000 mg/d。

胆碱广泛存在于各种食物中,特别是肝脏(牛肝 1666 mg/100g)、花生(992 mg/100g)、蔬菜(莴苣 586 mg/100g、花菜 260 mg/100g)中含量较高。

(二)胆固醇

人体各组织中皆含有胆固醇,在细胞内除线粒体膜及内质网膜中含量较少外,它是许多生物膜的重要组成成分。

1. 胆固醇的消化吸收

胆固醇是机体内主要的固醇物质。它既是细胞膜的重要组分,又是类固醇激素、维生素 D 及胆汁酸的前体。人体每千克体重含胆固醇 2 g,人们从每天膳食中可摄入约 300～500 mg 的外源性胆固醇,主要来自肉类、肝、内脏、脑、蛋黄和奶油等。食物中胆固醇酯不溶于水,不易与胆汁酸形成微胶粒,不利于吸收,必须经胰液分泌的胆固醇酯酶将其水解为游离胆固醇后,方能吸收。未被吸收的胆固醇在小肠下段被细菌转化为粪固醇,由粪便排出。

影响胆固醇吸收的因素:①胆汁酸是促进胆固醇吸收的重要因素,胆汁酸缺乏时,明显降低胆固醇的吸收。食物中脂肪不足时,也会影响胆固醇的吸收,因为高脂肪膳食不仅具有促进胆汁分泌的作用,脂肪水解产物还有利于形成混合微胶粒,并能促进胆固醇在黏膜细胞中进一步参与形成乳糜微粒,转运入血,所以高脂肪膳食易于导致血胆固醇升高;②胆固醇在肠道中的吸收率随食物胆固醇含量增加而下降;③膳食中含饱和脂肪酸过高,可使血浆胆固醇升高,摄入较多不饱和脂肪酸,如亚油酸,血浆胆固醇即降低,这是由于不饱和脂肪酸能促进卵磷脂的合成和提高卵磷脂胆固醇脂肪酰转移酶(LCAT)活性,生成较多胆固醇酯,由高密度脂蛋白转运至肝,再经肠道排出体外;④植物食物中的谷固醇和膳食纤维可减少胆固醇的吸收,从而可降低血胆固醇;⑧年龄、性别的影响:随着年龄的增长,血浆胆固醇有所增加。50 岁以前,男女之间差别不太明显,60 岁后,女性显著升高,超过男性,在 65 岁左右达到高峰,此与妇女绝经有关。血浆胆固醇的变化主要取决于 LDL,而脂蛋白代谢受性激素的影响。在男性和缺乏雌激素的女性中,给予雌激素则血中 HDL 和 VLDL 水平增高,而 LDL 浓度下降,女性绝经后雌性激素水平下降,致使血胆固醇升高。

2. 胆固醇的合成

胆固醇除来自食物外,还可由人体组织合成。人体组织合成胆固醇主要部位是肝脏和小肠。此外,产生类固醇激素的内分泌腺体,如肾上腺皮质、睾丸和卵巢,也能合成胆固醇。

胆固醇合成的全部反应都在胞质内进行,而所需的酶大多数是定位于内质网。

肝脏是胆固醇代谢的中心,合成胆固醇的能力很强,同时还有使胆固醇转化为胆汁酸的特殊作用,而且血浆胆固醇和多种脂蛋白所含的胆固醇的代谢,皆与肝脏有密切的关系。人体每天约可合成胆固醇 1~1.2 g,而肝脏占合成量的 80%。

六、脂类的膳食参考摄入量

2017 年中国营养学会修订的《中国居民膳食营养素参考摄入量》,参考各国不同人群脂肪 RDA,结合我国膳食结构的实际,提出成人脂肪适宜摄入量(AI),见表 3-10。

表 3-10　中国成人膳食脂肪适宜摄入量(AI)

年龄(岁)	脂肪	饱和脂肪酸	n-6 多不饱和脂肪酸		n-3 多不饱和脂肪酸	
	AMDR	U-AMDR	AI	AMDR	AI	AMDR
成人	20~30	<10	4.0	2.5~9.0	0.60	0.5~2.0
孕妇	20~30	<10	4.0	2.5~9.0	0.60	0.5~2.0

注:AMDR 脂肪能量占总能量的百分比,%。

七、脂类的食物来源

除食用油脂含约 100% 的脂肪外,含脂肪丰富的食品为动物性食物和坚果类。动物性食物以畜肉类含脂肪最丰富,且多为饱和脂肪酸,猪肉含脂肪量在 30%~90% 之间,仅腿肉和瘦猪肉脂肪含量在 10% 左右。牛、羊肉含脂肪量比猪肉低很多,如牛肉(瘦)脂肪含量仅为 2%~5%,羊肉(瘦)多数为 2%~4%。一般动物内脏除大肠外含脂肪量皆较低,但蛋白质的含量较高。禽肉一般含脂肪量较低,多数在 10% 以下,但北京烤鸭和肉鸡例外,其含量分别为 38.4% 和 35.4%。鱼类脂肪含量基本在 10% 以下,多数在 5% 左右,且其脂肪含不饱和脂肪酸多,所以老年人宜多吃鱼少吃肉。蛋类以蛋黄含脂肪量高,约为 30%,但全蛋仅为 10% 左右,其组成以单不饱和脂肪酸为多。

除动物性食物外,植物性食物中以坚果类(如花生、核桃、瓜子、榛子、葵花子等)含脂肪量较高,最高可达 50% 以上,不过其脂肪组成多以亚油酸为主,所以是多不饱和脂肪酸的重要来源。

第四节　维生素

维生素是维持人体正常生命活动所必需的一类有机化合物。在体内其含量极微,但在机体的代谢、生长发育等过程中起重要作用。

维生素的化学结构与性质虽然各异,但有共同特点。均以维生素本身,或可被机体利用的前体化合物(维生素原)的形式存在于天然食物中。非机体结构成分,不提供能量,但担负着特殊的代谢功能。一般不能在体内合成(维生素 D 例外)或合成量太少,必须由食物提供。人体只需少量即可满足,但绝不能缺少,否则缺至一定程度,可引起维生素缺乏病。

维生素摄入过多时,水溶性维生素常以原形从尿中排出体外,几乎无毒性,但摄入过大(非生理)剂量时,常干扰其他营养素的代谢。脂溶性维生素大量摄入时,由于排出较少,可致体内积存超负荷而造成中毒。为此,必须遵循合理原则,不宜盲目加大剂量。

随着对维生素广泛、深入的研究,已发现维生素还有许多新的功能作用,特别是对某些慢性非传染性疾病的防治方面,有很多实验研究与人群流行病学调查研究的明确结果。维生素的这些作用揭示,适宜的维生素摄入对人类维护健康,远离慢性疾病的困扰无疑是有利的。

一、维生素 A

维生素 A 的化学名为视黄醇。维生素 A 末端的—CH_2OH 在体内氧化后成为—CHO,称为视黄醛,或进一步氧化成—COOH,即视黄酸。视黄酸是维生素 A 在体内吸收代谢后最具有生物活性的产物,维生素 A 的许多生理功能实际上是通过视黄酸的形式发生作用的。植物来源的胡萝卜素是人类维生素 A 的重要来源。

胡萝卜素中最具有维生素 A 生物活性的是 β-胡萝卜素,在人类肠道中的吸收利用率,大约为维生素 A 的六分之一,其他胡萝卜素的吸收率更低。

(一)理化性质与体内分布

维生素 A 属脂溶性维生素,在高温和碱性的环境中比较稳定,一般烹调和加工过程中不致被破坏。但是维生素 A 极易氧化,特别在高温条件下,紫外线照射可以加快这种氧化破坏。因此,维生素 A 或含有维生素 A 的食物应避光在低温下保存,如能在保存的容器中充氮以隔绝氧气,则保存效果更好。食物中如含有磷脂、维生素 E、维生素 C 和其他抗氧化剂时,其中的视黄醇和胡萝卜素较为稳定。

维生素 A 在体内主要储存于肝脏中,约占总量的 90%～95%,少量储存于脂肪组织。

(二)生理功能与缺乏

维生素 A 在人体的代谢功能中有非常重要的作用,因此,当膳食中维生素 A 摄入不足、膳食脂肪含量不足、患有慢性消化道疾病等等,可致维生素 A 不足或缺乏,影响很多生理功能甚至引起病理变化。

1. 维持皮肤黏膜层的完整性

维生素 A 对上皮细胞的细胞膜起稳定作用,维持上皮细胞的形态完整和功能健全。因此,维生素 A 缺乏的初期有上皮组织的干燥,继而使正常的柱状上皮细胞转变为角状的复层鳞状上皮,形成过度角化变性和腺体分泌减少,累及全身上皮组织。最早受影响的是眼睛的结膜和角膜,表现为结膜或角膜干燥、软化甚至穿孔,以及泪腺分泌减少。皮肤改变则为毛囊角化,皮脂腺、汗腺萎缩。消化道表现为舌味蕾上皮角化,肠道黏膜分泌减少,食欲减退等。呼吸道黏膜上皮萎缩、干燥,纤毛减少,抗病能力减退。消化道和呼吸道感染性疾病的危险性提高,且感染常迁延不愈。泌尿和生殖系统的上皮细胞也同样改变,影响其功能。

2. 构成视觉细胞内的感光物质

视网膜上对暗光敏感的杆状细胞含有感光物质视紫红质,是 11-顺式视黄醛与视蛋白结合而成,为暗视觉的必需物质。经光照漂白后,11-顺式视黄醛转变为全反式视黄醛并与视蛋白分离。此过程产生电能刺激视神经形成视觉。全反式视黄醛经还原为全反式视黄醇,再经过酶的作用重新转化为 11-顺式视黄醛,在暗光下 11-顺式视黄醛与视蛋白结合,再次形成视紫红质,因而维持着视觉功能。在此过程中,有部分视黄醛变成视黄醇被排泄,所以必须不断地补充维生素 A,才能维持视紫红质的合成和整个暗光视觉过程。缺乏维生素 A 时可降低眼暗适应能力,严重时可致夜盲。

3. 促进生长发育和维护生殖功能

维生素 A 参与细胞的 RNA、DNA 的合成，对细胞的分化、组织更新有一定影响。参与软骨内成骨，缺乏时骨形成和牙齿发育均受影响。维生素 A 缺乏时还会导致男性睾丸萎缩，精子数量减少、活力下降，也可影响胎盘发育。

4. 维持和促进免疫功能

维生素 A 对许多细胞功能活动的维持和促进作用是通过其在细胞核内的特异性受体——视黄酸受体实现的。对基因的调控结果可以提高免疫细胞产生抗体的能力，也可以促进细胞免疫的功能，以及促进 T 淋巴细胞产生某些淋巴因子。维生素 A 缺乏时，免疫细胞内视黄酸受体的表达相应下降，因此影响机体的免疫功能。

(三)吸收

维生素 A 与胡萝卜素的吸收过程是不同的。胡萝卜素的吸收为被动扩散性，吸收量与摄入多少相关。胡萝卜素的吸收部位在小肠，小肠细胞内含有胡萝卜素双氧化酶，在其作用下进入小肠细胞的胡萝卜素被分解为视黄醛或视黄醇。维生素 A 则为主动吸收，需要能量，吸收速率比胡萝卜素快 7～30 倍。

食物中的维生素 A 或胡萝卜素在小肠经胰液或小肠细胞刷状缘中的视黄酯水解酶、分解为游离状后进入小肠细胞，再在微粒体中合成维生素 A 棕榈酸酯。胡萝卜素或维生素 A 在小肠细胞中转化成棕榈酸酯，与乳糜微粒结合通过淋巴系统进入血液循环，然后转运到肝脏储存。营养良好者肝中可储存维生素 A 总量的 90％以上，肾脏中的储存量约为肝脏的 1％，眼色素上皮也储存维生素 A。

维生素 A 在体内氧化后转变为视黄酸，视黄酸是维生素 A 在体内发生多种生物作用的重要活性形式，进入细胞的视黄酸与视黄酸结合蛋白结合后，可以进一步与特异性核内受体结合，并介导细胞的生物活性。

(四)过量危害与毒性

1. 维生素 A 过多症

摄入过多可以引起维生素 A 过多症。维生素 A 过量会降低细胞膜和溶酶体膜的稳定性，导致细胞膜受损，组织酶释放，引起皮肤、骨骼、脑、肝等多种脏器组织病变。脑受损可使颅压增高。骨组织变性引起骨质吸收、变形、骨膜下新骨形成，血钙和尿钙都上升。肝组织受损则引起肝脏肿大，肝功能改变。

2. 胡萝卜素血症

胡萝卜素血症因摄入富含胡萝卜素的食物(如胡萝卜、南瓜、橘子等)过多，以致大量胡萝卜素不能充分迅速在小肠黏膜细胞中转化为维生素 A 而引起。因摄入的 β-胡萝卜素在体内仅有 1/6 发挥维生素 A 的作用，故大量摄入胡萝卜素一般不会引起维生素 A 过多症，但可使血中胡萝卜素水平增高，致使黄色素沉着在皮肤和皮下组织内。停止大量摄入富含胡萝卜素的食物后，胡萝卜素血症可在 2～6 周内逐渐消退，一般没有生命危险，不需特殊治疗。

(五)膳食参考摄入量

中国营养学会提出的中国居民膳食维生素 A 参考摄入量成人 RNI 男性为 800 μg RE；女性为 700 μg RE，UL 为 3000 μg RE。

附：视黄醇当量(Retinol Equivalems，RE)换算

1 μg RE＝1 μg 视黄醇＝6 μg β-胡萝卜素＝12 μg 其他类胡萝卜素＝3.33 IU 来自视黄醇的维生素 A 活性＝10 IU 来自 β-胡萝卜素的维生素 A 活性

(六)食物来源

维生素 A 在动物性食物(按每 100 g 计算),如动物内脏(猪肝 4972 μg、鸡肝 10414 μg)、蛋类(鸡蛋 310 μg)、乳类(牛奶 24 μg)中含量丰富,但在不发达地区人群往往主要依靠植物来源的胡萝卜素。胡萝卜素在深色蔬菜中含量(按每 100 g 计算)较高,如西兰花(7210 μg)、胡萝卜(4010 μg)、菠菜(2920 μg)、苋菜(2110 μg)、生菜(1790 μg)、油菜(620 μg)、荷兰豆(480 μg)等,水果中以芒果(8050 μg)、橘子(1660 μg)、枇杷(700 μg)等含量比较丰富。

二、维生素 D

维生素 D 是一族来源于类固醇的环戊氢烯菲环结构相同,但侧链不同的复合物的总称。目前已知的维生素 D 至少有 10 种,但最重要的是维生素 D_2(麦角骨化醇)和维生素 D_3(胆钙化醇)。$25-(OH)D_3$ 和 $1,25-(OH)_2D_3$ 是其在体内的代谢物,其中 $1,25-(OH)_2D_3$ 被认为具有类固醇激素的作用。

(一)理化性质与体内分布

维生素 D_2 由紫外线照射植物中的麦角固醇产生,但在自然界的存量很少。维生素 D_3 由人体表皮和真皮内含有的 7-脱氢胆固醇经日光中紫外线照射转变而成。维生素 D_2 和维生素 D_3 对人体的作用和作用机制完全相同,哺乳动物和人类对两者的利用亦无区别,本书中统称为维生素 D。维生素 D 溶于脂肪溶剂,对热、碱较稳定,对光及酸不稳定。维生素 D 在肝和各种组织都有分布,特别在脂肪组织中有较高的浓度,但代谢较慢。

(二)生理功能与缺乏

维生素 D 的最主要功能是提高血浆钙和磷的水平到超饱和的程度,以适应骨骼矿化的需要,主要通过以下的机制。

1. 促进肠道对钙、磷的吸收

维生素 D 作用的最原始点是在肠细胞的刷状缘表面,能使钙在肠腔中进入细胞内。此外 $1,25-(OH)_2D_3$ 可与肠黏膜细胞中的特异受体结合,促进肠黏膜上皮细胞合成钙结合蛋白,对肠腔中的钙离子有较强的亲和力,对钙通过肠黏膜的运转有利。维生素 D 也能激发肠道对磷的转运过程,这种运转是独立的,与钙的转运不相互影响。

2. 对骨骼钙的动员

与甲状旁腺协同,维生素 D 使未成熟的破骨细胞前体转变为成熟的破骨细胞,促进骨质吸收。使旧骨中的骨盐溶解,钙、磷转运到血内,以提高血钙和血磷的浓度。另一方面刺激成骨细胞促进骨样组织成熟和骨盐沉着。

3. 促进肾脏重吸收钙、磷

促进肾近曲小管对钙、磷的重吸收以提高血钙、血磷的浓度。

维生素 D 缺乏在婴幼儿可引起维生素 D 缺乏病,以钙、磷代谢障碍和骨样组织钙化障碍为特征,严重者出现骨骼畸形,如方头、鸡胸、漏斗胸,"O"形腿和"X"形腿等。在成人维生素 D 缺乏使成熟骨矿化不全,表现为骨质软化症,特别是妊娠和哺乳妇女及老年人容易发生,常见症状是骨痛、肌无力,活动时加剧,严重时骨骼脱钙引起骨质疏松,发生自发性或多发性骨折。

(三)吸收

维生素 D 吸收最快的部位在小肠的近端,也就是在十二指肠和空肠,但由于食物通过小肠远端的时间较长,维生素 D 最大的吸收量可能在回肠。维生素 D 像其他的疏水物质一样,通过胶体依赖被动吸收。

大部分的维生素 D(约 90% 的吸收总量)与乳糜微粒结合进入淋巴系统,其余与 α-球蛋白结合,维生素 D 的这种吸收过程有效性约为 50%。乳糜微粒可直接或在乳糜微粒降解的过程中与血浆中的蛋白质结合,没有结合的血浆维生素 D 随着乳糜微粒进入肝脏,在肝脏中再与蛋白质结合进入血浆。

皮肤中的维生素 D_3 可与维生素 D 结合蛋白(DBP)结合直接进入循环,而口服维生素 D 是以 DBP 复合物和乳糜微粒进入,口服维生素 D 在肝中停留时间较长,可引起非常高的 $25-(OH)D_3$ 的水平,而易引起中毒,但紫外线照射很少引起 $25-(OH)D_3$ 的血浆浓度过高,未见紫外线照射引起的高维生素 D 血症。

在 $25-(OH)D_3$ 的血浆浓度正常时,仅有少量从血浆池中释放进入组织。因此,$25—(OH)D_3$ 的循环水平是良好的维生素 D 营养状况的评价指标。

通过 $1,25-(OH)_2D_3$、甲状旁腺素(PTH)、降钙素和几个其他的激素以及 Ca^{2+} 和磷的循环水平,严格控制肾脏 1-羟化酶的活性,来调节维生素 D 内分泌系统。

维生素 D 以几种不同的方式被分解,许多其他的代谢物包括葡萄糖苷和亚硫酸盐已被确定,大多数通过胆汁从粪便排出,有 2%~4% 出现在尿中。

(四)过量危害与毒性

膳食来源的维生素 D 一般认为不会引起中毒,但摄入过量维生素 D 补充剂或强化维生素 D 的奶制品,有发生维生素 D 过量和中毒的可能。准确的中毒剂量还不清楚,一些学者认为长期摄入 25 μg/d 维生素 D 可引起中毒,这其中可能包含一些对维生素 D 较敏感的人,但长期摄入 125 μg/d 维生素 D 则肯定会引起中毒。目前普遍接受维生素 D 的每日摄入量不宜超过 25 μg。

维生素 D 中毒时可出现厌食、呕吐、头痛、嗜睡、腹泻、多尿、关节疼痛和弥漫性骨质脱矿化。随着血钙和血磷水平长期升高,最终导致钙、磷在软组织的沉积,特别是心脏和肾脏,其次为血管、呼吸系统和其他组织,引起功能障碍。高维生素 D 摄入的危险也和钙、磷摄入有关。

(五)膳食参考摄入量

由于维生素 D 既可由膳食提供,又可经暴露在日光之下的皮肤合成,而皮肤合成量的多少又受到纬度、暴露面积、阳光照射时间、紫外线强度、皮肤颜色等影响,因此维生素 D 的需要量很难确切估计。

2018 年中国营养学会修订的中国居民膳食维生素 D 推荐摄入量(RNI)18 岁以上者为 10 μg/d;65 岁以上者为 15 μg/d。可耐受最高摄入量(UL)为 50 μg/d。

(六)维生素 D 的来源

维生素 D 有两个来源,一为外源性,依靠食物来源;另一为内源性,通过阳光(紫外线)照射由人体皮肤产生。

1. 食物来源

维生素 D 无论是维生素 D_2 或维生素 D_3,在天然食物中存在并不广泛,植物性食物如蘑菇、蕈类含有维生素 D_2，动物性食物中则含有维生素 D_3，以鱼肝和鱼油含量最丰富；其次在鸡蛋、乳牛肉、黄油和咸水鱼如鲱鱼、鲑鱼和沙丁鱼中含量相对较高；牛乳和人乳的维生素 D 含量较低（牛乳为 41 IU/100g），蔬菜、谷物和水果中几乎不含维生素 D。

由于食物中的维生素 D 来源不足，许多国家均在常用的食物中进行维生素 D 的强化，如焙烤食品、奶和奶制品和婴儿食品等，以预防维生素 D 缺乏病和骨软化症。

2. 内源性来源

人体的表皮和真皮内含有 7-脱氢胆固醇，经阳光或紫外线照射后形成前维生素 D_3，然后再转变为维生素 D_3，产生量的多少与季节、纬度、紫外线强度、年龄、暴露皮肤的面积和时间长短有关。有报道健康个体全身在阳光中晒到最轻的皮肤发红时，维生素 D 在血液循环中的浓度可以和摄入 $250 \sim 625\ \mu g$ 的维生素 D 相等。

按照我国婴儿衣着习惯，仅暴露面部和前手臂，每天户外活动 2 小时即可维持血中 25—(OH)D3 在正常范围内，可预防维生素 D 缺乏病的发生。

儿童和年轻人每周 $2 \sim 3$ 次的短时户外活动，就能满足维生素 D 需要。老年人皮肤产生维生素 D 的能力较低，衣服又常常穿得较多，接触阳光照射较少，使维生素 D_3 的产生减少，加上老年人易有乳糖不耐受，奶制品摄入少，维生素 D 的来源往往较少。有报道在冬末时约 80% 老人处于维生素 D 缺乏边缘，因此，对老年人应鼓励在春、夏、秋季的早晨或下午多接触阳光，使维生素 D 满足身体需要。

三、维生素 E

维生素 E 又名生育酚，是 6-羟基苯并二氢吡喃环的异戊二烯衍生物，包括生育酚和生育三烯酚两类共 8 种化合物，即 α、β、γ、δ 生育酚和 α、β、γ、δ 生育三烯酚。前四者之间的不同之处是环状结构上的甲基数目和位置不同，生育三烯酚与生育酚之间的区别是前者侧链上有三个双键，而生育酚的侧链上无双键。

虽然维生素 E 的 8 种异构体化学结构极为相似，但其生物学活性却相差甚远。α-生育酚是自然界中分布最广泛、含量最丰富、活性最高的维生素 E 的形式，β-生育酚、γ-生育酚和 δ-生育酚的活性分别为 α-生育酚的 50%、10% 和 2%。α-生育三烯酚的活性大约为 α-生育酚的 30%。

（一）理化性质与体内分布

维生素 E 为油状液体，橙黄色或淡黄色，溶于脂肪及脂溶剂。各种生育酚都可被氧化成生育酚自由基、生育醌及生育氢醌。这种氧化可因光照射、热、碱，以及一些微量元素如铁和铜的存在而加速。各种生育酚在酸性环境比碱性环境下稳定。在无氧的条件下，他们对热与光以及碱性环境相对较稳定。有氧条件下，游离酚羟基的酯是稳定的。

膳食中天然的维生素 E 仅有一个异构体，其 3 个旋光异构位的构型均为 R 型（用 RRR 表示），RRR 异构体是 α 生育酚的天然形式（又称 d-α-生育酚）。机体组织和食物中维生素 E 的含量以 RRR-α-生育酚当量（α-tocopherol equivalents，αTEs）表示。估计混合膳食中维生素 E 的总 α-TE，应按下列公式折算：

膳食中总 α-TE 当量(mg)＝(1×α-生育酚 mg)＋(0.5×β-生育酚 mg)＋(0.1×γ-生育酚 mg)＋(0.02×δ-生育酚 mg)＋(0.3×α-三烯生育酚 mg)　　　　　　　　　(3-7)

维生素 E 在血液中分布于各种脂蛋白中,成年男性维生素 E 在低密度脂蛋白(LDL)中含量稍多于高密度脂蛋白(HDL),成年女性则相反。孕妇体内的维生素 E 在极低密度脂蛋白(VLDL)中含量多,而在 HDL 中的分布却低于非孕妇女。

维生素 E 主要储存于脂肪组织(150 μg/g 组织)、肝脏(13 μg/g 组织)及肌肉(19 μg/g 组织)中。在各种组织器官中,以肾上腺(132 μg/g 组织)、脑下垂体(40 μg/g 组织)、睾丸(40 μg/g 组织)以及血小板(30 μg/g 组织)中的浓度最高。红细胞膜中 α-生育酚含量较高,其浓度与血浆水平处于平衡状态,当血浆维生素 E 低于正常水平,易发生红细胞膜的破裂而导致溶血。

健康成人血浆维生素 E 平均浓度为 10 mg/L 左右,儿童血浆浓度稍低,平均水平在 7 mg/L。早产儿血浆水平低于足月婴儿,人工喂养的婴儿低于母乳喂养儿。补充维生素 E 可使其水平提高,但是不管维生素 E 补充的时间和剂量有多大,血浆浓度的增加不会超过平均水平的 2～3 倍。如果膳食中维生素 E 缺乏,血浆浓度会迅速下降。但是大多数的成人体内维生素 E 的储存相对丰富,如果食物中不含维生素 E,通常体内的储存量可维持几个月。

(二)生理功能与缺乏

大多数维生素的功能通常是从缺乏产生的后果体现出来的。人体维生素 E 缺乏仅发生在早产儿身上,或者幼儿和成人在脂肪吸收不良时,以及囊状纤维症等患者。对维生素 E 作用的认识大部分都是从动物实验中间接获得。

1. 生理功能

1)抗氧化

维生素 E 是非酶抗氧化系统中重要的抗氧化剂,能清除体内的自由基并阻断其引发的链反应,防止生物膜(包括细胞膜、细胞器膜)和脂蛋白中多不饱和脂肪酸、细胞骨架及其他蛋白质的巯基受自由基和氧化剂的攻击。

维生素 E 与维生素 C、β-胡萝卜素有抗氧化的协同互补作用。在氧分压较低时,β-胡萝卜素可以使与自由基结合的维生素 E 得到恢复。在氧分压较高时,生育酚自由基在生物膜表面与维生素 C 接触进行反应,使生育酚自由基可还原为生育酚。维生素 E 主要定位在细胞膜。硒与维生素 E 也有相互配合进行协同的抗氧化作用。

2)抗动脉粥样硬化

充足的维生素 E 可抑制细胞膜脂质的过氧化反应,增加 LDL-C 的抗氧化能力。维生素 E 还有抑制血小板在血管表面凝集和保护血管内皮的作用,因而被认为有预防动脉粥样硬化和心血管疾病的作用。

3)对免疫功能的作用

维生素 E 对维持正常的免疫功能,特别是对 T 淋巴细胞的功能很重要。老年人群补充维生素 E 可以使迟发型变态反应皮肤试验阳性率提高,淋巴细胞转化试验活性增强。

4)对胚胎发育和生殖的作用

目前尚未找到维生素 E 对人类生殖作用的证据。但妇女妊娠期间,维生素 E 的需要量随妊娠月份增加而增加。也发现妊娠异常时,其相应妊娠月份时的血浆 α-生育酚浓度比正常孕妇低。因此孕妇可以补充小剂量(50 mg/d)维生素 E。

5）对神经系统和骨骼肌的保护作用

维生素 E 有保护神经系统、骨骼肌、视网膜免受氧化损伤的作用。人体神经肌肉系统的正常发育和视网膜的功能维持需要充足的维生素 E。维生素 E 在防止线粒体和神经系统的轴突膜受自由基损伤方面是必需的。

2. 缺乏

维生素 E 缺乏时，常伴随细胞膜脂质过氧化作用增强，这将导致线粒体的能量产生下降，DNA 氧化与突变，以及质膜正常运转功能的改变。尤其是当细胞膜暴露在氧化剂的应激状态下，细胞会很快发生损伤和坏死，并释放脂质过氧化的副产物，吸引炎性细胞和吞噬细胞的聚集和细胞胶原蛋白的合成。

早产儿出生时血浆和组织中维生素 E 水平很低，而且消化器官不成熟，多有维生素 E 的吸收障碍，往往容易出现溶血性贫血，肌内注射维生素 E 可以改善症状。

流行病学调查显示，维生素 E 和其他抗氧化剂摄入量低以及血浆 α - TE 水平低下，患肿瘤、动脉粥样硬化、白内障等疾病的危险性增加。

（三）吸收

维生素 E 在有胆酸、胰液和脂肪的存在时，在脂酶的作用下，以混合微粒在小肠上部经非饱和的被动弥散方式被肠上皮细胞吸收。不同形式的维生素 E 表观吸收率均在 40% 左右。维生素 E 补充剂在餐后服用，有助于吸收。各种形式的维生素 E 被吸收后大多由乳糜微粒携带经淋巴系统到达肝脏。

红细胞膜中 α -生育酚含量较高，其浓度与血浆水平处于平衡状态，当血浆维生素 E 低于正常水平，易发生红细胞膜的破裂而导致溶血。

维生素 E 在体内的储存有两个库：快速转化库和缓慢转化库。血浆、红细胞、肝脏、脾脏中的维生素 E 属于快速转化库，这些组织中"旧"的 α -生育酚会很快被"新"的所替代，同时当体内维生素 E 缺乏时，其维生素 E 含量迅速下降。与此相反，脂肪组织（缓慢转化库）中的维生素 E 含量相当稳定，对于维生素 E 缺乏引起的变化很小。神经组织、大脑、心脏、肌肉中维生素 E 的转化也很缓慢。

维生素 E 在体内的主要氧化产物是 α -生育醌，脱去含氢的醛基生成葡萄糖醛酸。葡萄糖醛酸可通过胆汁排泄，或进一步在肾脏中被降解产生 α -生育酸从尿液中排泄。皮肤和肠道也是维生素 E 排泄的一条重要的途径。肠道排泄的维生素 E 是未被吸收的维生素 E 以及与胆汁结合代谢后的混合物。

（四）过量危害与毒性

维生素 E 的毒性相对较小，大多数成人都可以耐受每日口服 100～800 mg 的维生素 E，而没有明显的毒性症状和生化指标改变。有证据表明人体长期摄入 1000 mg/d 以上的维生素 E 有可能出现中毒症状，如视觉模糊、头痛和极度疲乏等。

维生素 E 过量最令人担忧的是凝血机制损害导致某些个体的出血倾向。有学者建议成人维生素 E 摄入量不应超过 1000 mg/d。使用抗凝药物或有维生素 K 缺乏的人，在没有密切医疗监控情况下不宜使用维生素 E 补充剂，因为有增加出血致命的危险。早产儿对补充维生素 E 的不良反应敏感，因此必须在儿科医生的监控下使用。

(五)膳食参考摄入量

不同生理时期对维生素 E 的需要量不同。妊娠期间维生素 E 需要量增加,以满足胎儿生长发育的需要。维生素 E 可通过乳汁分泌,成熟母乳中维生素 E 含量在 4 mg/L 左右,因此乳母应增加摄入量,以弥补乳汁中的丢失。对婴儿来说,推荐的维生素 E 摄入量是以母乳的提供量为基础的(大约 2 mg/d)。从人体衰老与氧自由基损伤的角度考虑,老年人增加维生素 E 的摄入量是有必要的。

维生素 E 的需要量受许多膳食因素的影响。随着 PUFA 在体内含量的增加,需要大量的维生素 E 防止其氧化,食物中 PUFA 比例增加,使维生素 E 在肠道内的吸收受到抑制。

美国建议成年人维生素 E(mg)与 PUFA(g)的比值为 0.4~0.6∶1。其他如含硫氨基酸、铜、锌、镁、维生素 B_2 缺乏也可增加维生素 E 需要量。硒有节约维生素 E 的作用,增加硒的摄入量可减少维生素 E 的需要量。

口服类固醇避孕药的妇女,血浆维生素 E 水平降低;饮用酒精和使用阿司匹林等药物对维生素 E 的需求增高。

中国营养学会在 2018 年中国居民膳食营养素参考摄入量中修订了各年龄组维生素 E 的适宜摄入量(AI),成年人及孕妇为 14 mg α TE/d,可耐受最高摄入量(UL)为 700 mg α TE/d。

(六)食物来源

维生素 E 只能在植物中合成。植物的叶子和其他绿色部分均含有维生素 E。绿色植物中的维生素 E 含量高于黄色植物。麦胚、向日葵及其油富含 RRR - α -生育酚,而玉米和大豆中主要含 γ -生育酚。

四、维生素 K

维生素 K 是肝脏中凝血酶原和其他凝血因子合成必不可少的。植物来源的维生素 K 为维生素 K_1(叶绿醌)。维生素 K_2 指的是一族 2 -甲基- 1,4 萘醌的同系物,这些称为甲萘醌,其后缀(- n)表示侧链上异戊二烯单位的数目,从甲萘醌 1 到甲萘醌 13。甲萘醌在肠道内由细菌合成,能供应维生素 K 的部分需要。

(一)理化性质与体内分布

天然存在的维生素 K 是黄色油状物,人工合成的则是黄色结晶粉末。所有的 K 类维生素都抗热和水,但易遭酸、碱、氧化剂和光(特别是紫外线)的破坏。由于天然食物中维生素 K 对热稳定,并且不是水溶性的,在正常的烹调过程中只损失很少部分。

人体内维生素 K 的储存很少,更新很快,肝脏储存的维生素 K 占叶绿醌的 10% 和各种甲萘醌的 90%。在细胞内,维生素 K 主要存在于膜上,尤其是内质网和线粒体膜上。

当摄入叶绿醌(K_1)或甲萘醌(K_2)时,肝脏迅速吸收维生素 K。维生素 K 的肝内储存期甚短,因为它迅速从肝脏去除并很快被排泄。维生素 K 在许多器官中的含量并不高,有几个器官是它的富集部位,如肾上腺、肺脏、骨髓、肾脏和淋巴结。维生素 K 基本不经胎盘转运,即使母体血浆含量正常,脐带血也检测不到维生素 K。

组织中许多的维生素 K,在正常时来源于肠内细菌。

（二）生理功能与缺乏

1. 维生素 K 生理功能

1）调节凝血蛋白质合成

有 4 种凝血因子是维生素 K 依赖的：凝血因子 2（凝血酶原），因子 7（转变加速因子前体），因子 9（Christmas 因子，血浆促凝血酶原激酶成分）和因子 10（Stuart 因子）。其他依赖维生素 K 的凝血因子是蛋白质 C，S，Z 和 M。4 种经典的凝血因子（2，7，9，10）能够防止出血，并参与一系列连续不断的蛋白水解激活作用，最终使可溶性纤维蛋白原转化为不溶性纤维蛋白，再与血小板交链形成血凝块。

2）参与骨骼代谢

组织中最具特征的维生素 K 依赖蛋白质是 BGP（骨 Gla 蛋白质，Gla 为 γ-羧基谷氨酸），它是在迅速生长的骨区域内的一种蛋白质。BGP 起调节磷酸钙掺入骨中的作用。BGP 是骨基质中含量居第二位的蛋白质，占骨蛋白总量的 2%，非胶原蛋白的 10%～20%。因为它是唯一由成骨细胞合成的，所以可以作为骨形成的标志物。

3）其他

维生素 K 依赖 Gla 蛋白质。在钙化的动脉粥样硬化的组织中发现了一种 Gla 蛋白质，称为动脉粥样化钙蛋白。有人提出该种 Gla 蛋白质仅见于动脉壁中而未见于静脉壁中，故可能与动脉粥样硬化有关。很显然，维生素 K 的功能除与凝血有关外还有其他更多的功能。

2. 维生素 K 缺乏

维生素 K 的每日需要量约为 $1 \mu g/kg$ 体重。维生素 K 缺乏引起低凝血酶原血症，且其他维生素 K 依赖凝血因子浓度下降，表现为凝血缺陷和出血。新生儿是对维生素 K 营养需求的一个特殊群体，有相当大数量的婴儿产生新生儿出血病（HDN）。如果凝血酶原值低于 10% 以下，即出现 HDN。HDN 一般见于产后 1～7 天，可表现为皮肤、胃肠道、胸腔内出血，最严重的病例是有颅内出血。迟发性出血病（LHD），可见于产后 1～3 个月，临床表现与上述相同，通常伴有吸收不良和肝脏疾病。如果母亲曾摄取乙内酰脲抗惊厥剂、头孢菌素抗生素或香豆素抗凝剂，婴儿出血性疾病的危险性均会增加。因此母乳喂养的婴儿，维生素 K 缺乏仍是世界范围内婴儿发病率和死亡率的主要原因。

（三）吸收与代谢

维生素 K 从小肠吸收进入淋巴系统及肝门循环，这一过程首先需要形成混合微团以溶解这些物质，随后这些疏水的物质即被分散于肠道的含水腔中。因此，维生素 K 的吸收取决于正常的胰腺和胆道功能。

维生素 K 吸收效率变化范围很广，可低至 10% 或高达 80%，取决于维生素 K 的来源及所服用维生素 K 的赋形剂。

维生素 K 吸收后与乳糜微粒结合，使之转运到肝脏。但在肝内其半衰期较短，约 17 小时，在肝脏中，一些叶绿醌被储存，另一些被氧化为非活性终产物，还有一些随极低密度脂蛋白（VLDL）再分泌。在此以后，叶绿醌出现在低密度脂蛋白（LDL）和高密度脂蛋白（HDL）中，再被带至血浆中。叶绿醌的血浆浓度与甘油三酯和维生素 E 的含量相关联。

维生素 K 总体池很小（比维生素 B_{12} 的体池还小），是异常低的一种脂溶性维生素。叶绿醌池代谢性转换每天约一次。

当给人服用维生素 K_3，它迅速被代谢和排泄，它的主要代谢物是磷酸盐、硫酸盐和二氢萘醌（K3）葡萄糖苷，主要由尿中排出，约 70% 的生理剂量可在 24 小时内丢失。它也可以葡萄糖苷结合物的形式由胆汁排出。

叶绿醌和甲萘醌的降解代谢较慢，经胆汁排出的葡萄糖苷结合物，主要经粪便排出。

（四）过量危害与毒性

天然形式的维生素 K_1 和维生素 K_2 不产生毒性，甚至大量服用也无毒。食物来源的甲萘醌毒性很低，维生素 K 前体 2-甲基萘醌（K_3）由于与巯基反应而有毒性，它能引起婴儿溶血性贫血、高胆红素血症和核黄疸症，2-甲基萘醌不应用于治疗维生素 K 缺乏。

（五）膳食参考摄入量

哺乳动物的维生素 K 需要量可以通过膳食摄入和肠道微生物合成这两者结合而得到满足，遗传因素影响人对维生素 K 的需求。按每千克体重计，男性比女性需要更多的维生素 K。

以凝血功能确定的每日维生素 K 的需要量约为 $1~\mu g/kg$ 体重。

从一项大规模分析维生素 K 不同摄入水平与发生骨折的关系的中老年妇女调查中推测，为保证骨骼系统的健康，维生素 K 的每日适宜摄入量应在 $2~\mu g/kg$ 左右。考虑到维生素 K 的安全摄入范围较宽，这一数值可以作为计算维生素 K 摄入量的依据。

2018 年中国营养学会制订的膳食营养素参考摄入量中，成人及孕妇维生素 K 的膳食适宜摄入量（AI）为 $80~\mu g/d$。

（六）食物来源

叶绿醌广泛分布于动物性和植物性食物中，柑橘类水果含量少于 $0.1~\mu g/100g$，牛奶含量为 $1~\mu g/100g$，菠菜、甘蓝菜、芜菁绿叶菜含量为 $400~\mu g/100g$。在肝中含量为 $13~\mu g/100g$，某些干酪含 $2.8~\mu g/100g$。因为对维生素 K 的膳食需要量低，大多数食物基本可以满足需要。但母乳是个例外，其中维生素 K 含量低，甚至不能满足 6 个月以内的婴儿的需要。

五、维生素 B_1

维生素 B_1 是由一个含氨基的嘧啶环和一个含硫的噻唑环组成的化合物。维生素 B_1 因其分子中含有硫和胺，又称硫胺素，也称抗脚气病因子、抗神经炎因子等，是维生素中最早发现的一种。

（一）理化性质与体内分布

维生素 B_1 常以其盐酸盐的形式出现，为白色结晶，极易溶于水。1 g 盐酸硫胺素可溶于 1 mL 水中，但仅 1% 溶于乙醇，不溶于其他有机溶剂。维生素 B_1 固态形式比较稳定，在 100℃ 时也很少破坏。水溶液呈酸性时稳定，在 pH＜5 时，加热至 120℃ 仍可保持其生理活性，在 pH＞3 时，即使高压蒸煮至 140℃，1 小时破坏也很少。在碱性环境中易被氧化失活，且不耐热，在 pH＞7 的情况下煮沸，可使其大部分或全部破坏，甚至在室温下储存，亦可逐渐破坏。亚硫酸盐在中性及碱性介质中能加速硫胺素的失活。在贮藏谷物、豆类时，不宜用亚硫酸盐作为防腐剂，或以二氧化硫熏蒸谷仓。

正常成年人体内维生素 B_1 的含量约 25～30 mg，其中约 50% 在肌肉中。心脏、肝脏、肾脏和脑组织中含量亦较高。体内的维生素 B_1 中 80％以焦磷酸硫胺素（TPP）形式贮存，10％为三磷酸盐硫胺素（TTP），其他为单磷酸硫胺素（TMP）。体内维生素 B_1 的生物半衰期为 9～18 天，如果膳食中缺乏维生素 B_1，在 1～2 周后人体组织中的维生素 B_1 含量就会降低。因此，为保证维持组织中的正常含量，需要定期供给。

（二）生理功能与缺乏

1. 构成辅酶，维持体内正常代谢

维生素 B_1 在硫胺素焦磷酸激酶的作用下，与三磷酸腺苷（ATP）结合形成 TPP。TPP 是维生素 B_1 的活性形式，在体内构成 α-酮酸脱氢酶体系和转酮醇酶的辅酶。

2. 抑制胆碱酯酶的活性，促进胃肠蠕动

维生素 B_1 可抑制胆碱酯酶对乙酰胆碱的水解。乙酰胆碱（副交感神经化学递质）有促进胃肠蠕动作用。维生素 B_1 缺乏时胆碱酯酶活性增强，乙酰胆碱水解加速，因而胃肠蠕动缓慢，腺体分泌减少，食欲减退。

3. 对神经组织的作用

维生素 B_1 对神经组织的确切作用还不清楚。只是发现在神经组织以 TPP 含量最多，大部分位于线粒体，10％在细胞膜。目前认为硫胺素三磷酸酯可能与膜钠离子通道有关，当 TTP 缺乏时渗透梯度无法维持，引起电解质与水转移。

如果维生素 B_1 摄入不足或机体吸收利用障碍，以及其他各种原因引起需要量增加等因素，能引起机体维生素 B_1 缺乏。维生素 B_1 缺乏引起的疾病称脚气病，临床上根据年龄差异分为成人脚气病和婴儿脚气病。

（三）吸收与代谢

食物中的维生素 B_1 有 3 种形式：即游离形式、硫胺素焦磷酸酯和蛋白磷酸复合物。结合形式的维生素 B_1 在消化道裂解后被吸收。吸收的主要部位是空肠和回肠。浓度高时为被动扩散，浓度低时为主动吸收。主动吸收时需要钠离子及 ATP，缺乏钠离子及 ATP 酶可抑制其吸收。大量饮茶会降低肠道对维生素 B_1 的吸收。酒中含有抗硫胺素物质，摄入过量，也会降低维生素 B_1 的吸收和利用。此外叶酸缺乏可导致吸收障碍。

维生素 B_1 进入小肠细胞后，在三磷酸腺苷作用下磷酸化成酯，其中约有 80％磷酸化为 TPP，10％磷酸化为 TTP，其余为 TMP。在小肠的维生素 B_1 被磷酸化后，经门静脉被运送到肝脏，然后经血转运到各组织。

血液中的维生素 B_1 约 90％存在于血细胞中，其中 90％在红细胞内。血清中的维生素 B_1 有 20％～30％与白蛋白结合在一起。

维生素 B_1 由尿排出，不能被肾小管再吸收。由尿排出的多为游离型，尿中维生素 B_1 的排出量与摄入量有关。在热环境中，汗中排出的维生素 B_1 可达 90～150 $\mu g/L$。如果每天摄入的维生素 B_1 超过 0.5～0.6 mg，尿中排出量随摄入量的增加而升高，并呈直线关系，但当维生素 B_1 摄入量高至一定量时，其排出量即呈较平稳状态，此时可见一折点，可视为营养素充裕的标志。此折点受劳动强度和环境因素影响。

（四）过量危害与毒性

由于摄入过量的维生素 B_1 很容易从肾脏排出，因此罕见人体维生素 B_1 的中毒报告。有研究表明,每日口服 500 mg,持续 1 个月,未见毒性反应。但也有资料显示,如摄入量超过推荐量的 100 倍,发现有头痛、抽搐、衰弱、麻痹、心律失常和过敏反应等症状。

(五)膳食参考摄入量

由于硫胺素在能量代谢,尤其是碳水化合物代谢中的重要作用,其需要量常取决于能量的摄入,因此传统上按每 4184 kJ(1000 kcal)能量消耗为单位,来确定维生素 B_1 的需要量。

但目前认为用每日摄入量表示,能更好地评价维生素 B_1 的营养状况。我国研究结果显示,成年男子每日维生素 B_1 摄入量在 1.2 mg 以下时,每日尿中的平均排出量与摄入量呈直线关系,当摄入量高于 1.2 mg 时,排出量维持在平稳状态,在摄入量 1.2 mg 时出现折点。在尿负荷试验也显示出类似结果,据此认为 1.2 mg 为最低需要量。国外研究认为,男性最低需要量为 1.22 mg,女性为 1.03 mg,与我国研究结果类似。

根据国内外研究结果,2018 年中国营养学会的《中国居民膳食营养素参考摄入量》提出,成年男女的维生素 B_1 的推荐摄入量(RNI)分别为 1.4 mg/d 和 1.2 mg/d;孕妇(晚)为 1.5 mg/d。

(六)食物来源

维生素 B_1 广泛存在于天然食物中,但含量随食物种类而异,且受收获、贮存、烹调、加工等条件影响。最为丰富的来源是葵花子仁、花生、大豆粉、瘦猪肉。其次为粗粮、小麦粉、小米、玉米、大米等谷类食物。鱼类、蔬菜和水果中含量较少。

六、维生素 B_2

维生素 B_2 又称核黄素(riboflavine),由异咯嗪加核糖醇侧链组成,并有许多同系物。

(一)理化性质与体内分布

维生素 B_2 在水中的溶解度很低,在 27.5 ℃ 时,每 100 mL 可溶解 12 mg。但其在 pH<1 时形成强酸盐,在 pH>10 时可形成强碱盐而易溶于水。维生素 B_2 的中性和弱碱性溶液为黄色。维生素 B_2 在强酸性溶液中稳定,其强酸溶液为白色。

膳食中大部分维生素 B_2 是以黄素单核苷酸和黄素腺嘌呤二核苷酸辅酶形式和蛋白质结合。进入胃后,在胃酸的作用下,黄素单核苷酸和黄素腺嘌呤二核苷酸与蛋白质分离,并通过磷酸化与脱磷酸化的主动过程快速吸收。进入血液后,一部分与白蛋白结合,大部分与其他蛋白质如免疫球蛋白结合运输。维生素 B_2 在生理浓度下,通过特殊载体蛋白进入人体内组织器官细胞,高浓度情况下可通过扩散进入人体内器官细胞。

在体内大多数组织器官细胞内,一部分转化为黄素单核苷酸(FMN),大部分转化为黄素腺嘌呤二核苷酸(FAD),然后与黄素蛋白结合。前者占维生素 B_2 量的 60%~95%,后者占维生素 B_2 量的 5%~22%,游离维生素 B_2 仅占 2% 以下。肝、肾和心脏中结合型维生素 B_2 浓度最高,在视网膜、尿和奶中有较多的游离维生素 B_2,脑组织中维生素 B_2 的含量不高,其浓度相当稳定。

据估计,成年人体内存在维生素 B_2 可维持机体 2~6 周的代谢需要。维生素 B_2 亦可通过胎盘转运,人类血液中维生素 B_2 和脐带血中维生素 B_2 的比例为 1∶4.7。

(二)生理功能与缺乏

维生素 B_2 以辅酶形式参与许多代谢中的氧化还原反应,在细胞呼吸链中的能量产生中发挥作用,或直接参与氧化反应,或参与复杂的电子传递系统。

黄素蛋白催化不同的化学反应,有依赖于嘧啶核苷酸和不依赖于嘧啶核苷酸的脱氢反应、含硫化合物的反应、羟化反应、氧化脱羧反应、氧气还原为过氧化氢等。很多黄素蛋白化合物含有金属,如铁、钼及锌,黄素通过与金属的结合来调节单电子与双电子供体之间的传递。

维生素 B_2 在氨基酸、脂肪酸和碳水化合物的代谢中均起重要作用,可归纳如下几方面:

1)参与体内生物氧化与能量生成。维生素 B_2 在体内以 FAD、FMN 与特定蛋白质结合,形成黄素蛋白,通过三羧酸循环中的一些酶及呼吸链等参与体内氧化还原反应与能量生成。

2)FAD 和 FMN 分别作为辅酶参与色氨酸转变为烟酸和维生素 B_2 转变为磷酸吡哆醛的过程。

3)FAD 作为谷胱甘肽还原酶的辅酶,参与体内抗氧化防御系统,维持还原性谷胱甘肽的浓度。由维生素 B_2 形成的 FAD 被谷胱甘肽还原酶及其辅酶利用,并有利于稳定其结构,NADPH 在一磷酸己糖旁路中由葡萄糖-6-磷酸脱氢酶产生,谷胱甘肽还原酶在 NADPH 消耗时,将氧化型谷胱甘肽(GSSG)转化为还原型谷胱甘肽(GSH),恢复其还原作用,如将过氧化氢转化为水等。

4)与细胞色素 P450 结合,参与药物代谢,提高机体对环境应激适应能力。

人体如果 3~4 个月不供应维生素 B_2,就可观察到单纯维生素 B_2 缺乏,呈现特殊的上皮损害、脂溢性皮炎、轻度的弥漫性上皮角化并伴有脂溢性脱发和神经紊乱。同时机体中有些黄素酶的活性异常降低,其中最明显的是红细胞内谷胱甘肽还原酶,此酶为体内维生素 B_2 营养状况的标志。在维生素 B_2 缺乏时,黄素蛋白的生物合成将丧失。维生素 B_2 缺乏导致能量、氨基酸和脂类代谢受损。

维生素 B_2 缺乏常伴有其他营养素缺乏,上述维生素 B_2 缺乏会影响维生素 B_6 和烟酸的代谢。维生素 B_2 缺乏在小肠产生黏膜过激反应,小肠绒毛数量减少而长度增加,小肠绒毛上皮细胞的转运速度增加,这些形态学上的变化与肠道内膳食铁的吸收降低有关,引起继发性铁营养不良、引起继发性贫血。严重维生素 B_2 缺乏可引起免疫功能低下和胎儿畸形。

维生素 B_2 缺乏最常见的原因为膳食供应不足、食物的供应限制、储存和加工不当导致维生素 B_2 的破坏和丢失。胃肠道功能紊乱,如腹泻、感染性肠炎、过敏性肠综合征,有些患者有先天遗传缺陷,影响正常黄素蛋白结构。体内激素紊乱如甲状腺素紊乱可影响维生素 B_2 利用吩噻嗪衍生物。苯巴比妥可诱导微粒体酶对维生素 B_2 的 7-甲基氧化。使用利尿剂和血液透析患者体内维生素 B_2 和其他水溶性维生素丢失增加。用光疗法治疗新生儿黄疸时,可造成维生素 B_2 侧链的光化学反应,如果不补充维生素 B_2 常导致维生素 B_2 缺乏。处于氮丢失的代谢异常患者维生素 B_2 排泄增加。如蛋白质-能量营养不良时伴有维生素 B_2 吸收利用减少。机体感染时,即使胃肠功能正常,也有时会吸收不良、利用不良或排泄增加。

(三)吸收与代谢

食物中维生素 B_2 与蛋白质形成的结合物,进入消化道后,先在胃酸、蛋白酶的作用下,水解释放出黄素蛋白,然后在小肠上端磷酸酶和焦磷酸化酶的作用下,水解为游离维生素 B_2。维生素 B_2 在小肠上端以依赖 Na^+ 的主动转运方式吸收,饱和剂量为 66.5 μmol(25 mg)。

吸收后的维生素 B_2 中,绝大部分又很快在肠黏膜细胞内,被黄素激酶磷酸化为 FMN,这一过程需由 ATP 供能。大肠也吸收一小部分维生素 B_2。

　　许多因素可影响维生素 B_2 的吸收,如胃酸、胆汁酸盐有促进维生素 B_2 吸收的作用。维生素 B_2 摄入量与其吸收量成正比。氢氧化铁和氢氧化镁、酒精等可以干扰维生素 B_2 的肠道吸收,其他如咖啡因、糖精、铜、锌、铁离子等也影响维生素 B_2 吸收。牛奶中含有 $10\%\sim12\%$ 的 $10'-(2'-$羟乙基$)-$黄素,这种代谢产物具有竞争抑制细胞吸收维生素 B_2 及磷酸激酶对维生素 B_2 的作用。

　　外周血液中的维生素 B_2 大部分与蛋白质结合,有小部分与免疫球蛋白 IgG 结合转运。

　　在生理浓度下,维生素 B_2 通过特异载体蛋白进入细胞内,但在高浓度时,可通过扩散进入细胞内。组织细胞对维生素 B_2 的吸收具有相对专一性。肝实质细胞和肾近曲小管上皮细胞吸收维生素 B_2 并不依赖 Na^+ 存在。妊娠期内维生素 B_2 载体蛋白增加,有利于胎盘吸收更多的维生素 B_2。

　　正常成年人从膳食中摄入的维生素 B_2 $60\%\sim70\%$ 从尿液中排出。维生素 B_2 摄入过量后,也很少在体内储存,主要随尿液排出。另外,还可以从其他分泌物如汗液中排出,汗中维生素 B_2 的排出量约为摄食量的 3%。

　　一些因素可以影响维生素 B_2 的排出。例如,人体长期服用 $1\sim10mg$ 的硫胺素可增加维生素 B_2 在尿中的排出,增加蛋白质的摄入量可减少汗液中维生素 B_2 的排出。维生素 B_2 可从乳腺排泄,并称之为乳黄素。

(四)过量危害与毒性

　　从膳食中摄取大量维生素 B_2 的情况未见报道。有人一次性服用 $60mg$ 并同时静脉注射 $11.6mg$ 的维生素 B_2 未出现不良反应。可能与人体对维生素 B_2 的吸收率低有关,机体对维生素 B_2 的吸收有上限,大剂量摄入并不能无限增加机体对维生素 B_2 的吸收。

　　此外,过量吸收的维生素 B_2 也很快从尿中排出体外。

(五)膳食参考摄入量

　　维生素 B_2 与体内能量代谢密切相关。体力活动增加,尿维生素 B_2 排出减少,同时,血中红细胞谷胱甘肽还原酶活性系数下降,间接说明能量代谢可能与维生素 B_2 需要量有关。

　　膳食模式对维生素 B_2 的需要量有一定影响,低脂肪、高碳水化合物膳食使机体对维生素 B_2 需要量减少,高蛋白、低碳水化合物膳食或高蛋白、高脂肪、低碳水化合物膳食可使机体对维生素 B_2 需要增加。

　　机体维生素 B_2 需要量应从蛋白质和能量摄入量及机体代谢状况三方面来考虑。目前对所有年龄段的人维生素 B_2 推荐量为 0.6 mg/4184 kJ。中国营养学会(2018 年)修订的居民膳食维生素 B_2 推荐摄入量(RNI),成人男性为 1.4 mg/d,女性为 1.2 mg/d,孕妇(晚)为1.5 mg/d。

(六)食物来源

　　维生素 B_2 广泛存在于奶类、蛋类、各种肉类、动物内脏、谷类、蔬菜和水果等动物性和植物性食物中,主要以 FMN、FAD 的形式与食物中蛋白质结合。粮谷类的维生素 B_2 主要分布在谷皮和胚芽中,碾磨加工可丢失一部分维生素 B_2,如精白米维生素 B_2 的存留率只有 11%,小麦标准粉维生素 B_2 的存留率只有 35%。因此,谷类加工不宜过于精细。绿叶蔬菜中维生素 B_2 含量较其他蔬菜高。

七、维生素 B_6

维生素 B_6 是一组含氮化合物,都是 2-甲基-3-羟基-5-羟甲基吡啶的衍生物,主要以天然形式存在,包括吡哆醛(PL)、吡哆醇(PN)和吡哆胺(PM),这 3 种形式性质相似,均具有维生素 B_6 的活性,每种成分的生物学活性取决于其代谢成辅酶形式磷酸吡哆醛的程度。

(一)理化性质与体内分布

维生素 B_6 的各种磷酸盐和碱的形式均易溶于水,在空气中稳定,在酸性介质中 PL、PN、PM 对热都比较稳定,但在碱性介质中对热不稳定,易被碱破坏。在溶液中,各种形式的维生素 B_6 对光均较敏感,但是降解程度不同,主要与 pH 有关,中性环境中易被光破坏。维生素 B_6 的代谢最终产物 4-吡哆酸主要以一种内酯形式存在。

在肝脏、红细胞及其他组织中,PL、PN、PM3 种同效维生素的第 5 位都能被磷酸化,其活性的辅基形式是磷酸吡哆醛(PLP),磷酸吡哆醇(PNP)和磷酸吡哆胺(PMP)。PMP 也可经转氨基反应由 PLP 生成。动物组织中维生素 B_6 的主要存在形式是 PL、PM 及其磷酸化形式的 PLP 和 PMP。

血液中维生素 B_6 的主要形式是 PLP,而 PLP 主要以与蛋白质(主要为血浆中白蛋白和红细胞中血红蛋白)结合的形式存在,其中大部分是经肝脏黄素蛋白酶代谢后释放入血,循环中也发现少量游离 PN。不到总体 0.1% 的维生素 B_6 以 PLP 的形式存在于血浆中,浓度低于 1 mmol/L。细胞摄入 PL 优先于 PLP,摄取的 PL 再次被磷酸化成 PLP 和 PMP,肝脏、脑、肾、脾和肌肉中含量最高,在这些组织中都是与蛋白质结合。体内该种维生素的 80%~90% 以 PLP 形式与糖原磷酸化酶结合储存在肝脏。

(二)生理功能与缺乏

1. 维生素 B_6 以其活性形式 PLP 作为许多酶的辅酶

维生素 B_6 除参与神经递质、糖原、神经鞘磷脂、血红素、类固醇和核酸的代谢外,参与所有氨基酸代谢。PLP 为氨基酸代谢中需要的 100 多种酶的辅酶。维生素 B_6 对许多种氨基酸的转氨酶、脱羧酶、脱水酶、消旋酶和异构酶是必需的。

神经递质 5-羟色胺、肾上腺素、去甲肾上腺素以及 γ-氨基丁酸的合成血管扩张剂和胃促分泌素以及血红素卟啉前体的合成都需要维生素 B_6 参与。

PLP 也是糖原磷酸化的辅助因子,神经鞘磷脂的合成以及类固醇激素受体的调控方面也需要该种维生素参与。

在色氨酸转化成烟酸过程中,其中有一步反应需要 PLP 的酶促反应,当肝脏中 PLP 水平降低时会影响烟酸的合成。

维生素 B_6 参与一碳单位代谢,PLP 为丝氨酸羟甲基转氨酶的辅酶,该酶通过转移丝氨酸侧链到受体叶酸盐分子参与一碳单位代谢,一碳单位代谢障碍可造成巨幼红细胞贫血。

维生素 B_6 是 δ-氨基-酮戊酸合成酶的辅因子,该酶催化血红素生物合成的第一步,维生素 B_6 是半胱氨酸脱羧酶、胱硫醚酶 β-合成酶的辅因子,这些酶参与同型半胱氨酸到半胱氨酸的转硫化途径。

2. 免疫功能

通过对年轻人和老年人的研究,维生素 B_6 的营养状况对免疫反应有不同的影响。给老年人

补充足够的维生素 B_6,有利于淋巴细胞的增殖。PLP 可能通过参与一碳单位代谢而影响到免疫功能,维生素 B_6 缺乏将会损害 DNA 的合成,这个过程对维持适宜的免疫功能也是非常重要的。

3. 维持神经系统功能

许多需要 PLP 参与的酶促反应均使神经递质水平升高。

4. 维生素 B_6 降低同型半胱氨酸的作用

轻度高同型半胱氨酸血症,近年来已被认为是血管疾病的一种可能危险因素,B 族维生素的干预可降低血浆同型半胱氨酸含量。

维生素 B_6 在动植物性食物中分布相当广泛,原发性缺乏并不常见。人类维生素 B_6 缺乏的临床症状通过给予该种维生素 B_6 能迅速纠正,这些症状包括虚弱、失眠、周围神经病、唇干裂、口炎等。早期维生素 B_6 缺乏的生化改变有血浆 PLP 和尿 4-吡哆酸(4-PA)含量降低,随后与转氨基和其他与氨基酸代谢有关的酶活性降低,尿中黄尿酸盐含量增加,谷氨酸盐转变成的抗神经介质-7-氨基丁酸盐降低。

维生素 B_6 缺乏的典型临床症状是一种脂溢性皮炎,小细胞性贫血,癫痫样惊厥,以及忧郁和精神错乱。小细胞性贫血反映了血红蛋白的合成能力降低。维生素 B_6 摄入不足还会损害血小板功能和凝血机制。

(三)吸收与代谢

不同形式的维生素 B_6 大部分都能通过被动扩散形式在空肠和回肠被吸收,经磷酸化形成 PLP 和 PMP,被吸收的维生素 B_6 代谢物在肠黏膜和血中与蛋白质结合。转运是通过非饱和被动扩散机制,即使给予极高剂量的维生素 B_6 吸收也很好。葡萄糖苷(PN-G)的吸收效率低于 PLP 和 PMP,因为在人类 PN-G 需要黏膜葡萄糖苷酶裂解,某些 PN-G 能被完全吸收并在许多组织中被水解。

大部分吸收的非磷酸化维生素 B_6 被运送到肝脏。维生素 B_6 以 PLP 形式与多种蛋白结合,蓄积和储留在组织中,这将有助于保护其防止磷酸酶的作用。组织中维生素 B_6 存在于线粒体和细胞质中。肌肉、血浆和红细胞中 PLP 与蛋白质有较高结合能力,这些组织中蓄积 PLP 的水平非常高。维生素 B_6 的代谢产物经尿中排出。正常情况下,人体维生素 B_6 的主要排泄形式是 4-PA,占尿中维生素 B_6 的一半,尿中也存在其他形式。人体摄入维生素 B_6 的 $40\% \sim 60\%$ 被氧化成 4-PA。尿中 4-PA 的水平与蛋白质摄入量呈负相关,这种影响在女性中大于男性。

给予大剂量维生素 B_6 时,尿中其他形式所占比例增大。给予极高剂量 PN 时,大部分以原形经尿中排泄。维生素 B_6 也可经粪便排出,但排泄量有限。在肠道中,由于肠道内微生物能合成维生素 B_6,使人们难以评价这种排泄的程度。

(四)过量危害与毒性

维生素 B_6 的毒性相对较低,经食物来源摄入大量维生素 B_6 没有不良反应。补充剂中的高剂量维生素 B_6 可引起严重不良反应,主要表现为感觉神经异常。

最初报告的 PN 诱发人感觉神经异常是随着每日给予 2~6g PN2 个月到 40 个月,7 例出现严重的感觉神经病(5 名女性和 2 名男性),4 例个体不能行走。感觉神经病的体征和症状是通过客观神经病学评价进行诊断的,所有患者停用 PN 后症状都得到改善。

已有报告,每天给予 2~4 g PN 持续 1 年以上,出现疼痛和变形性皮肤损伤。

（五）膳食参考摄入量

一般说来，维生素 B_6 的需要量随蛋白质摄入量的增加而增加，当维生素维生素 B_6 与蛋白质摄入量保持适宜的比值（0.016 mg 维生素 B 6/g 蛋白质），就能够维持维生素 B_6 适宜的营养状态。

影响维生素 B_6 需要量的因素：

1）生物利用率

混合膳食中维生素 B_6 的生物利用率约 75%。典型混合膳食中约含 15% 的葡萄糖苷（PN-G），其生物利用率约为 50%。维生素 B_6 的非葡萄糖苷形式的生物利用率大于 50%。

但是，根据这些研究计算的需要量有 5% 以下的个体可能过低估计了需要量，因其摄入量大多数来自动物来源的 PLP 和 PMP。

2）营养素间的相互作用

因为 PLP 作为氨基酸代谢中许多种酶的辅酶，维生素 B_6 需要量受蛋白质摄入量的影响。增加蛋白质摄入量引起维生素 B_6 营养状态的相应降低，这导致人们以蛋白质摄入量确定维生素 B_6 需要量。

3）其他因素

与羰基起反应的药物有与 PLP 发生相互作用的可能，例如，结核治疗中使用异烟肼以及能被代谢成多巴胺的药物都能降低 PLP 的浓度。口服避孕药物可降低妇女的维生素 B_6 营养状态，如血浆 PLP 浓度的轻度降低。

中国营养学会（2018 年）制订的中国居民膳食参考摄入量中维生素 B_6 的适宜摄入量（AI）18 岁以上者为 1.4 mg/d，50 岁以上为 1.6 mg/d，孕妇为 2.2 mg/d。可耐受最高摄入量（UL）成年人及孕妇为 60 mg/d。

（六）食物来源

维生素 B_6 的食物来源很广泛，动植物性食物中均含有，通常肉类、全谷类产品（特别是小麦）、蔬菜和坚果类中最高。大多数维生素 B_6 的生物利用率相对较低。因为植物性食物中，例如土豆、菠菜、蚕豆以及其他豆类，维生素的形式通常比动物组织中更复杂，所以动物性来源的食物中维生素 B_6 的生物利用率优于植物性来源的食物。且动物组织中维生素 B_6 的主要存在形式是 PLP 和 PMP，较易吸收。植物来源的食物主要是 PN 形式，有时以葡萄糖糖苷（PN-G）的形式存在。

八、烟酸

烟酸又名维生素 PP、烟酸、抗癞皮病因子，烟酸和烟酰胺都是吡啶的衍生物。

（一）理化性质与体内分布

烟酸为无色针状晶体，味苦；烟酰胺晶体呈白色粉状，两者均溶于水及酒精，不溶于乙醚。烟酰胺的溶解度大于烟酸。烟酸和烟酰胺性质比较稳定，酸、碱、氧、光或加热条件下不易破坏；在高压下，120℃ 20 分钟也不被破坏。一般加工烹调损失很小，但会随水流失。

烟酸主要以辅酶形式广泛存在于体内各组织中，以肝内浓度最高，其次是心脏和肾脏，血中相对较少。血中的烟酸约 90% 以辅酶的形式存在于红细胞，血浆中浓度约为 2600 $\mu g/L$ ～ 8300 $\mu g/L$，平均 4380 $\mu g/L$。

(二)生理功能与缺乏

1)构成烟酰胺腺嘌呤二核苷酸(辅酶Ⅰ,NAD 或 CoⅠ)及烟酰胺腺嘌呤二核苷酸磷酸(辅酶Ⅱ,NADP 或 CoⅡ)。烟酰胺在体内与腺嘌呤、核糖和磷酸结合构成烟酰胺腺嘌呤二核苷酸和烟酰胺腺嘌呤二核苷酸磷酸,在生物氧化还原反应中起电子载体或递氢体作用。

NAD 和 NADP 的这种作用,主要有赖于其分子结构中的烟酰胺部分。烟酰胺的吡啶环具有可逆地加氢加电子和脱氢脱电子的特性,因此在酶促反应过程中能够传递氢和传递电子。

2)葡萄糖耐量因子的组成成分。葡萄糖耐量因子(glucose tolerance factor,GTF)是由三价铬、烟酸、谷胱甘肽组成的一种复合体,可能是胰岛素的辅助因子,有增加葡萄糖的利用及促使葡萄糖转化为脂肪的作用。

3)保护心血管。有报告,服用烟酸能降低血胆固醇、甘油三酯及 β-脂蛋白浓度及扩张血管。大剂量烟酸对复发性非致命的心肌梗死有一定程度的保护作用,但是烟酰胺无此作用,其原因不清。

烟酸缺乏可引起癞皮病。此病起病缓慢,常有前驱症状,如体重减轻、疲劳乏力、记忆力差、失眠等。如不及时治疗,则可出现皮炎(dermatitis)、腹泻(diarrhea)和痴呆(dementia)。由于此三系统症状英文名词的开头字母均为"D"字,故又称为癞皮病"3D"症状。

(三)吸收与代谢

烟酸主要是以辅酶的形式存在于食物中,经消化后于胃及小肠吸收。吸收后以烟酸的形式经门静脉进入肝脏,在肝内转化为 NAD 和 NADP。在肝内未经代谢的烟酸和烟酰胺随血液流入其他组织,再形成含有烟酸的辅酶。肾脏也可直接将烟酰胺转变为 NADP。

过量的烟酸大部分经甲基化从尿中排出,其排出形式为 N-1-甲基烟酰胺和 N-1-甲基-2-吡啶酮-5-甲酰胺(简称 2-吡啶酮)。正常人尿中的 N-1-甲基烟酰胺排出量为 7.5 mg/d,相当于摄入量的 15%。也有少量烟酸和烟酰胺直接由尿中排出。此外,烟酸还随乳汁分泌,每 100 mL 中含烟酸 128～338 μg;也可从汗中排出,估计每 100 mL 汗中含烟酸 20～100 μg。

(四)过量危害与毒性

目前尚未见到因食源性烟酸摄入过多而引起中毒的报告。所见烟酸的毒副作用多系临床大剂量使用烟酸治疗高脂血症患者所致。当口服剂量为 30～1000 mg/d,有些人出现血管扩张的症状,如头晕眼花、颜面潮红、皮肤红肿、皮肤瘙痒等。除血管扩张外,还可伴随胃肠道反应,如恶心、呕吐、腹泻等。当口服剂量为 3～9 g/d 时,可引起血清转氨酶升高。严重者可出现肝炎、肝性昏迷、脂肪肝等。也有报告指出,大剂量服用烟酸能引起葡萄糖耐量变化、视觉模糊、血清尿酸浓度升高、诱发痛风发作等。烟酸毒副作用的机制尚不十分清楚。

(五)膳食参考摄入量

人体烟酸的需要量与能量的消耗量有密切关系。能量消耗增加时,烟酸需要量也增多,因此烟酸的需要量常以每消耗 4184 kJ(1000 kcal)能量需要烟酸的 mg 数表示。由于色氨酸在体内可转化为烟酸,蛋白质摄入增加时,烟酸摄入可相应减少。故烟酸的需要量或推荐摄入量用烟酸当量(niacin equivalence,NE)表示。据测定,平均 60 mg 色氨酸可转变为 1 mg 烟酸,因此烟酸当量为:

$$烟酸当量(mgNE)=烟酸(mg)+1/60 色氨酸(mg) \tag{3-8}$$

2018 年中国营养学会制订的 RDIs 中烟酸的推荐量 RNI,成年男女性分别为 15 与 12 mgNE/d,随着年龄增大推荐摄入量适当减少。UL 为 35 mgNE/d。

（六）食物来源

烟酸及烟酰胺广泛存在于食物中。植物性食物中存在的主要是烟酸,动物性食物中以烟酰胺为主。烟酸和烟酰胺在肝、肾、瘦畜肉、鱼以及坚果类中含量丰富,乳、蛋中的含量虽然不高,但色氨酸较多,可转化为烟酸。谷类中的烟酸 80%～90%存在于它们的种子皮中,故加工影响较大。玉米含烟酸并不低,甚至高于小麦粉,但以玉米为主食的人群容易发生癞皮病。其原因是：①玉米中的烟酸为结合型,不能被人体吸收利用；②色氨酸含量低。如果用碱处理玉米,可将结合型的烟酸水解成为游离型的烟酸,易被机体利用。有些地区的居民,长期大量食用玉米,用碳酸氢钠（小苏打）处理玉米以预防癞皮病,收到了良好的预防效果。

九、叶酸

叶酸即蝶酰谷氨酸（pteroylglutamic acid,PGA 或 pteGlu）,由一个蝶啶通过亚甲基桥与对氨基苯甲酸相连结成为蝶酸（蝶呤酰）,再与谷氨酸结合而成。

（一）理化性质与体内分布

叶酸包括一组与蝶酰谷氨酸功能和化学结构相似的化合物。叶酸为淡黄色结晶粉末,微溶于水,其钠盐易于溶解,不溶于乙醇、乙醚等有机溶剂。叶酸对热、光线、酸性溶液均不稳定,在酸性溶液中温度超过 100℃即分解。在碱性和中性溶液中对热稳定。食物中的叶酸烹调加工后损失率可达 50%～90%。

（二）生理功能与缺乏

叶酸在肠壁、肝脏及骨髓等组织中,经叶酸还原酶作用,还原成具有生理活性的四氢叶酸。四氢叶酸的主要生理作用在于它是体内生化反应中一碳单位转移酶系的辅酶,起着一碳单位传递体的作用。所谓一碳单位,是指在代谢过程中某些化合物分解代谢生成的含一个碳原子的基团,如甲基（—CH_3）、亚甲基（—CH_2—）、次甲基或称甲烯基（＝CH_2）、甲酰基（—COH）、亚胺甲基（—CH＝NH）等。四氢叶酸携带这些一碳单位,与血浆蛋白相结合,主要转运到肝脏贮存。

组氨酸、丝氨酸、甘氨酸、蛋氨酸等均可供给一碳单位,这些一碳单位从氨基酸释出后,以四氢叶酸作为载体,参与其他化合物的生成和代谢,主要包括：参与嘌呤和胸腺嘧啶的合成,进一步合成 DNA,RNA；参与氨基酸之间的相互转化,充当一碳单位的载体,如丝氨酸与甘氨酸的互换（需维生素 B_6）、组氨酸转化为谷氨酸、同型半胱氨酸与蛋氨酸之间的互换（需维生素 B_{12}）等,参与血红蛋白及重要的甲基化合物合成,如肾上腺素、胆碱、肌酸等。

叶酸携带一碳单位的代谢与许多重要的生化过程密切相关。体内叶酸缺乏则一碳单位传递受阻,核酸合成及氨基酸代谢均受影响,而核酸及蛋白质合成正是细胞增殖、组织生长和机体发育的物质基础,因此,叶酸对于细胞分裂和组织生长具有极其重要的作用。

由于蛋氨酸可提供趋脂物质胆碱与甜菜碱,故叶酸在脂代谢过程亦有一定作用。

叶酸缺乏会出现以下三类问题：

（1）巨幼红细胞贫血

叶酸缺乏时首先影响细胞增殖速度较快的组织。红细胞为体内更新较快的细胞,平均寿命为 120 天。当叶酸缺乏时,骨髓中幼红细胞分裂增殖速度减慢,停留在巨幼红细胞阶段而成熟受阻,细胞体积增大,核内染色质疏松。骨髓中巨大的、不成熟的红细胞增多,叶酸缺乏同时引起血红蛋白合成减少,形成巨幼红细胞贫血。

缺乏的表现为头晕、乏力、精神萎靡、面色苍白,并可出现舌炎、食欲下降以及腹泻等消化系统症状。血象检查可见中性粒细胞减少,中性粒细胞体积增大,核肿胀、分叶增多,可达 5 个分叶以上,周围血中出现巨幼细胞。半数以上的叶酸缺乏者由于未达到贫血阶段,常易漏诊。叶酸缺乏可在贫血几个月前就出现。

(2)对孕妇胎儿的影响

叶酸缺乏可使孕妇先兆子痫、胎盘早剥的发生率增高,胎盘发育不良导致自发性流产;叶酸缺乏尤其是患有巨幼红细胞贫血的孕妇,易出现胎儿宫内发育迟缓、早产及新生儿低出生体重。

孕早期叶酸缺乏可引起胎儿神经管畸形(neural tube defect,NTD)。NTD 是指由于胚胎在母体内发育至第 3~4 周时,神经管未能闭合所造成的先天缺陷。主要包括脊柱裂(spinabifida)和无脑儿(anencephaly)等中枢神经系统发育异常。

(3)高同型半胱氨酸血症

蛋氨酸在 ATP 的作用下,转变成 S-腺苷蛋氨酸(活性蛋氨酸),S-腺苷蛋氨酸供出一个甲基后,形成同型半胱氨酸(homocysteine,Hcy)。Hcy 可在蛋氨酸合成酶(MS)的作用下,以维生素 B_{12} 为辅助因子,与 5-甲基四氢叶酸提供的甲基发生甲基化后,重新又合成蛋氨酸,参与体内蛋白质代谢。

叶酸缺乏使上述叶酸与蛋氨酸代谢途径发生障碍,突出的表现是出现高同型半胱氨酸血症。血液高浓度同型半胱氨酸对血管内皮细胞有损害。同型半胱氨酸尚可促进氧自由基的形成,加速低密度脂蛋白的氧化,并可激活血小板的黏附和聚集,可能是动脉粥样硬化产生的危险因素。患有高同型半胱氨酸血症的母亲生育神经管畸形儿的可能性较大,并可影响胚胎早期心血管发育。

叶酸缺乏原因:①摄入不足:膳食中叶酸不足或烹调加工损失;②吸收利用不良:某些二氢叶酸还原酶拮抗剂药物、先天性酶缺乏、维生素 B_{12} 及维生素 C 缺乏等均影响叶酸的吸收、利用;③需要量增加:妊娠、代谢率增加等情况下叶酸需要量增加。

(三)吸收与代谢

混合膳食中的叶酸大约有 3/4 是以与多个谷氨酸相结合的形式存在的。这种多谷氨酸叶酸不易被小肠吸收,在吸收之前必须经小肠黏膜细胞分泌的 γ-谷氨酸酰基水解,结合酶分解为单谷氨酸叶酸,才能被吸收。单谷氨酸叶酸可直接被肠黏膜吸收,叶酸结构中含谷氨酸分子越多,则吸收率越低,例如含 7 个谷氨酸分子的多谷氨叶酸吸收率仅 55% 左右,一般膳食中总叶酸的吸收率约为 70%。

叶酸在肠道中进一步被叶酸还原酶还原,在维生素 C 与 NADPH 参与下先还原二氢叶酸,再经二氢叶酸还原酶作用,在 NADPH 参与下,还原成具有生理作用的四氢叶酸。它是体内生化反应中一碳单位的传递体。叶酸以携带一碳单位形成 5-甲基四叶酸、亚甲基四氢叶酸等多种活性形式发挥生理作用。5-甲基四氢叶酸是体内叶酸的要形式,约占 80%,大部分被转运至肝脏,在肝脏中通过合成酶作用重新转变成多氨酸衍生物后贮存。

肝脏是叶酸的主要贮存部位,贮存量约为 7.5 mg 左右,占体内叶酸总量的 50% 左右。肝脏每日释放约 0.1 mg 叶酸至血液,以维持血清叶酸水平。血液及组织液中的酸主要也是 5-甲基四氢叶酸。

叶酸通过尿及胆汁排出,叶酸在尿中的主要代谢产物是乙酰氨基苯甲酰谷氨酸。通过肾小球滤过的叶酸多数可在肾小管近端再吸收。从胆汁排出的叶酸也可在小肠重被吸收,因此叶酸的排出量很少,而粪便排出的叶酸由于肠道细菌可合成叶酸而难以确定成人叶酸的丢失量平均为 60 μg/d。叶酸营养适宜的人,当膳食中无叶酸时,体内贮存量可维持至少 3 个月不致出现缺乏。

维生素 C 和葡萄糖可促进叶酸吸收。锌作为叶酸结合的辅助因子,对叶酸的吸收亦起重要作用。

不利于叶酸吸收的因素包括经常饮酒及服用某些药物。口服避孕药、抗惊厥药物苯巴比妥、苯妥英钠等可抑制叶酸的吸收。阿司匹林可降低叶酸与血浆蛋白质的结合力,还有一些抗叶酸药物如甲氨蝶呤、乙胺嘧啶、甲氧苄啶等,可抑制二氢叶酸还原酶,使二氢叶酸不能转变为四氢叶酸,一些抗癌药则可干扰 DNA 的合成。

(四)过量危害与毒性

叶酸是水溶性维生素,一般超出成人最低需要量(50 μg/d)20 倍也不会引起中毒。凡超出血清与组织中和多肽结合的量均从尿中排出。服用大剂量叶酸可能产生的毒性作用有:

1)干扰抗惊厥药物的作用,诱发患者惊厥发作。叶酸和抗惊厥药在肠细胞表面,也可能在大脑细胞表面相互拮抗,大剂量叶酸可促使已用抗惊厥药控制了癫痫症状的患者发生惊厥。有报道快速静注 14.4 mg 叶酸,大脑血管内血清叶酸增高数倍,并出现惊厥。

2)口服叶酸 350 mg 可能影响锌的吸收,而导致锌缺乏,使胎儿发育迟缓,低出生体重儿增加。

3)掩盖维生素 B_{12} 缺乏的早期表现,而导致神经系统受损害。由于巨幼红细胞贫血患者大多数合并维生素 B_{12} 缺乏,过量叶酸的摄入干扰维生素 B_{12} 缺乏的早期诊断,有可能导致严重的不可逆转的神经损害。

(五)膳食参考摄入量

中国营养学会 2018 年修订的中国居民膳食叶酸参考摄入量,成人 RNI 为 400 μgDFE/d,孕妇为 600 μgDFE/d。成人及孕妇的 UL 值为 1000 μgDFE/d,儿童及青少年根据体重适当降低。

(六)食物来源

叶酸广泛存在于各种动、植物食品中。富含叶酸的食物为猪肝(236 μg/100g)、猪肾(50 μg/100g)、鸡蛋(75 μg/100g)、豌豆(83 μg/100g)、菠菜(347 μg/100g)。

由于食物叶酸与合成的叶酸补充剂生物利用度不同,美国 FNB 提出叶酸的摄入量应以膳食叶酸当量(dietary folate equivalent,DFE)表示。由于食物叶酸的生物利用度仅为 50%,而叶酸补充剂与膳食混合时生物利用度为 85%,比单纯来源于食物的叶酸利用度高 1.7 倍(85/50),因此 DFE 的计算公式为:

$$DFE(\mu g) = 膳食叶酸 \mu g + (1.7 \times 叶酸补充剂 \mu g) \tag{3-9}$$

例如来源于水果、蔬菜、肉类、豆类及奶制品食物的叶酸共 250 μg,来源于叶酸补充剂和强化食品的叶酸共 200 μg，则总叶酸摄入量为 250＋1.7×200＝590 μg DFE。

十、维生素 B_{12}

维生素 B_{12}，又称氰钴胺素，是一组含钴的类咕啉化合物。氰钴胺素的化学全名为 5,6 二甲基苯并咪唑-氰钴酰胺，如分子式中的氰基由其他基团代替，成为不同类型的钴胺素。

（一）理化性质

维生素 B_{12} 为红色结晶，可溶于水，在 pH4.5～5.0 的弱酸条件下最稳定，在强酸（pH＜2）或碱性溶液中则分解，遇热可有一定程度的破坏，但快速高温消毒损失较小，遇强光或紫外线易被破坏。

（二）生理功能与缺乏

维生素 B_{12} 在体内以两种辅酶形式即甲基 B_{12} 和辅酶 B_{12}（腺苷基钴胺素）发挥生理作用，参与体内生化反应。

（1）作为蛋氨酸合成酶的辅酶参与同型半胱氨酸甲基化转变为蛋氨酸。甲基 B_{12} 作为蛋氨酸合成酶的辅酶，从 5 -甲基四氢叶酸获得甲基后转而供给同型半胱氨酸，并在蛋氨酸合成酶的作用下合成蛋氨酸。维生素 B_{12} 的缺乏可致同型半胱氨酸增加，而同型半胱氨酸过高是心血管病的危险因素。

（2）作为甲基丙二酰辅酶 A 异构酶的辅酶参与甲基丙二酸-琥珀酸的异构化反应。

膳食维生素 B_{12} 缺乏较少见，多数缺乏症是由于吸收不良引起。膳食缺乏见于素食者，由于不吃肉食而引发维生素 B_{12} 缺乏。老年人和胃切除患者胃酸过少可引起维生素 B_{12} 的吸收不良。

维生素 B_{12} 缺乏的表现：①巨幼红细胞贫血；②高同型半胱氨酸血症。

（三）吸收与代谢

食物中的维生素 B_{12} 与蛋白质相结合，进入人体消化道内，在胃酸、胃蛋白酶及胰蛋白酶的作用下，维生素 B_{12} 被释放，并与胃黏膜细胞分泌的一种糖蛋白内因子（IF）结合。维生素 B_{12}-IF 复合物对胃蛋白酶较稳定，进入肠道后由于回肠具有维生素 B_{12}-IF 受体而在回肠部被吸收。有游离钙及碳酸氢盐存在时，有利于维生素 B_{12} 的吸收，未与 IF 结合的由粪便排出。每日能与 IF 结合并被回肠部维生素 B_{12}-IF 受体吸收的最大膳食摄入量约 5 $\mu g/d$。

维生素 B_{12} 进入血液循环后，与血浆蛋白结合成为维生素 B_{12} 运输蛋白，包括转钴胺素 Ⅰ、Ⅱ、Ⅲ（Tc Ⅰ、Ⅱ、Ⅲ）。TcⅡ与维生素 B_{12} 结合后，主要运输至细胞表面具有 TcⅡ-维生素 B_{12} 特异性受体的组织，如肝、肾、骨髓、红细胞、胎盘等。血清中除含有维生素 B_{12} 外，还含有类咕啉及钴胺酰胺等维生素 B_{12} 类似物，可与 TcI 及 TcⅡ结合，运送至肝脏经分解后从胆汁排出。

体内维生素 B_{12} 的贮存量很少，约 2～3 mg，主要贮存于肝脏。每日丢失量大约为贮存量的 0.1％，平均丢失量为 1.2～2.55 μg，主要从尿排出，部分从胆汁排出。

维生素 B_{12} 的肝肠循环对其重复利用和体内稳定十分重要，由肝脏通过胆汁排入小肠的维生素 B_{12} 正常情况下约有一半可被重吸收，约 0.6～6 $\mu g/d$，因此，即使膳食不含维生素 B_{12} 体内的贮存亦可满足大约 6 年的需要而不出现维生素 B_{12} 缺乏症状。

（四）过量危害与毒性

每日口服达 100μg 维生素 B_{12} 未见明显反应。

（五）膳食参考摄入量

维持成人正常功能的可吸收的维生素 B_{12} 最低需要量为 $0.1~\mu g/d$。

FAO/WHO 推荐正常成人摄入维生素 B_{12} 为 $1~\mu g/d$。我国目前提出维生素 B_{12} 的 AI 值，其中成年人为 $2.4~\mu g/d$。

（六）食物来源

膳食中的维生素 B_{12} 来源于动物性食品，主要食物来源为肉类、动物内脏、鱼、禽、贝壳类及蛋类。乳及乳制品中含量较少。植物性食品基本不含维生素 B_{12}。

十一、维生素 C

维生素 C 又称抗坏血酸，是一种含有 6 个碳原子的酸性多羟基化合物。维生素 C 虽然不含有羧基，仍具有有机酸的性质。天然存在维生素 C 有 L 与 D 两种异构体，后者无生物活性。

（一）理化性质与体内分布

维生素 C 有 3 型，氧化时形成仍具有生物活性的脱氢型维生素 C。脱氢型维生素 C 进一步氧化或水解为二酮古洛糖酸，丧失了维生素 C 的活性。

维生素 C 呈无色无臭的片状结晶体，易溶于水。在酸性环境中稳定，遇空气中氧、热、光、碱性物质，特别是有氧化酶及痕量铜、铁等金属离子存在时，可促进其氧化破坏。氧化酶一般在蔬菜中含量较多，特别是黄瓜和白菜类，但在柑橘类含量较少。蔬菜在储存过程中，维生素 C 都有不同程度损失，在某些植物中，特别是枣、刺梨等水果中含有生物类黄酮，能保护食物中维生素 C 的稳定性。

正常摄入量情况下，体内可贮存维生素 C $1.2\sim2.0~g$，最大贮量为 $3~g$。浓度最高的组织是垂体、肾上腺、眼晶状体、血小板和白细胞，但是贮存量最多的是骨骼肌（$3\sim4~mg/100g$ 湿组织）、脑（$13\sim15~mg/100g$ 湿组织）和肝脏（$10\sim16~mg/100g$ 湿组织）。

在血浆中，维生素 C 主要以还原型形式存在，还原型与脱氢型比约为 $15:1$，故测定还原型维生素 C 即可了解血中维生素 C 的水平。

（二）生理功能与缺乏

维生素 C 是一种较强的还原剂，可使细胞色素 C、细胞色素氧化酶及分子氧还原，与一些金属离子螯合。虽然它不是辅酶，但可以增加某些金属酶的活性，如脯氨酸羟化酶（Fe^{2+}）、尿黑酸氧化酶（Fe^{2+}）、三甲赖氨酸羟化酶（Fe^{2+}）、对-羟苯丙酮酸羟化酶（Cu^+）、多巴胺-β羟化酶（Cu^+）等。这些金属离子位于酶的活性中心，维生素 C 可维持其还原状态，从而借以发挥生理功能。

1. 参与羟化反应

羟化反应是体内许多重要物质合成或分解的必要步骤，如胶原和神经递质的合成，各种有机药物或毒物的转化等，都需要通过羟化作用才能完成。在羟化过程中，维生素 C 必须参与，维生素 C 可促进胶原合成，促进神经递质合成，促进类固醇羟化，促进有机药物或毒物羟化解毒。

2. 还原作用

维生素 C 可以氧化型，又可以还原型存在于体内，所以既可作为供氢体，又可作为受氢体，在体内氧化还原反应过程中发挥重要作用。可以促进抗体形成，促进铁的吸收，促进四氢叶酸形成,维持巯基酶的活性和清除自由基。

膳食摄入减少或机体需要增加又得不到及时补充时,可使体内维生素 C 贮存减少,出现缺乏症状,维生素 C 缺乏时,主要引起维生素 C 缺乏病。

维生素 C 缺乏病起病缓慢,自饮食缺乏维生素 C 至发展成维生素 C 缺乏病,一般历时 4～7 个月。患者多有体重减轻、四肢无力、衰弱、肌肉关节等疼痛、牙龈红肿、牙龈炎、间或有感染发炎。婴儿常有激动、软弱、倦怠、食欲减退、四肢疼痛、肋软骨接头处扩大,四肢长骨端肿胀以及有出血倾向等,全身任何部位可出现大小不等和程度不同的出血、血肿或瘀斑。

维生素 C 缺乏引起胶原合成障碍,故可致骨有机质形成不良而导致骨质疏松。

(三)吸收与代谢

食物中的维生素 C 被人体小肠上段吸收,吸收量与其摄入量有关。摄入量为 30～60 mg 时,吸收率可达 100%;摄入量为 90 mg 时,吸收率降为 80% 左右;摄入量为 1500 mg、3000 mg 和 12000 mg 时,吸收率分别下降至 49%、36% 和 16%。

维生素 C 一旦被吸收,就分布到体内所有的水溶性结构中。正常成人体内的维生素 C 代谢活性池中约有 1500 mg 维生素 C,最高储存峰值为 3000 mg。维生素 C 的总转换率为 45～60 mg/d。维生素 C 吸收后被转运至细胞内并储存。不同的细胞,维生素 C 的浓度相差很大。

正常情况下,维生素 C 绝大部分在体内经代谢分解成草酸或与硫酸结合生成维生素 C-2-硫酸由尿排出;另一部分可直接由尿排出体外。肾脏排泄维生素 C 有一定阈值,并和它在血液中饱和程度有关。受试者在维生素 C 摄入量 <100 mg 时,尿中无维生素 C 排出;摄入量 >100 mg 时,摄入量的 25% 被排出;摄入量达 200 mg 时,摄入量的 50% 被排出;高剂量摄入,如 500 mg 和 1250 mg 时,几乎所有的维生素 C 都被排出。

(四)过量危害与毒性

尽管维生素 C 的毒性很小,但服用量过多仍可产生一些不良反应。有报告指出,成人维生素 C 的摄入量超过 2 g,可引起渗透性腹泻。当摄入量 <1 g 时,一般不引起高尿酸尿症,当超过 1 g 时,尿酸排出明显增加。研究发现,每日服用 4 g 维生素 C,可使尿液中尿酸的排出增加一倍,并因此而形成尿酸盐结石增多。

过量的维生素 C 还可引起子宫颈黏液中糖蛋白二硫键改变,阻止精子的穿透,造成不育。妊娠期服用过量的维生素 C,可能影响胚胎的发育。当每日摄入的维生素 C 在 2～8 g 时,可出现恶心、腹部痉挛、铁吸收过度、红细胞破坏及泌尿道结石等不良反应。小儿生长时期过量服用,容易患骨骼疾病。

(五)膳食参考摄入量

维生素 C 需要量的研究结果显示,预防成人明显症状维生素 C 缺乏病的最低必需量是 10 mg/d。但这个摄入水平使体内维生素 C 储存很少。

根据国内外调查研究资料,中国营养学会于 2018 年修订的 RDIs 中,提出了中国居民膳食维生素 C 的 RNI 成人为 100 mg/d,孕妇为 115 mg/d,成人及孕妇的 UL 均为 2000 mg/d。

(六)食物来源

人体内不能合成维生素 C,因此人体所需要的维生素 C 要靠食物提供。维生素 C 的主要食物来源是新鲜蔬菜与水果。蔬菜中,辣椒、茼蒿、苦瓜、豆角、菠菜、土豆、韭菜等中含量丰富;水果中,酸枣、鲜枣、草莓、柑橘、柠檬等中含量最多;在动物的内脏中也含有少量的维生素 C。

十二、生物素

(一)理化性质与体内分布

生物素又名维生素 H、辅酶 R 等。生物素由一个脲基环和一个带有戊酸侧链的噻吩环组成。现已知有 8 种异构体,天然存在的仅仅 D(+)-生物素,且具有生物活性。

体内生物素主要储存在肝脏,其浓度为 $800\sim3000$ ng/g。血中含量较低,有人测定,成人全血浓度约为 260 ng/L,婴儿约为 320 ng/L,分娩妇女为 420 ng/L,而非孕妇可达 590 ng/L。

(二)生理功能与缺乏

生物素的主要功能是在脱羧——羧化反应和脱氨反应中起辅酶作用,可以把 CO_2 由一种化合物转移到另一种化合物上,从而使一种化合物转变为另一种化合物。

生物素在体内氧化生成顺视黄醛和反视黄醛。人视网膜内有两种感光细胞,其中杆细胞对弱光敏感,与暗视觉有关,因为杆细胞内含有感光物质视紫红质,它是由视蛋白和顺视黄醛构成。当维生素 H 缺乏时,顺视黄醛得不到足够的补充,杆细胞不能合成足够的视紫红质,从而出现夜盲症。

生物素是维持机体上皮组织健全所必需的物质。维生素 H 缺乏时,可引起黏膜与表皮的角化、增生和干燥,产生干眼病,严重时角膜角化增厚、发炎,甚至穿孔导致失明。皮脂腺及汗腺角化时,皮肤干燥,发生毛囊丘疹和毛发脱落。由于消化道、呼吸道和泌尿道上皮细胞组织不健全,易于感染。

生物素能增强机体的免疫反应和感染的抵抗力,稳定正常组织的溶酶体膜,维持机体的体液免疫、细胞免疫并影响一系列细胞因子的分泌。大剂量可促进胸腺增生,如同免疫增强剂合用,可使免疫力增强。

生物素可维持正常生长发育。生物素缺乏时,生殖功能衰退,骨骼生长不良,胚胎和幼儿生长发育受阻。药理剂量的生物素还可降低 1 型糖尿病患者的血糖水平。

生物素缺乏,主要见于长期生食鸡蛋者。如果膳食缺乏生物素,同时大量给予磺胺类药等抗生素,或长期使用全静脉营养而忽略在输液添加生物素,也可发生生物素缺乏。

生物素缺乏表现主要以皮肤症状为主,可见毛发变细、失去光泽、皮肤干燥、鳞片状皮炎、红色皮疹,严重者的皮疹可延伸到眼睛、鼻子和嘴周围。此外,伴有食欲减退、恶心、呕吐、舌乳头萎缩、黏膜变灰、麻木、精神沮丧、疲乏、肌痛、高胆固醇血症及脑电图异常等。这些症状多发生在生物素缺乏 10 周后。在 6 个月以下婴儿可出现脂溢性皮炎。

(三)吸收与代谢

生物素吸收的主要部位是小肠的近端。浓度低时,被载体转运主动吸收;浓度高时,则以简单扩散形式吸收。吸收的生物素经门脉循环,运送到肝、肾内贮存,其他细胞内也含有生物素,但量较少。生蛋清中含有抗生物素蛋白,可与生物素结合而抑制生物素的吸收。胃酸缺乏者,可使生物素吸收减少。

生物素转运到周围组织,需要生物素结合蛋白为载体。血浆中的生物素结合蛋白以生物素酶的形式存在,此酶有两个高亲和性的生物素结合位点。

生物素主要经尿排出。排出前,生物素约一半转变为生物素亚砜、二去甲生物素和四去甲生物素后才排出。人尿中生物素、二去甲生物素和生物素亚砜的比例约为 3：2：1。乳汁中也有生物素排出,但量很少。

一般正常成人 24 小时生物素尿中排出量约为 6～111 μg。有生物素缺乏症的患者,尿排出量<1 μg/24h;经其他途径形成的 3-羟异戊酸,在尿中排出增加,正常成人 24 小时排出量约 77～195 μmol,缺乏症的患者尿排出量>195 μmol。

正常成人全血生物素含量为 260 ng/L,婴儿为 320 ng/L,当全血生物素含量<100 ng/L时,可认为缺乏。生物素的营养状况可通过测定血尿生物素含量、血浆奇数碳脂肪酸浓度及尿中有关代谢产物排出量来评价。

(四)膳食参考摄入量

由于肠道细菌可合成生物素,因此不易准确确定生物素的需要量。中国营养学会 2018 年提出了我国居民 AI 值,其中成人为 40 μg/d。

(五)食物来源

生物素广泛存在于天然食物中,干酪(82 μg)、肝(牛肝 100 μg)、大豆粉(70 μg/100g)中含量最为丰富,其次为蛋类(22.5 μg/100g),在精制谷类、多数水果中含量较少。

第五节　无机盐

无机盐是构成人体组织和维持正常生理功能必需的各种无机元素的总称,是人体必需的六大营养素之一。

人体内含有的 60 多种元素中,对维持机体正常生理功能所必需的元素有 20 多种,称为必需元素。体内含量较多的有氢、碳、氧、氮、磷、硫、氯、钠、镁、钾、钙等,约占体重的 99.95%。这些生命必需元素中,除碳、氢、氧、氮主要以有机物质形式存在外,其余各元素均为无机盐或矿物质。

人体必需的矿物质有钙、磷、镁、钾、钠、硫、氯 7 种,其含量占人体 0.01% 以上或膳食摄入量大于 100 mg/d,被称为常量元素。而铁、锌、铜、钴、钼、硒、碘、铬 8 种为必需的微量元素。微量元素是指其含量占人体 0.01% 以下或膳食摄入量小于 100 mg/d 的矿物质。还有锰、硅、镍、硼和钒 5 种是人体可能必需的微量元素。还有一些微量元素有潜在毒性,一旦摄入过量可能对人体造成病变或损伤,但在低剂量下对人体又是可能的必需微量元素,这些微量元素主要有氟、铅、汞、铝、砷、锡、锂和镉等。无论哪种元素,和人体所需的三大营养素——碳水化合物、脂类和蛋白质相比,都是非常少量的。

虽然无机盐在人体内的总量不及体重的 5%,也不能提供能量,可是它们在体内不能自行合成,必须由外界环境供给,并且在人体组织的生理作用中发挥重要的功能。当从饮食中摄入的量减少到某一低限值时,将导致某一种或某些重要生理功能的损伤。

无机盐在体内组织器官中的分布不均匀,并且相互之间存在协同或拮抗效应。部分无机盐需要量很少,生理需要量与中毒剂量的范围较窄,过量摄入易引起中毒。

一、钙

钙是构成人体的重要组分,正常人体内含有 1000～1200 g 的钙。其中 99.3% 集中于骨、齿组织,只有 0.1% 的钙存在于细胞外液,全身软组织含钙量总共占 0.6%～0.9%(大部分被隔绝在细胞内的钙池内)。

在骨骼和牙齿中的钙以矿物质形式存在,而在软组织和体液中的钙则以游离或结合形式存在,这部分钙统称为混溶钙池。机体内的钙,一方面构成骨骼和牙齿,另一方面则参与各种生理功能和代谢过程。

(一)生理功能与缺乏

1. 生理功能

1)构成机体的骨骼和牙齿

钙是构成骨骼的重要组分,骨骼中的钙占体重的 25% 和总灰分的 40%,钙对保证骨骼的正常生长发育和维持骨健康起着至关重要的作用。

骨的结构包括两种类型,外部的皮质骨和内部的松质骨。皮质骨为板层结构,特性坚韧。松质骨为网状结构,既坚硬又有弹性。骨骼组织由骨细胞(约占 2%～3% 的体积)和钙化的骨基质组成。骨基质中 65% 为矿物质,35% 为有机物质。有机物中 95% 为胶原蛋白,其余为非胶原蛋白。骨矿物质决定骨的硬度,而有机基质决定骨的韧性,被骨基质包围起来的是骨细胞,细胞之间有许多突起互相连接。矿物质占骨重的 2/3,其中钙占 39.9%。钙在矿物质中以两种形式存在,一为晶状的羟磷灰石 $Ca_{10}(PO_4)_6(OH)_2$,呈六角形管状,另一种为无定形的磷酸钙 $Ca_3(PO_4)_2$,也是磷灰石的前体。在成熟骨中,晶状羟磷灰石含量较多,而新沉积的骨矿物质中,则无定形磷酸钙含量较多。

骨骼通过成骨作用(即新骨不断生成,和破骨作用,旧骨不断吸收),使其各种组分与血液间保持动态平衡,这一过程称为骨重建。

骨钙的更新速率,因年龄而变化。妊娠早期,胎儿仅有少量钙沉积,以后钙浓度很快升高至胎儿体重的 0.5%。妊娠后期,胎儿从母体约取得 20 g 的钙,足月新生儿钙相当于其体重的 1%。1 岁以前婴儿每年转换 100%,以后逐渐降低,每年可转换 50%,即每两年骨钙可更新一次。儿童阶段每年转换 10%,由于儿童时期生长发育旺盛,对钙需要量大,如长期摄钙不足,并常伴随蛋白质和维生素 D 缺乏,可引起生长迟缓,新骨结构异常,骨钙化不良,骨骼变形,发生佝偻病。健康年轻成人骨吸收与形成维持平衡,每年转变 5%。40 岁以后骨形成明显减弱,转换速率为每年 0.7%,绝经后妇女和老年男女其吸收更占优势。

人在 20 岁以前,主要为骨的生长阶段,其后的 10 余年骨质继续增加,约在 35～40 岁左右,单位体积内的骨质达到顶峰,称为峰值骨度。此后骨质逐渐丢失。妇女绝经以后,骨质丢失速度加快,骨质降低到一定程度时,就不能保持骨骼结构的完整,甚至压缩变形,以至在很小外力下即可发生骨折,即为骨质疏松症。骨骼成熟时所达到的骨骼峰值,是防止骨质疏松危险性的主要因素。

牙本质是牙的主体,化学组成类似骨,但组织结构和骨差别很大。牙本质没有细胞、血管和神经,因此牙齿中的矿物质则无此更新转换过程。

2)维持多种正常生理功能

分布在体液和其他组织中的钙,虽然还不到体内总钙量的 1%,但在机体内多方面的生理活动和生物化学过程中起着重要的调节作用。细胞外液的钙约 1 g,占总钙的 0.1%;细胞内的钙约 7 g,占总钙的 0.6%。血钙较稳定,正常浓度为 2.25~2.75 mmol(90~110 mg)/L,占总钙的 0.03%。血液中的钙可分为扩散性和非扩散性钙两部分。

非扩散性钙是指与血浆蛋白(主要是白蛋白)结合的钙,它们不易透过毛细血管壁,也不具有生理活性。在扩散性钙中,一部分是与有机酸或无机酸结合的复合钙,另一部分则是游离状态的钙离子,只有离子钙才具有生理作用。

离子钙的生理功能涉及诸多方面:Ca^{2+} 参与调节神经、肌肉兴奋性,并介导和调节肌肉以及细胞内微丝、微管等的收缩;Ca^{2+} 影响毛细血管通透性,并参与调节生物膜的完整性和质膜的通透性及其转换过程;Ca^{2+} 参与调节多种激素和神经递质的释放;Ca^{2+} 的重要作用之一是作为细胞内第二信使;介导激素的调节作用;Ca^{2+} 能直接参与脂肪酶、ATP 酶等的活性调节;还能激活多种酶(腺苷酸环化酶、鸟苷酸环化酶及钙调蛋白等)调节代谢过程及一系列细胞内生命活动;Ca^{2+} 与细胞的吞噬、分泌、分裂等活动密切相关;Ca^{2+} 是血液凝固过程所必需的凝血因子,可使可溶性纤维蛋白原转变成纤维蛋白。

2. 缺乏

就我国现有膳食结构的营养调查表明,居民钙摄入量普遍偏低,仅达推荐摄入量的 50% 左右。因此钙缺乏症是较常见的营养性疾病。其主要表现为骨骼的病变,即儿童时期的佝偻病,成年人的骨质疏松症。

(二)吸收与代谢

1. 吸收

1)吸收的途径与机制

在食物的消化过程中,钙通常由复合物中游离出来,被释放成为一种可溶性的和离子化状态,以便于吸收,但是低分子量的复合物,可被原样完整吸收。钙的吸收有两种途径。吸收的机制因摄入量多少与需要量的高低而有所不同。

(1)主动吸收:当机体对钙的需要量高,或摄入量较低时,肠道对钙的主动吸收机制最活跃。这是一个逆浓度梯度的运载过程,所以是一个需要能量的主动吸收过程。这一过程需要钙结合蛋白的参与,也需要 $1,25$ -$(OH)_2D_3$ 作为调节剂。

(2)被动吸收:当钙摄入量较高时,则大部分由被动的离子扩散方式吸收。这一过程可能也需要 $1,25$ -$(OH)_2D_3$ 的作用,但更主要取决于肠腔与浆膜间钙浓度的梯度。

2)影响钙吸收的因素

影响钙吸收的因素很多,主要包括机体与膳食两个方面。

(1)机体因素

因钙的吸收与机体的需要程度密切相关。故而生命周期的各个阶段钙的吸收情况不同。婴儿时期因需要量大,吸收率可高达 60%,儿童约为 40%;年轻成人保持在 25% 上下,成年人仅为 20% 左右。钙吸收率随年龄增加而渐减。

(2)膳食因素

首先是膳食中钙的摄入量。摄入量高,吸收量相应也高,但吸收量与摄入量并不成正比,摄入量增加时,吸收率相对降低。其次,膳食中维生素 D 的存在与量的多少,对钙的吸收有明显影响。乳糖与钙形成可溶性低分子物质,以及在糖被肠道菌分解发酵产酸时,肠道 pH 降低,均有利于钙吸收。适量的蛋白质和一些氨基酸,如赖氨酸、精氨酸、色氨酸等可与钙结合成可溶性络合物,而有利于钙吸收,但当蛋白质超过推荐摄入量时,则未见进一步的有利影响。高脂膳食可延长钙与肠黏膜接触的时间,可使钙吸收有所增加,但脂肪酸与钙结合形成脂肪酸钙,则影响钙吸收。低磷膳食可提高钙的吸收率,而食物中碱性磷酸盐可与钙形成不溶解的钙盐而影响钙吸收。谷类中的植酸会在肠道中形成植酸钙而影响吸收。某些蔬菜如菠菜、苋菜、竹笋中的草酸与钙形成草酸钙亦可影响吸收。膳食纤维中的糖醛酸残基与钙螯合而干扰钙吸收。一些药物如青霉素和新霉素能增加钙吸收,而一些碱性药物如抗酸药、肝素等可干扰钙吸收。

2. 排泄

钙的排泄主要通过肠道和泌尿系统,经汗液也有少量排出。人体每日摄入钙的 10% ～20% 从肾脏排出,80% ～90% 经肠道排出。后者包括食物中及消化液中未被吸收的钙,上皮细胞脱落释出的钙,其排出量随食物含钙量及吸收状况的不同而有较大的波动。

(三)过量危害与毒性

1. 过量危害

1)肾结石

钙摄入量增多,与肾结石患病率增加有直接关系。肾结石病多见于西方社会居民,美国人约 12% 的人患有肾结石,可能与钙摄入过多有关。

2)奶碱综合征

奶碱综合征的典型症候群包括高血钙症、碱中毒和肾功能障碍,但症状表现可有很大差异。其严重程度决定于钙和碱摄入量的多少和持续时间。急性发作者呈现为高血钙和碱中毒的毒血症,在钙和碱摄入后发展很快(2～30 天之内),碳酸钙持续摄入量为 20～60 g/d,临床特征是易兴奋、头疼、眩晕、恶心和呕吐,虚弱、肌痛和冷漠,如再继续摄入钙和碱,则神经系统症状加重(记忆丧失、嗜睡和昏迷)。

3)钙和其他矿物质的相互干扰作用

高钙摄入能影响这些必需矿物质的生物利用率。

(1)铁:钙可明显抑制铁的吸收,并存在剂量-反应关系。增加过量的钙,会对膳食铁的吸收产生很大的抑制作用。

(2)锌:一些代谢显示,高钙膳食对锌的吸收率和锌平衡有影响,认为钙与锌相互有拮抗作用。

(3)镁:有报告提出,膳食的钙/镁分子比大于 3.5(mg 比大于 5),会导致镁缺乏。试验表明,高钙摄入时,镁吸收低,而尿镁显著增加。

(4)磷:已知醋酸钙和碳酸钙在肠腔中是有效的磷结合剂,高钙可减少膳食中磷的吸收,但尚未见有高钙引起磷耗竭或影响磷营养状况的证据。

2. 毒性

因无明显毒作用,其急、慢性等一般毒性资料缺乏,也无动物实验的结果可以利用作为安全性评价的证据。

(四)需要量与膳食参考摄入量

中国营养学会对成年人钙的 DRIs 的制订,基本是参照国内外钙平衡试验及营养调查报告,将中国居民成年男子钙的适宜摄入量(AI)定为 800 mg/d,成年人及 1 岁以上儿童钙的可耐受最高摄入量(UL)定为 2000 mg/d。

（五）食物来源

奶和奶制品是钙的重要来源，因为奶中含钙量丰富吸收率也高。另外，豆类、硬果类，可连骨吃的小鱼小虾及一些绿色蔬菜类也是钙的较好来源。硬水中含有相当量的钙，也不失为一种钙的来源。

二、磷

正常人体内含磷 600～700 g，每千克无脂肪组织约含磷 12 g。体内磷的 85.7% 集中于骨和牙，其余散在分布于全身各组织及体液中，其中一半存在于肌肉组织中。

（一）生理功能与缺乏

1. 生理功能

构成骨骼和牙齿。磷在骨及牙齿中的存在形式主要是无机磷酸盐，主要成分是羟磷灰石 $[Ca_{10}(PO_4)_6(OH)_2]$。构成机体支架和承担负重作用，并作为磷的储存库，其重要性与骨、牙齿中钙盐作用相同。

组成生命的重要物质。磷是组成核酸、磷蛋白、磷脂、环腺苷酸（cAMP）、环鸟苷酸（cGMP）、多种酶的成分。

参与能量代谢。高能磷酸化合物如三磷酸腺苷及磷酸肌酸等为能量载体，在细胞内能量的转换、代谢中，以及作为能源物质在生命活动中起有重要作用。

参与酸碱平衡的调节。磷酸盐缓冲体系接近中性，构成体内缓冲体系。

2. 缺乏

一般不会由于膳食原因引起营养性磷缺乏，只有在一些特殊情况下才会出现。如早产儿若仅喂以母乳，因人乳含磷量较低，不能满足早产儿骨磷沉积的需要，可发生磷缺乏，出现佝偻病样骨骼异常。

（二）吸收与代谢

磷的代谢过程与钙相似。体内磷的平衡取决于体内和体外环境之间磷的交换，即磷的摄入、吸收和排泄三者之间的相对平衡。

磷的吸收部位在小肠，其中以十二指肠及空肠部位吸收最快，在回肠吸收较差。磷的主要排泄途径是经肾脏。未经肠道吸收的磷从粪便排出，这部分平均约占机体每日摄磷量的 30%，其余 70% 经由肾以可溶性磷酸盐形式排出，少量也可由汗液排出。

（三）过量危害与毒性

一般情况下，不易发生由膳食摄入过量磷的问题，曾有报告因摄入过量磷酸盐的食品添加剂而引起磷过量，但很少描述其影响作用。在某些特殊情况下，如医用口服、灌肠或静脉注射大量磷酸盐后，可引起血清无机磷浓度升高达 1.67 mmol(50 mg)/L，形成高磷血症。

（四）需要量与膳食参考摄入量

以往因为食物中含磷普遍而丰富，很少因为膳食原因引起营养性磷缺乏，故很少注意研究磷的需要量，更缺乏用于磷需要量的指标，仅仅是与钙的需要量相联系而考虑钙、磷比值。

中国营养学会 DRIs 中，成人磷适宜摄入量（AI）为 700 mg/d。

（五）食物来源

磷在食物中分布很广，无论动物性食物或植物性食物，在其细胞中都含有丰富的磷，动物的乳汁中也含有磷，磷是与蛋白质并存的，瘦肉、蛋、奶、动物的肝、肾含量都很高，海带、紫菜、芝麻酱、花生、干豆类、坚果粗粮含磷也较丰富。但粮谷中的磷为植酸磷，不经过加工处理，吸收利用率低。

三、镁

正常成人身体总镁含量约 25 g，其中 60%～65% 存在于骨、齿，27% 分布于软组织。镁主要分布于细胞内，细胞外液的镁不超过 1%。

（一）生理功能与缺乏

1. 生理功能

1）激活多种酶的活性。镁作为多种酶的激活剂，参与 300 余种酶促反应。镁能与细胞内许多重要成分，如三磷酸腺苷等形成复合物而激活酶系，或直接作为酶的激活剂激活酶系。

2）维护骨骼生长和神经肌肉的兴奋性

（1）对骨骼的作用：镁是骨细胞结构和功能所必需的元素，对促进骨骼生长和维持骨骼的正常功能具有重要作用。

（2）对神经肌肉的作用：镁与钙使神经肌肉兴奋和抑制作用相同，不论血中镁或钙过低，神经肌肉兴奋性均增高；反之则有镇静作用。但镁和钙又有拮抗作用，有与某些酶的结合竞争作用，在神经肌肉功能方面表现出相反的作用。由镁引起的中枢神经和肌肉接点处的传导阻滞可被钙拮抗。

3）维护胃肠道和激素的功能

（1）对胃肠道的作用：低度硫酸镁溶液经十二指肠时，可使 Oddi 括约肌松弛，短期胆汁流出，促使胆囊排空，具有利胆作用。碱性镁盐可中和胃酸。镁离子在肠道中吸收缓慢，促使水分滞留，具有导泻作用。

（2）对激素的作用：血浆镁的变化直接影响甲状旁腺激素的分泌，但其作用仅为钙的 30%～40%。在正常情况下，当血浆镁增加时，可抑制甲状旁腺激素分泌。血浆镁水平下降时可兴奋甲状旁腺，促使镁自骨骼、肾脏、肠道转移至血中，但其量甚微。当镁水平极端低下时，可使甲状旁腺功能低下，经补充镁后即可恢复。

甲状腺素过多可引起血清镁降低，尿镁增加，镁呈负平衡。甲状腺素又可提高镁的需要量，故可引起相对缺镁，因此对甲亢患者应补给镁盐。

2. 缺乏

引起镁缺乏的原因很多，主要有镁摄入不足、吸收障碍、丢失过多以及多种临床疾病等。镁缺乏可致血清钙下降，神经肌肉兴奋性亢进；对血管功能可能有潜在的影响，有人报告低镁血症患者可有房室性早搏、房颤以及室速与室颤，半数有血压升高；镁对骨矿物质的内稳态有重要作用，镁缺乏可能是绝经后骨质疏松症的一种危险因素；少数研究表明，镁耗竭可以导致胰岛素抵抗。

（二）吸收与代谢

食物中的镁在整个肠道均可被吸收，但主要是在空肠末端与回肠部位吸收，吸收率一般约为 30%，可通过被动扩散和耗能的主动吸收两种机制吸收。

影响镁吸收的因素很多，首先是受镁摄入量的影响。摄入少时吸收率增加，摄入多时吸收率降低。膳食中促进镁吸收的成分主要有氨基酸、乳糖等，氨基酸可增加难溶性镁盐的溶解度，所以蛋白质可促进镁的吸收。抑制镁吸收的主要成分有过多的磷、草酸、植酸和膳食纤维等。另外，镁的吸收还与饮水量有关，饮水多时对镁离子的吸收有明显的促进作用。肾脏是维持机体镁内稳态的重要器官，肾脏对镁的处理是一个滤过和重吸收过程，肾脏是排镁的主要器官，滤过的镁大约 65% 被重吸收。粪便只排出少量内源性镁，汗液也可排出少量镁。

(三)过量危害与毒性

在正常情况下，肠、肾及甲状旁腺等能调解镁代谢，一般不易发生镁中毒。用镁盐抗酸、导泻、利胆、抗惊厥或治疗高血压脑病，亦不至于发生镁中毒。只有在肾功能不全者、糖尿病酮症的早期、肾上腺皮质功能不全、黏液水肿、骨髓瘤、草酸中毒、肺部疾患及关节炎等发生血镁升高时方可见镁中毒。

最初发现镁摄入过量的临床表现是腹泻。腹泻是评价镁毒性的敏感指标。过量镁摄入，血清镁在 1.5～2.5 mmol/L 时，常伴有恶心、胃肠痉挛等胃肠道反应；当血清镁增高到 2.5～3.5 mmol/L 时则出现嗜睡、肌无力、膝腱反射弱、肌麻痹；当血清镁增至 5 mmol/L 时，深腱反射消失；血清镁超过 5 mmol/L 时可发生随意肌或呼吸肌麻痹；血清镁 7.5 mmol/L 或更高时可发生心脏完全传导阻滞或心搏停止。

(四)需要量与膳食参考摄入量

镁需要量的研究多采用平衡实验。我国对镁需要量的研究资料不多，中国营养学会修订的《中国居民膳食营养素参考摄入量(2018)》中成人镁适宜摄入量(AI)定为 350 mg/d，可耐受最高摄入量(UL)定为 700 mg/d。

(五)食物来源

镁虽然普遍存在于食物，但食物中的镁含量差别甚大。由于叶绿素是镁卟啉的螯合物，所以绿叶蔬菜是富含镁的。食物中诸如糙粮、坚果也含有丰富的镁，而肉类、淀粉类食物及牛奶中的镁含量属中等。除了食物之外，从饮水中也可以获得少量镁，但饮水中镁的含量差异很大，如硬水中含有较高的镁盐，软水中含量相对较低，因此水中镁的摄入量难以估计。

四、钾

正常成人体内钾总量约为 50 mmol/kg。体内钾主要存于细胞内，约占总量的 98%，其他存在于细胞外。

(一)生理功能与缺乏

1. 生理功能

1)参与碳水化合物、蛋白质的代谢

葡萄糖和氨基酸经过细胞膜进入细胞合成糖原和蛋白质时，必须有适量的钾离子参与。估计 1 g 糖原的合成约需 0.6 mmol 钾，合成蛋白质时每 1 g 氮需要 3 mmol 钾。ATP 的生成过程中也需要一定量的钾，如果钾缺乏时，碳水化合物、蛋白质的代谢将受到影响。

2)维持细胞内正常渗透压

由于钾主要存在于细胞内,因此钾在细胞内渗透压的维持中起主要作用。

3)维持神经肌肉的应激性

正常功能细胞内的钾离子和细胞外的钠离子联合作用,可激活 $Na^+ - K^+ - ATP$ 酶,产生能量,维持细胞内外钾钠离子浓度梯度,发生膜电位,使膜有电信号能力,膜去极化时在轴突发生动作电位,激活肌肉纤维收缩并引起突触释放神经递质。当血钾降低时,膜电位上升,细胞膜极化过度,应激性降低,发生松弛性瘫痪。当血钾过高时,可使膜电位降低,致细胞不能复极而应激性丧失,其结果也可发生肌肉麻痹。

4)维持心肌的正常功能

心肌细胞内外的钾浓度对心肌的自律性、传导性和兴奋性有密切关系。钾缺乏时,心肌兴奋性增高;钾过高时又使心肌自律性、传导性和兴奋性受抑制,两者均可引起心律失常。

5)维持细胞内外正常的酸碱平衡

钾代谢紊乱时,可影响细胞内外酸碱平衡。当细胞失钾时,细胞外液中钠与氢离子可进入细胞内,引起细胞内酸中毒和细胞外碱中毒;反之,细胞外钾离子内移,氢离子外移,可引起细胞内碱中毒与细胞外酸中毒。

2. 缺乏

人体内钾总量减少引起钾缺乏症,可在神经肌肉、消化、心血管、泌尿、中枢神经等系统发生功能性或病理改变。主要表现为肌肉无力或瘫痪、心律失常、横纹肌肉裂解症及肾功能障碍等。

体内缺钾的常见原因是摄入不足或损失过多。正常进食的人一般不易发生摄入不足,但由于疾病或其他原因需长期禁食或少食,而静脉补液内少钾或无钾时,易发生摄入不足。损失过多的原因比较多,可经消化道损失,如频繁的呕吐、腹泻、胃肠引流、长期用缓泻剂或轻泻剂等。经肾损失,如各种以肾小管功能障碍为主的肾脏疾病,可使钾从尿中大量丢失。经汗丢失,见于高温作业或重体力劳动者,因大量出汗而使钾大量丢失。

(二)吸收与代谢

人体的钾主要来自食物,成人每日从膳食中摄入的钾为 60～100 mmol,儿童为 0.5～0.3 mmol/kg体重,摄入的钾大部分由小肠吸收,吸收率为 90%左右。

摄入的钾约 90%经肾脏排出,每日排出量约 70～90 mmol/L,因此,肾是维持钾平衡的主要调节器官。肾脏每日滤过钾约有 600～700 mmol/L,但几乎所有这些都在近端肾小管以及亨勒袢所吸收。除肾脏外,经粪和汗也可排出少量的钾。

(三)过量危害与毒性

体内钾过多,血钾浓度高于 5.5 mmol/L 时,可出现毒性反应,称高钾血症。钾过多可使细胞外 K^+ 增多,心肌自律性、传导性和兴奋性受抑制。其危害主要表现在神经肌肉和心血管方面,神经肌肉表现为极度疲乏软弱,四肢无力,下肢沉重。心血管系统可见心率缓慢,心音减弱。

(四)需要量与膳食参考摄入量

钾需要量的研究不多。2018 年中国营养学会修订的 DRIs 中,参考国内外有关资料,提出了中国成人膳食钾的适宜摄入量(AI)为 2000 mg/d。

(五)食物来源

大部分食物都含有钾,但蔬菜和水果是钾最好的来源。每 100 g 谷类中含钾 100～200 mg,豆类中 600～800 mg,蔬菜和水果中 200～500 mg,肉类中含量约为 150～300 mg,鱼类中 200～300 mg。每 100 g 食物含量高于 800 mg 以上的食物有紫菜、黄豆、冬菇、赤豆等。

五、钠

钠是人体中一种重要无机元素,一般情况下,成人体内钠含量大约为 3200(女)～4170(男)mmol(分别相当于 77～100 g),约占体重的 0.15%,体内钠主要在细胞外液,占总体钠的 44%～50%,骨骼中含量也高达 40%～47%,细胞内液含量较低,仅 9%～10%。食盐(NaCl)是人体获得钠的主要来源。

(一)生理功能与缺乏

1. 生理功能

1)调节体内水分与渗透压

钠主要存在于细胞外液,是细胞外液中的主要阳离子,约占阳离子总量的 90%,与对应的阴离子构成渗透压。钠对细胞外液渗透压调节与维持体内水量的恒定是极其重要的。此外,钾在细胞内液中同样构成渗透压,维持细胞内的水分的稳定。钠、钾含量的平衡是维持细胞内外水分恒定的根本条件。

2)维持酸碱平衡

钠在肾小管重吸收时与 H^+ 交换,清除体内酸性代谢产物(如 CO_2),保持体液的酸碱平衡。钠离子总量影响着缓冲系统中碳酸氢盐的比例,因而对体液的酸碱平衡也有重要作用。

3)钠泵

钠钾离子的主动运转,由 Na^+-K^+-ATP 酶驱动,使钠离子主动从细胞内排出,以维持细胞内外液渗透压平衡。钠对 ATP 的生成和利用、肌肉运动、心血管功能、能量代谢都有关系,钠不足均可影响其作用。此外,糖代谢、氧的利用也需有钠的参与。

4)增强神经肌肉兴奋性

钠、钾、钙、镁等离子的浓度平衡,对于维护神经肌肉的应激性都是必需的,满足需要的钠可增强神经肌肉的兴奋性。

2. 缺乏

人体内钠在一般情况下不易缺乏。但在某些情况下,如禁食、少食,膳食钠限制过严而摄入量非常低时,或在高温、重体力劳动、过量出汗、胃肠疾病、反复呕吐、腹泻(泻剂应用)使钠过量排出丢失时,或某些疾病,如艾迪生病引起肾不能有效保留钠时,胃肠外营养缺钠或低钠时,利尿剂的使用而抑制肾小管重吸收钠时均可引起钠缺乏。

钠缺乏在早期症状不明显,倦怠、淡漠、无神、甚至起立时昏倒。失钠达 0.5 g/kg 体重以上时,可出现恶心、呕吐、血压下降、痛性肌肉痉挛,尿中无氯化物检出。当失钠达 0.75～1.2 g/kg 体重时,可出现恶心、呕吐、视力模糊、心率加速、脉搏细弱、血压下降、肌肉痉挛、疼痛反射消失,甚至淡漠、木僵、昏迷、外周循环衰竭、休克,终因急性肾功能衰竭而死亡。

(二)吸收与代谢

人体钠的主要来源为食物。钠在小肠上段吸收,吸收率极高,几乎可全部被吸,故粪便中含钠量很少。钠在空肠的吸收大多是被动性的,主要是与糖和氨基酸的主动转运相偶联进行的,在回肠则大部分是主动吸收。

从食物中摄入的以及由肠分泌的钠,均可很快被吸收。据估计,每日从肠道中吸收的氯化钠总量在 4400 mg 左右。被吸收的钠部分通过血液输送到胃液、肠液、胆汁及汗液中。每日从粪便中排出的钠不足 10 mg。在正常情况下,钠主要从肾脏排出,如果出汗不多,也无腹泻,98% 以上摄入的钠自尿中排出,排出量约在 2300~3220 mg。钠与钙在肾小管内的重吸收过程发生竞争,钠摄入量高时,会相应减少钙的重吸收而增加尿钙排泄,故高钠膳食对骨丢失有很大影响。

钠还从汗中排出,不同个体汗中钠的浓度变化较大,平均含钠盐(NaCl)2.5 g/L,最高可达 3.7 g/L。在热环境下,中等强度劳动 4 小时,可使人体丢失钠盐 7~12 g。

(三)过量危害与毒性

钠摄入量过多、尿中 Na^+/K^+ 比值增高,是高血压的重要因素。研究表明,Na^+/K^+ 比值与血压呈正相关,而尿钾与血压呈负相关。在高血压家族人群较普遍存对盐敏感的现象,而对盐不敏感的或较耐盐者,在无高血压家族史者中较普遍。

正常情况下,钠摄入过多并不蓄积,但某些情况下,如误将食盐当作食糖加入婴儿奶粉中喂哺,则可引起中毒甚至死亡。急性中毒,可出现水肿、血压上升、血浆胆固醇升高、脂肪清除率降低、胃黏膜上皮细胞受损等。

(四)需要量与膳食参考摄入量

鉴于我国目前尚缺乏钠需要量的研究资料,也未见膳食因素引起的钠缺乏症的报道,尚难制订 EAR 和 RNI,参照中国营养学会 2018 年修订的中国居民膳食参考摄入量,钠的适宜摄入量(AI)成人为 1500 mg/d。

(五)食物来源

钠普遍存在于各种食物中,一般动物性食物钠含量高于植物性食物,但人体钠来源主要为食盐(钠)以及加工制备食物过程中加入的钠或含钠的复合物(如谷氨酸、小苏打即碳酸氢钠等),以及酱油、盐渍或腌制肉或烟熏食品、酱咸菜类、发酵豆制品、咸味休闲食品等。

六、铁

人体内铁总量约为 4~5 g,有两种存在形式,一为"功能性铁",是铁的主要存在形式,其中血红蛋白含铁量占总铁量的 60%~75%,3% 在肌红蛋白,1% 为含铁酶类(细胞色素、细胞色素氧化酶、过氧化物酶与过氧化氢酶等),这些铁发挥着铁的功能作用,参与氧的转运和利用。另一为"贮存铁",是以铁蛋白和含铁血黄素形式存在于血液肝、脾与骨髓中,约占体内总铁的25%~30%。在人体器官组织中铁的含量,以肝、脾为最高,其次为肾、心、骨骼肌与脑。铁在体内的含量随年龄、性别、营养状况和健康状况而有很大的个体差异。

(一)生理功能

铁为血红蛋白与肌红蛋白、细胞色素 A 以及一些呼吸酶的成分,参与体内氧与二氧化碳的转运、交换和组织呼吸过程。铁与红细胞形成和成熟有关,铁在骨髓造血组织中,进入幼红细胞内,与卟啉结合形成正铁血红素,后者再与珠蛋白合成血红蛋白。缺铁时,新生的红细胞中血红蛋白量不足,甚至影响 DNA 的合成及幼红细胞的分裂增殖,还可使红细胞寿命缩短、自身溶血增加。

铁与免疫有关。大多数人认为许多有关杀菌的酶成分、淋巴细胞转化率、吞噬细胞移动抑制因子、中性粒细胞吞噬功能等均与铁水平有关。当感染时,过量铁往往促进细菌的生长,对抵御感染不利。

铁还有催化促进 β-胡萝卜素转化为维生素 A、嘌呤与胶原的合成、抗体的产生、脂类从血液中转运以及药物在肝脏的解毒等功能。

(二)吸收与代谢

摄入的食物铁在胃内,经胃酸的消化作用,溶解、离子化并还原成为亚铁状态,形成低分子的螯合物质。正常胃液含有一种未明的化学稳定因素,可能是内源性螯合物,在小肠中碱性条件下,此种因素可使摄入的铁减慢沉降,而易为肠黏膜吸收。

1.铁的吸收

铁的吸收主要在小肠的上段,且吸收效率最佳,但铁吸收在小肠的任何一段都可逆行。大部分被吸收入血液的铁以小分子的形式,很快通过黏膜细胞,与脱铁铁蛋白结合形成铁蛋白,一部分铁蛋白的铁可在以后解离,以便进入血液,但大部分却可能留在黏膜细胞内直至此种细胞破坏死亡而脱落。

小肠黏膜上皮细胞对铁的吸收代谢有以下特点:①对血红素铁和非血红素铁的吸收不同。血红素与肠黏膜上血红素受体结合,将血红素铁中的含铁卟啉复合物整个吸收并由血红素加氧酶裂解成卟啉和铁,随后铁与细胞内的脱铁铁蛋白结合成铁蛋白,再运转到身体其他部位而被利用。而非血红素铁则需先被还原成二价铁,才被吸收。②控制和调节铁的吸收。当人体内缺铁时,小肠黏膜上皮细胞就能多吸收铁,此时铁的吸收率就升高。肠内铁增高时,其吸收率则下降,但吸收量仍有增加。

2.铁吸收的影响因素

铁在食物中主要以三价铁形式存在,少数食物中为还原铁(亚铁或二价铁)。肉类等食物中的铁约一半左右是血红素铁(约 40%),而其他为非血红素铁,后者则明显受膳食因素的影响。无机铁被吸收时,对肠道环境的改变非常敏感,但血红素铁的吸收则不受其影响。

非血红素铁在吸收前,必须与结合的有机物,如蛋白质、氨基酸和有机酸等分离,而且必须在转化为亚铁后方可被吸收,因而有很多因素可影响非血红素铁的吸收。

1)蛋白质与“肉因子”

肉、禽、鱼类食物中铁的吸收率较高,除与其中含有一半左右(约 40%)血红素铁有关外,也与动物肉中一种叫“肉因子”或“肉鱼禽因子”有关。此种“因子”能促进非血红素铁的吸收。

动物组织蛋白质的铁吸收率较高,可达 15%～20%。动物的非组织蛋白质,如牛奶、乳酪、蛋或蛋清等,却不高。纯蛋白质,如乳清蛋白、面筋蛋白、大豆分离蛋白等,对铁的吸收还有抑制作用。

至于氨基酸,如胱氨酸、半胱氨酸、赖氨酸、组氨酸等有利于铁的吸收,其原因可能是与铁螯合成小分子的可溶性单体有关。

2）脂类与碳水化合物

研究表明,膳食中脂类的含量适当对铁吸收有利,过高或过低均降低铁的吸收。各种碳水化合物对铁的吸收与存留有影响,作用最大的是乳糖,其次为蔗糖、葡萄糖,以淀粉代替乳糖或葡萄糖,则明显降低铁的吸收率。

3）矿物元素

钙含量丰富,可部分减少植酸、草酸对铁吸收的影响,有利于铁的吸收,但大量的钙不利于铁吸收,原因尚不明确。无机锌与无机铁之间有较强的竞争作用,当一种过多时,就可干扰另一种的吸收。

4）维生素

维生素 A 与 β-胡萝卜素在肠道内可能与铁络合,保持较高的溶解度,防止诸如植酸、多酚类对铁吸收的不利作用。已发现缺铁性贫血与维生素 A 缺乏往往同时存在,给维生素 A 缺乏者补充维生素 A,即使铁的摄入量不变,铁的营养状况亦有所改善。维生素 B_2 有利于铁的吸收、转运与储存。当维生素 B_2 缺乏时,铁吸收、转运与肝、脾储铁均受阻。在儿童贫血调查研究中也发现贫血与维生素 B_2 缺乏有关。维生素 C 具酸性,还具还原性,能将三价铁还原为二价铁,并与铁螯合形成可溶性小分子络合物,有利于铁吸收。口服较大剂量维生素 C 时,可显著增加非血红素铁的吸收。在铁缺乏时,维生素 C 对铁吸收率的提高作用更为明显。其他如枸橼酸、乳酸、丙酮酸、琥珀酸等具有弱的螯合性质的有机酸,也都可提高铁的吸收。

5）膳食纤维

由于膳食纤维能结合阳离子的铁、钙等,摄入过多时可干扰铁的吸收,也有人认为可能是草酸作用的结果。

6）植酸盐与草酸盐

粮谷类及蔬菜中的植酸盐、草酸盐能与铁形成不溶性盐,影响铁的吸收。植酸盐即肌醇六磷酸盐,几乎存在于所有的谷类的糠麸、种子、坚果的纤维和木质素中,蔬菜水果中也都含有。

7）多酚类化合物

几乎所有植物中都含有酚类化合物,其中的某些种类能抑制非血红素铁的吸收,如含桔酰(3,4,5-三羟苯甲酰)的多酚类化合物,在茶、咖啡以及菠菜中,均含有此酚类物质而明显抑制铁的吸收。

8）卵黄高磷蛋白

蛋类中存在一种卵黄高磷蛋白,可干扰铁的吸收,使蛋类铁吸收率降低。

9）机体状况

机体状况可左右铁的吸收。食物通过肠道的时间太短、胃酸缺乏或过多服用抗酸药时,影响铁离子释放而降低铁的吸收。血红素铁与非血红素铁吸收,都受体内铁贮存量的影响。当铁贮存量多时,吸收率降低;贮存量减少时,需要量增加,吸收率亦增加。胃肠吸收不良综合征也影响铁的吸收,缺铁性贫血时铁吸收率增高。

一般来说,在植物性食物中铁吸收率较动物性食物为低。如大米为 1%,玉米和黑豆为 3%,莴苣为 4%,小麦、面粉为 5%,鱼为 11%,动物肉、肝为 22%,蛋类仅达 3%。

按中国传统膳食,成年男性膳食总铁平均吸收率大约为 6%,育龄妇女为 13%,女性吸收率高于男性是因为其体内贮存铁较低,而需求又较高,如需补充由于月经丢失的铁和补偿妊娠、哺乳的额外需铁等。

体内代谢的铁来源，一种为膳食铁，另一种来源是红细胞衰老解体释放的血红蛋白铁（20 mg 左右）。人体内每天参与周转的 35～40 mg 铁中，来自肠道吸收者仅为 0.5～1.5 mg，体内贮存铁在维持血浆铁水平稳定方面起重要作用。成年男性体内贮存的铁约为 1 g，也有多达 2 g 者。生育年龄的妇女，因月经或分娩，铁的丢失增加，贮存铁较少。

肝脏是合成铁蛋白、运铁蛋白和储铁的重要器官。正常情况下体内贮存铁的 1/3 存在于肝脏中，肝脏中的铁绝大部分（约 0.4 g）存在于肝细胞中，小部分在肝星形细胞中。在红细胞生成增多需要释放贮存铁时，肝也参与铁进入与输出红细胞的双向运输过程。

骨髓与骨骼肌含有一定量非血红蛋白的铁。正常情况下骨髓所贮存的总铁量约为 300 mg，占全身贮存铁的 1/3～1/5。骨骼肌中非血红蛋白的浓度虽然不高，但其总铁贮存量几乎相当于肝脏。

（三）铁缺乏及缺铁性贫血

当体内缺铁时，铁损耗可分 3 个阶段。第一阶段为铁减少期（ID），此时贮存铁耗竭，血清铁蛋白浓度下降。第二阶段为红细胞生成缺铁期（IDE），此时除血清铁蛋白下降外，血清铁也下降，同时铁结合力上升（运铁蛋白饱和度下降），游离原卟啉浓度（FEP）上升。第三阶段为缺铁性贫血期（IDA），血红蛋白和红细胞比容下降。长时间铁的负平衡致使体内铁贮备减少，以致耗尽。体内铁缺乏，引起含铁酶减少或铁依赖酶活性降低，使细胞呼吸障碍，从而影响组织器官功能，出现食欲低下，严重者可有渗出性肠病变及吸收不良综合征等。铁缺乏的儿童易烦躁，对周围不感兴趣，成人则冷漠呆板。当血红蛋白继续降低，则出现面色苍白、口唇黏膜和眼结膜苍白，有疲劳乏力、头晕、心悸、指甲脆薄、反甲等。

婴幼儿与孕妇贫血尚需特别注意。流行病学研究表明，早产、低出生体重儿及胎儿死亡与孕早期贫血有关。铁缺乏尚可损害儿童的认知能力，且在以后补充铁后，也难以恢复。铁缺乏也可引起心理活动和智力发育的损害及行为改变。

铁缺乏可出现抵抗感染的能力降低。已有研究表明，缺铁可使 T 淋巴细胞数量减少，免疫反应缺陷，淋巴细胞转化不良，中性粒细胞功能异常，杀菌能力减弱等。经铁治疗能恢复正常反应。

（四）过量危害与毒性

通过各种途径进入体内的铁量的增加，可使铁在人体内贮存过多，因而引致铁在体内潜在的有害作用。体内铁的储存过多与多种疾病如心脏和肝脏疾病、糖尿病、某些肿瘤有关。

肝脏是铁储存的主要部位，铁过量也常累及肝脏，成为铁过多诱导的损伤的主要靶器官。肝铁过载导致：①肝纤维化甚至肝硬化；②肝细胞瘤。肝纤维化可能是铁直接刺激肝细胞和肝内其他细胞合成胶原，或铁降低胶原的降解，引起胶原堆积。也有认为，含大量铁的肝细胞更易于被 HBV 感染，有利于病毒的复制，有可能增加肝细胞肿瘤发生的危险性。

铁过量与心脏疾病关系的探讨已见诸多报道。铁通过催化自由基的生成、促进脂蛋白的脂质和蛋白质部分的过氧化反应、形成氧化 LDL 等作用参与动脉粥样硬化的形成。

铁过多诱导的脂质过氧化反应的增强导致机体氧化和抗氧化系统失衡，直接损伤 DNA，诱发突变，与肝、结肠、直肠、肺、食管、膀胱等多种器官的肿瘤有关。

（五）需要量与膳食参考摄入量

铁在体内代谢中可被身体反复利用，一般除肠道分泌和皮肤、消化道、尿道上皮脱落损失少量外，排出铁的量很少。只要从食物中吸收加以补充即可满足机体需要。

中国营养学会制订的中国居民膳食铁参考摄入量（DRIs），成人铁适宜摄入量（AI）男子15 mg/d，女子为 20 mg/d，可耐受最高摄入量（UL）男女均为 50 mg/d。

（六）食物来源

铁广泛存在于各种食物中，但分布极不均衡，吸收率相差也极大。一般动物性食物的含量和吸收率均较高，因此膳食中的铁良好来源，主要为动物肝脏、动物全血、畜禽肉类、鱼类。蔬菜中含铁量不高，油菜、苋菜、菠菜、韭菜等所含的铁利用率不高。

七、碘

经过几个世纪的生活实践和对碘的研究，人类逐步认识到碘是人体的必需微量营养素之一。碘缺乏不仅会引起甲状腺肿和少数克汀病发生，还可引起更多的亚临床克汀患者和智力低下儿童的发生，故 1983 年提出了用"碘缺乏病（IDD）"代替过去的"地方性甲状腺肿"的提法。

（一）生理功能

碘在体内主要参与甲状腺激素的合成，其生理作用也是通过甲状腺激素的作用表现出来的。甲状腺激素在体内的作用是复杂的，目前尚不知其作用是否存在一个单独的机制。

1. 参与能量代谢

在蛋白质、脂类与碳水化合物的代谢中，碘促进氧化和氧化磷酸化过程；促进分解代谢、能量转换、增加氧耗量、加强产热作用，这些均在心、肝、肾及骨骼肌中进行，而对脑的作用不明显；碘参与维持与调节体温，保持正常的新陈代谢和生命活动。

膳食缺碘使甲状腺输出甲状腺激素受限，从而引起基础代谢率下降。反之，甲状腺功能亢进的人，机体的能量转换率和热的释放量相对提高。给哺乳动物甲状腺激素，可引起骨骼肌细胞内的线粒体的大小、数目和代谢活动均有增加，ATP 的利用加大。给实验大鼠注射甲状腺素后，其肝和肌肉内消耗的氧约增加 90%，被认为是由于甲状腺素促使钠泵透过细胞膜时激发 ATP 的利用所增加的能量，也是甲状腺素促使产热的一种反应。

2. 促进代谢和体格的生长发育

所有的哺乳类动物都必须有甲状腺素，即需要碘维持其细胞的分化与生长。发育期儿童的身高、体重、肌肉、骨骼的增长和性发育都必须有甲状腺激素的参与，此时期碘缺乏可致儿童生长发育受阻，侏儒症的一个最主要病因就是缺碘。

已有的研究表明，甲状腺激素促进 DNA 及蛋白质合成、维生素的吸收和利用，并有活化许多重要的酶的作用，包括细胞色素酶系、琥珀酸氧化酶系等 100 多种，对生物氧化和代谢都有促进作用。给予生理剂量的甲状腺素能使大鼠肿瘤细胞在培养基中生长率提高 3 倍。用 125 碘标记的甲状腺素出现在细胞的核仁中，与细胞核仁高度亲合，这被认为可能是核仁具有甲状腺激素受体样的功能，也表明甲状腺激素参与了对细胞基因表达的调控作用。

3. 促进神经系统发育

在脑发育阶段，神经元的迁移及分化，神经突起的分化和发育，尤其是树突、树突棘、触突、神经微管以及神经元联系的建立，髓鞘的形成和发育都需要甲状腺激素的参与。

人体胚胎发育至 16～17 天出现甲状腺原基，11～12 周甲状腺滤泡即有聚碘和形成碘化甲状腺原氨酸的能力。胚胎期及出生后早期缺碘或甲状腺激素不足，均会影响神经细胞的增殖分化、髓鞘和触突的发育及功能。妊娠前及整个妊娠期缺碘或甲状腺激素缺乏均可导致脑蛋白合成障碍，使脑蛋白质含量减少，细胞体积缩小，脑重量减轻，直接影响到智力发育。因此，在严重地方性甲状腺肿的地区，也可发生神经肌肉功能障碍为主要表现的克汀病。

胚胎期及婴儿期缺碘的儿童在改善缺碘状态后，只能防止缺碘对大脑的进一步损害及防止碘缺乏病的发生，而不能明显改善智力发育。缺碘对大脑神经的损害是不可逆的，胎儿期母体合理营养、特别是微量营养素的充分摄取，对胎儿、对母体都是非常重要的。故长期、稳定的对碘缺乏地区供给碘强化的食盐是非常必要的。

4. 垂体激素作用

碘代谢与甲状腺激素合成、释放及功能作用受垂体前叶促甲状腺激素（thyrotropin, TSH）的调节，TSH 的分泌则受血浆甲状腺激素浓度的反馈影响。当血浆中甲状腺激素增多，垂体即受到抑制，促使甲状腺激素分泌减少。当血浆中甲状腺激素减少时，垂体前叶 TSH 分泌即增多，这种反馈性的调节，对稳定甲状腺的功能很有必要，并对碘缺乏病的作用也很大。TSH 的分泌又受丘脑下部分泌的 TSH 释放因子所促进，丘脑下部则受中枢神经系统调节，由此可见，碘、甲状腺激素与中枢神经系统关系是至为密切的。

碘的生理功能是以甲状腺激素的功能作用表达的，至今尚未发现除甲状腺激素以外碘的其他独立的生理功能。

（二）吸收与代谢

1. 吸收

人从食物、水与空气中每日摄取的碘总量约 $100 \sim 300\ \mu g$，主要以碘化物的形式由消化道吸收，其中有机碘一部分可直接吸收，另一部分则需在消化道转化为无机碘后才可吸收。无机碘一般在进入胃肠道后 1 小时内大部分被吸收，3 小时内几乎完全被吸收。有机碘化物转化后方被吸收，但甲状腺激素碘约有 80% 可直接吸收。与氨基酸结合的碘可直接被吸收。而同脂肪酸结合的有机碘可不经肝脏，由乳糜管进入血液。被吸收的碘很快转运至血浆，遍布于全身各组织中。膳食钙、镁以及一些药物如磺胺等，对碘吸收有一定阻碍影响。蛋白质、能量不足时，也妨碍胃肠道内碘的吸收。

2. 代谢

碘在体内主要被用于合成甲状腺激素。甲状腺从血液中摄取碘的能力很强，甲状腺中碘的浓度比血浆高 25 倍以上。垂体前叶分泌的 TSH 促进甲状腺收集碘。在甲状腺囊泡的方形上皮细胞内，过氧化酶将聚集的碘催化为具有活性的原子碘。原子碘与酪氨酸在甲状腺上皮细胞中结合，而二碘酪氨酸成为甲状腺球蛋白的组成部分。二分子的二碘酪氨酸缩合，脱去一分子丙氨酸成为四碘甲腺原氨酸（T_4），即甲状腺素（thyroxine, TH），并贮存于腺体细胞的胞质内。有时碘化不完全，分子上只有 3 个碘原子时称为三碘甲腺原氨酸（T_3），其生理作用比甲状腺激素强，但活性维持时间短暂。

甲状腺素生成后与甲状腺球蛋白连接贮存在滤泡的胶质中，因其分子量大，不能直接进入血液。血液中的甲状腺激素（T_4、T_3）与血浆球蛋白结合存在，（检测时）统称为血浆蛋白结合碘（PBI）。因 PBI 分子量大，不能进入细胞，故无生理作用。当机体需要时，甲状腺球蛋白被蛋白水解酶作用，释放甲状腺激素入血（TSH 促进此过程）。游离的甲状腺激素进入效应细胞，影响线粒体上的酶活性而起作用。

机体还可通过在各种组织(包括肝脏与肾脏)中的脱碘酶的 5′-位脱碘作用,将 T_4 转变为 T_3(三碘甲状腺原酸),估计人体内的 T_4 每天有 1/3 转变为 T_3。人体还可进一步将 T_3 脱碘成为二碘甲腺氨酸和一碘甲腺氨酸。

碘仅在其被吸收入甲状腺中的部分才被合成为甲状腺素,进入甲状腺的碘的比例与碘的摄入量有关。当体内碘不足时,运载碘的过程被激发,增加循环池中碘的比例,并为甲状腺所利用。在长期缺碘时,由血液进入甲状腺的碘可达 80% 或更多。膳食碘充足时,肠道吸收的碘只有 10% 或更少进入甲状腺。

甲状腺是机体储存碘的最主要组织,并以一碘酪氨酸、二碘酪氨酸和少量甲状腺激素存在,但 T_3 的量极少。如膳食碘供给充足,甲状腺的碘含量可达 10～20 mg,如长期缺碘则可降至 200 μg 或以下。缺碘患者偶尔摄食碘,甲状腺可贮存大量的碘并持续一段时间,成为缺碘地区甲状腺肿大而含碘量却正常的原因。

血液中碘更新很快,正常情况下血浆碘清除的半衰期约为 10 小时,当患甲状腺毒症或缺碘时,腺体活动旺盛、半衰期将缩短。甲状腺激素的更新较慢,一般情况下甲状腺激素的半衰期约为 7 天,而 T3 的半衰期仅为 1.5～3 天。

3. 排出

消化道吸收的碘进入门静脉。有机碘经肝脏改造为无机碘化物后,一部分进入血液循环,输送至甲状腺、心、肺、肾、肌肉、皮肤及其他组织;另一部分则由肝转入胆汁,再进入消化道,其中有的经再吸收重新进入门静脉到肝,谓之"肠肝循环"。余下部分经肠道排出体外。碘的排泄途径主要为肾脏,其次为肠,一般约有 80%～85% 的碘经肾排出,每日尿碘约为 50～100 μg,10% 碘经粪便排出,仅为 6～25 μg/d,也有少量随汗液(占 5%)或通过呼吸排出。哺乳妇女从乳汁中排出一定量的碘(7.14 μg/L)。

(三)碘缺乏

机体因缺碘而导致的一系列障碍是为碘缺乏病,其临床表现取决于缺碘程度、机体发育阶段(胎儿期、新生儿期、婴幼儿期、青春期或成人期)、机体对缺碘的反应性或代偿适应能力等。不同发育阶段碘缺乏病的表现如表 3-11 所列。

表 3-11　碘缺乏病的疾病谱带

发育时期	碘缺乏病的表现
胎儿期	1.流产、死胎、先天畸形、围生期死亡率增高、婴幼儿期死亡率增高 2.地方性克汀病:①神经型:智力落后、聋哑、斜视、痉挛性瘫痪、不同程度的步态和姿态异常;②粘肿型:黏液性水肿、侏儒、智力落后 3.神经运动功能发育落后 4.胎儿甲状腺功能减退
新生儿期	甲状腺功能减退、新生儿甲状腺肿
儿童期和青春期	甲状腺肿、青春期甲状腺功能减退、亚临床型克汀病、智力发育障碍、体格发育障碍、单纯聋哑
成人期	甲状腺肿及其并发症、甲状腺功能减退、智力障碍、碘致性甲状腺功能亢进

（四）过量危害与毒性

较长时间的高碘摄入也可导致高碘性甲状腺肿等的高碘性危害。我国学者在 20 世纪 70 年代前后,根据在缺碘区、适碘区和高碘区的 17 个观察点近 5 万人的甲状腺检查和相应的水碘、尿碘测定数据,提出了水碘、尿碘与甲状腺肿患病率关系的方程式和相应的 U 形曲线,高碘、低碘都可引起甲状腺肿,且低碘时碘越少甲状腺肿患病率越高,高碘时碘越多患病率也越高的特点。

已知碘有抑制甲状腺合成激素的作用,但海藻引起的高碘甲状腺肿,被广泛认为是由于碘抑制了蛋白水解酶,以致贮积在甲状腺内的、与甲状腺球蛋白结合的 T_3、T_4,不能释放至血液循环中,导致血中甲状腺激素水平降低,反馈性地引起垂体的 TSH 分泌增高,从而导致甲状腺肿大。也有流行病学调查表明,高碘甲状腺肿患者并无血清 T_4 降低、TSH 升高的表现。因此,甲状腺肿的原因也可能是合成较多的甲状腺激素淤积在甲状腺滤泡内,形成了胶质大滤泡为特点的高碘甲状腺肿。

WHO/UNICEF/ICCIDD（国际控制碘缺乏病理事会）建议正常人每日碘摄入量在 1000 $\mu g/d$ 以下是安全的。根据我国高碘性甲状腺肿的发病情况,当人群（儿童）尿碘达 800 $\mu g/L$,则可造成高碘性甲状腺肿流行。据缺碘地区应用加碘食盐后 1～3 年内,碘性甲亢的发病率上升,而后降至加碘前水平,可见补碘时碘摄入量不宜过高、不宜过快提高剂量。补碘后其尿碘水平应低于 300 $\mu g/L$。

（五）营养状况评价

人体碘的营养状况的评价指标,常用的有 TSH、T_4、FT_4、T_3、FT_3,尿碘、儿童甲状腺肿大率,其他如儿童生长发育指标、神经运动功能指标等。

1. 垂体—甲状腺轴系激素水平

T_3 及 T_4 或 FT_4（游离四碘甲腺原氨酸）的下降,TSH 升高是碘缺乏的指征,新生儿 TSH 筛查是评估婴幼儿碘营养状况的敏感指标。

2. 尿碘（群体）

由于肾脏是碘的主要排出途径,尿碘水平是代表前一日的摄碘量的最好指标。摄碘量越多,尿碘量也越高。儿童尿碘低于 $100\mu g/L$,孕妇、乳母尿碘低于 $150\mu g/L$ 提示该人群碘营养不良。

根据一些调查研究结果,尿碘测定宜用 24 小时尿样本,其次空腹晨尿并以尿碘与尿肌酐比值表示,较其他时段接近 24 小时的结果。当然,如以衡量群体状况,样本数量够大,任意尿作为样本是可行的（以尿碘与尿肌酐比值为宜）,可反映该群体的碘营养水平。

3. 儿童甲状腺肿大率

比率大于 5‰ 提示该人群碘营养不良。由于甲状腺肿大是以前碘缺乏所造成,在缺乏纠正之后,尿碘可达到正常水平,但甲状腺肿的消退则尚需数月甚至数年。

4. 其他指标

儿童生长发育指标如身高、体重、性发育、骨龄等的检测,可反映过去与现在的甲状腺功能是否低下的状况;智商、神经运动功能的检测,以及地方性克汀病发病的情况,以了解胚胎期和婴幼儿期碘缺乏所造成的脑发育落后或神经损伤。

作为群体碘营养现况的评估指标,目前多推荐选用尿碘、甲状腺肿大率和 TSH 等指标。

（六）需要量与膳食参考摄入量

人体对碘的需要量,取决于对甲状素的需要量。维持正常代谢和生命活动所需的甲状腺激素是相对稳定的,合成这些激素所需的碘量约为 $50\sim75\ \mu g$。

中国营养学会制订的《中国居民膳食营养素参考摄入量》,成人碘推荐摄入量(RNI)为 $150\ \mu g/d$,可耐受最高摄入量(UL)为 $1000\ \mu g/d$。

（七）食物来源

人类所需的碘,主要来自食物,约为一日总摄入量 $80\%\sim90\%$,其次为饮水与食盐。食物碘含量的高低取决于各地区的生物地质化学状况。

海洋生物含碘量很高,如海带、紫菜、鲜海鱼、蚶干、蛤干、干贝、淡菜、海参、海蜇、龙虾等,其中干海带含碘可达 $240\ mg/kg$,而远离海洋的内陆山区或不易被海风吹到的地区,土壤和空气中含碘量较少,这些地区的食物含碘量不高。

陆地食品含碘量以动物性食品高于植物性食品,蛋、奶含碘量相对稍高（$40\sim90\ \mu g/kg$）,其次为肉类,淡水鱼的含碘量低于肉类。植物含碘量是最低的,特别是水果和蔬菜。

为了防止 IDD 的发生,目前采用的有食盐加碘、碘油以及其他措施,对于防止 IDD 已被证明是可行有效的。

八、锌

锌作为人体必需微量元素广泛分布于人体所有组织和器官,成人体内锌含量约 $2.0\sim2.5\ g$,以肝、肾、肌肉、视网膜、前列腺为高。血液中 $75\%\sim85\%$ 的锌分布在红细胞,$3\%\sim5\%$ 分布于白细胞,其余在血浆中。锌对生长发育、免疫功能、物质代谢和生殖功能等均有重要作用。

（一）生理功能与缺乏

锌的生理功能一般分为三个部分:催化、结构、调节功能。

1. 催化功能

有近百种酶依赖锌的催化,如乙醇脱氢酶,失去锌此酶活性也将随时丢失,补充锌可以恢复活性。

在金属酶中锌结合在催化部位的酶蛋白上,造成围绕金属离子的一个扭曲和部分配位的球体。由这种扭曲键所造成张力或键能,正是锌发挥其催化功能的基础。锌也可能是通过结合在金属分子上的水分子形成氢氧化锌共同起作用。

2. 结构功能

锌在酶中也有结构方面的作用。在 1938 年分离和提纯的碳酸酐酶是人类认识的第一个含锌的金属酶。1954 年另一个锌金属酶——牛胰羧肽酶 A 出现,随后,一些其他含锌酶和蛋白质的鉴定迅速进展,现已有的包含所有鉴定出的含锌酶或其他蛋白超过两百种。

在细胞质膜中,锌主要结合在细胞膜含硫、氮的配基上,少数结合在含氧的配基上,形成牢固的复合物,从而维持细胞膜稳定,减少毒素吸收和组织损伤。当食物锌摄入减少,一个重要的表现是细胞质膜丢失锌离子。锌从特异的亚细胞成分选择性的丢失,可能是引起原发病理学的关键。

3. 调节功能

锌作为一个调节基因表达的因子,在体内有广泛作用。金属硫蛋白(MT)或 MT 样蛋白质的表达,通过锌结合到金属转运因子(metal transcription factor,MTF)。锌是 MTF 及金属反应元素(metal response element,MRE)的调节系统,并可能以此机制来控制细胞内锌水平。

锌对蛋白质的合成和代谢的调节作用还表现在对机体免疫功能的调节。周围血单核细胞合成干扰素-γ、白细胞介素-1 和-6、肿瘤坏死因子-α 和白细胞介素-2 受体,以及刀豆球蛋白 A 刺激的细胞增殖,生理水平的锌均可控制这些免疫调节因子的分泌和产生。

锌对激素的调节和影响有重要生物意义。现已证实结晶胰岛素中含有相当数量能锌,并证实锌在胰岛素释放中起调节作用。锌参与前列腺素的主动分泌过程,同时在生理条件下前列腺素合成的抑制剂也依赖锌的调节功能。锌除对激素受体的效能和靶器官的反应产生影响外,还在激素的产生、储存和分泌中起作用。缺锌对激素的最显著的影响是对睾酮和肾上腺皮质类固醇生成和分泌的调节。

人类锌缺乏体征是一种或多种锌的生物学功能降低的结果,严重的先天性锌吸收不良在人类证明为肠病性肢端性皮炎。这种严重缺锌引起的皮肤损害和免疫功能损伤,目前并不常见。人类锌缺乏的常见体征是生长缓慢、皮肤伤口愈合不良、味觉障碍、胃肠道疾患、免疫功能减退等。

(二)吸收与代谢

1. 吸收和转运

锌的吸收主要在十二指肠和近侧小肠处,吸收率为 20%～30%,仅小部分吸收在胃和大肠处。锌先与小分子的肽构成复合物,主要经主动转运机制被吸收。Cousins 曾提出肠道锌吸收分为四个阶段:即肠细胞摄取锌,通过黏膜细胞转运,转运至门静脉循环和内源性锌分泌返回肠细胞。

2. 影响锌吸收利用的因素

植物性食物中含有的植酸、鞣酸和纤维素等均不利于锌的吸收,而动物性食物中的锌生物利用率较高,维生素 D 可促进锌的吸收。我国居民的膳食以植物性食物为主,含植酸和纤维较多,锌的生物利用率一般为 15%～20%。

3. 排泄与丢失

锌在正常膳食锌水平时,粪是锌排泄的主要途径。因此当体内锌处于平衡状态时,约 90% 摄入的锌由粪中排出,其余部分由尿、汗、头发中排出或丢失。

(三)过量危害与毒性

锌在正常摄入量和产生有害作用剂量之间,存在一个较宽的范围,加之人体有效的体内平衡机制,所以一般说来人体不易发生锌中毒。虽然如此,职业中毒仍有发生,医疗中口服或静脉注射大剂量的锌,或误服导致的锌急性中毒,虽不多见也曾有发生。

成人一次性摄入 2 g 以上的锌会发生锌中毒,其主要特征之一是锌对胃肠道的直接作用,导致上腹疼痛、腹泻、恶心、呕吐。在长期补充非常大量锌(100 mg/d)时可发生其他的慢性影响,包括贫血、免疫功能下降(淋巴细胞对植物血凝素刺激的反应降低)和高密度脂蛋白(HDL)胆固醇降低,乳酸脱氢酶失活,膜上 Na^+-K^+-ATP 酶受到抑制,低密度脂蛋白和铜蓝蛋白亚铁氧化酶活性降低。长期服用 25 mg/d 锌,可引起铜缺乏。

锌的毒性与其盐的形式有关,如 $ZnSO_4$ 和 ZnO 相对无毒,但 $ZnCl_2$ 却对细胞有较强的刺激作用。

(四)营养状况评价

边缘性的或者轻度锌缺乏常常被忽视,主要因为没有任何临床症状。锌缺乏产生的原因常常是因为摄入量降低、吸收利用减少、排泄增加或需要量的增加,如生长发育、妊娠哺乳等。

1. 锌含量

血清/血浆锌浓度已经被广泛认为不能较好的评价锌营养状况,因为它是较稳定的不能随锌摄入量的变化而变化,除非是在膳食锌水平非常低的情况下,这种动态平衡才可能被打破。通过 24 小时锌同位素示踪与机体锌交换实验中,已知道仅有 2% 的锌在血浆中存在,但血浆锌是所有组织锌的来源,影响其浓度水平的因素也较多,因此,常有缺锌患者血浆锌并不低,有时血浆锌低时,机体并不缺锌。在流行病学调查和临床诊断中,敏感的、特异的锌营养状况的评价指标仍然缺乏和不充分。用血清锌、白细胞锌、红细胞锌、发锌和唾液锌等直检法,曾长期作为评价的指标,但最终未形成一致意见。曾提出以锌耐量试验作为检查低锌营养状况的指标,此测定方法的依据是口服锌(2~50 mg)数小时后血浆锌浓度升高,但并不认为可以此方法作为优先选择的锌营养状况的评价方法。

2. 功能指标

另一评价方法是评价锌的功能性效果,如酶活性(金属硫蛋白活性或锌依赖酶)、味觉等的变化等。

(五)需要量与膳食参考摄入量

膳食锌需要量的估计,要考虑生理过程中组织对锌的需要、补偿丢失和食物固有的性质,如吸收和利用率等因素。

中国营养学会参考近年来国际上锌需要量的研究成果,结合中国居民膳食结构特点,在《中国居民膳食营养素参考摄入量》中对成年男子的锌推荐摄入量(RNI)订为 15.5 mg/d,成年男子锌的可耐受最高摄入量(UL)为 45 mg/d。

(六)食物来源

不论动物性还是植物性的食物都含有锌,但食物中的锌含量差别很大,吸收利用率也不相同。一般来说贝壳类海产品、红色肉类、动物内脏类都是锌的极好来源,干果类、谷类胚芽和麦麸也富含锌。一般植物性食物含锌较低,干酪、虾、燕麦、花生酱、花生、玉米等为良好来源。含量较少者包括动物脂肪、植物油、水果、蔬菜、奶糖、白面包和普通饮料等。精细的粮食加工过程可导致大量的锌丢失,如小麦加工成精面粉大约 80% 锌被去掉,豆类制成罐头比新鲜大豆锌含量损失 60% 左右。

九、硒

硒是人体必需微量元素的这一认识是 20 世纪后半叶营养学上最重要的发现之一。20 世纪 70 年代发现硒是谷胱甘肽过氧化物酶(glutathione peroxidase,GSH-Px,GPX)的必需组分,揭示了硒的第一个生物活性形式。继而纯化鉴定出人的红细胞 GPX。1979 年我国发表克山病防治研究成果,即发现克山病地区人群均处于低硒状态,补硒能有效地预防克山病,揭示了硒缺乏是克山病发病的基本因素,也证明了硒是人体必需微量元素。

我国科学家在 20 世纪 80~90 年代对硒的安全摄入量范围进行了深入细致的调查研究,提出了迄今最适宜的人体硒推荐摄入量数据,已为国际营养学界广泛采用。

硒遍布于人体各组织器官和体液中,肾中硒浓度最高,肝脏次之,血液中相对低些。肌肉中的硒占人体总硒量的一半。肌肉、肾脏、肝脏和血液是硒的组织贮存库。硒在人体内总量的测定数据不多,据美国、新西兰、德国与我国的测定,成人体硒总量在 $3\sim20$ mg。人体硒量的不同与地区膳食硒摄入量的差异有关。

(一)生理功能与缺乏

1. 构成含硒蛋白与含硒酶的成分

进入体内的硒绝大部分与蛋白质结合,称之为"含硒蛋白"。其中,由 mRNA 上的三联密码子 UGA 编码硒半胱氨酸(Sec)参入的蛋白质另称为"硒蛋白"。

目前认为,只有硒蛋白有生物学功能,且为机体硒营养状态所调节。它们起着抗氧化、调节甲状腺激素代谢和维持维生素 C 及其他分子还原态作用等。根据基因频度分析,体内可能会有 $50\sim100$ 种硒蛋白存在。主要的含硒蛋白与含硒酶有:

1)四种谷胱甘肽过氧化物酶

GPX 遍布各组织细胞、体液(包括免疫系统)和细胞膜上。它们均用特异底物——还原型谷胱甘肽(GSH)作氢供体,将氢过氧化物(ROOH)或 H_2O_2 还原成无害的醇类(ROH)或 H_2O 从而起到保护细胞和细胞膜免遭氧化损伤的作用。由于其中有一种 GPX,其抗氧化作用主要在膜的脂质相上,因此能较好地解释硒与 VE 的互补节约作用。

2)三种硫氧还蛋白还原酶(thioredoxin reductase,TR)

生物体内普遍存在的硫氧还蛋白系统。它们都是含 2 个硒原子的二聚体酶,TR1(或 TrxR1)普遍存在于各种细胞胞浆中;TR2(或 TGR)仅在睾丸中检出;TR3(或 TrxR2)在线粒体中。

人类的 TR 可直接催化还原亚硒酸盐(SeO_3^{2-})或谷胱甘肽硒醚(GS-Se-SG)生成负二价硒化物(Se^{-2})。Se^{-2} 是硒蛋白合成的关键中间物,也可以还原硒胱氨酸成二分子 Sec。在游离 Sec 参与下还原 ROOH,以及使已氧化的维生素 C 还原再生等。它对活性氧敏感而起氧化还原调节的细胞信号作用。

3)碘甲腺原氨酸脱碘酶(iodothyronine deiodinase,ID)

碘甲腺原氨酸脱碘酶是催化各甲状腺激素分子脱碘的一类酶。人的 ID 存在于肝、肾、甲状腺和垂体中,它的 mRNA 在血液单核细胞中也被检出。ID 主要生理作用是将甲状腺分泌的 T_4 转化成活性形式 T_3 而提供给周围组织。近年发现硒的营养状况与此酶活性有密切关系。

2. 抗氧化作用

医学研究发现许多疾病的发病过程都与活性氧自由基有关,如化学、辐射和吸烟等致癌过程、克山病心肌氧化损伤、动脉粥样硬化的脂质过氧化损伤、白内障形成、衰老过程、炎症发生等无不与活性氧自由基有关。由于硒是若干抗氧化酶(GPX、TR 等)的必需组分,它通过消除脂质过氧化物,阻断活性氧和自由基的致病作用,而起到延缓衰老乃至预防某些慢性病的发生。

3. 对甲状腺激素的调节作用

碘主要通过三个脱碘酶(D_1、D_2、D_3)发挥对甲状腺激素的调节作用,对全身代谢及相关疾病产生影响,如碘缺乏病、克山病、衰老等。

4. 维持正常免疫功能

适宜硒水平对于保持细胞免疫和体液免疫是必需的。硒在白细胞中的检出和硒作为 GPX 组分的发现为硒在免疫系统中的作用提供了初步解释。硒在脾、肝、淋巴结等所有免疫器官中都有检出,并观察到补硒可提高宿主抗体和补体的应答能力等。

5. 预防与硒缺乏相关的地方病

目前还没有人或动物"单纯硒缺乏"疾病报道,但有许多与硒缺乏相关的克山病和大骨节病的报告。在硒水平正常地区,从未见克山病和大骨节病病例发生,它们只出现在我国从东北到西南的一条很宽的低硒地带内。1976 年起在全国各重病区逐步推硒预防克山病措施,然后未再见有克山病暴发流行。克山病的病因虽然未能完全解释清楚,但人体硒缺乏状态是克山病发病的主要和基本因素已得到学术界共识。

大骨节病是一种地方性、多发性、变形性骨关节病。它主要发生于青少年,严重影响骨发育和日后劳动生活能力。补硒可以缓解一些症状,对患者骨骺端改变有促进恢复、防止恶化的较好效果,但不能有效控制大骨节病发病率。因此,目前认为低硒是大骨节病发生的环境因素之一,只是有待科学的揭示。

6. 抗肿瘤作用

在硒具有抗癌作用的人体流行病学干预研究中,目前报道的较有说服力的有三项。一是在我国江苏省启东市肝癌高发区的 6 年补硒(含亚硒酸钠 15 mg/kg 食盐)干预试验,结果肝癌发病率显著下降。二是河南省林县的干预试验,结果发现,同时补充 β-胡萝卜素(15 mg)、硒酵母(50 μg 硒)和维生素 E(30 mg)组总死亡率下降 9%,总癌死亡率下降 13%,胃癌死亡率下降 20%,但对食管癌无效。三是美国为期 13 年的补硒双盲干预试验,受试者为有皮肤癌史的患者,结果未能得到原先预期阻止皮肤癌复发效果,但发现服硒组总癌发生率和死亡率,肺癌、前列腺癌和结直肠癌的发生率有明显降低。分析发现,个体原先硒水平越低,补硒效果越好。干预试验还发现,每天硒剂量为 200 μg,平均服用 4.5 年,没有出现任何不良反应。

7. 抗艾滋病作用

艾滋病是获得性免疫缺陷综合征(acquired immunodeficiency syndrome,AIDS),由 HIV-1 病毒感染引起。营养不良(缺乏维生素 A、维生素 B_2、维生素 B_6、Zn、Se 等)会影响氧化应激程度,促进病毒表达,而加快病程的发展和死亡。调查发现 HIV 感染患者血浆硒水平与 CD4 细胞数和 CD4/CD8 比值呈正相关,而与 B_2-微球蛋白(B_2-microglobulin)和胸苷激酶(thymidine kinase)活性呈负相关。给艾滋病儿童补充硒(4pg/kg)可改善其出现的心脏合并症状。

补硒可减缓艾滋病进程和死亡的机制大致有三方面。①抗氧化作用,特别是抗氧化系统中的 GPX、TR 等抗氧化酶类的作用;②控制 HIV 病毒出现和演变;③调节细胞体液免疫以增加抵抗感染能力。

8. 维持正常生育功能

许多动物实验表明硒缺乏可导致动物不育、不孕和母鸡产卵减少,大鼠精子游动和授精能力减弱,精子生成停滞等。在对有生育问题的受试者的临床研究中,已初步观察到精子 GPX 含量与生育的关系。

(二)吸收与代谢

1. 吸收、转运和排出

硒在体内的吸收、转运、排出、贮存和分布会受许多外界因素的影响,主要是膳食中硒的化学形式和量。另外,性别、年龄、健康状况以及食物中是否存在如硫、重金属、维生素等化合物也有影响。

人体摄入的硒有各种形式,动物性食物以硒半胱氨酸(Sec)和硒蛋氨酸(SeMet)形式为主,植物性食物以 SeMet 为主,而硒酸盐(selenate,SeO_4^{2-})和亚硒酸盐(selenate,SeO_3^{2-})是常用的补硒形式。

动物实验表明,硒主要在十二指肠被吸收,空肠和回肠也稍有吸收,胃不吸收。不同形式硒的吸收方式不同,SeMet 是主动吸收,SeO_3^{2-} 是被动吸收,而 SeO_4^{2-} 的吸收方式不太明确,主动和被动吸收的报道均有。可溶性硒化合物极易被吸收,如 SeO_3^{2-} 吸收率大于 80%,SeMet 和 SeO_4^{2-} 吸收率大于 90%。一般来说,其他形式硒吸收也很好,大致在 50%~100% 范围。

硒的吸收似乎不受体机体硒营养状态影响。在测定不同形式硒生物利用率时,主要影响因素不是吸收率,而是参加转化为组织中硒的生物活性形式的效率。

经尿排出的硒占总硒排出量的 50%~60%,在摄入高膳食硒时,尿硒排出量会增加,反之减少,肾脏起着调节作用。人体平衡实验表明,在很大幅度膳食硒摄入范围内(8.8~226 μg/d),粪硒排出量总是恒定在 40%~50% 范围,呼气和汗液中排出的硒极少。三甲基硒离子[$(CH)_3Se^+$,trimethylselenoniumion,$TMSe^+$]由尿中排出,但其总量一般不超过人尿总硒的 7%。

2. 代谢和贮存

从膳食摄入的各种形式硒(包括直接从膳食中摄入的 Sec)通过不同代谢途径均转化为负二价硒化物(Se^{2-})。经硒代磷酸盐合成酶(SPS)催化,形成硒代磷酸盐($SePO_3^{3-}$)置换为 Sec 的 tRNA,最后形成硒蛋白。

硒在体内大致分为两个代谢库。一个是硒调节代谢库,包括体内除了 SeMet 以外的所有形式硒。硒蛋白在此库内合成,由机体硒状态严格调节,即低硒时硒蛋白合成减少,补充硒时合成增加直至硒蛋白合成饱和。一个是 SeMet 代谢库(硒非调节贮存库),只包括 SeMet。SeMet 和 Met 一样不能在体内合成,全部来自于膳食。SeMet 常替代 Met 参与到蛋白质中,因此可将其看作硒的贮存库。当膳食硒供应不足时,SeMet 库中的 SeMet 可通过转硫途径降解为 Sec(进入硒调节库),供机体合成硒蛋白用。而当硒蛋白合成饱和后,膳食中的 SeMet 就贮存在 SeMet 库,使机体的硒水平不断增加。

(三)过量危害与毒性

由于硒在地壳中的分布的不均匀性,出现地域性的高硒或低硒,从而得到含硒量较高或较低的粮食和畜禽产品,又由于硒的吸收率相对高,导致硒的摄入量过高或过低,形成与硒相关的"地方病"。如湖北恩施市和陕西紫阳县等地的地方性硒中毒和从东北到西南的一条很宽的低硒地带内的克山病和大骨节病。20 世纪 60 年代,我国湖北恩施地区和陕西紫阳县发生过吃高硒玉米而引起急性中毒病例。患者 3~4 天内头发全部脱落。中毒体征主要是头发脱落和指甲变形。

(四)营养状况评价

1. 硒含量

一是测定外环境硒含量(水、土、食物等),以估计人体硒营养状态;二是测定内环境硒含量(血、发、尿等),以评价人体硒营养状态。

一般认为,红细胞硒反映的是远期膳食硒摄入情况,因人红细胞寿命为 120 天。血浆(血清)硒反映的是近期膳食硒摄入情况。血小板硒反映的是最近期膳食硒摄入情况,因人血小板寿命为 7～14 天。

发硒和指(趾)甲硒与血硒有很好的相关性,采集样品也方便,它能反映较远期硒状态。中国和新西兰等测过 24 小时尿硒,但由于影响因素太多,收集运输麻烦等原因,已很少用。

2. GPX 活性

因为 GPX 代表了硒在体内的活性形式,常测定全血 GPX 活性(通常红细胞中的 GPX 活性占全血 GPX 活性的 90％以上)。与血硒相似,红细胞、血浆、血小板 GPX 活性分别代表远期、近期、最近期的硒状态变化。

对于评价硒营养状态来说,组织中的硒含量与 GPX 活性有较好的线性相关时,才能用 GPX 活性作为评价指标。现有的数据表明,随着硒含量增加,GPX 活性也随之增高,但当血硒达到约 1.27 μmol/L(0.1 mg/L)时,GPX 活性达饱和而不再升高,就不能再用来评价硒营养状态了。因此,以 GPX 活性作为评价指标时,仅适用于低于正常硒水平人群。

目前还没有适用于高硒营养状态的灵敏评价指标,头发脱落和指甲变形被用来作为硒中毒的临床指标。

（五）需要量与膳食参考摄入量

膳食硒需要量是以防止克山病发生为指标的最低硒摄入量。用两种方法,一种是直接测定相邻于克山病区的非病区"健康岛"(从未发生过克山病)居民膳食硒摄入量,结果为男女平均 16 μg/d。另一种是计算方法,根据克山病区主粮硒含量最高不超过 20 ng/g,估计碾磨损失 20％,主粮摄入 800 g,并提供 70％的硒摄入量,计算得 18 μg/d。两种方法平均为 17 μg/d,以 1.3 为安全因子,得到大约 20 μg/d 作为膳食硒最低需要量。

中国营养学会提出的每日膳食硒参考摄入量,18 岁以上者 RNI 为 50 μg/d～400 μg/d。

（六）食物来源

食物中硒含量测定值变化很大,例如(以鲜重计)内脏和海产品 0.4～1.5 mg/kg,瘦肉 0.1～0.4 mg/kg,谷物<0.1～>0.8 mg/kg,奶制品<0.1～0.3 mg/kg,水果蔬菜<0.1 mg/kg。影响植物性食物中硒含量的主要因素是其栽种土壤中的硒含量和可被吸收利用的量。因此,即使是同一品种的谷物或蔬菜,由于产地不同而硒含量不同。例如低硒地区大米硒含量可少于 0.02 mg/kg,而高硒地区大米硒含量可高达 20 mg/kg,有万倍差距。

十、铜

铜是人体必需的微量元素,广泛分布于生物组织中,大部分以有机复合物存在,很多是金属蛋白,以酶的形式起着功能作用。每个含铜的酶都有它明确的生理生化作用,生物系统中许多涉及氧的电子传递和氧化还原反应都是由含铜酶催化的,这些酶对生命过程都是至关重要的。

据估计人体内含铜总量范围为 50～120 mg。有报道人体含铜 1.4～2.1 mg/kg,幼儿以千克体重计是成人的 3 倍,胎儿和婴儿铜水平与成人不同。出生后头两个月的婴儿铜浓度是以后的 6～10 倍,这种铜的储存可能为渡过婴儿期所需。人血液中铜主要分布于细胞和血浆之中,在红细胞中约 60％的铜存于 Cu－Zn 金属酶中(超氧化物歧化酶,SOD),其余 40％与其他蛋白质和氨基酸松弛地结合。

（一）生理功能与缺乏

铜是促氧化剂又是抗氧化剂。铜在机体内的生化功能主要是催化作用，许多含铜金属酶作为氧化酶参与体内氧化还原过程，尤其是将氧分子还原为水。

1. 构成含铜酶与铜结合蛋白的成分

已知含铜酶主要有胺氧化酶、酪胺氧化酶、单胺氧化酶、组胺氧化酶、二胺氧化酶、赖氨酰氧化酶、硫氢基氧化酶、亚铁氧化酶Ⅰ（即铜蓝蛋白）、亚铁氧化酶Ⅱ、细胞色素 C 氧化酶、多巴胺 β-羟化酶、超氧化物歧化酶、细胞外超氧化物歧化酶等。

铜结合蛋白有铜硫蛋白、白蛋白、转铜蛋白、凝血因子 Ⅴ、低分子量配合体（包括氨基酸和多肽）等。

2. 维持正常造血功能

铜参与铁的代谢和红细胞生成。铜蓝蛋白和亚铁氧化酶Ⅱ可氧化铁离子，使铁离子结合到运铁蛋白，对生成运铁蛋白起主要作用，并可将铁从小肠腔和贮存点运送到红细胞生成点，促进血红蛋白的形成，故铜缺乏时可产生寿命短的异常红细胞。正常骨髓细胞的形成也需要铜，缺铜引起线粒体中细胞色素 C 氧化酶活性下降，使 Fe^{3+} 不能与原卟啉合成血红素，可引起贫血。铜蓝蛋白功能缺损也可使细胞产生铁的积聚。缺铜时红细胞生成障碍，表现为缺铜性贫血。大多数为低血红蛋白小细胞性，亦可为正常细胞或大细胞性。生化检查：①血浆铜蓝蛋白 <150 mg/L；②血清铜浓度 <11 μmol/L（0.7 mg/L）；③红细胞铜含量常降至 0.4 μg/mL 红细胞以下。

3. 促进结缔组织形成

铜主要是通过赖氨酰氧化酶促进结缔组织中胶原蛋白和弹性蛋白的交联，是形成强壮、柔软的结缔组织所必需。因此，它在皮肤和骨骼的形成、骨矿化，心脏和血管系统的结缔组织完善中起着重要的作用。

4. 维护中枢神经系统的健康

铜在神经系统中起着多种作用。细胞色素氧化酶能促进髓鞘的形成，在脑组织中多巴胺 β-羟化酶催化多巴胺转变成神经递质去甲肾上腺素，该酶与儿茶酚胺的生物合成有关。缺铜可致脑组织萎缩，灰质和白质变性，神经元减少，精神发育停滞，运动障碍等。铜在中枢神经系统中的一些遗传性和偶发性神经紊乱的发病中有着重要作用。

5. 促进正常黑色素形成及维护毛发正常结构

酪氨氧化酶能催化酪氨酸羟基化转变为多巴，并进而转变为黑色素，为皮肤、毛发和眼睛所必需。先天性缺酪氨氧化酶，引起毛发脱色，称为白化病。硫氢基氧化酶具有维护毛发的正常结构及防止其角化，铜缺乏时毛发角化并出现具有铜丝样头发的卷发症，称为 Menke's 病。

6. 保护机体细胞免受超氧阴离子的损伤

广泛分布的超氧化物歧化酶（SOD）、细胞外的铜蓝蛋白和主要在细胞内的铜硫蛋白等含铜酶具有抗氧化作用。SOD 能催化超氧阴离子转变为过氧化物，过氧化物又通过过氧化氢酶或谷胱甘肽过氧化物酶作用进一步转变为水。

铜对脂质和糖代谢有一定影响，缺铜动物可使血中胆固醇水平升高，但过量铜又能引起脂质代谢紊乱。铜对血糖的调节也有重要作用，缺铜后葡萄糖耐量降低，对某些用常规疗法无效的糖尿病患者，给以小剂量铜离子治疗，常可使病情明显改善，血糖降低。

此外，铜对免疫功能、激素分泌等也有影响。缺铜虽对免疫功能指标有影响，但补充铜并不能使之逆转。

(二)吸收与代谢

膳食中铜被吸收后,通过门静脉血运送到肝脏,参与组成铜蓝蛋白,然后释放到血液,传递到全身组织,大部分内源性铜排泄到胃肠道与从食物中来而未被吸收的铜一起排出体外,少量铜通过其他途径排出。

铜主要在小肠被吸收,少量由胃吸收。可溶性铜的吸收率为 40%~60%。胃肠道对一般食物中铜吸收率很高,近来报道表观吸收率为 55%~75%,铜的吸收率受膳食中铜水平强烈影响,膳食中铜含量增加,吸收率则下降,而吸收量仍有所增加。在每天摄入铜少于 1 mg 时,其吸收率为 50% 以上,当每天摄入量增加到 5 mg 时,吸收率则下降为 20% 以下,每天摄入铜为 2 mg 时吸收率约为 35%。

膳食中铜水平低时,主动运输为主;膳食中铜水平高时,被动吸收则起作用。年龄和性别对铜吸收未见明显影响。铜的吸收可能受机体对铜的需要所调节,含铜硫蛋白参与对铜吸收的调节。

膳食中其他营养素摄入量对铜的吸收利用也会产生影响,但所需含量都比较高,这包括锌、铁、钼、维生素 C、蔗糖和果糖。已证明锌摄入过高可干扰铜的吸收,膳食或饲料中维生素 C 含量高时,在许多动物体内可产生铜缺乏,但人体研究较少。每天摄入维生素 C 600 mg 并不干扰铜的吸收,每天摄入维生素 C 1600 mg 可减少铜蓝蛋白活力。果糖摄入量高与红细胞中铜-锌超氧化物歧化酶(Cu-Zn SOD)减少有关。总之,这些营养素之间关系,在人体研究中资料仍然不足,需要进一步探讨。

铜的主要排泄途径是通过胆汁到胃肠道,再随唾液、胃液、肠液回收,进入胃肠道的铜以及少量来自小肠细菌的铜一起由粪便排出,但少部分被重吸收。健康人每日经尿液排泄的铜约 10~50 $\mu g/d$(0.2~1.0 $\mu mol/d$),经汗及皮肤通常丢失 50 $\mu g/d$ 以下,皮肤、指甲、头发也丢失铜。

铜吸收和排泄的动态平衡调节,在广宽的膳食摄入范围内可预防铜的缺乏或中毒。

(三)过量与中毒

铜对于大多数哺乳动物是相对无毒的。人体急性铜中毒主要是由于误食铜盐或食用与铜容器或铜管接触的食物或饮料。大剂量铜的急性毒性反应包括口腔有金属味、流涎、上腹疼痛、恶心、呕吐及严重腹泻。摄入 100 g 或更多硫酸铜可引起溶血性贫血、肝衰竭、肾衰竭、休克、昏迷或死亡。

慢性中毒可以在用铜管做血液透析的患者几个月后出现,以及葡萄园用铜化合物作为杀虫剂的工作者。经口摄入而引起慢性中毒尚未确定。长期食用大量牡蛎、肝、蘑菇、坚果、巧克力等含铜高的食品,每天铜摄入量超过正常量 10 倍以上未见慢性中毒。

(四)营养状况评价

评估铜营养状况的指标中,对严重铜缺乏及对补铜后反应较迅速的指标有血清或血浆中铜、铜蓝蛋白水平,红细胞中 SOD 活性,贫血、中性白细胞低等。但对边缘性铜缺乏不是敏感指标,也不能很好反映膳食中铜的摄入量。

1. 血清中铜浓度

血清中铜浓度是判断铜缺乏的可靠指标,用于个体则要慎重。正常人血清铜范围为 10.0~24.4 $\mu mol/L$(640~1560 $\mu g/L$),女性比男性约高 10%,女性妊娠期血清铜可高出一倍。而当发现铜缺乏病例时,血清铜浓度已远低于此下限。补充铜可使血清铜浓度在几天内恢复到正常水平。

2. 血清铜蓝蛋白浓度

正常人水平为 180～400 mg/L。血清中铜蓝蛋白浓度经常与血清中铜浓度相平行,铜蓝蛋白也是一个判断铜缺乏的可靠指标,但不能反映轻度铜缺乏,它对补充铜反映很快。铜蓝蛋白是一个急性病期出现的蛋白质,在肝病、恶性肿瘤、炎症、心肌梗死以及许多传染性疾病时明显增加。在这种情况下血清铜和铜蓝蛋白水平不能用作为诊断铜缺乏指标。

3. 红细胞中超氧化物歧化酶(SOD)

SOD 也是评估铜营养状况的一个可靠指标,被认为有时更敏感。在不同膳食铜水平情况下,低铜膳食使红细胞中 SOD 活性下降。

4. 血小板中铜浓度和细胞色素 C 氧化酶

这两个指标能更快地反映膳食中铜的含量。曾有报道若膳食中铜下降时,血小板中铜浓度和酶活性下降,而膳食中补充铜时,只有血小板中铜浓度增加。

5. 尿铜

尿铜排出量非常低,个体差异大。在对照研究中尿铜的排出量下降可作为膳食中铜摄入量不够的证明。

6. 其他

采用许多功能试验来评估铜的营养状态,或将已确定的多个指标结合起来在评估铜的营养状况应是更有价值的。

(五)需要量与膳食参考摄入量

借鉴国外资料结合我国居民情况,中国营养学会制订了不同年龄人群铜的 AI 值,成年人为每人每天 2 mg。可耐受最高摄入量值(UL)成年人为 8 mg/d。

(六)食物来源

铜广泛存在于各种食物中,牡蛎、贝类海产品食物以及坚果类是铜的良好来源(含量约为 0.3～2 mg/100g);动物的肝、肾,谷类胚芽部分、豆类等次之(含量约为 0.1～0.3 mg/100g)。植物性食物铜含量受其培育土壤中铜含量及加工方法的影响。奶类和蔬菜含量最低(≤0.1 mg/100g食物)。通常成年人每天可以从膳食中得到约 2.0 mg 铜,基本上能满足人体需要。食物中铜吸收平均为 40%～60%。

十一、铬

1954 年研究人员发现铬有生物活性,1957 年报道提取了一种称为"葡萄糖耐量因子"(glucosetolerance factor,GTF)的化合物,能够恢复大鼠受损的葡萄糖耐量,并由此确定铬是动物营养的必需微量元素。后来,给葡萄糖耐量受损的营养不良儿童口服三氯化铬补充物,发现其葡萄糖清除率有所改善。此后,又发现加入 250 μg 氯化铬后,其外源性胰岛素需要明显降低,血液循环中葡萄糖和游离脂肪酸水平降低。

人体内各部分都存在铬,并主要以三价铬的形式存在,但铬在生物组织中的浓度极低。正常人体内总共只含有 6～7 mg 的铬,而且分布很广。除了肺以外,各组织和器官中的铬浓度均随着年龄而下降。新生儿铬含量高于儿童,儿童 3 岁前铬含量高于成人。3 岁起逐渐降至成人水平。成年人随年龄的增长，体内铬含量逐渐减少，因此老年人常有缺铬现象。

（一）生理功能与缺乏

1. 加强胰岛素的作用

糖代谢中铬作为一个辅助因子对启动胰岛素有作用，添加铬能刺激葡萄糖的摄取。外源性胰岛素可显著地促使补铬动物比铬耗竭动物的心脏蛋白质摄取更多的氨基酸。其作用方式可能是含铬的葡萄糖耐量因子促进在细胞膜的巯基和胰岛素分子 A 链的两个二硫键之间形成一个稳定的桥，使胰岛素充分地发挥作用。

2. 预防动脉粥样硬化

铬可能对血清胆固醇的内环境稳定有作用。动物缺铬血清胆固醇较高，喂铬以后可使血清胆固醇降低。缺铬大鼠的主动脉斑块的发病率高于有充足铬的对照组。在肥胖大鼠的饲料中补充铬（2mg/kg 饲料），结果使总肝脂显著下降，血液循环中胰岛素水平也趋于下降。也有研究报道，补铬后总血清胆固醇下降，高密度脂蛋白胆固醇和载脂蛋白 A 的浓度增加。

3. 促进蛋白质代谢和生长发育

某些氨基酸掺入蛋白质受铬的影响。在 DNA 和 RNA 的结合部位发现有大量的铬，提示铬在核酸的代谢或结构中发挥作用。铬对最适生长也是需要的，缺铬动物生长发育停滞。

对营养不良的儿童进行铬补充与对照组进行比较，观察到补铬组的生长速率显著地增加。两名接受缺铬的全胃肠外营养的患者，表现为体重下降，在补充铬后体重恢复。

4. 其他

许多动物试验研究结果发现，补充铬可以提高应激状态下的动物体内免疫球蛋白，显著减少其血清皮质醇，提高细胞免疫功能，增强 RNA 合成。铬虽对大鼠体重的影响不大，但可抑制肥胖基因的表达。

在不同类型应激过程中，如剧烈锻炼、身体受伤、感染及高温或寒冷时，葡萄糖代谢发生很大改变，因而也使铬的代谢改变。有研究表明，创伤患者和高强度锻炼的人尿铬排出量升高。此外，还有人认为妊娠期间铬的需要可能增加。

铬缺乏的原因主要是摄入不足或消耗过多。人体铬主要来自食物，而人体对铬的吸收率较低，因此，某些人群可能缺铬。食物缺铬的原因主要是食品精制过程中铬被丢失，如精制面粉可损失铬 40%，砂糖为 90%，大米为 75%，脱脂牛奶为 50%。此外，饮用水的低铬也有一定影响。缺铬的另一主要原因是人体对铬消耗增加，如烧伤、感染、外伤和体力消耗过度，可使尿铬排出增加。

在蛋白质-能量营养不良和完全肠外营养情况下，易发生铬缺乏症。因膳食因素所致铬摄取不足而引起的缺乏症未见报道，但三名长期接受 TPN 治疗而未补充铬的患者出现了铬缺乏的症状。主要表现为不明原因的体重下降、周围神经炎、血浆对葡萄糖的清除受损、呼吸商降低，这提示机体优先使用脂肪作为能源。每天向 TPN 注射液中加入 250 μg 的铬，2 周后葡萄糖清除率恢复正常，呼吸商提高。为此，美国医学会（AMA）已经推荐在 TPN 溶液中加入铬。

（二）吸收与代谢

1. 吸收

无机铬化合物在人体的吸收很低，其范围为 0.4%～3% 或更少。膳食中的铬含量较高时,可使膳食中铬的吸收率降低。膳食中铬摄入量为 10 μg/d 时,铬吸收率为 2%;增加到 40 μg/d,铬的吸收率减少到 0.5%,当摄入铬大于 40 μg/d,铬的吸收恒定在 0.4% 左右。

在服用参考膳食(总能量的 35% 来源于复合型的碳水化合物,15% 来源于单纯糖类)或高糖膳食(总能量的 35% 来源于单纯糖类,15% 来源于复合碳水化合物)的 19 名男性和 18 名女性中发现,高糖膳食增加铬的丢失,明显提高了铬平均排出量。

维生素 C 能促进铬的吸收,试验发现同时进食铬和维生素 C 者的血铬浓度一直较高。对铬的吸收部位或机制了解甚少,大鼠小肠的中段被认为是铬最易扩散的节段,其次是回肠和十二指肠。

2.转运

给动物灌胃后 1 小时,血中铬达到最高值,然后呈对数下降,24 小时后下降至最高值的 20%。但血液循环中的铬并不与组织中储存的铬相平衡。

许多研究认为铬自粪便中排泄。有人通过平衡试验发现粪便中平均含有 98.1% 的膳食铬,自胆汁排出的铬仅占粪便铬的小部分。

接触三价铬的制革工人尿中铬的排泄明显高于对照组,在周末不与铬接触时,其尿中铬的排泄明显下降。正常受试者 72 小时内尿中平均排出该摄入剂量的 0.69%(0.3%~1.3%)。成年人每日补充 200 μg 铬,尿中排出率约为 0.4%。

由于应激而使铬的排泄增加可能是加重铬缺乏的一个重要因素。外伤患者尿中铬的排泄高于正常人。长跑运动员每天跑 6 公里,其尿中铬的排泄是休息时的 2 倍。维生素 C 耗竭的豚鼠血循环中皮质醇的浓度较高,口服 $CrCl_3$ 后其 Cr^{3+} 的排泄较对照组高。

(三)过量危害与毒性

铬的毒性与其存在的价态有极大的关系,六价铬的毒性比三价铬高约 100 倍,但不同化合物毒性不同。六价铬化合物在高浓度时具有明显的局部刺激作用和腐蚀作用,低浓度时为常见的致癌物质。在食物中大多为三价铬,其口服毒性很低,可能是由于其吸收非常少。

一系列的研究证明,Cr^{6+} 是强致突变物,Cr^{3+} 不致突变或其作用甚微。由于最近有些研究拟广泛使用铬作为营养补充剂,故对于补充三价铬的危险性应进行进一步的研究。

(四)营养状况评价

目前铬的营养状况评价尚缺乏可靠的指标。由于血铬浓度太低仅接近灵敏仪器的检出限,血铬极难检测,而且血清和血浆中的铬可能与其他体液中的铬不处于平衡状态。目前还未确定铬与任何酶的关系,也没有酶可作为评价指标。因此对铬的营养和临床评价非常困难,仅能依靠铬摄入量调查和病史及临床表现。

尿铬浓度一般有较大的波动,因此常收集 24 小时尿液测定其含铬总量。当机体摄入铬增加时,尿铬随之增加;但它的变化也不与葡萄糖、胰岛素水平密切相关,所以在多数情况下尿铬仅用于对接受补铬者的监测。在代谢平衡研究中,尿铬也是一项很有用的指标,它可以很好地反映机体在一段时间内对铬的吸收、保留和排泄状况。尚不能作为营养状况评价的指标。

(五)需要量与膳食参考摄入量

在确定健康人体对铬的需要量研究中,主要运用三种方法:耗竭补充实验、代谢平衡实验和膳食调查。

由于目前无足够的代谢平衡实验研究和其他需要量研究资料,故无法获得确切的平均需要量(EAR)资料,不能制订推荐摄入量(RNI)。中国营养学会制订铬的适宜摄入量为50 μg/d,可耐受最高摄入量(μL)订为成年人500 μg/d。

(六)食物来源

铬以小剂量广泛分布在食物中,膳食铬主要来源是谷类、肉类及鱼贝类。全谷类食物中含有的铬高于水果和蔬菜,在食物的加工过程中铬可能被添加或去除。精制糖和面粉中的铬低于未加工过的农产品。然而,酸性食物在和不锈钢接触时能溶解铬。加工过的肉类铬的含量较高。

十二、氟

氟与疾病和健康的研究已有近百年的历史。氟以少量且不同浓度存在于所有土壤、水及动植物中,食物均含有氟。氟是人体所必需的微量元素,过量又可引起中毒。目前已知与氟化物相关联的组织为骨与牙釉质。氟已被证实是唯一能降低儿童和成年人龋齿患病率和减轻龋齿病情的营养素。

(一)生理功能与缺乏

1. 牙齿的重要成分

氟在骨骼与牙齿的形成中有重要作用。氟是牙齿的重要成分,氟被牙釉质中的羟磷灰石吸附后,在牙齿表面形成一层抗酸性腐蚀的、坚硬的氟磷灰石保护层,有防止龋齿的作用。缺氟时,由于釉质中不能形成氟磷灰石而得不到保护,牙釉质易被微生物、有机酸和酶侵蚀而发生龋齿。

2. 骨盐的组成部分

人体骨骼固体的60%为骨盐(主要为羟磷灰石),而氟能与骨盐结晶表面的离子进行交换,形成氟磷灰石而成为骨盐的组成部分。骨盐中的氟多时,骨质坚硬,而且适量的氟有利于钙和磷的利用及在骨骼中沉积,可加速骨骼成长,促进生长,并维护骨骼的健康。

老年人缺氟时,钙、磷的利用受到影响,可导致骨质疏松。水中含氟较高(4～9 mg/L)的地区居民中,骨质疏松症较少。至于用治疗剂量的氟治疗骨质疏松症,虽然有效,但易发生不良反应,使血清钙下降,出现甲状旁腺功能亢进和形成形态异常的骨骼。

(二)吸收与代谢

1. 吸收

膳食和饮水中的氟摄入人体后,主要在胃部吸收。氟的吸收很快,吸收率也很高。饮水中的氟可完全吸收,食物中的氟一般吸收75%～90%,剩下的10%～25%则由粪便排出,吸收一半量所需的时间约为30分钟,因此,血浆浓度通常在30～60分钟内达到峰值。3～4小时内尿中有20%～30%的氟化物。已证明氟吸收的机制是通过扩散。氟的吸收还受几种膳食因素的影响。铝盐、钙盐可降低氟在肠道中吸收,而脂肪水平提高可增加氟的吸收。

2. 转运与储存

氟一旦被吸收,即进入血液,分布到全身,并有部分排出体外,从血浆来的氟与钙化的组织形成复合物,此外还分布于软组织的细胞内外间隙。绝大多数保留在体内的离子氟进入钙化组织(骨骼和发育中的牙齿),是由于氟取代了骨骼或牙釉质中羟磷灰石的羟酸氢根离子形成氟磷灰石,或者在晶体表面的水合外壳内进行离子交换。每天吸收的氟约有50%于24小时内沉积在钙化组织中,机体中的氟约 99% 存在于钙化的组织。

虽然氟对骨骼有高度亲和力,但氟与骨骼结合并非不可逆,而是形成一种可逆的螯合代谢池。根据生理需要,骨骼中的氟可通过间隙中的离子交换快速地动员或由不断进行的骨再建过程而缓慢地动员释放。年轻人的再建过程比较活跃,这就是为什么氟在骨中的沉积与年龄呈反比关系。

3. 排泄

肾脏是无机氟排泄的主要途径,每天摄入的氟约有 50% 通过肾脏清除。氟可自由滤过肾小球毛细管,而肾小管的重吸收率则高低不等。肾对氟的清除率与尿液 pH 有直接关系,因此,影响尿液 pH 的因素,如膳食、药物、代谢或呼吸性疾病,甚至于居住地的海拔高度等,都能够影响氟的吸收。

(三)过量危害与毒性

1. 急性毒性

据国外报告氟(以氟化钠为代表)的 LD_{50} 为 42～210 mg/kg 体重,国内进行小鼠、大鼠和豚鼠的急性毒性试验,结果小鼠 LD_{50} 为 143.3 mg/kg,大鼠为 126 mg/kg,豚鼠为 115.3 mg/kg。根据以上资料按毒性分级,氟化钠属于中等毒性。急性氟中毒的症状和体征为恶心、呕吐、腹泻、腹痛、心功能不全、惊厥、麻痹以及昏厥。

2. 亚急性毒性

氟对动物与人的毒害最灵敏部位为牙齿。国外大量文献认为,长期摄入含氟化物 100 mg/kg 饲料的动物,其脑、脑垂体、心、肝、胰、脾、胃、肠、肾上腺、乳腺、卵巢、子宫等均未观察到有肉眼可见的变化和组织学变化。动物吃含氟 100 mg/kg 饲料达到 7 年之久,对动物未能引起肝功异常。

3. 每日允许摄入量(ADI)

1982 年全国食品中氟允许限量标准科研协作组对氟的 ADI 订为 3.5 mg。

4. 慢性毒性

长期摄入低剂量的氟(1～2mg/L 饮水)所引起的不良反应为氟斑牙,而长期摄入高剂量的氟则可引起氟骨症。

(四)营养状况评价

由于罕见单纯或直接由于氟摄入量不足而引起的缺乏症,故对氟的营养状况评价指导摄入量估计很难准确,一般约在 1～3 mg/d。高于此值有氟过量倾向,低于此值则龋齿发生率可能增加。

正常成年人全血氟约为 0.28 $\mu g/g$,波动范围为 0.15～1 $\mu g/g$。早晨空腹最低(0.03～0.08 $\mu g/g$),晚饭后最高(0.24～0.51 $\mu g/g$)。

氟主要从尿中排出。尿氟可间接反映人体的摄氟水平,包括近期吸收情况及前一阶段蓄积水平。正常情况下,尿氟的均值大致与当地水氟浓度相当,约为 1 $\mu g/g$。若饮水含氟量>1.0 mg/L,或总氟量摄入量>3.5 mg/d,当地出生儿童的氟斑牙率可能会达到 30%,而尿氟均值也可能在 1.1～2.0 $\mu g/g$ 范围。

(五)需要量与膳食参考摄入量

日本男性及女性从食物中摄氟量分别为 1.34 mg/d 和 1.12 mg/d;美国成年人摄氟量为

0.5～1.5 mg/d；英格兰居民平均摄氟量为 2.5 mg/d。我国氟摄入量的数据：四川从膳食摄入氟 0.8～1.6 mg/d，从饮水摄入氟 2.5 mg/d，共计 3.3～4.1 mg/d。河北氟摄入量约为 2.0～4.5 mg/d，其中 65％来自饮水，35％来自食物。贵州为高氟地区，氟病区从食物中摄入为 6.6～7.6 mg/d，饮水中 0.4 mg/d，空气吸入 0.5 mg/d，合计 7.5～8.5 mg/d；对照区从食物摄入为 4.0 mg/d，合计 4.9 mg/d。

2013 年中国营养学会制订 DRIs 时，氟亦仅可制订适宜摄入量（AI），成年人及孕妇 AI 订为 1.5 mg/d，UL 订为 3.5 mg/d。

（六）食物来源

一般情况下，动物性食品中氟高于植物性食品，海洋动物中氟高于淡水及陆地食品，鱼（鲱鱼 28.50 mg/kg）和茶叶（37.5～178.0 mg/kg）氟含量很高。

十三、钴

钴是中等活泼的金属元素，有二价和三价两种化合价。钴可经消化道和呼吸道进入人体，一般成年人体内含钴量为 1.1～1.5 mg。在血浆中无机钴附着在白蛋白上，它最初贮存于肝和肾，然后贮存于骨、脾、胰、小肠以及其他组织。体内钴 14％分布于骨骼，43％分布于肌肉组织，43％分布于其他软组织中。

（一）生理功能

钴是维生素 B_{12} 组成部分，反刍动物可以在肠道内将摄入的钴合成为维生素 B_{12}，而人类与单胃动物不能将钴在体内合成维生素 B_{12}。现在还不能确定钴的其他功能，但体内的钴仅有约 10％是维生素的形式。已观察到无机钴对刺激红细胞生成有重要的作用。

有种贫血用叶酸、铁、维生素 B_{12} 治疗皆无效，有人用大剂量（通常为 20～30 mg）的二氯化钴可治疗这类贫血。然而，这么大剂量钴反复应用可引起中毒。钴对红细胞生成作用的机制是影响肾释放促红细胞生成素，或者通过刺激胍循环（形成环形 GMP）。还观察到供给钴后可使血管扩张和脸色发红，这是由于肾释放舒缓激肽，钴对甲状腺的功能可能有作用，动物实验结果显示，甲状腺素的合成可能需要钴，钴能拮抗碘缺乏产生的影响。

（二）吸收与代谢

经口摄入的钴在小肠上部被吸收，并部分地与铁共用一个运载通道，在血浆中附着在白蛋白上，吸收率可达到 63％～93％，铁缺乏时可促进钴的吸收。钴主要通过尿液排出，少部分由肠、汗、头发等途径排出，一般不在体内蓄积。尿钴含量为 16.6 nmol/L（0.98 μg/L），由于钴在体内的生物半衰期较短，因此测定尿中钴的含量可以了解短期内钴进入体内的状况。

目前尚无钴缺乏症的病例，从膳食中可能每天摄入钴 5～20 μg。经常注射钴或暴露于过量的钴环境中，可引起钴中毒。儿童对钴的毒性敏感，应避免使用每千克体重超过 1 mg 的剂量。在缺乏维生素 B_{12} 和蛋白质以及摄入酒精时，钴毒性会增加，这在酗酒者中常见。

（三）需要量与膳食参考摄入量

中国营养学会根据国外资料初步制订了中国居民膳食钴参考摄入量，成年人 AI 为 60 μg/d，UL 为 350 μg/d。

（四）食物来源

食物中钴含量较高者（20 μg/100g）有甜菜、卷心菜、洋葱、萝卜、菠菜、西红柿、无花果、荞麦和谷类等，蘑菇中含量可达 61 μg/100g。

第六节　水

水在体内不仅构成身体成分，而且还具有调节生理功能的作用。例如，人如断食而只饮水时可生存数周，但如断水，则只能生存数日，一般断水5～10天即可危及生命。断食至所有体脂和组织蛋白质耗尽50%时，才会死亡；而断水至失去全身水分10%就可能死亡，可见水对于生命的重要性。由于水在自然界广泛分布，一般无缺乏的危险，所以，在营养学中常未被列为必需营养素，但这并不否定水在生命活动中的重要作用。

一、水的代谢

（一）水在体内的分布

水是人体中含量最多的成分。总体水（体液总量）可因年龄、性别和体型的胖瘦而存在明显个体差异。新生儿总体水最多，约占体重的 80%；婴幼儿次之，约占体重的 70%；随着年龄的增长，总体水逐渐减少，10～16 岁以后，减至成人水平；成年男子总体水约为体重的 60%，女子为 50%～55%；40 岁以后随肌肉组织含量的减少，总体水也逐渐减少，一般 60 岁以上男性为体重的 51.5%，女性为 45.5%。

总体水还随机体脂肪含量的增多而减少，因为脂肪组织含水量较少，仅 10%～30%，而肌肉组织含水量较多，可达 75%～80%。

水在体内主要分布于细胞内和细胞外。细胞内液约为总体水的 2/3，细胞外液约为 1/3。各组织器官的含水量相差很大，以血液中最多，脂肪组织中较少（表 3 - 12），女性体内脂肪较多，故体内水含量不如男性高。

表 3 - 12　各组织器官的含水量（以重量计）

组织器官	水分	组织器官	水分
血液	83.0	脑	74.8
肾	82.7	肠	74.5
心	79.2	皮肤	72.0
肺	79.0	肝	68.3
脾	75.8	骨骼	22.0
肌肉	75.6	脂肪组织	10.0

（二）水的平衡

正常人每日水的来源和排出处于动态平衡。水的来源和排出量每日维持在 2500 mL 左右（表 3 - 13）。体内水的来源包括饮水和食物中的水及内生水三大部分。通常每人每日饮水约 1200 mL,食物中含水约 1000 mL,内生水约 300 mL。内生水主要来源于蛋白质、脂肪和碳水化合物代谢时产生的水。每克蛋白质产生的代谢水为 0.42 mL,脂肪为 1.07 mL,碳水化合物为 0.6 mL。

表 3-13　正常成人每日水的出入量平衡

来源	摄入量(mL)	排出途径	排出量(mL)
饮水或饮料	1200	肾脏(尿)	1500
食物	1000	皮肤(蒸发)	500
内生水	300	肺(呼气)	350
		大肠(粪便)	150
合计	2500	合计	2500

体内水的排出以经肾脏为主,约占 60%,其次是经肺、皮肤和粪便排出。一般成人每日尿量介于 500~4000 mL,最低量为 300~500 mL,低于此量,可引起代谢产生的废物在体内堆积,影响细胞的功能。皮肤以出汗的形式排出体内的水。出汗分为非显性和显性两种,前者为不自觉出汗,很少通过汗腺活动产生,后者是汗腺活动的结果。一般成年人经非显性出汗排出的水量约 300~500 mL,婴幼儿体表面积相对较大,非显性失水也较多。显性出汗量与运动量、劳动强度、环境温度和湿度等因素有关,特殊情况下,每日出汗量可达 10 L 以上。经肺和粪便排出水的比例相对较小,但在特殊情况下,如高温、高原环境以及胃肠道炎症引起的呕吐腹泻时,可发生大量失水。

(三)水平衡的调节

体内水的正常平衡受口渴中枢、垂体分泌的抗利尿激素及肾脏调节。口渴中枢是调节体内水来源的重要环节。当血浆渗透压过高时,可引起口渴中枢神经兴奋,激发饮水行为。抗利尿激素可通过改变肾脏远端小管和集合小管对水的通透性,影响水分的重吸收,调节水的排出。抗利尿激素的分泌也受血浆渗透压、循环血量和血压等调节。肾脏则是水分排出的主要器官,通过排尿多少和对尿液的稀释和浓缩功能,调节体内水平衡。

当机体失水时,肾脏排出浓缩性尿,使水保留在体内,防止循环功能衰竭;体内水过多时,则排尿增加,减少体内水量。

二、生理功能与缺乏

(一)生理功能

1. 构成细胞和体液的重要组成部分

成人体内水分含量约占体重的 65% 左右,血液中含水量占 80% 以上,水广泛分布在组织细胞内外,构成人体的内环境。

2. 代谢作用

参与人体内物质代谢。水的溶解力很强,并有较大的电解力,可使水溶物质以溶解状态和电解质离子状态存在。水具有较大的流动性,在消化、吸收循环、排泄过程中,可加速协助营养物质的运送和废物的排泄,使人体内新陈代谢和生理化学反应得以顺利进行。

3. 调节体温

水的比热值大，1 g 水升高或降低 1℃需要约 4.2 J 的热量，大量的水可吸收代谢过程中产生的能量，使体温不至显著升高。水的蒸发热量大，在 37℃体温的条件下，蒸发 1 g 水可带走 2.4 kJ 的热量。因此在高温下，体热可随水分经皮肤蒸发散热，以维持人体体温的恒定。

4. 润滑作用

在关节、胸腔、腹腔和胃肠道等部位，都存在一定量的水分，对器官、关节、肌肉、组织能起到缓冲、润滑、保护的功效。

(二)缺乏

水摄入不足或水丢失过多，可引起体内失水，亦称脱水。根据水与电解质丧失比例不同，分为 3 种类型。

1. 高渗性脱水

其特点是以水的丢失为主，电解质丢失相对较少。当失水量占体重的 2%～4%时，为轻度脱水，表现为口渴、尿少、尿比重增高及工作效率降低等。失水量占体重的 4%～8%时，为中度脱水，除上述症状外，可见皮肤干燥、口舌干裂、声音嘶哑及全身软弱等表现。如果失水量超过体重的 8%，为重度脱水，可见皮肤黏膜干燥、高热、烦躁、精神恍惚等。若达 10%以上，可危及生命。

2. 低渗性脱水

以电解质丢失为主，水的丢失较少。此种脱水特点是循环血量下降，血浆蛋白质浓度增高，细胞外液低渗，可引起脑细胞水肿，肌肉细胞内水过多并导致肌肉痉挛。早期多尿，晚期尿少甚至尿闭，尿比重低，尿 Na^+、Cl^- 降低或缺乏。

3. 等渗性脱水

此类脱水是水和电解质按比例丢失，体液渗透压不变，临床上较为常见。其特点是细胞外液减少，细胞内液一般不减少，血浆 Na^+ 浓度正常，兼有上述两种脱水的特点，有口渴和尿少表现。

三、水的需要量

水的需要量主要受代谢情况、年龄、体力活动、温度、膳食等因素的影响，故水的需要量变化很大。

成人每消耗 4.184 kJ 能量，水需要量为 1 mL。考虑到发生水中毒的危险性极小，水需要量常增至 1.5 mL/4.184 kJ，包括活动、出汗及溶质负荷等的变化。婴儿和儿童体表面积较大，身体中水分的百分比和代谢率较高，肾脏对调节因生长所需摄入高蛋白时的溶质负荷的能力有限，易发生严重失水，因此以 1.5 mL/4.184 kJ 为宜。哺乳期妇女乳汁中 87%是水，产后 6 个月内平均乳汁的分泌量约 750 mL/d，故需额外增加 1000 mL/d。

第七节　　生物活性成分

人类食物中含有的化学成分远远不止这几类营养素。以马铃薯为例，经鉴定含有 150 种不同的化学物质，其中包括茄属生物碱、草酸砷、鞣酸等 100 种以上"没有营养作用"的物质。橘子油中已发现含有 40 多种化学成分，包括 12 种醇类、9 种醛类、2 种脂类、4 种酮类和 14 种烃类等。人们每天由食物中摄取的这类成分多达数百种以上。近年来，由于营养流行病学、分析化学、生物化学、食品卫生学等领域的研究发展，使人们有条件对这些成分的生理作用进行更深入地探讨。

一、蛋白质、多肽和氨基酸类

（一）超氧化物歧化酶

超氧化物歧化酶（superoxide dismutase，SOD）是一种金属酶，在生物界中分布极广，目前已从细菌、藻类、真菌、昆虫、鱼类、高等植物和哺乳动物等生物体内分离得到。在食物中，超氧化物歧化酶主要存在于肝脏等多种动物组织，以及菠菜、银杏、番茄等植物中。

SOD 的生物学功能主要包括：

1. 抗氧化抗衰老作用

目前认为衰老、罹患某些疾病都与机体过氧化反应有关。自由基 O_2^- 过多会加速机体衰老而诱发多种疾病，SOD 作为能催化超氧阴离子歧化的自由基清除剂，具有辅助延缓衰老的作用。随着机体的老化，SOD 的含量会逐步下降，适时地补充外源性 SOD 可清除机体内过量的超氧阴离子自由基，辅助延缓由于自由基侵害而出现的多种衰老现象。

2. 提高机体对疾病的抵抗力

SOD 能预防或减轻由氧自由基引发的多种疾病。目前，SOD 的应用主要集中在预防和减轻辐射损伤、炎症、关节病、缺血再灌注损伤、氧中毒、老年性白内障、糖尿病等多种病症上。

（二）大豆多肽

1. 大豆多肽的组成与性质

大豆多肽是指大豆蛋白质经蛋白酶作用后，再经特殊处理而得到的蛋白质水解产物，通常由 3～6 个氨基酸组成，水解产物中还含有少量游离氨基酸、糖类和无机盐等成分。大豆多肽水溶性很高，其黏度随着浓度的增高而变化较小，即使在 50% 的高浓度下也仍富有流动性。大豆多肽具有抑制蛋白质形成凝胶、调整蛋白质食品的硬度、改善口感和易消化吸收等特性，是生成速溶饮品和高蛋白质功能食品的理想原料。

2. 大豆多肽的生物学功能

1）增强肌肉运动力、加速肌红蛋白的恢复

要使运动员的肌肉有所增加，必须要有适当的运动刺激和充分的蛋白质补充。由于肽易于吸收，能迅速利用，因此抑制或缩短了体内"负氮平衡"的过程。尤其在运动前和运动中，肽的补充还可减慢肌蛋白的降解，维持体内正常蛋白质的合成，减轻或延缓由运动引发的其他生理功能的改变，达到抗疲劳效果。

2）促进脂肪代谢

摄食蛋白质比摄食脂肪、糖类更易促进能量代谢，而大豆多肽促进能量代谢的效果比蛋白质更强。儿童肥胖症患者进行减肥期间，采取低能量膳食的同时以大豆多肽作为补充食品，结果比单纯用低能量膳食更能加速皮下脂肪的减少。

3）降低血清胆固醇

大豆蛋白能够降低血清胆固醇，而大豆多肽降低血清胆固醇的效果更加明显。大豆多肽能阻碍肠道内胆固醇的再吸收，并能促使其排出体外。

(三)谷胱甘肽

谷胱甘肽(glutathione,GSH)是由谷氨酸、半胱氨酸和甘氨酸组成的三肽化合物,广泛存在于动植物中,在面包酵母、小麦胚芽和动物肝脏中,含量较高。谷胱甘肽可从上述富含谷胱甘肽的天然产物中提取制备,也可通过生物技术途径获得,如选育富含谷胱甘肽的高产酵母菌株、绿藻等,经分离纯化制备。

谷胱甘肽能够有效地消除自由基,防止自由基对机体的侵害;谷胱甘肽对放射线、放射性药物或抗肿瘤药物引起的白细胞减少症,能够起到有力的保护作用;谷胱甘肽可防止皮肤老化及色素沉着,减少黑色素的形成;谷胱甘肽还能与进入机体的有毒化合物、重金属离子与致癌物质等结合,并促使其排出体外,起到中和解毒的作用。

(四)牛磺酸

牛磺酸(taurine)是一种含硫氨基酸,具有广泛的生物学效应,是调节机体正常生理功能的重要物质。它以游离氨基酸的形式普遍存在于动物体内各种组织,海洋生物体内含量很高,哺乳动物的神经、肌肉和腺体组织中的含量也比较高,牛磺酸在脑内的含量显著高于其他脏器组织。在坚果和豆科植物的籽实,如黑豆、蚕豆、嫩豌豆、扁豆及南瓜子中也含有较多的牛磺酸。

牛磺酸的生物学功能主要有以下几方面:①促进脑细胞 DNA、RNA 的合成,增加神经细胞膜的磷脂酰乙醇胺含量和脑细胞对蛋白质的利用率,从而促进脑细胞尤其是海马细胞结构和功能的发育,增强学习记忆能力。②改善视神经功能:牛磺酸占视网膜中氨基酸总量的50%,是光感受器发育的重要营养因子,缺乏牛磺酸会引起光感受器的退化,使光传导功能受到抑制。③抗氧化作用:牛磺酸能增强机体对自由基的清除能力,保护组织细胞免受过氧化作用的损伤,并具有稳定细胞膜的作用。④促进脂类物质消化吸收:牛磺酸参与胆酸盐代谢,可协助中性脂肪、胆固醇、脂溶性维生素及其他脂溶性物质的消化吸收。⑤免疫调节作用:牛磺酸可促进入淋巴细胞的增殖,还可以促进白介素 IL-2 的产生,增加 γ 干扰素的产生。

二、具有特殊功能的碳水化合物

(一)膳食纤维

膳食纤维(dietary fiber,DF)一般是指那些不被人体所消化吸收的碳水化合物。膳食纤维是一类复杂的混合物,按照其溶解性可分为水溶性膳食纤维(SDF)和水不溶性膳食纤维(IDF)两大类。SDF 的组成主要是一些胶类物质,如阿拉伯胶、琼脂、果胶、树胶等。IDF 的主要成分是纤维素、半纤维素、木质素和植物蜡等,它们是植物细胞壁的组成成分,存在于禾谷类和豆类种子的外皮及植物的茎和叶中。膳食纤维可来源于多种植物性食物,如小麦麸、燕麦麸、玉米麸等谷物麸皮,糖甜菜纤维,角豆荚和角豆胶,香菇、木耳等多种食用菌,以及各种水果、蔬菜等。

膳食纤维的多种理化性质与其生理活性有关,主要有以下几点:

1)化学结构中含有很多亲水基团,因此具有很强的持水性。

2)分子结构中含有很多活性基团,可以螯合吸附胆酸、胆固醇、化学药物及有毒物质等有机分子,从而抑制人体对它们的吸收,促进其排出体外。

3)改变肠道菌群。膳食纤维在动物小肠中不能被内源酶分解,但在大肠中可被多种微生物分解发酵,从而诱导大量的产气菌群的生长,这些产气菌比厌气菌对人体有利。

以前普遍认为膳食纤维不能被人体消化吸收,因此属于食物中的废物。近年研究却发现了这种食物成分具有多种重要的生理功能。

1. 降血糖降血脂

许多研究表明,膳食纤维的摄入量与糖尿病患者胰岛素抵抗水平呈反比。膳食纤维可影响许多糖代谢和脂代谢的相关基因,同时它含有多种不同的与生理健康有重要联系的分子结构,从而来调节血糖血脂水平。膳食纤维抑制膳后血糖升高的机制包括:(1)通过增加肠液黏度,阻碍葡萄糖的扩散;(2)可逆地吸附葡萄糖,降低肠液中葡萄糖的有效浓度;(3)影响 α-淀粉酶对淀粉的降解作用,延长酶解时间,降低葡萄糖的释放速率。

膳食纤维的降脂机制主要包括:(1)通过减少胆固醇吸收,促进胆固醇排泄等方式降低血浆中胆固醇水平;(2)通过增加食物在肠道内过渡时间,延缓胃排空,减缓脂肪吸收等方式降低血浆中甘油三酯水平。

谷物膳食纤维可促进酚类成分的吸收,由此可以解释高谷物膳食纤维的摄入能降低脑血管疾病和糖尿病的患病率。

2. 抗癌

膳食纤维的摄入可以降低患癌症的风险。

膳食纤维和全谷物物质的摄入可以降低患直肠癌的风险。每天摄取 10 g 纯膳食纤维,则其患直肠癌的相对风险为 0.9,水果纤维为 0.93,蔬菜纤维为 0.98,豆类纤维为 0.9,而如果每天摄取 3 种谷物粗粮,则患直肠癌的相对风险为 0.83。膳食纤维预防肠癌的可能机制:①增加了粪便量,缩短了粪便在大肠内存留的时间,稀释了致癌物;②黏着了胆酸或其他致癌物;③细菌使膳食纤维分解产生短链脂肪酸,降低了粪便的 pH,以及抑制了致癌物的产生;④改变了大肠中的菌相;⑤增加了肠腔内的抗氧化剂。

可溶性膳食纤维的摄入也可以降低患 ER-乳腺癌的风险。膳食纤维最高与最低摄入量对患乳腺癌的相对风险为 0.93,此相对风险对水果纤维来说为 0.95,对蔬菜纤维为 0.99,对谷物纤维为 0.96,对水溶性和水不溶性而言分别是 0.91 和 0.95,说明膳食纤维的摄入量与患乳腺癌的风险呈负相关关系。

3. 改善肠道菌群

肠道微生物是人体的重要"微生物器官",与人体的免疫、营养代谢及诸多生理功能息息相关。一般来说,人体肠道有害菌和有益菌的平衡对健康极为关键,因为有害菌会产生大量毒素,抑制有益菌的生长,破坏肠道微生态平衡。而膳食纤维在促进肠道有益菌增殖的同时还可以抑制有害菌,使人体肠道菌群的种类和数量维持在正常水平,避免因肠道菌群比例的破坏而导致胃肠蠕动缓慢,引起便秘及有害菌产生有害物质危害人体健康。

谷物膳食纤维——戊聚糖能被肠道中具有相关酶的细菌所降解,故能够增殖双歧杆菌和乳杆菌等有益菌。茶薪菇发酵麦麸制得的可溶性膳食纤维对乳酸菌生长具有增殖作用,但对大肠杆菌的生长则具有抑制作用。

4. 改善便秘,利于减肥

膳食纤维可解毒,减少排泄物在肠道中的停留时间,促进肠道蠕动,润肠通便;可溶性膳食纤维具有较高的持水力,能吸水膨胀,增加饱腹感,减少饮食量,有利于减肥。

5. 其他功能

膳食纤维除了以上几种常见的生理功能外,还与人体的抗氧化水平、细胞循环和免疫反应有关,还能防止中风等。

(二)低聚糖

低聚糖(oligosaccharide)又称寡糖,是由 2～10 个单糖通过糖苷键连接形成的直链或支链的一类低度聚合糖。目前研究较多的功能性低聚糖有低聚果糖、大豆低聚糖、低聚半乳糖、低聚异麦芽糖、低聚木糖、低聚乳果糖等。人类胃肠道内缺乏水解这些低聚糖的酶系统,因此它们不容易被消化吸收,但在大肠内可为双歧杆菌所利用。不同类型低聚糖在自然界存在的形式各异,可以用酶解或提取法从天然原料中得到。例如低聚异麦芽糖极少以游离状态存在,目前的制备方法主要是以淀粉为原料用酶制取异麦芽低聚糖。低聚果糖普遍存在于高等植物中,尤其在芦笋、洋葱、牛蒡、香蕉等植物中含量较多。大豆低聚糖是以生产大豆蛋白时排放的大豆乳清为原料,经提取得到。甲壳低聚糖(chito-oligosaccharides)是甲壳素和壳聚糖经水解生成的一类低聚物。

低聚糖的主要生物学作用有下述几方面:

1)低聚糖是体内有益肠道细菌——双歧杆菌的增殖因子,可改善肠道微生态环境,加强胃肠道消化吸收功能,有效排除体内毒素,增强机体的抗病能力。

2)低聚糖甜度比蔗糖低,口感柔和,不能被口腔病原菌分解而生成导致龋齿的酸性物质,因此对预防龋齿具有积极作用。

3)低聚糖可通过增加免疫作用而抑制肿瘤的生长。某些低聚糖对大肠杆菌有较强的抑菌作用,可阻碍病原菌的生长繁殖。

4)作为一种新型的甜味剂,低聚糖也是一种低能量糖,大豆低聚糖的热值仅为蔗糖的50％,可添加在糖尿病患者的专用食品中。

(三)活性多糖

多糖(也称多聚糖)指含有 10 个以上糖基的聚合物。单糖的个数称为聚合度(DP),DP<100 的多糖为数不多,而大多数多糖的 DP 值为 200～300,纤维素也是一种多糖,它的 DP 值可达 7000～15000。作为功能食品功效成分使用的活性多糖主要是从一些植物和食用真菌中提出,种类很多。就分子结构而言,多糖可分为两类:一种是直链的,另一种支链多糖。根据分子中糖基的组成,由相同的糖基组成的多糖为均匀多糖,如纤维素、直链淀粉以及支链淀粉,它们均由 D-吡喃葡萄糖组成。

由两种或以上的糖基组成的多糖,称之为非均匀多糖或称杂多糖,如瓜尔豆胶是由 D-甘露糖和 D-半乳糖结合的多糖,黄芪胶是由 D-半乳糖醛酸、D-半乳糖、L-岩藻糖、D-木糖和L-阿拉伯糖组成的。

常见的植物多糖有茶多糖、枸杞多糖、魔芋甘露聚糖、银杏叶多糖、海藻多糖、香菇多糖、银耳多糖、灵芝多糖、黑木耳多糖、茯苓多糖等。植物多糖具有明显的机体调节功能和防病作用,因而日益受到人们的重视。

动物多糖是从动物体内分离提取出的,具有多种生物活性的一类多糖,主要有海参多糖、壳聚糖、透明质酸等。

活性多糖的生理功能包括:

1. 免疫调节活性

植物多糖可通过与免疫细胞表面的多种受体结合、激活不同的信号通路来调控动物机体的免疫系统。植物多糖提高机体免疫功能的途径包括以下几个方面：一是增强巨噬细胞的吞噬能力，诱导产生白细胞介素 1 和肿瘤坏死因子；二是促进 T 细胞增殖，诱导其分泌白细胞介素 2；三是促进淋巴因子激活的杀伤细胞（LAK）活性；四是提高 B 细胞活性，增加多种抗体的分泌，加强机体的体液免疫功能；五是通过不同途径激活补体系统。有些多糖是通过替代通路激活补体的，有些则是通过经典途径。

2. 抗肿瘤活性

具有抗肿瘤作用的多糖主要有两大类：一类是抗肿瘤活性多糖是作为生物免疫反应调节剂通过增强机体的免疫功能而间接抑制或杀死肿瘤细胞；另一类是具有细胞毒性的多糖直接杀死肿瘤细胞。从杏鲍菇中提取分离纯化得到多糖组分将人肝癌细胞 HepG2 的生长阻滞在 S 期，通过阻滞肝癌细胞的细胞周期及诱导细胞凋亡，发挥抗肿瘤活性。当归多糖、人参多糖、茯苓多糖、黄芪多糖、香菇多糖、云芝多糖、五味子多糖、海洋真菌多糖、灵芝多糖、酵母多糖及地榆多糖等已经被证明具有明显的抗肿瘤作用。

3. 降血糖活性

天然多糖的降血糖作用主要表现在降低肝糖原，促进外周组织器官对糖的利用，促进降糖激素和抑制升糖激素作用，保护胰岛细胞以及调节糖代谢酶活性等方面。冬虫夏草多糖能显著提高肝脏中葡糖激酶、己糖激酶和 6 -磷酸葡萄糖脱氢酶的活性，降低血浆甘油三酯及胆固醇的水平。百合多糖可以修复 β -胰岛细胞，增强分泌胰岛素功能和降低肾上腺皮质激素分泌，并可促进肝脏中血糖转化为糖原的联合作用，从而使血糖降低。黄芪多糖对血糖及肝糖原有双向调节作用，既可保护低血糖，又可抗实验性高血糖。其他具有降血糖作用的多糖有青钱柳多糖、人参多糖、灵芝多糖、茶多糖等。

4. 降血脂活性

活性多糖可通过增加肠的蠕动和促进胆固醇向胆酸转化，从而增加胆汁酸的排泄量，抑制胆固醇（cholesterol，TC）的吸收以及 TC 在体内的沉积。

5. 抗病毒作用

许多多糖具有抗疱疹病毒及流感病毒作用，如对艾滋病毒、巨细胞病毒、单纯疱疹病毒等有明显的抑制作用。多糖通过以下方式达到抗病毒的作用：抑制病毒抗原的表达、抑制病毒反转录酶的活性以及抑制病毒表面蛋白 gp120 与细胞表面 CD4 受体结合等。如灵芝中的糖蛋白是通过与病毒分子结合，阻止病毒分子与细胞之间的结合感染。硫酸多糖无论在体外还是在体内，都显示出不同程度的抗病毒活性。硫酸多糖包括从植物中提取到的各种肝素、硫氨多糖、天然中性多糖的硫酸衍生物和人工合成的硫酸多糖，是一类多聚阴离子多糖，带有大量负电荷。目前认为其抗病毒机理可能是硫酸多糖掩蔽了病毒或细胞表面的正电荷区域，从而抑制了病毒的吸附。有研究发现，匀多糖的硫酸酯抗病毒活性大于杂多糖硫酸酯的活性。相对分子质量大小、硫酸化程度、硫酸基的分布等因素均会对硫酸多糖的抗病毒活性有一定影响。

6. 抗氧化作用

许多从天然产物中分离得到的多糖类化合物具有清除自由基、抑制脂质过氧化、亚油酸氧化等抗氧化作用，其可能的抗氧化机理有：直接清除活性氧，络合产生活性氧所必需的金属离子，提高抗氧化酶的活性等。提示多糖的抗氧化性可能是抗肿瘤、抗衰老、抗感染等的作用机理之一。

三、功能性脂类成分

油脂中的功能性成分主要为磷脂、功能性脂肪酸、植物固醇、二十八烷醇、角鲨烯等。它们分别来源于水生动物油脂、植物油脂、微生物油脂等功能性油脂中。

(一)大豆磷脂

大豆磷脂是指以大豆为原料所制的磷脂类物质,是卵磷脂、脑磷脂、肌醇磷脂、游离脂肪酸等成分组成的复杂混合物。

大豆磷脂具有许多重要的生物学功能:

1. 改善大脑功能、增强记忆力

磷脂的代谢与脑的机能状态有关,补充磷脂能使儿童注意力集中,促进脑和神经系统的发育,使神经元突触活动迅速而发达,改善学习和认知能力。对于老年人,磷脂能延缓脑细胞萎缩和脑力衰退,推迟老年性思维迟钝、记忆下降、动作迟缓及老年性痴呆症的发生。

2. 降低胆固醇、调节血脂

大豆磷脂具有显著降低胆固醇、甘油三酯、低密度脂蛋白的作用。大豆磷脂能使动脉壁内的胆固醇易于脱离至血浆,并从血浆进入肝脏后排出体外,从而减少胆固醇在血管内壁的沉积。

3. 延缓衰老

增加磷脂的摄入量,特别是像大豆磷脂这类富含不饱和脂肪酸的磷脂,能调整人体细胞中磷脂和胆固醇的比例,增加磷脂中脂肪酸的不饱和度,有效改善生物膜的功能,提高人体的代谢能力和机体组织的再生能力,从根本上延缓人体的衰老。

4. 维持细胞膜结构和功能的完整性

人体所有细胞中均含有卵磷脂,是细胞膜的主要组成部分,对维护细胞的正常结构与功能、促进细胞生长发育有重要作用。

5. 保护肝脏

磷脂酰胆碱(卵磷脂)是合成脂蛋白所必需的物质,肝脏内的脂肪能以脂蛋白的形式转运到肝外,被其他组织利用或储存。所以,适量补充磷脂可以减少脂肪肝的发生,而且能够促进肝细胞再生,是防治肝硬化,恢复肝功能的重要功效成分。

(二)二十碳五烯酸和二十二碳六烯酸

二十碳五烯酸(EPA)和二十二碳六烯酸(DHA)属于多不饱和脂肪酸(PUFA),具有重要的生物学功能。

EPA和DHA都属于 n-3 型多不饱和脂肪酸,为无色至淡黄色透明液体,纯品无臭、无味,存在于海洋鱼类、虾类、藻类及微生物中,在洄游性大的鱼类及海兽中含量较多。特别是南极磷虾的脂质以及鳕鱼肝油、墨鱼肝油、鲐鱼油、远东沙丁鱼油等深海鱼油的 EPA 和 DHA 含量较高。

生理功能包括:

1. 降血脂、防止动脉硬化

EPA能降低血清胆固醇,抑制血液中的中性脂肪上升,调节血脂,改变脂蛋白中脂肪酸的组成。EPA和DHA对于降低血液黏度,增加血液流动性,软化血管,以及防治心血管疾病发生具有显著作用。

2. 抗凝血、预防心脑血管疾病

以海产品为主食的因纽特人心脑血管疾病的发病率极低，血脂水平也很低。这与他们血液中的 DHA 和 EPA 含量较高有关。EPA 能抑制血小板凝集，减少血栓素形成，从而可预防心肌梗死、脑梗死的发生。DHA 参与血小板伪足的形成，可降低血液中血小板的粘附性，延长凝血时间，从而预防血栓的形成和心肌梗死、脑梗死的发生。

3. 抗炎作用

EPA 具有抗炎作用，用 EPA 防治某些炎性疾病如类风湿性关节炎、哮喘等可以得到良好效果。

4. 健脑作用

DHA 是人脑的主要组成成分之一，占人脑脂质的 10％左右，在与学习记忆有关的海马中约占 25％。DHA 能促进婴幼儿脑组织发育，增强学习记忆功能，预防老年人脑组织萎缩和老化。

5. 保护视力

在人体各组织细胞中，DHA 含量最高的是眼睛的视网膜细胞。DHA 在体内参与视神经的代谢，能保护视网膜，提高视网膜对光的敏感度，改善视力。DHA 还能使视网膜与大脑保持良好的联系，防止视力减退。

(三) 植物固醇

1. 理化性质

固醇是广泛存在于生物体内的一种重要的天然活性物质，按其原料来源可分为动物性固醇、植物性固醇和菌类固醇等三大类。动物性固醇以胆固醇为主，植物性固醇主要为谷固醇、豆固醇和菜油固醇等，而麦角固醇则属于菌类固醇。

植物固醇广泛存在于植物的根、茎、叶、果实和种子中，是植物细胞膜的组成部分，所有来源于植物种子的油脂中都含有固醇。

植物固醇的相对密度略大于水，不溶于水、酸和碱，可溶于多种有机溶剂，如溶解于乙醚、苯、氯仿、乙酸乙酯、二硫化碳和石油醚。植物固醇的物理化学性质主要表现为疏水性，但因其结构上带有羟基，故又具有亲水性，所以植物固醇具有乳化性。经溶剂结晶获得的植物固醇通常为针状白色结晶，其商品则多为粉末状或片状。植物固醇的相对分子质量约为 386～456 Da，熔点较高，都超过 100℃，最高达 215℃。

2. 植物固醇的生理功能

1) 降低胆固醇：植物固醇可以降低血液中低密度脂蛋白胆固醇，而对高密度脂蛋白胆固醇没有影响。植物固醇降低胆固醇具体作用机制尚不清楚，可能的机制是肠道内的胆固醇是先溶解在胆汁酸微团中，再经肠细胞吸收入血。微团由磷脂、甘油酸酯、脂酸、胆固醇和其他物质组成，属于油性溶剂，具有一定的溶解度。植物固醇和胆固醇在理化性质上存在差异，前者的疏水性大于后者，前者易溶于油性溶剂，后者易溶于水，这种理化性质的差异引起二者在胆汁酸中的溶解性和溶解位置不同，影响肠道对于胆固醇的吸收。当两者共存于肠道时，植物固醇与微团的亲和力大于胆固醇，替代部分胆固醇溶解于微团，降低微团胆固醇的溶解性和经肠细胞吸收入血的量，促进胆固醇从粪便排出。模拟肠道微团构建的体外微乳剂实验显示，二者在微乳剂溶解的位置不同，植物固醇多溶解在微乳剂的核心，胆固醇多溶解在微乳剂的界面。植物固醇与胆固醇竞争性与肠微绒毛结合的具体作用机制尚不清楚，这种机制负责大约 50％的胆固醇的吸收,少于 5％的植物固醇的吸收。大部分吸收的植物固醇直接通过肝脏和胆道系统直接被清除,在体内只有不到 1％被保留下来。

2)抗癌作用:研究表明,谷固醇、豆固醇和菜油固醇的摄入量与胃癌的发生呈负相关。食用高植物性脂肪的日本人群乳腺癌的发病率低,而食用高动物性脂肪的西方人群乳腺癌发病率较高。且由于亚洲男性日常生活中摄入大量的植物固醇,其前列腺癌发病率低于食用大量动物胆固醇的西方人。目前人们对于植物固醇的抗癌机制进行了大量的研究,但是其具体作用机制尚不清楚,可能的机制是植物固醇对细胞膜的作用、对细胞信号转导途径、细胞凋亡以及免疫反应的影响。植物固醇嵌入到细胞膜后并没有改变总磷脂含量或者胆固醇与植物固醇的比例,但是它却影响两种磷脂类物质的比例,神经磷脂降低了约 50％,磷酸卵磷脂却增加了约 8％,这有可能改变细胞信号转导途径。植物固醇可能通过降低细胞膜表面流动性来达到抑制肿瘤的作用。植物固醇不仅可以提高肝脏内一些脂肪酸去饱和酶的活性,而且还可以降低肝脏和前列腺 5α-还原酶和前列腺的芳香酶的活性,而这两种酶活性的提高可能导致前列腺增生和前列腺癌的发生。植物固醇可能通过鞘磷脂循环途径来达到抑制肿瘤的目的。植物固醇可以降低细胞膜中鞘磷脂的含量,促进细胞内鞘磷脂循环的进行。鞘磷脂经鞘磷脂酶作用后,生成神经酰胺,激活 PP2A 的活性,启动细胞凋亡信号。植物固醇与其葡萄糖苷以100∶1的比例混合后,可以刺激外周血淋巴细胞的增殖。除此之外,植物固醇还可以增加 T细胞和 NK 细胞的增殖达到增强机体免疫功能,但其具体的作用机制尚不清楚。

3)防治前列腺疾病:调整膳食结构是防治前列腺疾病的一个重要方法。研究发现,与安慰剂组相比.植物固醇可以改善良性前列腺增生患者泌尿系统症状,其效果与非那司提(治疗良性前列腺增生药物)相同。200 例良性前列腺增生患者每天服用 60mg 的谷固醇后,临床症状改善,尿流量增大。350 例良性前列腺增生患者服用谷固醇 6 个月后,排尿速度增加且痛苦感减轻。良性前列腺增生可能与年龄和睾丸激素有关,年轻男性睾酮水平很高且很少发生良性前列腺增生,老年男性睾酮水平降低而良性前列腺增生发病率很高。植物固醇防治前列腺增生可能的机制是其抑制了 5α-睾酮还原酶活性,5α-睾酮还原酶促使睾酮转变为 5α-双氢睾酮,而 5α-双氢睾酮的增多与前列腺增生发病关系密切。所以对于中老年男性除注意食物中植物固醇的摄入外,还可适量的服用谷固醇,这样既可以降低胆固醇的水平,又可以预防前列腺疾病的发生。

4)其他作用:植物固醇可以降低体内 C-反应蛋白水平,还具有抗氧化的作用,用谷固醇取代人类角质化细胞膜中的胆固醇,研究谷固醇对细胞中由紫外线介导产生脂质过氧化物的影响,发现谷固醇可以使脂质过氧化物降低 30％。植物固醇还具有消炎、抗病毒、调节体内激素和调节代谢的作用。

3. 食物来源

据测定,所有植物性食物中都含有植物固醇,但含量较高的是植物油类、豆类、坚果类等,虽说谷类、水果、蔬菜中植物固醇含量相对较低,但由于日常食用量较大,也为人类提供了不少植物固醇。

在谷类食物中,面粉中植物固醇的含量远高于大米,每 100 g 小麦面粉中植物固醇含量平均为 59 mg。加工越精细,植物固醇含量越低,即全麦粉＞标准粉＞富强粉＞饺子粉。每100 g 不同品牌和产地的大米,其植物固醇含量大致相同,平均为 13 mg。杂粮如紫米、薏仁米、荞麦米、青稞、小米、玉米等的植物固醇含量较高,平均在 60 mg 以上。中国膳食指南中,建议成年人每天摄入谷类食物 300～600 g。按照平均 400 g 计算，如果以面粉为主食，则大约可摄入 480 mg 植物固醇；如果单纯吃大米，则摄入的植物固醇不足 110 mg，两者差距很大。以大米为主食地区的居民，每日三餐中至少有一餐应改为面食类，如面条、馒头等，在正餐之外，还可以加一些紫米粥、小米粥、玉米碴粥等杂粮，这样更合理。

豆类中植物固醇含量比谷类高，每 100 g 黄豆中植物固醇含量超过 100 mg，黑豆和青豆中植物固醇含量也较高。豆腐是最常见的豆制品，每 100 g 豆腐植物固醇含量平均达 30 mg。豆浆虽水分多，但植物固醇含量也达到 7 mg。平时多摄入豆类制品，如每天喝一杯豆浆（250 g），可提供约 20 mg 植物固醇。每周至少保证三顿豆腐，每次摄入量在 50 g 以上，既提高植物固醇的摄入量，又提供优质蛋白等营养素。还可经常煮些杂豆粥，当作配餐或茶点。

植物油是植物固醇含量最高的一类食物。以常见的植物油为例，每 100 g 大豆油中植物固醇含量约 300 mg；花生油约 250 mg；芝麻油和菜籽油为 500 mg 以上；玉米胚芽油中含量最高，可达到 1000 mg 以上。可以说，植物油是膳食中植物固醇的一个重要来源。每天植物油摄入量以 25 g 为宜。植物油摄入过多，会导致热量过剩，增加肥胖、心血管疾病等慢性病的发病率。所以，不要盲目增加植物油的摄入量，以求获得更多的植物固醇。建议大家适当调整食用油种类，如以玉米胚芽油或菜籽油为主要烹调油，如果将每天 25 g 的花生油换成玉米胚芽油，则可以在摄入热量不变的情况下，多摄入植物固醇 180 mg。

蔬菜水果是每天膳食中的重要食物来源，不仅提供了丰富的维生素和纤维素等营养物质，还能提供植物固醇。蔬菜中，菜花、西兰花、油麦菜等植物固醇含量高，冬瓜、茄子、柿子椒等植物固醇含量较低。水果中，如橙子、橘子、山楂等植物固醇含量较高，西瓜、香瓜等植物固醇含量较低。中国居民蔬菜水果摄入量普遍较低，如蔬菜摄入量不足 300 g，水果仅为 45 g。无论是增加维生素、矿物质摄入量还是增加植物固醇摄入量，应多吃蔬菜和水果，可选择菜花、橙子等植物固醇含量高的食物，对健康有益。

四、植物化学物

植物性食物中除了含有已知的维生素和矿物质外，20 余年来陆续发现一些植物性化学物（phytochemicals），对人体健康具有非常重要的作用，其重要意义可与抗生素、维生素的发现相提并论。植物性化学物确实具有增强免疫力、抗氧化、延缓衰老以及预防一些慢性非传染性疾病如癌症、心血管病等功效。上述的膳食纤维、植物多糖和植物固醇都属于植物化学物，本部分将介绍酚类化合物、萜类化合物及有机硫化合物等更多类型的植物化学物。

（一）酚类化合物

大家都知道，多吃蔬菜和水果对身体好。流行病学研究显示，蔬菜和水果的摄入可降低一些慢性疾病的发病率。蔬菜和水果的摄入对健康的有益影响，除了常见的维生素和微量元素以外，大部分归功于蔬菜和水果中酚类化合物的摄入量和生物利用度。

1.酚类化合物性质

酚类化合物包括了一类有益健康的化合物，其共同特性是分子中含有酚的基团，因而具有较强的抗氧化功能。根据分子组成的不同，植物性食物中的酚类化合物分为简单酚、酚酸、羟基肉桂酸衍生物及类黄酮。常见的酚类化合物有：简单酚又称一元苯酚，如水果中分离出的甲酚、芝麻酚、桔酸；酚酸主要有香豆酸、咖啡酸、阿魏酸和绿原酸等；类黄酮又称黄酮类化合物，包括黄酮、槲皮素、黄酮醇、黄烷醇、黄烷酮等;异黄酮广泛存在于豆科植物中,黄豆中所含异黄酮有染料木苷元(三羟基异黄酮,又称金雀异黄素)、大豆苷元(二羟基异黄酮)、大豆苷、染料木苷、大豆黄素苷以及上述三种苷的丙二酰化合物。茶多酚主要由 5 种单体构成,分别是表没食子儿茶素-没食子酸酯(EGCG)、表没食子儿茶素(EGC)、表儿茶素-没食子酸酯(ECG)、儿茶素(CA)和表儿茶素(EC)。其中,EGCG 的含量最高,被认为是茶多酚生物学活性的主要来源。

2.酚类化合物主要功能

酚类化合物与人体健康关系的研究多集中在槲皮素、大豆异黄酮、茶多酚的生物学作用方面。

1)抗氧化作用

植物中所含的多酚化合物是重要的抗氧化剂,可以保护低密度脂蛋白免受过氧化,从而防止动脉粥样硬化和体内过氧化反应的致癌作用。

2)血脂调节功能

茶多酚可减少肠内胆固醇的吸收,降低血液胆固醇,降低体脂和肝内脂肪聚积。

3)血管保护作用

红葡萄酒中的多酚化合物可抑制血小板的活性,从而抑制血栓的形成,并可使已形成的血栓血小板解聚;还可促进血管内皮细胞分泌产生舒血管因子,减轻栓塞性心血管病的发生。因此,红葡萄酒所含这类化合物成分的摄入量与冠心病、心肌梗死等的发病率呈负相关关系。

4)预防肿瘤作用

茶多酚中的成分可抑制肿瘤细胞的生长,并具有抗氧化、截留致癌物、抑制亚硝化、抑制肿瘤起始的生化信号等功能,从而起到防癌作用。单宁分解后产生的多酚化合物有预防肿瘤的活性。鞣花单宁和鞣花酸能有效地防止致癌物所引起的肿瘤,如肺癌、十二指肠癌和肉瘤等。

3.膳食黄酮生理功能

黄酮类化合物广泛分布于植物界中,是一大类重要的天然化合物。黄酮类化合物大多具有颜色,其不同的颜色为天然色素家族添加了更多的色彩。黄酮类化合物在植物体内大部分与糖结合成苷,一部分以游离形式存在。在高等植物体中常以游离态或与糖成苷的形式存在,在花、叶、果实等组织中多为苷类,而在木质部组织中则多为游离的苷元。

黄酮类化合物是具有色酮环与苯环为基本结构的一类化合物的总称,是多酚类化合物中最大的一个亚类。其基本骨架具有 C6—C3—C6 的特点,即由两个芳香环 A 和 B,通过中央三碳链相互联结而成的一系列化合物。黄酮类化合物可以分为 10 多个类别,黄酮类、黄酮醇类、二氢黄酮类、二氢黄酮醇类、异黄酮类、二氢异黄酮类、查耳酮、二氢查耳酮类、橙酮类及花色素类等。

1)抗氧化及抗自由基作用

黄酮类物质具有抗氧化功能,是借助于酚羟基的氢供体自由基清除活性,其抗氧化活性必须具备两个条件:①在比可氧化底物浓度更低的情况下能有效地延迟或防止这些底物的自氧化或自由基介导的氧化;②清除反应之后的自由基形式必须稳定,能通过分子内羟基结合进一步氧化。

自由基是引起癌症、衰老、心血管等退变性疾病的罪恶之源。生物体内常见的自由基有超氧阴离子自由基、羟基自由基等。超氧阴离子自由基形成最早,羟基自由基作用最强,ROOH

链锁反应循环最持久。清除 O_2^- 自由基,羟基自由基的形成即中断,则可以从根本上预防体内形成过多的羟基自由基和其他活性氧自由基,达到防衰、抗癌、抗心血管病的目的。生物类黄酮具有清除自由基的能力,其机理在于阻止了自由基在体内产生的 3 个阶段:与自由基反应阻止自由基引发;与金属离子螯合阻止羟基自由基生成;与脂质过氧反应阻止脂质过氧化过程。

2)抗癌防癌作用

黄酮类物质可诱导芳烃化酶提高活性,产生抗癌防癌功效。一般可通过三种途径:①对抗自由基;②直接抑制癌细胞生长;③对抗致癌促癌因子,直接抑制癌细胞生长。

黄酮类物质能产生抗癌作用的生物活性包括对酪氨酸激酶的抑制作用、类激素作用、抗增生效应、抗扩散效应、抗氧化作用和免疫功能等。致癌因子使体内产生自由基,并以自由基的形式富集于脂质细胞膜的周围,引起脂质过氧化。类黄酮是自由基猝灭剂和抗氧化剂,能有效地阻止脂质过氧化引起的细胞破坏,起到抗癌防癌的作用,并且类黄酮还有抑制肿瘤细胞糖酵解、生长、线粒体琥珀酸氧化酶活性和磷脂酰肌醇激酶活性的功能,起到抗癌防癌的作用,尤其是槲皮素能有效地诱导微粒体芳烃羟化酶、环氧化物水解酶,使多环芳烃和苯并芘等致癌物通过羟化、水解失去致癌活性。

3)对血管的作用

黄酮类化合物具有扩张血管的作用,对血管活性物质及影响活性物质的酶也有一定的作用,能够降低血管的脆性与渗透性,改善血液循环状态,净化血液,降血脂、血糖和胆固醇,抗动脉硬化和血栓形成。葛根素可以在体外抑制 ADP 诱导的大鼠血小板聚集、5-羟色胺与 ADP共同诱导的兔、绵羊和人血小板聚集以及凝血酶诱导的[3H]-5-羟色胺从血小板中释放。腺苷脱氨酶位于血管的内皮细胞上,对调节血压、血小板聚集及神经传递有重要作用。某些生物类黄酮具有防止低密度脂蛋白氧化的作用和对主动脉内皮细胞腺苷脱氨酶有抑制作用,因此可以用于防治心血管病、动脉粥样硬化等症。

4)对心肌的作用

生物类黄酮因能够阻断 β-受体,在亚细胞水平上对线粒体产生正性影响以及可以抑制心脏磷酸二酯酶的活性而具有变时性调节心肌收缩的作用;有增加冠状动脉血流量、增加心肌营养血流量、降低心肌缺氧量、抑制血小板聚集等作用;能提高常压和低压下的耐缺氧能力,对乌头碱、肾上腺素引起的心律失常有明显对抗作用;能防止因高血脂饮食所引起的血脂升高,还能促进心肌细胞外钙离子内流和细胞内钙贮库释放钙,从而增加心肌收缩功能和舒张功能,降低阻力,使心脏功能得到恢复。

5)降血糖作用

糖尿病患者一方面因胰岛分泌胰岛素失调引起血糖升高,另一方面高血糖又引起多元醇代谢通路异常亢进导致糖尿病并发症,醛糖还原酶在多醇代谢途径中是关键酶,它使多种醛还原,引发糖尿病并发症。生物类黄酮能够促进胰岛 β 细胞的恢复,降低血糖和血清胆固醇,改善糖耐量,对抗肾上腺素的升血糖作用,同时它还能够抑制醛糖还原酶,因此可以治疗糖尿病及其并发症。

6)激素作用

许多黄酮类化合物因结构与己烯雌酚相似而具有雌性激素样作用,它与固类醇激素一样具有兴奋和抑制双重效应。当雌激素水平较低时,表现为雌激素作用,反之表现为抗雌激素作用。大豆黄酮能提高正常大鼠及未交配过的雌性正常大鼠乳腺的重量和乳腺细胞 DNA 含量,并能促进其乳腺发育和泌乳量。但同时也可使正常雄鼠的血清睾酮、雌二醇、生长激素等水平显著升高。此外,生物类黄酮与生长因子一样有促进生长的作用,它通过或控制促性腺激素的释放或促性腺作用,或阻碍雌激素代谢,或提高雌激素活性的途径加快子宫的生长。

7)对骨组织的作用

黄酮类化合物可用于治疗骨病和骨质疏松等症,其作用机理在于:其一,它既可抑制前列腺素 E_2(PGE_2)的胶原蛋白合成增加,又能抑制 PGE_2 的胶原蛋白合成减少,即抑制[3H]-脯氨酸进入可消化的胶原蛋白和非胶原蛋白中,并在低浓度 PGE_2 时主要作用于非胶原蛋白的合成,高浓度 PGE_2 时主要作用于胶原蛋白合成,因此可以用于治疗骨病;其二,它能提高甲状腺对雌激素的敏感性,使甲状腺 C 细胞分泌降钙素的作用加强,最终抑制骨再吸收而治疗骨质疏松;其三,它能抑制饮食中缺钙和维生素 D 引起的骨密度和骨钙含量的降低。

8)对神经系统的保护作用

谷氨酸是中枢神经系统中的主要兴奋性神经递质,但过度释放则可造成兴奋性神经毒性损伤,引起许多神经变性疾病。黄酮类物质对谷氨酸神经毒性有对抗作用。黄酮类物质对神经系统的作用在于它能控制脑血液循环(如动脉血流不足引起的痴呆)紊乱的下降。此外,黄酮类物质被用作拮抗各种失调的药物,广泛用于治疗神经紊乱如阿尔茨海默氏病及各种常见的老年性疾病,如晕眩、抑郁、短时期的记忆减退、听力下降、注意力不集中和失眠等。

9)对记忆行为的影响

在避暗法实验中,小鼠连续口服 7 d 葛根总黄酮,不同剂量的葛根总黄酮均能够对抗东莨菪碱、亚硝酸钠、乙醇氮气吸入、双侧颈总动脉阻断再灌溉引起的记忆障碍;连续口服 42 d,可显著改善半乳糖酶所致的亚急性衰老小鼠的记忆功能。在"Y"形迷宫实验中,不同剂量葛根总黄酮,还可剂量依赖性地对抗东莨菪碱引起的自主选择能力的降低。

10)对免疫系统的作用

黄酮类化合物对免疫系统的多环节都具有不同程度的调节能力,能增强巨噬细胞吞噬能力和自然杀伤细胞活性,增加抗体产量,增强体液免疫和细胞免疫功能,提高抗病力与自愈力。这是由于黄酮类化合物具有清除人体自由基,提高机体免疫功能作用。另外,黄酮类化合物对提高人体新陈代谢功能也有一定作用,还可调节甲状腺功能亢进恢复正常。

11)抑菌、抗病毒和抗紫外线作用

黄酮类化合物中的槲皮素、桑色素、茨非醇有抑菌和抗病毒作用。黄酮类化合物对各种原因引起的溃疡有祛腐生肌、消炎镇痛的奇特疗效。基维酮(一种异黄酮化合物)在极低浓度时对人体致病革兰氏阳性菌,如白喉杆菌、金黄色葡萄球菌和溶血性链球菌有较强的抑制作用,作用机理可能在于其内在的细胞毒性作用。槲皮素等黄酮类化合物是一种光屏蔽物,具有吸收紫外线的功能,可保护抗坏血酸等生物活性物质免除氧化,保持了它们的活性,是一种极好的抗氧化剂,其螯合作用和基因表达出减少脂肪氧化变性的功能作用明显,尤其是该黄酮对皮肤的保健作用,年轻化及血管的保健,抗炎症作用特别显著,故有人称之为"皮肤营养素"。

从大规模流行学调查,每个人每天的总黄酮摄入量从几毫克到几千毫克不等。现代饮食中的黄酮醇和黄酮每天约 23 mg,其中有大部分由山柰酚和槲皮素构成,富含这两种物质的食物有苹果、葡萄、绿茶、洋葱、西兰花、黄瓜、桃子、菠菜、生菜、芹菜等等。

欧洲多国饮食调查发现,黄烷醇类的摄入在英国最高(平均 300 mg),希腊最低(100 mg),

其中非柑橘属的水果,例如苹果和梨,是最广泛的来源,而茶饮料和红酒,尤其是各种各样的茶,贡献了非常多的黄烷醇。

日本女性的黄烷醇摄入主要来源就是茶饮料,每天可以达到 380 mg 左右。

(二)有机硫化合物

有机硫化合物指分子结构中含有元素硫的一类植物化学物,它们以不同的化学形式存在于蔬菜或水果中。其一是异硫氰酸盐(isothiocyanates,ITC),以葡萄糖异硫氰酸盐缀合物形式存在于十字花科蔬菜中,如西兰花、卷心菜、菜花、球茎甘蓝、荠菜和小萝卜;成熟的木瓜果肉中含有苯甲基异硫氰酸盐 4 mg/kg,种子中含量比果肉中多 500 倍,高达 2910 mg/kg。其二是葱蒜中的有机硫化合物,例如,大蒜是二烯丙基硫化物的主要来源,大蒜精油含有一系列的含硫化合物,如二烯丙基硫代磺酸酯(大蒜辣素)、二烯丙基三硫化合物、二烯丙基二硫化合物等。

有机硫化合物的生物学作用主要是抑癌和杀菌。例如异硫氰酸盐能阻止实验动物肺、乳腺、食管、肝、小肠、结肠和膀胱等组织癌症的发生。一般情况下,异硫氰酸盐的抑癌作用是在接触致癌物前或同时给予才能发挥其应有的效能。大蒜可以阻断体内亚硝胺合成、抑制肿瘤细胞生长。大蒜汁对革兰阳性菌和革兰阴性菌都有抑菌或灭菌作用,因此大蒜素具有广谱杀菌作用。在磺胺、抗生素出现之前,大蒜曾广泛用于防治急性胃肠道传染病以及白喉、肺结核、流感和脊髓灰质炎。此外,文献报道大蒜还具有增强机体免疫力、降血脂、减少脑血栓和冠心病发生等多种生物学作用。

(三)萜类化合物

萜类化合物(terpenoids)分子的基本单元是异戊二烯。单萜由 2 个异戊二烯单元构成,倍半萜由 3 个异戊二烯单元构成,二萜由 4 个异戊二烯单元构成,以此类推。萜类化合物多存在于中草药和水果、蔬菜以及全谷粒食物中。富含萜烯类的食物有柑橘类水果,芹菜、胡萝卜、茴香等伞形科蔬菜,番茄、辣椒、茄子等茄科蔬菜,葫芦、苦瓜、西葫芦等葫芦科蔬菜以及黄豆等豆科植物。已经证实具有明显生理功能的萜类化合物主要有 D-苧烯、皂苷和柠檬苦素等。

1. D-苧烯

D-苧烯(D-limonene)又称萜二烯,是单环单萜,柑橘的果皮中含量较多,大麦油、米糠油、橄榄油、棕榈油与葡萄酒中都含有 D-苧烯。D-苧烯溶于水,在消化道内可完全被吸收,代谢速率很快。

生物学作用:

(1)抑制胆固醇合成:苧烯及其羟衍生物紫苏子醛能抑制胆固醇合成。

(2)抑制肿瘤:苧烯可使动物乳腺癌的发生数量显著减少。

2. 皂苷

皂苷是广泛分布于植物界的一类天然物质,大豆皂苷是存在于大豆中的一类具有较强生物活性的物质。

大豆皂苷中的糖链部分是由几种单糖组成,它们是 β-D-葡萄糖、α-L 阿拉伯糖和 α-L-鼠李糖。大豆皂苷为白色粉末,具有辛辣和苦味。溶于水,易溶于热水、含水稀醇、热甲醇和热乙醇中,难溶于乙醚、苯等有机溶剂,热稳定性好。

大豆皂苷具有较强的生物学活性。很早以前人们就发现了大豆皂苷,但由于它具有溶血作用,可以导致甲状腺肿大,长期以来一直被当作一种抗营养因子。近年发现,大豆皂苷具有多种有益于人体健康的生物学功能。

(1)降脂减肥作用:大豆皂苷可以降低血中胆固醇和甘油三酯的含量,同时还可以抑制血清中脂类的氧化,抑制过氧化脂质的生成。

(2)抗凝血、预防血栓形成:大豆皂苷可抑制血小板的凝聚作用,并能使血浆中纤维蛋白原减少,因此大豆皂苷具有预防血栓形成作用。

(3)抗氧化、抑制过氧化脂质生成:大豆皂苷可使机体通过调节,增加体内 SOD 的含量,减轻自由基的损害,使体内过氧化脂质含量下降,从而起到抗氧化作用。

(4)预防肿瘤作用:动物实验表明,大豆皂苷对肿瘤细胞株具有抑制作用,对人胃腺癌细胞的生长也可产生抑制作用,而且大豆皂苷的浓度越高,这种抑制作用越明显。

3. 柠檬苦素类化合物

柠檬苦素类化合物(limonoids)是芸香科植物中一组三萜的衍生物,是柑橘汁苦味的成分之一。它们以葡萄糖衍生物的形式存于成熟的果实中,以葡萄籽中含量最高。柠檬苦素类化合物结构特点是 D 环上有呋喃,能诱导谷胱甘肽硫转移酶活性,抑制苯并芘诱发的肺癌和皮肤癌。柠檬烯是一种重要的柠檬苦素类化合物,为柑橘类水果、蔬菜和香料中的天然成分,在柑橘类水果、香料和草药的精油中含量高。

柠檬烯是单环单萜,为柠檬味液体,不溶于水,可与酒精混溶。通常以其 D-异体结构形式存在,可作为调味剂,广泛用于饮料、食品、口香糖、香皂和香水中。

柠檬烯对癌症具有预防和治疗作用。对实验动物喂饲柠檬烯,可显著降低乳腺癌的发生,并能显著减少致癌剂诱发的肿瘤,还可降低胃癌前病变和肺癌的发生。

(四)食物中的天然色素

食品中的天然色素是指在新鲜食品原料中人的视觉能够感受到的有色物质。天然色素按化学结构类型可分为多烯色素、酚类色素、吡咯色素、醌酮色素等,这些物质以前经提取后用于食品加工中的调色工艺。但近年的研究证明这些色素由于含有特殊的化学基团,因而具有调节生理功能的作用,可能在预防慢性疾病的过程中具有重要作用,逐渐引起营养学界的重视。

1. 多烯类色素

多烯类色素又称类胡萝卜素(carotenoids),是一类重要的天然色素的总称,普遍存在于动物、高等植物、真菌、藻类的黄色、橙红色或红色的色素之中。它是含 40 个碳的类异戊烯聚合物,即四萜化合物。典型的类胡萝卜素是由 8 个异戊二烯单位首尾相连形成。类胡萝卜素的颜色因共轭双键的数目不同而变化,共轭双键的数目越多,颜色越移向红色。

迄今,被发现的天然类胡萝卜素已达 700 多种。根据化学结构的不同可以将其分为两类,一类是胡萝卜素(只含碳氢两种元素,不含氧元素,如 β-胡萝卜素和番茄红素),另一类是叶黄素(有羟基、酮基、羧基、甲氧基等含氧官能团,如叶黄素和虾青素)。

1)胡萝卜素类生理功能

(1)对视觉系统的保健

视网膜上的视杆细胞含有视紫质而具有暗视觉的功能。适量的 β-胡萝卜能促进视紫质达到正常含量,从而避免了缺少维生素 A 所致的暗视野适应迟钝,也避免暗视野之后出现强光对眼睛所造成的损害。此外,还可以预防夜盲症、干眼症、角膜溃疡症以及角膜软化症。

（2）对皮肤组织的保健

维生素 A 是维持一切上皮组织完整所必需的,而 β-胡萝卜能在人体内转化成维生素 A。所以,摄入一定量的 β-胡萝卜素,对维持正常的体表、消化道、呼吸道、生殖泌尿道、内分泌道上皮有重要意义,可避免皮肤多屑、角质化、表皮细胞硬鳞状、多角质血疹性皮肤干燥症等皮肤疾病。β-胡萝卜素对细胞膜的稳定性也具有良好的作用。还可以用于治疗由于日光暴晒引起的炎症——"日光炎"。

（3）抵抗不良环境

经常在暗室、强光、高温或深水环境工作的,以及放射线作业者,还有经常看电视的人,都应额外再补充 β-胡萝卜素,以抵抗不良环境。

2）食物来源

绿色蔬菜和水果:植物的绿色组织除了叶子和茎外还包括绿色果实、豆荚和豆类的种子（如豌豆）。这些组织显现绿色的原因是这些植物组织中的叶绿体含有叶绿素。在叶绿体中的光和系统Ⅰ和Ⅱ的蛋白复合体均含有类胡萝卜素,其作用是淬灭过剩的光能。叶绿体中的类胡萝卜素种类是恒定不变的,其中含量较大的类胡萝卜素包括 β-胡萝卜素（占总类胡萝卜素的质量分数为 25%～30%）、叶黄素（40%～50%）、紫黄素（violaxanthin,15%）和新黄质（neoxanthin,15%）;微量类胡萝卜素包括 α-胡萝卜素（α-carotene）、玉米黄素、花药黄素（antheraxanthin）和 5,6-环氧叶黄素（lutein 5,6-epoxide）。甘蓝、青豆和利马豆中含有相当数量的 α-胡萝卜素。

黄色、橙色及红色的水果和蔬菜:黄色、橙色和红色的植物组织（包括果实、花、根和种子）中一般含有较多的类胡萝卜素。但类胡萝卜素并不是这些颜色的唯一来源,花青素和醌类化合物也可形成这些颜色。

水果:水果中含有丰富的类胡萝卜素资源,包括:①开环式的番茄红素;②β-胡萝卜素及其羟基衍生物,如 β-隐黄质和玉米黄素;③α-胡萝卜素及其羟基衍生物,如叶黄素;④类胡萝卜素环氧化物;⑤辣椒红素（capsanthin）和辣椒玉红素（capsorubin）等。在绿色、未成熟的水果中,叶绿体中存在大量的叶绿素。随着水果的成熟,叶绿体内的叶绿素则会降解,植物的组织会褪色。同时,类胡萝卜素在质体中合成并积累,其合成基因是在组织成熟过程中激活的。当八氢番茄红素合成和脱氢基因被激活时,生成的是番茄红素。若此时有 β-环化和羟基化基因被激活,则累积双环的 β-胡萝卜素和其羟基衍生物或单环的 γ-胡萝卜素（γ-carotene）和其羟基衍生物。当 ε-环化和 ε-羟基化基因也存在时,则生成 β-胡萝卜素和叶黄素。当有环氧基因存在时,生成的是类胡萝卜素环氧化物。

根菜类:胡萝卜和甘薯这种食用根尖中含有很多的胡萝卜素,这些色素也是在叶绿体中合成与积累的。不同品种的胡萝卜中含有类胡萝卜素的总量及 α-胡萝卜素、β-胡萝卜素之间的比例是不一样的。α-胡萝卜素占总胡萝卜素含量的 5%～50%。在较深橙色品种中,β-胡萝卜素的含量较高。外部组织（韧皮部）的含量往往高于内部组织（木质部）。一些红色品种的胡萝卜中含有番茄红素,并用其作为自身的主要色素。而在黄色品种中 β-胡萝卜素则被大量的叶黄素所代替。甘薯中也会累积 β-胡萝卜素,同时也会有一点 α-胡萝卜素。一般的土豆（包括黄色品种）叶绿体中只含有少量的叶黄素类物质。现在已成功培育出能够累积胡萝卜素的基因改良土豆。其他黄色的根类蔬菜含有少量的类胡萝卜素。

种子食物:甜玉米外部的橙黄色包皮中主要含有叶黄素、β-胡萝卜素、玉米黄素和隐黄质。绿色豆类的种子(如豌豆)含有β-胡萝卜素,并且在其叶绿体中也含有叶黄素类物质。灌木胭脂树的种子外衣中有极高含量的蛋白复合胭脂树素。胭脂树素在食品中被广泛地用作色素,但现在仍不清楚这种物质是否对人体健康有影响。

花菜:能够食用的高等植物的花并不多,最常见的是花椰菜和西兰花。白色的西兰花不含或只含有很少的类胡萝卜素,但新型的橙色品种却可以生成β-胡萝卜素,而这种橙色品种现在已经可以进行商业上的大量种植了。一般西兰花和花茎甘蓝是在花瓣开放之前采收的,而在较老或经过储藏的菜茎中会逐渐显现出含有较高的叶黄素脂。

油脂:一些油棕榈树的果实可以合成并积累α-胡萝卜素和β-胡萝卜素。当压榨这些果实的时候,这些胡萝卜素就会保留在油质当中。酿酒葡萄中有较高含量的类胡萝卜素。东南亚的木鳖含有大量的β-胡萝卜素,但只有在其产地木鳖才被应用。

蛋类:鸡蛋黄的黄色是由类胡萝卜素引起的,其色调和强度由家禽的饲料决定。一般情况下,蛋黄呈现橙黄色是由于用谷物喂养的母鸡体内有玉米黄素。从万寿菊花中提取的叶黄素脂被广泛用于鸡饲料中,使鸡蛋含有充足的叶黄素。一些合成的阿朴类胡萝卜素,如8′-阿朴-β-胡萝卜素-8′-甲酸乙酯(8′-apo-β-caroten-8′-oicacid)也被用作添加剂,且可以得到很好的橙色,同时这些阿朴类胡萝卜素可以作为 VA 源。

乳制品:牛类专一吸收不含氧的类胡萝卜素类物质而不吸收含氧的叶黄素类物质。这些类胡萝卜素存在于脂肪中并使脂肪显现黄色,因此牛奶、奶油、黄油和奶酪通常会含有较低含量的β-胡萝卜素。牛体内的类胡萝卜素类含量一般随季节而变化,一般在牛可以吃到质量最好的牧草时(如初夏),其体内的胡萝卜素类含量最高。

水产品:肉质是粉红色的鱼类(尤其是鲑鱼和鳟鱼)从其天然食物中获得并在肌肉中积累高含量的虾青素或角黄素。无脊椎动物,如虾、龙虾和其他甲壳类动物及软体动物的壳中都含有很高含量的类胡萝卜素。甲壳类动物中的虾青素一般是以类胡萝卜素蛋白复合体的形式存在并呈蓝灰色,但烹饪之后,这些红色的类胡萝卜素可以游离出来并显现红色。鱼卵中也含有相当多的类胡萝卜素。

添加剂、着色剂:在饮料、糖果、冰激凌等食品工业中,β-胡萝卜素和其他人工合成或天然的类胡萝卜素以及含有大量类胡萝卜素的提取物被广泛地用作着色剂。一般来说,类胡萝卜素在食品中的含量相当低,但在一些情况下它们的含量却十分显著,如在一些橙子味的饮料中β-胡萝卜素的含量就相当高,以至于大量饮用这类果汁的人会患上胡萝卜素黄皮病。

2)番茄红素

番茄红素(lycopene)是膳食中的一种天然类胡萝卜素,广泛存在于自然界的植物中,成熟的红色植物果实中含量较高,其中番茄、胡萝卜、西瓜、木瓜及番石榴等的果实中存在着较多的番茄红素,人体内各组织器官也有较多分布。番茄红素的生物学功能主要有:

(1)抗氧化、延缓衰老。番茄红素是有效的抗氧化剂,能淬灭单线态氧和捕捉过氧化自由基,预防脂类过氧化反应,保护生物膜免受自由基的损伤。番茄红素在保护淋巴细胞免受一氧化氮造成的细胞膜损害或细胞致死方面的能力非常强,其清除氧自由基的能力也较其他类胡萝卜素强。由于机体细胞的过氧化损伤是人类衰老的最主要原因,因此番茄红素具有一定程度的延缓衰老作用。

(2)抑制肿瘤。多食蔬菜水果可以降低罹患某些癌症的危险,增加摄入番茄红素可以降低食管癌、胃癌、结肠癌和直肠癌等消化道肿瘤的发病危险度。番茄红素对晚期和浸润性前列腺癌也具有显著抑制作用。

（3）调节血脂。番茄红素能通过体内的抗氧化作用，阻止低密度脂蛋白胆固醇的氧化损伤，改善血脂代谢，减少动脉粥样硬化和冠心病的发生。

（4）抗辐射。当紫外线照射皮肤时，皮肤中的番茄红素首先被破坏，照射过紫外线的皮肤中的番茄红素比未照射的皮肤减少 $31\%\sim46\%$。补充番茄红素可能减少紫外线对皮肤的过氧化损伤。

2. 酚类色素

酚类色素与前述的酚类化合物具有类同的化学结构和生理活性。近年研究较多的酚类色素有花青素、花黄素等。花青素是一类重要的水溶性植物色素，多与糖结合以苷的形式（称为花青苷）存在。花黄素通常指黄酮类及其衍生物，是广泛分布于植物的花、果实、茎叶细胞中的一类水溶性黄色物质，它与葡萄糖、鼠李糖、云香糖等结合成配糖苷类形式而存在。

（五）中草药中的植物化学物

除了植物性食物以外，中国传统的种类繁多的中草药，也含有丰富的生物活性物质。这些传统中草药的功能，不仅在古代医学中占有非常重要的位置，而且近年也日益受到国内外很多专家的关注。中草药中含有生物碱、植物多糖、类黄酮、固醇、酚类化合物、皂甙等多种复杂的活性成分，对生理功能具有明显的调节作用；中草药对于某些慢性疾病的防治作用更是得到了我国传统医学数千年的经验证明。发掘和研究其中的生物活性成分，利用现代生物医学技术深入探讨其生物学作用机制，同时对其生物安全性进行科学评价，将有利于开发具有我国民族特色，又达到现代科技先进水平的功能食品。

六、益生菌及其发酵制品

益生菌是一类对宿主有益的活性微生物，是定植于人体肠道、生殖系统内，能产生确切健康功效，从而改善宿主微生态平衡、发挥有益作用的活性有益微生物的总称。常见的益生菌有双歧杆菌、乳杆菌、益生链球菌等。益生菌及其发酵制品具有多种调节生理功能的作用。

当人体住满足够的益生菌时，人就会处于健康的状态，但是一旦体内菌群失去平衡，比如菌种间比例发生大幅变化或者超出正常数值时，那么腹泻、过敏、胃口不佳、疲倦、免疫力低等一系列病症就会随之而来，人体的健康就会亮红灯，而这时适当添加复合菌发酵饮品，协助体内菌群平衡，才能让人重现健康状态。

益生菌及其发酵制品对人体的作用：

1. 促进消化吸收

益生菌对乳制品的发酵，使乳糖转变为乳酸，使蛋白质发生水解，同时还增加了可溶性钙、磷及某些 B 族维生素的数量。此外，益生菌及其代谢产物能促进宿主消化酶的分泌和肠道的蠕动，促进食物的消化吸收。发酵乳中的部分乳糖（$30\%\sim40\%$）已被代谢生成乳酸，所以患有乳糖不耐症的人可以食用发酵乳制品，减少饮用普通乳引起的肠内胀气、腹泻及呕吐现象。

2. 调节胃肠道菌群平衡、纠正肠道功能紊乱

益生菌能通过自身代谢产物以及与其他细菌间的相互作用，维持和保证肠道菌群最佳优势组合及稳定性。益生菌在人体内可发酵糖类产生大量的醋酸和乳酸，还可抑制病原性细菌生长繁殖。

3. 调节免疫、抑制肿瘤作用

乳杆菌、双歧杆菌等益生菌及其代谢产物能诱导产生干扰素和促细胞分裂素,活化免疫细胞,增加免疫球蛋白的产生,提高机体免疫力及抑制肿瘤发生能力。

4. 降低血清胆固醇

益生菌能降低血中胆固醇的水平,可预防高血脂导致的冠状动脉硬化以及冠心病。

5. 防止便秘

双歧杆菌代谢产生的有机酸能促进胃肠道蠕动,同时双歧杆菌的生长还可以使大便湿度提高,从而防止便秘。

第四章　各类食物亮点起底

人体所需要的能量和营养素主要是靠食物获得的。自然界供人类食用的食物种类繁多，根据其来源可分为植物性食物和动物性食物两大类。前者包括谷类、薯类、豆类、蔬菜、水果等，主要提供能量、蛋白质、碳水化合物、脂类、大部分维生素和矿物质；后者包括肉类、蛋类、乳类等，主要提供优质蛋白质、脂肪、脂溶性维生素、矿物质等。

各种食物由于所含能量和营养素的种类和数量能满足人体营养需要的程度不同，故营养价值有高低之分。含营养素种类齐全，数量及其相互比例适宜，易被人体消化吸收利用的食物，营养价值相对较高；所含营养素种类不全，或数量欠缺，或相互比例不适当，不易为机体消化吸收利用的食物，其营养价值相对较低。自然界的食物都各具特色，其营养价值各不相同。如谷类食物蛋白质中赖氨酸较少，其蛋白质营养价值相对较低，但谷类食物含有较多的矿物质、维生素、膳食纤维等，有利于预防一些慢性病；肉类中蛋白质组成适合人体的需要，其营养价值较高，但脂肪组成中饱和脂肪酸比例较高，对患有心血管疾病、血脂过高的人不利。营养素的种类和含量可因食物的种类、品系、部位、产地和成熟程度等不同而存在差异。

第一节　五谷杂粮吃吃吃

在《黄帝内经》中，五谷被称之为"粳米、小豆、麦、大豆、黄黍"，而在《孟子滕文公》中称五谷为"稻、黍、稷、麦、菽"，在佛教祭祀时又称五谷为"大麦、小麦、稻、小豆、胡麻"，再而后便是李时珍在《本草纲目》中记载谷类有33种，豆类有14种，总共47种之多。同时也习惯地将米和面粉以外的粮食称作杂粮，而五谷杂粮也泛指粮食作物，所以五谷也是粮食作物的统称。

一、谷类

谷类属于单子叶植物纲禾本科植物，种类很多，主要有稻谷、小麦、玉米、高粱、粟、大麦、燕麦、荞麦等。在作物学上经常把荞麦归入禾谷类作物，但它并不是单子叶禾本科植物，而属双子叶蓼科植物。

谷类的种子含有发达的胚乳，主要由淀粉组成，在胚乳中储有充分的养分供种胚发芽长成下一代植物体用。人类正是利用谷类种子贮藏的养分作为粮食，借以获得生命所必需营养素。

（一）谷类籽粒的结构与营养素分布

谷类种子除形态大小不一样外，其基本结构是相似的，都是由谷皮、糊粉层、胚乳和谷胚四部分组成（图4-1）。

谷皮为谷粒的最外层，主要由纤维素、半纤维素等组成，含有一定量的蛋白质、脂肪和维生素，含较多的矿物质。

糊粉层位于谷皮与胚乳之间，由厚壁细胞组成，纤维素含量较多，并含有较多的蛋白质、脂

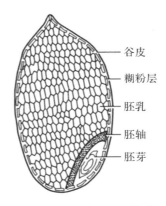

图 4-1　谷类籽粒的构造

肪、维生素和矿物质,有较高的营养价值。如谷类加工碾磨过细,可使大部分营养素损失掉。

胚乳是谷类的主要部分,含有大量的淀粉和较多的蛋白质、少量的脂肪和矿物质。

谷胚位于谷粒的一端,富含蛋白质、脂肪、矿物质、B 族维生素和维生素 E。谷胚在谷类加工时易损。

(二)谷类的主要营养成分及组成特点

谷类蛋白质主要由谷蛋白、白蛋白、醇溶蛋白和球蛋白组成。谷类蛋白质氨基酸组成中赖氨酸含量相对较低,因此谷类蛋白质的生物学价值不及动物性蛋白质。

谷类蛋白质的生物学价值,大米 77、小麦 67、小米 57、玉米 60、高粱 56。谷类因品种和种植地点不同,蛋白质含量也不同,多数谷类蛋白质含量一般为 7%～12%。

谷类脂肪含量较低,约 2%,玉米和小米可达 3%,主要集中在糊粉层和谷胚中,谷类脂肪主要含不饱和脂肪酸,质量较好。从玉米和小麦胚芽中提取的胚芽油 80% 为不饱和脂肪酸,其中亚油酸为 60%,具有降低血清胆固醇,防止动脉粥样硬化的作用。

谷类的碳水化合物主要为淀粉,集中在胚乳的淀粉细胞中,含量在 70% 以上,是我国膳食能量供给的主要来源。谷类淀粉以支链淀粉为主。目前可以通过基因工程改变谷类淀粉的结构,培育含直链淀粉高的品种,培育出了其含量高达 70% 的玉米。

谷类含矿物质约 1.5%～3%,主要在分布谷皮和糊粉层中,其中主要是磷、钙,多以植酸盐的形式存在。铁含量较低,约 1.5～3 mg/100g。此外还含有一些微量元素。

谷类是膳食中 B 族维生素的重要来源,如维生素 B_1、维生素 B_2、烟酸、泛酸、吡哆醇等,主要分布在糊粉层和谷胚中。因此,谷类加工越细,上述维生素损失就越多。

玉米含烟酸较多,但主要为结合型,不易被人体吸收利用。故以玉米为主食的地区居民容易发生烟酸缺乏病(癞皮病)。

(三)谷类的合理利用

1. 合理加工

谷类加工有利于食用和消化吸收。但由于蛋白质、脂肪、矿物质和维生素主要存在于谷粒表层和谷胚中,故加工精度越高,营养素损失就越多。影响最大的是维生素和矿物质。加工精度和营养素存留量见表 4-1。

表 4 - 1　不同出粉率面粉营养素含量变化（每 100 g）

营养素	出粉率（%）					
	50	72	75	80	85	95～100
蛋白质(g)	10.0	11.0	11.2	11.4	11.6	12.0
铁(mg)	0.9	1.00	1.10	1.80	2.20	2.70
钙(mg)	15.0	18.0	22.0	27.0	50	—
维生素 B_1(mg)	0.08	0.11	0.15	0.26	0.31	0.04
维生素 B_2(mg)	0.03	0.035	0.04	0.05	0.07	0.12
烟酸(mg)	0.70	0.72	0.77	1.20	1.6	6.0
泛酸(mg)	0.40	0.60	0.75	0.90	1.10	1.5
维生素 C(mg)	0.10	0.15	0.20	0.25	0.30	0.5

因此，谷类在加工时，既要保持良好的感官性状和利于消化吸收，又要最大限度地保留各种营养素。我国规定加工精度"九五米""八五粉"，与精白米、面比较，保留了较多的维生素、纤维素和矿物质，在预防营养缺乏病方面起到良好的效果。但近年来，人民生活水平不断提高，对精白米、面的需求日益增长，为保障人民的健康，应采取营养强化措施，改良加工方法，提倡粗细粮混食等方法来克服精白米、面营养的缺陷。

2. 合理烹调

烹调过程可使一些营养素损失。如大米淘洗过程中，维生素 B_1 可损失 30%～60%，维生素 B_2 和烟酸可损失 20%～25%，矿物质损失 70%。淘洗次数愈多、浸泡时间愈长、水温愈高，损失愈多。米、面在蒸煮过程中，B 族维生素有不同程度的损失，烹调方法不当时，如加碱、蒸煮、油炸等，则损失更为严重。

3. 合理贮存

谷类在一定条件下可以贮存很长时间，而质量不会发生变化。但当环境条件发生改变，如水分含量高、环境湿度大、温度较高时，谷粒内酶的活性增大，呼吸作用加强，使谷粒发热，促进霉菌生长，导致蛋白质、脂肪分解产物积聚，酸度升高，最后霉烂变质，失去食用价值。故粮谷类食品应保持在避光、通风、阴凉和干燥的环境中贮存。

（四）常见谷类食物的营养价值

1. 稻谷

稻谷是世界上约一半以上人口的主要食用谷类，主要种植区域在印度、中国、日本、孟加拉和东南亚。就世界谷类产量而言，稻谷次于小麦和玉米居第三位。我国的稻谷种植总产量则居世界首位，约占世界稻谷总产量的 1/3。

1）稻谷的分类

稻谷可分为籼稻谷和粳稻谷。籼稻谷粒形细长而稍扁平，颖毛短而稀，一般无芒，即使有芒也很短，籽粒强度小，耐压性能差，易折断，加工时容易产生碎米，米质胀性较大而黏性较小。粳稻谷籽粒短而阔，较厚，呈椭圆形或卵圆形，颖毛长而密，芒较长，籽粒强度大，耐压性能好，加工时不易产生碎米，米质胀性较小，而黏性较大。

在籼稻谷和粳稻谷中,根据其生长期的长短和收获季节的不同,又可分为早稻谷和晚稻谷两类。就同一类型稻谷而言,一般是早稻谷米粒腹白较大,硬质粒少,品质比晚稻谷差。早稻谷米质疏松,耐压性差,晚稻谷米质坚实耐压性强。就米饭的食味而言,也是晚稻谷优于早稻谷。按国家标准(GB1350—1999)规定:稻谷分为早籼稻谷、晚籼稻谷、粳稻谷、籼糯稻谷、粳糯稻谷五类。

2)稻谷的营养价值

(1)蛋白质:不同品种、不同类型的稻米蛋白质含量不同。对同一品种,也因产地、种植条件不同而异,甚至同株谷穗上谷粒生长部位不同,其蛋白质含量也略有差异。稻谷中蛋白质含量一般为7%~12%,大多在10%以下,其中香大米含量较高,可达12.7%,红籼米较低,仅为7.0%。

稻米蛋白质组成中,赖氨酸和苏氨酸含量较欠缺,分别为第一限制性氨基酸和第二限制性氨基酸,赖氨酸约占总蛋白质的3.5%左右,略高于其他谷类。

稻米蛋白质与其他谷类蛋白质相比较,其生物效价和蛋白质功效比值都较高(表4-2)。值得注意的是,糙米皮层即糠层是稻米营养素最丰富的部分,从营养角度上看,糙米或低精度的大米显然优于高精度大米。

表4-2　几种蛋白质的生物效价和功效比值

蛋白源	生物效价	功效比值
大米	77	1.36~2.56
小麦	67	1.0
玉米	60	1.2
大豆	58	0.7~1.8
鸡蛋	100	4.0
棉籽	59	1.3~2.1

(2)碳水化合物:稻谷碳水化合物的含量一般在77%左右,主要存在于胚乳中。按直链淀粉含量,稻米可分为糯性、低含量、中等含量、高含量的几种类型,目前还没有稻米中含很高直链淀粉的报道。糯性稻米可用于制糖、甜食和色拉调味汁,低直链淀粉稻米可用作婴儿食品、早餐大米片和发酵米糕,中直链淀粉稻米可用于制作发酵大米饼,高直链淀粉是理想的米粉丝原料。

(3)脂类:稻谷中脂类含量一般为2.6%~3.9%,其中游离脂类为2.14%~3.61%,平均为2.3%;结合脂类0.21%~0.27%,平均为0.23%;牢固结合脂类0.24%~0.32%,平均为0.26%。脂类在稻米籽粒中的分布不均匀,谷胚芽中含量最高,其次是谷皮和糊粉层,胚乳中含量极少。米糠主要由糊粉层和谷胚芽组成,含丰富的脂类物质。大米中可能只含有0.3%~0.5%的脂类,随大米精度的提高而下降。实际上,脂类含量可用来测定大米的加工精度。

糙米中的脂类物质主要分布在米粒外层和谷胚。糙米中80%的脂类是在皮层中,其余20%分布在胚乳中。日本学者对糙米中的复合脂类进行了研究,明确复合脂类中糖脂由固醇糖脂和甘油糖脂组成,磷脂主要由磷脂酰乙醇胺和卵磷脂组成。皮层的复合脂质以糖脂为主要成分,而胚乳脂质中糖脂和磷脂含量相等。

（4）其他营养成分：稻米中 B 族维生素主要分布于谷皮和米胚中，大米外层维生素含量高，越靠近米粒中心含量越低。相对糙米而言，精米中维生素 B_1 的含量很低，长期食用高精度大米，会使人体内维生素 B_1 缺乏。维生素在稻米中主要以衍生物的形式存在，如维生素 B_7 25% 是以酯化物的形式存在，米糠中的烟酸有 86% 以结合形式存在。

糙米中的矿物质含量要比大米高。有学者对我国 252 份优质糙米样品中 18 种矿物质元素含量进行过测定，结果表明，含量大于 1000 mg/kg 的有磷、钾、硫、镁四种，含量大于 100 mg/kg 的有钙，含量 1～50 mg/kg 的有锌、锰、铁、铝、钠、铜、硼，含量小于 1 mg/kg 的有钡、钼、锶和钒。从矿物质元素的角度评估，糙米的营养价值优于精度加工的大米。

在大米中，以植酸盐形式存在的磷就占总磷含量的 40%，核酸中占 46%，碳水化合物中占 10%，无机磷占 3%，磷脂中占 1%。米糠中磷元素的分布是：以植酸盐形式占到 90%，核酸中占 4%，无机磷 2%，磷脂占 1%。钾盐和镁盐是两种重要的植酸盐。米糠中富含植酸盐，从米糠可以提取植酸（肌醇六磷酸），从而得到高附加值的肌醇。

2. 小麦

小麦是世界上种植最广泛的作物之一，除南极外，小麦种植遍布世界各大洲。从北极圈到南纬 45°（除少数热带岛国外），从海平面到海拔 4570 m 的高原都有小麦种植。小麦的种植面积约占谷类种植面积的 31%，产量接近谷类总产量的 30%，两者均居谷类作物之首。世界上有 1/3 以上人口以小麦为主要食用谷类。

小麦在我国的种植极为广泛，北自黑龙江漠河县，南到海南岛，西起新疆的塔什库尔干塔克自治县，东抵沿海各省都有小麦种植。种植面积约占粮食作物总面积的 26%，产量约占总产量的 22%，两者均次于水稻居第二位。尽管我国从 1983 年以来小麦总产量已跃居为世界首位，但目前仍是世界第二大小麦进口国。

1）小麦的分类

小麦的种类很多，一般根据其播种期、皮色或粒质进行分类。

（1）按播种期分类：可分为冬小麦和春小麦。冬小麦耐寒性较强，一般是秋末冬初播种，第二年夏初成熟收获；春小麦耐寒性较弱，越冬困难，一般春季播种，当年秋季收获。春小麦皮层较厚，颜色深，多为褐色，硬质麦多，面筋含量高，品质较好，但出粉率较低，粉色较差；冬小麦一般皮层较薄，颜色浅，白皮麦多，硬质麦较少，但出粉率较高，粉色较好。冬小麦又有南方冬麦与北方冬麦之分，也有冬、春麦兼种的中间地带。

2）按麦粒皮色分类：可分为红皮麦、白皮麦、花麦三类。红皮小麦的皮层颜色为红褐色或深红色；白皮小麦的皮层呈乳白色或黄白色；红皮麦与白皮麦互混时为花麦。红皮麦皮层较厚，出粉率较低，粉色较差，但筋力较好；白皮麦皮层较薄，出粉率较高，粉色较好，但筋力较差。

（3）按麦粒粒质分类：可分为硬质小麦与软质小麦两类。硬质麦皮色较深，籽粒不如软质麦饱满，但面筋含量较高，品质较好，适于制作面包；软质麦皮色较浅，籽粒饱满，但面筋含量较低，适于制作饼干和糕点。

2）小麦的营养价值

（1）蛋白质：小麦蛋白质含量略高于稻米，一般在 10% 以上，由清蛋白、球蛋白、麦醇溶蛋白（又称麦胶蛋白、醇溶麦谷蛋白）和麦谷蛋白组成。麦谷蛋白包括可溶解于稀酸或稀碱的可溶性谷蛋白和不溶性谷蛋白（也称残余蛋白或胶状蛋白）。小麦制粉后，保留在面粉中的蛋白质主要是麦醇溶蛋白和麦谷蛋白。

小麦面粉是由胚乳细胞壁及其内含物组成的混合物。在小麦面粉中加水至含水量高于35％时，再用手工或机械进行糅合即得到黏聚在一起具有黏弹性的面块，这就是所谓的面团。面团在水中搓洗时，淀粉和水溶性物质渐渐离开面团，冲洗后，最后只剩下一块具有黏合性、延伸性的胶状物质，这就是所谓的湿面筋。湿面筋低温干燥后可得到干面筋（又称活性谷朊粉）。在所有谷类粉中，仅有小麦粉能形成可夹持气体从而生产出松软烘烤食品的强韧黏合的面团。面筋蛋白质是小麦具有独特性质的根源。

面筋复合物由两种主要的蛋白质组成，即麦胶蛋白和麦谷蛋白。麦胶蛋白是一大类具有类似特性的蛋白质，这类蛋白质的抗延伸性小或无，被认为是造成面团黏合性的主要原因。麦谷蛋白有弹性但无黏性，使面团具有抗延伸性。

小麦籽粒中这四种蛋白质的氨基酸组成各不相同。面筋蛋白质中谷氨酸含量高，约占面筋蛋白质总量的35％；脯氨酸的水平也很高，约占蛋白质的14％或残基的1/7；碱性氨基酸（精氨酸、组氨酸、赖氨酸）的含量较少。醇溶蛋白和谷蛋白约占籽粒蛋白质的80％左右，但它们的赖氨酸、缬氨酸和蛋氨酸含量则较低，且主要集中在胚乳中。清蛋白和球蛋白都是可溶蛋白，主要集中在小麦籽粒的皮层和谷胚，其氨基酸组成比较平衡，特别是赖氨酸和蛋氨酸含量较高。

小麦胚芽约占小麦粒重量的2.5％～3.0％，未脱脂的小麦胚芽中，蛋白质含量为30％～33％，氨基酸的比例均衡，赖氨酸含量相对较高。小麦麸皮中也含有一定数量的蛋白质，其赖氨酸含量也较高，消化率为89.9％，仅略逊于酪蛋白而优于大豆蛋白和小麦胚乳蛋白等。

（2）碳水化合物：小麦碳水化合物含量为74％～78％，其主要形式是淀粉。小麦淀粉对面制食品特别是对面条等的品质影响极大。

（3）脂类：小麦籽粒中脂类的含量与品种、土壤、气候等条件有直接关系。谷胚中脂类含量最高，麦麸次之，胚乳最少。由于小麦胚含有活力很强的脂肪酶，与脂类反应而使之酸败变味，为了避免小麦粉在储藏中因脂类分解产生的游离脂肪酸而影响品质，在制粉时应使谷胚与胚乳分离，不使其混入小麦粉中。面粉中的脂类含量和类型对烘焙品质都有相当大的影响。在面包烘焙过程中，极性脂能抵消非极性脂的破坏作用，改善烘焙品质。在极性脂中，糖脂如双半乳糖甘油二脂对于促进面团的醒发和增大面包体积最为有效。面粉中添加糖脂，不仅使原来的品质得到保持，而且使面包的体积显著增加，质地松软并能保鲜。

（4）其他营养成分：小麦含有较多的B族维生素，如维生素B_1、烟酸、泛酸、吡哆醇等，主要分布在糊粉层和谷胚中，在谷胚中还含有较多维生素E等。所含的矿物质也较为丰富，主要有钙、镁、锌、锰、铜等。籽粒中大约50％的钙和钠分布在胚乳中，糊粉层中约含25％～30％；大约40％的锶和钴也分布于胚乳中，糊粉层中含15％～20％；胚乳中镁、锌、锰和铜的含量不到全籽粒的10％，40％～50％的锌、锰和铜分布在糊粉层中；70％以上的镁则分布于糊粉层中，这可能与糊粉层中植酸含量高有关。

3. 玉米

玉米生长适应性强，耐旱，种植范围很广，也是一种世界性的作物。种植面积及产量仅次于小麦居第二位。玉米广泛用于饲养家畜和家禽，并有相当多的玉米直接或间接用于人类消费。世界玉米总量的一半以上种植在美国，其中大约3/4用于饲养家畜。

玉米传入我国是在哥伦布发现新大陆80年以后，相传是由阿拉伯人从麦加经中亚细亚传入我国西藏，而后传入四川，四川称蜀，因此玉米又叫"玉蜀黍"。玉米传入我国的时间虽然不长,但传播迅速,发展很快。我国的玉米种植分布很广,北起黑龙江北部的黑河,南至海南岛均有种植。玉米也是我国主要谷类之一,在我国粮食总产量中所占的比例仅次于稻谷和小麦,居第三位。

玉米按粒色粒质分为黄玉米、白玉米、糯玉米和杂玉米,后两者较少,常见的是黄玉米和白玉米。玉米的品种不同,营养成分存在着一定差异。黄玉米含有少量的胡萝卜素,而其他玉米中没有。与大米和小麦粉比较,玉米蛋白质的生物价更低,为60,主要原因是玉米蛋白质不仅赖氨酸含量低,色氨酸和苏氨酸也不高。在玉米粉中掺入一定量的食用豆饼粉,可提高玉米蛋白质的营养价值。脂肪组成中亚油酸的比例高于稻米和小麦粉,达54%以上。

玉米中所含的烟酸多为结合型,不能被人体吸收利用。若在玉米食品中加入少量小苏打或食碱,能使结合型烟酸分解为游离型。嫩玉米中含有一定量的维生素C。

玉米加工时,可提取出玉米胚。玉米胚的脂肪含量丰富,出油率达16%～19%。玉米油是优质食用油,人体吸收率在97%以上。它的不饱和脂肪酸含量占85%左右,其中油酸36.5%,亚油酸占47.8%,亚麻酸占0.5%。食用玉米油有助于降低人体血液中胆固醇的含量,对冠心病和动脉硬化症等有辅助疗效。玉米油中还含有丰富的维生素E。

 延伸阅读

水果玉米和糯玉米

水果玉米是适合生吃的一种超甜玉米,生吃熟吃都特别甜、特别脆,像水果一样,因此被称为"水果玉米"。水果玉米主要类型有:普通甜玉米,含糖量约8%,多用于糊状或整粒加工制罐,也用于速冻。加强甜玉米,含糖量12%～16%,多用于整粒或糊状加工制罐、速冻、鲜果穗上市;超甜玉米,含糖量20%以上,果皮较厚,多用于整粒加工制罐、速冻或鲜果穗上市。水果玉米含总糖33.6%,还原糖10.8%,粗淀粉29.06%(其中支链淀粉占90.8%),蛋白质10.6%,脂肪9.1%。水果玉米脂肪含亚油酸60%以上,可减少胆固醇在血管中的沉积,防止高血压、冠心病和心肌梗塞等疾病的发生,并对糖尿病有积极的防治作用。此外,水果玉米含有丰富的维生素E(2.44 mg/kg),可防止皮肤色素沉着和先期发皱,具有延缓衰老的良好作用。水果玉米含谷氨酸0.59%,能促进脑细胞的呼吸,有利于脑组织里氨的排除,有很好的健脑和增强记忆力的功效。水果玉米纤维素含量较高,可促进肠道蠕动,减轻毒腐质在肠道内的积累,能有效地降低便秘、痔疮、结肠癌和直肠癌的发病率。另外,玉米中的纤维素还能预防高血压、心脏病、糖尿病、肥胖症等许多疾病。玉米还含有公认的抗癌因子——谷胱甘肽,它可与人体内多种致癌物质结合,使其失去致癌能力,然后通过消化道排除体外。

糯玉米也称蜡质玉米。玉米被引入中国后,在西南地区种植的硬质玉米发生突变,经人工选择而逐渐出现了糯质类型。从学名 *Zea mays* L. *sinensis Kulesh* 看,即有"中国种"之意。糯玉米籽粒中营养成分含量高于普通玉米,含70～75%的淀粉,10%以上的蛋白质,4～5%的脂肪,2%的多种维生素。籽粒中蛋白质、维生素A、维生素B_1、维生素B_2均比稻米多,脂肪和维生素B_2的含量最高。黄色玉米还含有稻麦等缺乏的维生素A。糯玉米淀粉分子量比普通玉米小10多倍,食用消化率比普通玉米高20%以上。

4. 小米

小米又称粟、谷子,是我国古老的种植作物,也是我国北方的主要粮食作物之一。5000多年前,我国黄河流域已经大量种植谷子。殷商时代,称五谷为禾、稷、菽、麦、稻,禾就是谷子,被列于五谷之首。明代以后,由于水稻、小麦种植面积扩大,玉米、甘薯先后引入,谷子的种植面积才相应减少,而水稻和小麦逐步居于谷子之上。

小米有粳、糯之分。粳小米多作为主食,糯小米可制作各种糕点,也可做粥饭。小米的营养含量均较大米多,尤其是 B 族维生素、维生素 E、钙、磷、铁、硒等。

黄小米中还含有少量的胡萝卜素。小米在人体内的消化吸收率也较高,其蛋白质的消化率为 83.4%,脂肪为 90.8%,碳水化合物为 99.4%。但小米蛋白质中赖氨酸含量更少,生物价只有 57,也宜与大豆类食物搭配食用。

5. 大麦

大麦是能耐受各种气候和环境条件的谷类,从北极圈到热带地区都有种植,甚至在喜马拉雅山脉海拔 4500 m 的地方也能种植。在经常遭受寒冷霜冻、干旱或碱性土壤的地区,大麦是最可靠的作物之一。我国栽培大麦已有数千年的历史,大约在公元前六世纪,黄河和淮河流域就已种植大麦。目前在世界谷类播种面积中,大麦次于小麦、水稻、玉米、燕麦和黑麦,居第六位。在我国,大麦的播种面积超过燕麦和黑麦,居第四位。目前栽培大麦最多的国家是俄罗斯,其次为我国,再次是美国、加拿大等。我国大麦主要分布在长江流域及黄、淮河中下游地区,主要产区是江苏、湖北、四川、河南、安徽等省。世界上大部分大麦用作啤酒工业及酒精工业的原料,此外作为动物饲料,只有少量大麦直接用于人类食品。大麦根据是否有稃还可分为有稃和无稃两种类型。无稃大麦成熟收获时,是无壳的裸粒,故又称稞大麦或元麦,青海、西藏等地又称青稞。

大麦中蛋白质含量为 10% 左右,赖氨酸含量远高于其他谷类作物籽粒中的含量,同大多数其他谷类一样,赖氨酸仍然是第一限制性氨基酸,苏氨酸是第二限制氨基酸。

大麦中脂类含量约占籽粒重量的 3.3%,约有 1/3 存在于胚芽中。由于胚芽仅占籽粒重量约为 3% 左右,胚芽中脂类的含量约为 30%。大麦脂类脂肪酸的饱和度比小麦脂类脂肪酸稍高。

大麦食用时,一般先制成粉,然后加工成糌粑(即炒熟的青稞)食用。加工糌粑时要注意掌握好烘炒的温度与时间。温度过高或烘炒时间太长,易将青稞炒焦,食味变苦,维生素大量破坏,降低其营养价值;温度过低或烘烤时间过短,青稞未熟,则香味不浓,消化吸收率也低。

6. 燕麦

燕麦又名莜麦,是禾本科。燕麦属一年生草本植物,起源于我国。早在 3000 多年前,我国劳动人民就已经种燕麦。现在,燕麦已成为一种世界性的重要农作物,全世界的种植面积约 6 亿亩左右,居谷类作物第四位。在全世界燕麦种植中,欧洲约占 1/3,其余为美国、加拿大、中国和澳大利亚等地区。我国的燕麦种植主要集中在内蒙古的阴山南北,河北的坝上、燕山地区,山西的太行、吕梁山区,云、贵、川的大、小凉山地带也有种植。

燕麦多制粉食用。燕麦的营养价值很高,蛋白质和脂肪都高于一般谷类食品,是一种高能食物。燕麦蛋白质中含有人体需要的全部必需氨基酸,特别是赖氨酸含量高。脂肪中含有大量的亚油酸,消化吸收率也较高。

燕麦还有良好的降血脂和预防动脉硬化症的作用。有的实验指出,每天早饭如果能食用 50 g 燕麦食品,连续 3 个月,可有效地降低血清低密度脂蛋白胆固醇浓度,提高高密度脂蛋白胆固醇水平,而且对肝肾无任何不良反应,这对高脂血症合并肝肾疾病及糖尿病患者更为适用。

燕麦常见的主要产品有燕麦片和燕麦粉等。燕麦片作为煮食的燕麦粥已成为欧美各国主要的即食早餐食品。

7. 荞麦

荞麦又名三角麦,是蓼科一年生草本植物。荞麦生长期短、适应性强,一般 60～80 天就能成熟,既可春种,也可秋种,是救灾作物。荞麦不属于禾本科,但因其使用价值与禾本科粮食相似,因此通常将它列入谷类。

荞麦起源于中国和亚洲北部,公元前五世纪的《神农书》中记载,荞麦已是当时栽培的八谷之一。现在全世界种植荞麦最多的国家是俄罗斯,其次是中国、法国、波兰和加拿大等。我国荞麦的种植面积约 3000 万亩,主要分布在西北、华北和西南的一些高寒地区,北方其他地区和南方部分地区也有种植。荞麦由于其独特的营养价值和药用价值,被认为是世界性新兴作物。目前栽培的荞麦有三种类型,即普通荞麦、鞑靼荞麦和有翅荞麦。

荞麦营养价值很高。荞麦面的蛋白质含量高于大米和玉米粉;脂肪含量低于玉米面而高于大米和小麦粉;维生素的含量也较丰富,此外尚有钙、磷、铁等矿物质。

荞麦蛋白质含有较多的赖氨酸,生物价较高,是一种完全蛋白。荞麦含有铬,临床上可用于糖尿病营养治疗。

二、豆类及其制品

豆类可分为大豆类和除此之外的其他豆类。大豆类按种皮的颜色可分为黄、青、黑、褐和双色大豆五种。其他豆类包括蚕豆、豌豆、绿豆、小豆等。豆制品是由大豆或绿豆等原料制作的半成品食物,如豆浆、豆腐、豆腐干等。

豆类作物对复杂气候条件适应性很强,遍布于人类所及的各个地区,不仅可以单独种植,还可以与谷类作物间作,其固氮作用在农业上具有维持土壤肥力的价值,并具有高蛋白特点,是具有粮食、蔬菜、饲料、肥料等多种用途的作物,自古以来就在农业和食物构成中占有重要地位。

(一)大豆类及豆制品

1. 营养成分及组成特点

大豆类蛋白质含量较高,脂肪含量中等,碳水化合物含量较低。蛋白质含量一般为 35% 左右,其中黑豆的含量最高,达 36%。蛋白质由球蛋白、清蛋白、谷蛋白及醇溶蛋白组成,其中球蛋白含量最高。蛋白质中含有人体需要的全部氨基酸,属完全蛋白,其中赖氨酸含量较多,但蛋氨酸较少,与谷类食物混合食用,可较好地发挥蛋白质的互补作用。

脂肪含量为 15%～20%,以不饱和脂肪酸居多,其中油酸占 32%～36%,亚油酸占 51.7%～57.0%,亚麻酸 2%～10%,此外尚有 1.64% 左右的磷脂。由于大豆富含不饱和脂肪酸,所以是高血压、动脉粥样硬化等疾病患者的理想食物。

碳水化合物的含量为 20%～30%,其组成比较复杂,多为纤维素和可溶性糖,几乎完全不含淀粉或含量极微,在体内较难消化,其中有些在大肠内成为细菌的营养素来源。细菌在肠道内生长繁殖过程中能产生过多的气体而引起肠胀气。

此外,大豆还含有丰富的维生素和矿物质,其中 B 族维生素和铁等的含量较高。干豆类几乎不含维生素 C,但经发芽做成豆芽后,其含量明显提高。

2. 大豆及其制品的生理功效

1)预防骨质疏松

在骨骼中,钙以无机盐的形式分布存在,是构成人体骨骼的主要成分。造成骨质疏松的主要原因就是钙的缺乏,豆制品含有丰富的钙及一定量的维生素 D,二者结合可有效预防度改善骨质疏松。

2)提高机体免疫力

机体在不同年龄,不同生理状态下,对营养的需求也是不同的,要提高机体免疫力首先必须通过膳食的合理搭配来获得平衡的营养,豆制品中含有丰富的赖氨酸,不饱和酸,淀粉蔗糖以及多种维生素和矿物质。

3)预防便秘

便秘的原因是由于肠蠕动减慢,食物残渣在肠道内停留时间过长,肠道水分被过多吸收所致,长久以往,肠毒被人体吸收后,是导致肠癌的一个原因。豆制蠕动并对肠道提供了充足的营养素,对防治便秘、肛裂、痔疮、肠癌等有积极的效果。

4)预防心脑血管疾病

心脑血管疾病危险因素在于高脂肪膳食、肥胖、高血脂、高血压等。豆制品中所含的豆固醇与不饱和脂肪酸有较好的祛脂作用,加上其热量很低,可减轻体重。增加豆制品的摄入,对肥胖的中老年人预防心脑血管疾病有很好的效果。

5)减肥作用

豆制品的脂肪含量极低,碳水化合物只能吸收一半,肥胖者吃后不仅有饱腹感而且热量比其他食物低,所以有利于减肥。

6)延缓更年期

豆制品中含有丰富的雌激素、维生素 E 以及大脑和肝脏所必需的磷脂,对更年期女性延缓衰老,改善更年期症状有明显作用。

3. 大豆中的抗营养因素

1)蛋白酶抑制剂

豆类含有许多种蛋白酶抑制剂,有胃蛋白酶抑制剂、糜蛋白酶抑制剂、胰蛋白酶抑制剂等。其中胰蛋白酶抑制剂在体内抑制了蛋白酶的活性,使蛋白质的生物利用率降低,同时也造成机体胰腺增重,因此必须对豆类中的胰蛋白酶抑制剂进行钝化后方可食用。钝化胰蛋白酶抑制剂的有效方法是豆在常压下蒸汽加热 15～20 min。把豆浸泡在水中使之含水量达到 60%,然后用水蒸气蒸 5 min 也可钝化胰蛋白酶抑制剂。

2)胀气因子

大豆糖类几乎完全不含淀粉或含量极微,多为纤维素和可溶性糖,在体内难消化,在大肠内成为细菌的营养来源。细菌在肠道内生长繁殖过程中产生过多气体而引起肠胀气。其他豆类的糖类主要是以淀粉形式存在,如赤小豆,因此吃起来有甜味。

3)植酸

植酸(6-磷酸肌醇)是豆类种子中主要的抗营养因子之一,在豆类中的含量平均为 1%～2%。在豆类食品中,约 70% 的磷与肌醇结合形成植酸,而在肠道中植酸磷的利用必须经过植酸酶水解成为含磷的无机物。因此,植酸的存在严重影响磷的吸收。同时,植酸可以与金属离子、蛋白质以及消化酶结合成不溶性复合物,从而降低这些营养素的消化吸收。为去除植酸,可将大豆浸泡在 pH 4.5～5.5 的溶液中,这样可使 35%～75% 的植酸溶解,也可以将大豆发芽成豆芽,增强植酸酶活性,使植酸分解,从而提高大豆中铁、锌、钙、镁的生物利用率。

4)其他抗营养因子

豆类中的植物红细胞凝血素是一种能够凝集人和动物红细胞的蛋白质,它能影响动物生长发育,但不耐热,加热可使之破坏掉。豆中含有某些致甲状腺肿的物质,能够结合或夺取与甲状腺结合的碘。

5)皂苷

皂苷曾经被当作是对人体有毒害作用的物质,但目前已发现皂苷类物质有降低血脂和血清胆固醇的作用。

(二)绿豆及制品

1.营养成分及组成特点

绿豆中含有的碳水化合物为整粒的61.8%～64.9%,包括淀粉、低聚糖和膳食纤维,主要为淀粉,其含量为51.9%～53.7%。与谷物淀粉不同的是绿豆富含直链淀粉,其含量高达30.2%～31.2%,居豆类食物的首位。绿豆淀粉在65℃～90℃时表现出较高的膨胀性及显著的热糊黏度稳定性,这可能与其含有较高的直链淀粉有关。与其他豆类淀粉糊相比,绿豆淀粉糊具有透明度高、冻融稳定性及凝沉性好等特点,是加工粉条及粉丝最理想的原料。

绿豆的膳食纤维主要为不溶性纤维,包括纤维素、半纤维素等,其含量约为7%,主要存在于绿豆皮中。据分析,绿豆皮中的总膳食纤维65.85%.其中不可溶性膳食纤维61.76%,可溶性膳食纤维3.75%。

绿豆的蛋白质含量因产地和品种的不同而异,为19.5%～33.1%,平均含量为21.6%,低于大豆蛋白质,但高于其他常见谷物蛋白质。绿豆蛋白质是由球蛋白、清蛋白和醇溶蛋白组成,其中80%为球蛋白。绿豆蛋白质由17种氨基酸构成,其中包括7种必需氨基酸,尤其富含谷物普遍缺乏的第一限制氨基酸——赖氨酸。因此,绿豆与谷物搭配食用可提高谷物蛋白质的生物学价值。但绿豆蛋白质的蛋氨酸含量较低,不宜单独作为人体蛋白质的来源,需要与富含蛋氨酸的动物蛋白搭配使用,以充分发挥蛋白质的互补作用,提高蛋白质的营养价值。

绿豆脂类含量较低,约为2.1%～3.0%,主要存在于胚中,包括脂肪、磷脂、豆固醇等。绿豆脂肪主要由油酸、亚油酸、亚麻酸等不饱和脂肪酸构成。绿豆磷脂包括磷脂酰胆碱、磷脂酰乙醇胺、磷脂酰肌醇、磷脂酰甘油、磷脂酰丝氨酸和磷脂酸等。

绿豆富含多种维生素。据分析,每100 g绿豆含有硫胺素0.25 mg、核黄素0.11 mg、烟酸2.00 mg、维生素E 10.95 mg和胡萝卜素130 μg。其中,维生素E和胡萝卜素的含量明显高于大米。维生素E和胡萝卜素均具有很强的抗氧化活性,能保护人体多种组织和细胞免受含氧自由基的损伤,降低多种慢性病发生的风险。

绿豆矿物质种类不仅相对齐全,而且其总含量高于大米和小麦,是人体多种矿物质,尤其是钾、镁、硒等的良好来源。据测定,每100 g绿豆中含有钙81 mg、磷337 mg、钾787 mg、钠3.2 mg、镁125 mg、铁6.5 mg、锌2.18 mg、硒4.28 mg、铜1.08 mg和锰1.11 mg。

绿豆不仅含有丰富的营养物质,而且含有功能性低聚糖、黄酮类、多酚类、苯丙氨酸氨解酶、香豆素、生物碱等多种生理活性物质。

2.绿豆的生理功效

1)清热解毒

夏天或在高温环境工作的人出汗多,水液损失很大,钾的流失最多,体内的电解质平衡遭到破坏。用绿豆煮汤来补充是最理想的方法,能够清暑益气、止渴利尿,不仅能补充水分,而且还能及时补充无机盐,对维持水液电解质平衡有着重要意义。

2）抗菌抑菌作用

绿豆中的某些成分直接有抑菌作用，可以增强机体免疫功能。

3）具有抗过敏作用

可以抑制荨麻疹等疾病。

4）降血脂作用

绿豆中的多糖成分能增强血清脂蛋白酶的活性，使脂蛋白中甘油三酯水解达到降血脂的疗效，从而可以防治冠心病、心绞痛。绿豆中含有一种球蛋白和多糖，能促进动物体内胆固醇在肝脏中分解成胆酸，加速胆汁中胆盐分泌并降低小肠对胆固醇的吸收。

5）保护肾脏

减少蛋白分解，保护肝肾。

（三）其他豆类

小豆，别名红小豆、赤豆、赤小豆、五色豆、米豆、饭豆。据对 1479 份小豆种质资源测试结果，蛋白质含量平均 22.56%，变幅为 20.92%～24.00%；脂肪 0.59%；总淀粉 53.17%，其中直链淀粉 11.50%。蛋白质中人体必需氨基酸组成较全，但含硫氨基酸的含量较少，是第一限制性氨基酸。籽粒中蛋白质与碳水化合物的比例约为 1∶2～2.5，而禾谷类仅为 1∶6～7。小豆蛋白质含量也比畜产品含量高，如瘦猪肉含蛋白质为 16.7%，牛肉为 17.7%，鸡蛋为 14.7%，牛奶为 3.3%。自古以来，很多国家用小豆治病、防病。小豆含有较多的皂苷，可刺激肠道，有通便、利尿的作用，对心脏病和肾脏病有疗效；每天吃适量小豆可净化血液，解除心脏疲劳。小豆含有较多的纤维和可溶性纤维，不仅可以通气、通便，而且可以减少胆固醇。小豆对金黄色葡萄球菌、福氏痢疾杆菌和伤寒杆菌都有明显的抑制作用。

扁豆的营养成分相当丰富，包括蛋白质、脂肪、糖类、钙、磷、铁、钾及食物纤维、维生素 A 原、维生素 B_1、维生素 B_2、维 C 和氰甙、酪氨酸酶等，扁豆衣的 B 族维生素含量特别丰富，此外，还有磷脂、蔗糖、葡萄糖。另外扁豆中还含有血球凝集素，这是一种蛋白质类物质，可增加脱氧核糖核酸和核糖核酸的合成，抑制免疫反应和白细胞与淋巴细胞的移动，故能激活肿瘤患者的淋巴细胞产生淋巴毒素，对肿瘤细胞有非特异性的伤害作用，故有显著的消退肿瘤的作用。肿瘤患者宜常吃扁豆，有一定的辅助食疗功效。

豌豆含铜、铬等微量元素较多，铜有利于造血以及骨骼和脑的发育；铬有利于糖和脂肪的代谢，能维持胰岛素的正常功能。豌豆中所含的胆碱、蛋氨酸有助于防止动脉硬化；而且豌豆鲜品所含的维生素 C，在所有鲜豆中名列榜首；豌豆中富含粗纤维，能促进大肠蠕动，保持大便通畅，起到清洁大肠的作用；豌豆所含的止权酸、赤霉素和植物凝素等物质，有抗菌消炎、增强新陈代谢的功能；豌豆含有丰富的维生素 A 原，维生素 A 原可在体内转化为维生素 A，具有润泽皮肤的作用；豌豆所含植物凝血素与菜豆、扁豆所含凝集素的作用类似，能凝集人体的红细胞，促进有丝分裂；能激活肿瘤患者的淋巴细胞，产生淋巴毒素，有防治肿瘤的作用。

芸豆学名菜豆，俗称二季豆或四季豆。嫩荚或种子可作鲜菜，也可加工制罐、腌渍、冷冻与干制。芸豆营养丰富，含有丰富的蛋白质、脂肪、碳水化合物、膳食纤维、维生素 A、萝卜素、硫胺素、核黄素、烟酸、维生素 C、维生素 E、钙、磷、钠等成分。嫩荚约含蛋白质 6%，纤维 10%，糖 1%～3%。干豆粒约含蛋白质 22.5%，淀粉 59.6%。芸豆是补钙冠军，每 100g 带皮芸豆含钙达 349mg，是黄豆的近两倍。其蛋白质含量高于鸡肉，钙含量是鸡肉的 7 倍多，铁为 4 倍，

B 族维生素也高于鸡肉。芸豆也富含膳食纤维。芸豆还是一种难得的高钾、高镁、低钠食品，这个特点在营养治疗上大有用武之地，适合心脏病、动脉硬化、高血脂、低血钾症和忌盐患者食用。芸豆还含有皂苷、尿毒酶和多种球蛋白等独特成分，具有提高人体血身的免疫能力，增强抗病能力，激活淋巴 T 细胞，促进脱氧核糖核酸的合成等功能，对肿瘤细胞的发展有抑制作用，因而受到医学界的重视。

　　蚕豆含蛋白质、碳水化合物、粗纤维、磷脂、胆碱、维生素 B₁、维生素 B₂、烟酸，以及钙、铁、磷、钾等多种矿物质，尤其是磷和钾含量较高。每 100g 蚕豆所含营养素如表 4-3。嫩蚕豆中的蛋白质，在各种豆类里仅次于大豆。它还含有大脑和神经组织的重要组成成分磷脂和丰富的胆碱，有增强记忆、健脑的作用。此外，蚕豆是低热量食物，对高血脂、高血压和心血管疾病患者来说，都是很优质的绿色食品。现代人还认为蚕豆也是抗癌食品之一，对预防肠癌有作用。

表 4-3　每 100 g 蚕豆所含营养素

营养素	含量	营养素	含量
热量	335.00 kcal	蛋白质	21.60 g
脂肪	1.00 g	泛酸	0.48 mg
碳水化合物	59.80 g	叶酸	260.00 μg
膳食纤维	3.10 g	维生素 A	52.00 μg
维生素 K	13.00 μg	胡萝卜素	310.00 μg
硫胺素	0.37 mg	核黄素	0.10 mg
烟酸	1.50 mg	维生素 C	16.00 mg
维生素 E	0.83 mg	钙	16.00 mg
磷	200.00 mg	钾	391.00 mg
钠	4.00 mg	镁	46.00 mg
铁	3.50 mg	锌	1.37 mg
硒	2.02 mg	铜	0.39 mg
锰	0.55 mg		

（四）豆制品的营养组成

　　豆制品是以大豆、小豆、绿豆、豌豆、蚕豆等豆类为主要原料加工而成的食品，包括非发酵性的大豆制品（如豆浆、豆腐、豆腐干、腐竹等）和发酵性大豆制品（如腐乳、豆豉、臭豆腐等）。大多数豆制品是由大豆的豆浆凝固而成的豆腐及其再制品，如豆腐、豆腐干。豆浆点卤后即成为豆腐脑，豆腐脑滤去水变成豆腐，豆腐压紧，再榨干去水，就成了豆腐干。豆浆、豆腐脑、豆腐、豆腐干都是豆类制品，只不过含水不同而已。淀粉含量较高的豆类还可制作粉丝、粉皮等。

1. 豆浆

　　豆浆是中国人的常用饮料。豆浆含有丰富的植物蛋白、磷脂、维生素 B₁、维生素 B₂、烟酸、铁、钙等,尤其是钙的含量,虽不及豆腐高,但比其他任何乳类都丰富。豆浆中含有抗癌物质,其中异黄酮对于预防和治疗乳腺癌、直肠癌、结肠癌有良好效果。

豆浆单独饮用有很强的滋补作用,如与鸡蛋一起食用,一方面,豆浆中胰蛋白酶抑制剂与蛋清中的卵清蛋白结合,造成营养成分的损失,同时也破坏了胰蛋白酶的活性,影响蛋白质的消化和吸收;另一方面,鸡蛋中的黏液性蛋白能与胰蛋白酶结合,使胰蛋白酶失去作用,从而阻碍蛋白质的分解。

2. 豆腐

豆浆加入盐卤(主要含氯化镁)或石膏(硫酸钙),即可将分散的蛋白质团粒聚集到一块,成为豆腐脑,挤出水分,豆腐脑就变成了豆腐。豆浆制作过程中,大量的粗纤维和植酸被去除,蛋白质受热变性,胰蛋白酶抑制剂被破坏,营养素的利用率有所提高。

豆腐含铁、钙、磷、镁等人体必需的多种微量元素,还含有糖类、植物油和丰富的优质蛋白。

豆腐消化吸收率达 95% 以上,两小块豆腐即可满足一个人一天的钙需要量。中医认为,豆腐性寒,胃寒者和易腹泻、腹胀、脾虚者以及常出现遗精的肾亏者不宜多食。

3. 豆腐干、千张

豆腐经压榨成型,水分大量排出,因此豆腐干的含水量只有 65%～78%,各种营养成分也因此而浓缩。千张的含水量更低,蛋白质含量可达到 20%～35%。

4. 粉条、粉皮、凉粉

粉条、粉皮、凉粉以富含淀粉的豆类加工制成,制作时大部分蛋白质以"酸水"的形式被弃去,因此粉条、粉皮、凉粉的成分主要为糖类,如粉条中的糖类含量在 90% 以上,其他成分甚微。

凉粉含水量约 95%,糖类为 4.5% 左右,其他成分很少。

5. 豆芽

大豆和绿豆发制成豆芽,除含原有营养成分外,还可产生维生素 C。当新鲜蔬菜缺乏时,豆芽是维生素 C 的良好来源。大豆芽中含天门冬氨酸较多,常用来吊汤增鲜。

6. 腐乳

豆腐乳是豆腐经霉菌发酵而成的大豆发酵食品,是我国著名的民族特色的发酵调味品,有红腐乳、青腐乳、白腐乳、酱腐乳、花色腐乳等品种。腐乳蛋白质在微生物作用下分解成多肽和氨基酸,尤其是富含人体不能合成的 8 种必需氨基酸和不饱和脂肪酸,易被人体吸收,滋味鲜美,并富含糖、钙、磷、铁及多种维生素,具有健脾宽中、润燥、除湿等功用。

(五)加工和烹调对豆类营养组成的影响

豆类的营养价值虽然很高,但直接食用不仅会影响蛋白质的吸收,还会造成肠胃胀气。我国人民历来喜欢把豆类加工成制品食用。大豆经浸泡、制浆、加热、凝固等工序处理后,去除了豆类中的抗营养因子,并可使豆类蛋白质结构从密集变成疏松状态,蛋白质分解酶更容易进入分子内部分解蛋白质,从而提高了消化率。一般来说,加工越精,利用率越高,如炒豆的蛋白质消化率为 60%,煮熟整豆为 68%,熟豆浆为 85%,而豆花、豆腐、豆粉的消化率高达 95%。

除抗营养因子外,其他营养素在豆制品加工过程中也会发生改变,如加工中由于酶的作用,豆中更多的磷、钙、铁等矿物质会被释放出来,提高人体对豆类矿物质的利用率;发酵豆制品在加工过程中,微生物合成了核黄素;加热过度会使水溶性维生素损失;豆浆、豆腐中去除了不溶性的纤维素;发酵豆制品氨基酸含量增大,消化率高,还含有维生素 B_{12} 等大豆本身不含的营养素,但几乎不含可溶性膳食纤维低聚糖。因此,同是大豆制品也不应过分偏食其中一种,而应多种多样才能达到均衡全面。

(六)大豆低聚糖

大豆低聚糖是大豆在深加工或油料副产品综合利用过程中产生的一种生理活性物质。大豆中低聚糖含量很高,尤其在成熟的大豆中含量更高,约为10%,由水苏糖、棉籽糖、蔗糖3种低分子糖组成糖类混合物。大豆低聚糖甜度低,约为蔗糖的70%,而能量仅为蔗糖的50%,且安全无毒性。因此,大豆低聚糖是一种低甜度、低能量、理想的天然甜味剂。

大豆低聚糖在肠道内被双歧杆菌吸收利用后,虽然会导致腹胀,但可被发酵降解为短链脂肪酸和一些抗菌物质,能抑制外源致病菌和肠道内固有腐败细菌的增殖。双歧杆菌还能通过磷脂酸与肠黏膜上皮细胞相互作用共同占据肠黏膜表面,形成生物膜屏障,阻止有害菌的侵袭,起到改善肠环境和保护肠道的作用。

大豆低聚糖能促进肠道蠕动,加速排泄,从而起到防治便秘的作用。因此,大豆低聚糖也是中老年人防治便秘的一种有效食物。长期摄入大豆低聚糖,能减少体内有毒代谢物的产生,减轻肝解毒的负担,起到保护肝的作用。现代医学研究表明,大豆低聚糖还具有降低血压和血清胆固醇,防止龋齿,提高人体免疫力,分解致癌物质等作用。

三、薯类

薯类又称根茎类食物,常见的薯类有甘薯、马铃薯、木薯、芋薯。

(一)薯类的主要营养特点

(1)含有丰富的淀粉,高于谷类食物。薯类食物中含有优质的淀粉,尤其由木薯生产的淀粉极易消化,适宜于婴儿及病弱者食用。薯类淀粉也是碳水化合物的重要来源,又是烹调中上浆、挂糊、勾芡的主要原料。

(2)含有丰富的膳食纤维,是谷类稻米的1~2倍。薯类食物中所含有的纤维素、半纤维素、果胶等膳食纤维,有利于肠道蠕动,食物消化。

(3)含有丰富的胡萝卜素和维生素C,在谷类食物中基本上不含这类维生素。

(4)含有较多的矿物质,在薯类食物中钙、铁的含量较高,分别为谷类食物的5~10倍。

(5)含有某些特殊的营养保健成分。如在薯类食物中所含有的黏蛋白,可以预防心血管系统的脂肪沉积,保持动脉血管弹性,防止动脉粥样硬化过早发生。同时,对于减少眼干燥症的发生和预防某些癌症有着重要作用。

(二)常见薯类营养价值

1.马铃薯

马铃薯,别名土豆、洋芋、地蛋、荷兰薯,种植遍及各大洲。我国主产区在西南山区、西北、内蒙古和东北地区。黑龙江省是全国最大的马铃薯种植基地。每100 g马铃薯块茎含水分75~82 g,淀粉约17.5 g,糖约1.0 g,粗蛋白约2.0 g,还含有丰富的维生素C、B族维生素和胡萝卜素等,铁、磷等矿物质含量也较高。

虽然马铃薯蛋白质含量不高,但消化吸收率高,而且赖氨酸和色氨酸含量也较高。马铃薯中淀粉含量远远高于蔬菜,每100 g产生335~376 kJ(80~90 kcal)能量,因此具有谷类食品的特点。由于马铃薯含有较高的水分、矿物质及水溶性维生素,又被人们普遍作为蔬菜食用。

马铃薯加全脂牛奶就可提供完全平衡的膳食。

表 4 - 4　每 100 g 土豆所含营养素

营养素	含量	营养素	含量	营养素	含量
热量	76(kcal)	钾	342(mg)	磷	40(mg)
胡萝卜素	30(μg)	维生素 C	27(mg)	镁	23(mg)
碳水化合物	17.2(g)	钙	8(mg)	维生素 A	5(μg)
钠	2.7(mg)	蛋白质	2(g)	烟酸	1.1(mg)
铁	0.8(mg)	硒	0.78(μg)	膳食纤维	0.7(mg)
锌	0.37(mg)	维生素 E	0.34(mg)	脂肪	0.2(mg)
锰	0.14(mg)	铜	0.12(mg)	维生素 B_1	0.08(mg)
维生素 B_2	0.04(mg)				

2. 甘薯

甘薯,又称地瓜、白薯、番薯、红苕等。因为甘薯主要以扦插方式繁殖(无性繁殖),容易变异,因此出现了各种各样的甘薯品种,如白皮、黄皮、红皮、白心、黄心、黑心、紫心和花心(有性繁殖)的甘薯。种白皮甘薯的地区将白皮甘薯简称为"白薯",种红皮甘薯的地区把红皮甘薯简称为"红薯"。虽然各种甘薯有许多共性的功效,如清肠通便,但也有很大差别,如黑心和紫心甘薯医疗保健功效高,黄心甘薯适合制作薯干,白心甘薯虽然产量高,但口感差,可用于加工红薯粉丝。

甘薯含有丰富的淀粉、胡萝卜素、维生素 A、维生素 B、维生素 C、维生素 E 以及钾、铁、铜、硒、钙等 10 余种微量元素和亚油酸等,营养价值很高,被营养学家们称为营养最均衡的保健食品。

每 100 g 鲜甘薯仅含 0.2 g 脂肪,产生 414 kJ(99 kcal)能量,为大米的 1/3,是很好的低脂肪、低能量食品。甘薯中还含有大量膳食纤维,在肠道内无法被消化吸收,能刺激肠道、增强蠕动、通便排毒,尤其对老年性便秘有较好的疗效。因此吃甘薯不仅不会发胖,相反能够减肥、健美、防止亚健康、通便排毒。但吃甘薯一定要蒸熟煮透,且不宜过量。

3. 木薯

木薯,别名木番薯、树薯,起源于热带美洲,广泛栽培于热带和部分亚热带地区。中国于19 世纪 20 年代引种栽培,现已广泛分布于华南地区,广东和广西的栽培面积最大,福建和台湾次之,云南、贵州、四川、湖南、江西等省亦有少量栽培。

热带湿地低收入农民将木薯作为主要食物。非洲几乎所有的木薯都作为粮食;拉美约40%的木薯被加工成制品食用;亚洲除印度尼西亚将木薯作为粮食的补充外,其他国家很少食用,主要作饲料和工业原料或出口。

木薯含糖类 28%,蛋白质含量在 1% 以下,每 100 g 木薯中含钙 85 mg,铁 1.3 mg,维生素 C 22 mg,还含有少量的核黄素和烟酸。木薯中淀粉含量很高,可以作为经济的能量来源。由于木薯淀粉易与蛋白质和脂肪分离,只要用水洗沉淀的方法即可分离出淀粉,可用做工业淀粉的原料来源。木薯中含有氰苷,食前要去除干净,否则可能会中毒。

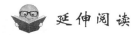 **延伸阅读**

木薯中毒

木薯中毒系食用未经去毒或去毒不完全的薯块而引起。木薯中含有一种亚配糖体,经过其本身所含的亚配糖体酶的作用,可以析出游离的氢氰酸而致中毒。木薯中毒常发生于我国南方地区,特别是木薯新种植地区。

木薯含有生氰式,分解后可游离出氢氰酸,一般生食或食加工不当的木薯可引起中毒,中毒症状常在进食木薯2~3小时后出现,主要表现为组织缺氧及中枢神经系统损害症状。早期主要有恶心、呕吐、腹痛、头痛、头晕、心悸、脉快、无力、嗜睡等。中毒严重者可出现呼吸困难、躁动不安、心跳加快、瞳孔散大、对光反应迟钝或消失,以致昏迷,最后因抽搐、缺氧、休克或呼吸衰竭而死亡。一旦中毒,抢救必须迅速,争分夺秒,对于危重症患者,给予对症支持治疗同时使用解毒剂。

防止木薯中毒的关键是不生食,必须剥去内皮后熟食。

4. 山药

山药,又名淮山、淮山药、怀山药、薯蓣、佛掌薯等。山药含有大量蛋白质、各种维生素和有益的微量元素、糖类。此外还含有较多的保健成分,如黏多糖、尿囊素、山药素、胆碱、盐酸多巴胺等,是营养价值很高的药食同源食物,有健脾、补肺、固肾、益精等功效。每100 g块茎含水分76.7~82.6 g,糖类14.4~19.9 g,蛋白质1.5~1.9 g。干制山药对慢性肠炎、糖尿病等有辅助疗效。

第二节　蔬菜和水果仅仅是美颜吗?

人们的生活水平高了,吃的主食中脂肪及蛋白含量较高,这样,不但增加了人体的器官的负担,也使人们无形中体重大大增加,体形变的臃肿起来。蔬菜水果的主要成分是人体所必需的一些维生素、矿物质、生物酶及膳食纤维等,蔬菜水果中蛋白质和脂肪的含量较少。这使得蔬菜水果对人们的健康有着极大的影响。

一、蔬菜

蔬菜按其结构及可食部分不同,可分为叶菜类、根茎类、瓜茄类和鲜豆类,所含的营养成分因其种类不同,差异较大。

蔬菜是维生素和矿物质的主要来源。此外还含有较多的纤维素、果胶和有机酸,能刺激胃肠蠕动和消化液的分泌,因此它们还能促进人们的食欲和帮助消化。蔬菜在体内的最终代谢产物呈碱性,故称“碱性食品”,对维持体内的酸碱平衡起重要作用。

 延伸阅读

食品的酸碱性

许多食物经过代谢后,会产生少量矿物质残渣或灰分。食物的矿物质残渣溶液在试验时会呈现为酸性、碱性或中性反应,根据成酸元素(氯、磷、硫)或成碱元素(钠、钾、钙、镁)相对比例而定。食物残渣在水中的这种反应对人体具有重要的意义,它表明了食物对体液以至最后对尿液的影响。肾脏能帮助体液保持中性,过量的酸或碱会随尿液排出。

成酸性食品主要是含有中等量或大量的蛋白质的食品,其成酸元素超过成碱元素,但奶和某些乳制品含足量钙而呈碱性反应。全谷类虽然含蛋白质量不高,但由于含有过量的磷以植酸盐形式存在,所以也呈酸性反应。尽管大部分的水果产生碱性灰分,但像李、梅、酸蔓果等在人体净显酸性,因为它们含有人体不能代谢的有机酸,并直接进入尿中。

水果和蔬菜因其蛋白质含量较低,一般含有比成酸元素高的成碱元素,故属于成碱性食品。玉米和小扁豆则是成酸性食品。人们可能会感到奇怪,像番茄、柑橘、葡萄等有突出酸味的水果怎么被列入碱性食品呢?因为它们含有的有机酸(枸橼酸、抗坏血酸、草酸及其他酸)在体内完全代谢成二氧化碳、水和能量。某些干果(椰子、杏、栗)产生碱性灰分,而其他(如花生、核桃)产生酸性灰分。

正常情况下,人们没有必要去注意食物是成酸性或是成碱性,因为血液的中性由肾脏来维持,肺给以适当的帮助。然而当患有肾结石病或肾功能受损时,可能就有必要选择特定的食品以使尿液呈酸性、碱性或中性。由钙和镁的磷酸盐、碳酸盐和草酸盐组成的肾结石易于在碱性条件下形成,因为这些盐类在碱性条件下不溶解。研究表明生成酸性尿的饮食有助于减少肾结石的生成。

强酸性食品:牛肉、猪肉、鸡肉、金枪鱼、牡蛎、比目鱼、奶酪、米、麦、面包、酒类、花生、核桃、糖、饼干、白糖、啤酒等。

弱酸性食品:火腿、鸡蛋、龙虾、章鱼、鱿鱼、荞麦、奶油、豌豆、鳗鱼、河鱼、巧克力、葱、空心粉、炸豆腐等。

强碱性食品:茶、白菜、柿子、黄瓜、胡萝卜、菠菜、卷心菜、生菜、芋头、海带、柑橘类、无花果、西瓜、葡萄、葡萄干、草莓、板栗、咖啡、葡萄酒等。

弱碱性食品:豆腐、豌豆、大豆、绿豆、竹笋、马铃薯、香菇、蘑菇、油菜、南瓜、豆腐、芹菜、番薯、莲藕、洋葱、茄子、南瓜、萝卜、牛奶、苹果、梨、香蕉、樱桃等。

(一)蔬菜的主要营养成分及组成特点

1. 叶菜类

叶菜类主要包括白菜、菠菜、油菜、韭菜、苋菜等,是胡萝卜素、维生素 B_2、维生素 C 和矿物质及膳食纤维良好来源。绿叶蔬菜和橙色蔬菜营养素含量较为丰富,特别是胡萝卜素的含量较高,维生素 B_2 含量虽不很丰富,但在我国人民膳食中仍是维生素 B_2 的主要来源。国内一些营养调查报告表明,维生素 B_2 缺乏症的发生,往往同食用绿叶蔬菜不足有关。蛋白质含量较低,一般为 1%～2%,脂肪含量不足 1%,碳水化合物含量为 2%～4%,膳食纤维约 1.5%。

2. 根茎类

根茎类主要包括萝卜、胡萝卜、荸荠、藕、山药、芋艿、葱、蒜、竹笋等。根茎类蛋白质含量为 1%～2%,脂肪含量不足 0.5%,碳水化合物含量相差较大,低者 5%左右,高者可达 20%以上。膳食纤维的含量较叶菜类低,约 1%。胡萝卜中含胡萝卜素最高,每 100 g 种可达 4130 μg。硒的含量以大蒜、芋艿、洋葱、马铃薯等中最高。

3. 瓜茄类

瓜茄类包括冬瓜、南瓜、丝瓜、黄瓜、茄子、番茄、辣椒等。瓜茄类因水分含量高,营养素含量相对较低。蛋白质含量为 0.4%～1.3%,脂肪微量,碳水化合物 0.5%～3.0%。膳食纤维含量 1％左右,胡萝卜素含量以南瓜、番茄和辣椒中最高,维生素 C 含量以辣椒、苦瓜中较高,番茄也是维生素 C 的良好来源。辣椒中还含有丰富的硒、铁和锌,是一种营养价值较高的植物。

4. 鲜豆类

鲜豆类包括毛豆、豇豆、四季豆、扁豆、豌豆等。与其他蔬菜相比,营养素含量相对较高。蛋白质含量为 2％～14％,平均 4％左右,其中毛豆和上海出产的发芽豆可达 12％以上。脂肪含量不高,除毛豆外,均在 0.5％以下;碳水化合物为 4％左右,膳食纤维为 1％～3％。胡萝卜素含量普遍较高,每 100 g 中的含量大多在 200 μg 左右,其中以甘肃出产的龙豆和广东出产的玉豆较高,达 500 μg/100g 以上。此外,还含有丰富的钾、钙、铁、锌、硒等。铁的含量以发芽豆、刀豆、蚕豆、毛豆较高,每 100 g 中含量在 3 mg 以上。锌的含量以蚕豆、豌豆和芸豆中含量较高,每 100 g 中含量均超过 1 mg,硒的含量以玉豆、龙豆、毛豆、豆角和蚕豆较高,每 100 g 中的含量在 2 μg 以上。维生素 B_2 含量与绿叶蔬菜相似。

5. 菌藻类

菌藻类食物包括食用菌和藻类食物。食用菌是指供人类食用的真菌,有 500 多个品种,常见的有蘑菇、香菇、银耳、木耳等品种。藻类是无胚、自养、以孢子进行繁殖的低等植物,供人类食用的有海带、紫菜、发菜等。

菌藻类食物富含蛋白质、膳食纤维、碳水化合物、维生素和微量元素。蛋白质含量以发菜、香菇和蘑菇最为丰富,在 20％以上。蛋白质氨基酸组成比较均衡,必需氨基酸含量占蛋白质总量的 60％以上。脂肪含量低,约 1.0％左右。碳水化合物含量为 20％～35％,银耳和发菜中的含量较高,达 35％左右。胡萝卜素含量差别较大,在紫菜和蘑菇中含量丰富,其他菌藻中较低。维生素 B_1 和维生素 B_2 含量也比较高。微量元素含量丰富,尤其是铁、锌和硒,其含量约是其他食物的数倍甚至十余倍。在海产植物中,如海带、紫菜等中还含丰富的碘,每 100 g 海带(干)中碘含量可达 36 mg。

(二)蔬菜的合理利用

1. 合理选择

蔬菜含丰富的维生素,除维生素 C 外,一般叶部含量比根茎部高,嫩叶比枯叶高,深色的菜叶比浅色的高。因此在选择时,应注意选择新鲜、色泽深的蔬菜。

2. 合理加工与烹调

蔬菜所含的维生素和矿物质易溶于水,所以宜先洗后切,以减少蔬菜与水和空气的接触面积,避免损失。洗好的蔬菜放置时间不宜过长,以避免维生素氧化破坏,尤其要避免将切碎的蔬菜长时间地浸泡在水中。烹调时要尽可能做到急火快炒。有实验表明,蔬菜煮 3 分钟,其中维生素 C 损失 5％,10 分钟达 30％。为了减少损失,烹调时加少量淀粉,可有效保护维生素 C 的破坏。

3. 菌藻食物的合理利用

菌藻类食物除了提供丰富的营养素外,还具有明显的保健作用。蘑菇、香菇和银耳中含有多糖物质,具有提高人体免疫功能和抗肿瘤作用。香菇中所含的香菇嘌呤,可抑制体内胆固醇形成和吸收,促进胆固醇分解和排泄,有降血脂作用。黑木耳能抗血小板聚集和降低血凝,减少血液凝块,防止血栓形成,有助于防治动脉粥样硬化。海带因含有大量的碘,临床上常用来治疗缺碘性甲状腺肿。海带中的褐藻酸钠盐,有预防白血病和骨癌作用。

此外,在食用菌藻类食物时,还应注意食品卫生,防止食物中毒。例如:银耳易被酵米面黄杆菌污染,食入被污染的银耳,可发生食物中毒。食用海带时,应注意用水洗泡,因海带中含砷较高,每千克可达 35~50 mg,大大超过国家食品卫生标准(0.5 mg/kg)。

二、水果类

水果类可分为鲜果、干果、坚果和野果。水果与蔬菜一样,主要提供维生素和矿物质。水果也属碱性食品。

(一)水果的主要营养成分

1. 鲜果及干果类

鲜果种类很多,主要有苹果、橘子、桃、梨、杏、葡萄、香蕉和菠萝等。新鲜水果的水分含量较高,营养素含量相对较低。蛋白质、脂肪含量均不超过 1%,碳水化合物含量差异较大,低者为 6%,高者可达 28%。矿物质含量除个别水果外,相差不大。维生素 B_1 和维生素 B_2 含量也不高,胡萝卜素和维生素 C 含量因品种不同而异,其中含胡萝卜素最高的水果为柑、橘、杏和鲜枣;含维生素 C 丰富的水果为鲜枣、草莓、橙、柑、柿等。水果中的碳水化合物主要以双糖或单糖形式存在,所以食之甘甜。

干果是新鲜水果经过加工晒干制成,如葡萄干、杏干、蜜枣和柿饼等。由于加工的影响,维生素损失较多,尤其是维生素 C。但干果便于储运,并别具风味,有一定的食用价值。

2. 坚果

坚果是以种仁为食用部分,因外覆木质或硬壳,故称坚果。按照脂肪含量的不同,坚果可以分为油脂类坚果和淀粉类坚果,前者富含油脂,包括核桃、榛子、杏仁、松子、香榧、腰果、花生、葵花子、西瓜子、南瓜子等;后者淀粉含量高而脂肪很少,包括栗子、银杏、莲子、芡实等。按照其植物学来源的不同,又可以分为木本坚果和草本坚果两类,前者包括核桃、榛子、杏仁、松子、香榧、腰果、银杏、栗子、澳洲坚果,后者包括花生、葵花子、西瓜子、南瓜子、莲子等。

大多数坚果可以不经烹调直接食用,但花生、瓜子等一般经炒熟后食用。坚果仁经常制成煎炸、焙烤食品,作为日常零食食用,也是制造糖果和糕点的原料,并用于各种烹调食品的加香。

坚果是一类营养价值较高的食品,其共同特点是低水分含量和高能量,富含各种矿物质和B 族维生素。从营养素含量而言,富含脂肪的坚果优于淀粉类坚果,然而因为坚果类所含能量较高,虽为营养佳品,亦不可过量食用,以免导致肥胖。

(1)蛋白质

富含油脂的坚果蛋白质含量多在 12%~22% 之间,其中有些蛋白质含量更高,如西瓜子和南瓜子蛋白质含量达 30% 以上。淀粉类干果中以栗子的蛋白质含量最低,4%~5%,芡实为 8% 左右,而银杏和莲子都在 12% 以上,与其他含油坚果相当。

坚果类的蛋白质氨基酸组成各有特点,如澳洲坚果不含色氨酸,花生、榛子和杏仁缺乏含硫氨基酸,核桃缺乏蛋氨酸和赖氨酸。巴西坚果则富含蛋氨酸,葵花子含硫氨基酸丰富,但赖氨酸稍低,芝麻赖氨酸不足。栗子虽然蛋白质含量低,但蛋白质质量较高。总的来说,坚果类是植物性蛋白质的重要补充来源,但其生物效价较低,需要与其他食品营养互补后方能发挥最佳的营养作用。

（2）脂肪

脂肪是富含油脂坚果类食品中极其重要的成分。这些坚果的脂肪含量通常达 40％ 以上,其中澳洲坚果更高达 70％ 以上,故绝大多数坚果类食品所含能量很高,可达 2092～2929 kJ/100g（500～700 kcal/100g）。

坚果类当中的脂肪多为不饱和脂肪酸,富含必需脂肪酸,是优质的植物性脂肪。葵花籽、核桃和西瓜子的脂肪中特别富含亚油酸,不饱和程度很高。其中核桃和松子含有较多的 α-亚麻酸,对改善膳食中的 n-3 和 n-6 脂肪酸比例有一定贡献。一些坚果脂肪中单不饱和脂肪酸的比例较大,例如榛子、澳洲坚果、杏仁和美洲山核桃和开心果中所含的脂肪酸当中,57％～83％ 为单饱和脂肪酸;花生、松子和南瓜子所含脂肪酸中,约有 40％ 左右来自单不饱和脂肪酸;巴西坚果、腰果和榛子中约有 1/4 的脂肪酸为单不饱和脂肪酸。

温带所产坚果的不饱和脂肪酸含量普遍高于热带所产坚果,通常达 80％ 以上。然而腰果在热带坚果中不饱和脂肪酸含量最高,达 88％。澳洲坚果不仅脂肪含量最高,而且所含脂肪酸种类达 10 种以上,因而具有独特的风味。

（3）碳水化合物

富含油脂的坚果中可消化碳水化合物含量较少,多在 15％ 以下,如花生为 5.2％,榛子为 4.9％。富含淀粉的坚果则是碳水化合物的好来源,如银杏含淀粉为 72.6％,干栗子为 77.2％,莲子为 64.2％。它们可在膳食中与粮食类主食一同食用。

坚果类的膳食纤维含量也较高,例如花生膳食纤维含量达 6.3％,榛子为 9.6％,中国杏仁更高达 19.2％。此外,坚果类还含有低聚糖和多糖类物质。栗子、芡实等虽然富含淀粉,膳食纤维含量在 0.2％～3.0％ 之间,但由于其淀粉结构与大米、面粉不同,血糖生成指数也远较精制米面为低,如栗子粉的血糖生成指数为 65。

（4）维生素

坚果类是维生素 E 和 B 族维生素的良好来源,包括维生素 B_1、维生素 B_2、烟酸和叶酸。富含油脂的坚果含有大量的维生素 E,淀粉坚果含量低一些,然而它们同样含有较为丰富的水溶性维生素。杏仁中的维生素 B_2 含量特别突出,无论是美国大杏仁还是中国小杏仁,均是维生素 B_1 的极好来源。

很多坚果品种含少量胡萝卜素,例如榛子、核桃、花生、葵花子、松子的胡萝卜素含量为 0.03～0.07 mg/100g,鲜板栗和开心果达 0.1 mg/100g 以上。一些坚果中含有相当数量的维生素 C,如栗子和杏仁为 25 mg/100g 左右,可以作为膳食中维生素 C 的补充来源。

（5）矿物质

坚果富含钾、镁、磷、钙、铁、锌、铜等营养成分。坚果中钾、镁、锌、铜等元素含量特别高。在未经炒制之前,其中钠含量普遍较低。一些坚果含有较丰富的钙,如美国杏仁和榛子都是钙的较好来源。一般富含淀粉的坚果矿物质含量略低,而富含油脂的坚果矿物质含量更为丰富。

3. 野果

野果在我国蕴藏十分丰富,这类资源亟待开发利用。野果含有丰富的维生素 C、有机酸和生物类黄酮,下面简单介绍几种重要野果：

沙棘又名醋柳,果实含脂肪 6.8%,种子含脂肪 12%,含有较多的维生素 C(每 100 g 含 1000~2000 mg)、胡萝卜素和维生素 E 等。

金樱子又名野蔷薇果,盛产于山区,每 100 g 含维生素 C 1500~3700 mg。

狝猴桃每 100 g 含维生素 C 700~1300 mg,最高可达 2000 mg,并含有生物类黄酮和其他未知的还原物质。

刺梨盛产于西南诸省,每 100 g 含维生素 C 2585 mg,比柑橘高 50~100 倍,含生物类黄酮丰富(6000~12000 mg/100g)。

番石榴每 100 g 含维生素 C 358 mg,并含有胡萝卜素(0.05 mg/100g)和维生素 B_2 (0.44 mg/100g)。

(二)水果的合理利用

水果除含有丰富的维生素和矿物质外,还含有大量的非营养素的生物活性物质,可以防病治病,也可致病,食用时应予注意。如梨有清热降火、润肺去燥等功能,对于肺结核、急性或慢性气管炎和上呼吸道感染患者出现的咽干、喉疼、痰多而稠等有辅助疗效,但对产妇、胃寒及脾虚泄泻者不宜食用。红枣可增加机体抵抗力,对体虚乏力,贫血者适用,但龋齿疼痛、下腹胀满、大便秘结者不宜食用。在杏仁中含有杏仁苷、柿子中含有柿胶酚,食用不当,可引起溶血性贫血、消化性贫血、消化不良、柿结石等疾病。

鲜果类水分含量高,易于腐烂,宜冷藏。坚果水分含量低而较耐储藏,但含油坚果的脂肪含不饱和脂肪酸的比例较高,易受氧化而酸败变质,故而应当保存于干燥阴凉处,并尽量隔绝空气。

第三节 无肉不欢

动物性食物包括畜禽肉、禽蛋类、水产类和奶类。动物性食物是人体优质蛋白、脂类、脂溶性维生素、B 族维生素和矿物质的主要来源。

一、畜禽肉

从食物角度讲,肉类是指来源于温血动物且适合人类食用的所有部分的总称,它不仅包括动物的骨骼肌肉,实际上还包括许多可食用的器官和脏器组织,如心、肝、肾、胃、肠、脾、肺、舌、脑、血、皮和骨等。畜禽肉则是指畜类和禽类的肉,前者指猪、牛、羊、兔、马、骡、驴、犬、鹿、骆驼等牲畜的肌肉、内脏及其制品;后者包括鸡、鸭、鹅、火鸡、鹌鹑、鸵鸟、鸽等的肌肉及其制品。畜禽肉的营养价值较高,饱腹作用强,可加工烹制成各种美味佳肴,是一种食用价值很高的食物。

(一)畜禽肉的主要营养成分及组成特点

1. 水分

肌肉中的水分含量约为 75%,以结合水、不易流动的水和自由水的形式存在。结合水约占肌肉总水分的 5%,与蛋白质分子表面借助极性集团与水分子的静电引力紧密结合,形成水分子层。不易流动的水约占肌肉总水分的 80%,以不易流动水状态存在于肌原丝、肌原纤维及肌膜之间。自由水约占肌肉总水分的 15%,存在于细胞外间隙,能自由流动。

2. 蛋白质

畜禽肉中的蛋白质含量为 10％～20％，因动物的种类、年龄、肥瘦程度以及部位而异。在畜肉中，猪肉的蛋白质含量平均在 13.2％左右，牛肉高达 20％，羊肉介于猪肉和牛肉之间，兔肉、马肉、鹿肉和骆驼肉的蛋白质含量也达 20％左右，狗肉约 17％。在禽肉中，鸡肉的蛋白质含量较高，约 20％，鸭肉约 16％，鹅肉约 18％；鹌鹑的蛋白质含量也高达 20％。

动物不同部位的肉，因肥瘦程度不同，其蛋白质含量差异较大。例如猪里脊肉蛋白质含量约为 21％，后臀尖约为 15％，肋条肉约为 10％，胸脯仅为 8％；牛里脊肉的蛋白质含量为 22％左右，后腿肉约为 20％，腑肋肉约为 18％，前腿肉约为 16％；羊前腿肉的蛋白质含量约为 20％，后腿肉约为 18％，里脊和胸脯肉约为 17％；鸡胸肉的蛋白质含量约为 20％，鸡翅约为 17％。

一般来说，心、肝、肾等内脏器官的蛋白质含量较高，而脂肪含量较少。不同内脏的蛋白质含量也存在差异。家畜不同的内脏中，肝脏含蛋白质较高，心、肾含蛋白质 14％～17％；禽类的内脏中，肺的蛋白质含量较高，肝和心含蛋白质 13％～17％。畜禽肉的蛋白质为完全蛋白质，含有人体必需的各种氨基酸，并且必需氨基酸的构成比例接近人体需要，因此易被人体充分利用，营养价值高，属于优质蛋白质。

畜禽的皮肤和筋腱主要由结缔组织构成。结缔组织的蛋白质含量为 35％～40％，而其中绝大部分为胶原蛋白和弹性蛋白。例如猪皮含蛋白质 28％～30％，其中 85％是胶原蛋白。由于胶原蛋白和弹性蛋白缺乏色氨酸和蛋氨酸等人体必需氨基酸，为不完全蛋白质，因此以猪皮和筋腱为主要原料的食品（如膨化猪皮、猪皮冻、蹄筋等）的营养价值较低，需要和其他食品配合，补充必需的氨基酸。

骨是一种坚硬的结缔组织，其中的蛋白质含量约为 20％，骨胶原占有很大比例，为不完全蛋白质。骨可被加工成骨糊添加到肉制品中，以充分利用其中的蛋白质。

畜禽血液中的蛋白质含量分别为猪血约 12％、牛血约 13％、羊血约 7％、鸡血约 8％、鸭血约 8％。畜血血浆蛋白质含有 8 种人体必需氨基酸和组氨酸，营养价值高，其赖氨酸和色氨酸含量高于面粉，可以作为蛋白强化剂添加在各种食品和餐菜中。血细胞部分可应用于香肠的生产，其氨基酸组成与胶原蛋白相似。用胶原酶水解时，可得到与胶原蛋白水解物同样的肽类。

3. 脂肪

脂肪含量因动物的品种、年龄、肥瘦程度、部位等不同有较大差异，低者为 2％，高者可达 89％以上。在畜肉中，猪肉的脂肪含量最高，羊肉次之，牛肉最低。例如猪瘦肉中的脂肪含量为 6.2％，羊瘦肉为 3.9％，而牛瘦肉仅为为 2.3％。兔肉的脂肪含量也较低，为 2.2％。在禽肉中，火鸡和鹌鹑的脂肪含量较低，在 3％以下；鸡和鸽子的脂肪含量类似，在 14％～17％之间；鸭和鹅的脂肪含量达 20％左右。

畜肉脂肪组成以饱和脂肪酸为主，主要由硬脂酸、棕榈酸和油酸等组成，熔点较高。禽肉脂肪含有较多的亚油酸，熔点低，易于消化吸收。胆固醇含量在瘦肉中较低，每 100 g 含 70 mg 左右，肥肉比瘦肉高 90％左右，内脏中更高，一般约为瘦肉的 3～5 倍，脑中胆固醇含量最高，每 100 g 可达 2000 mg 以上。

必需脂肪酸的含量与组成是衡量食物油脂营养价值的重要方面。动物脂肪所含有的必需脂肪酸明显低于植物油脂，因此其营养价值低于植物油脂。在动物脂肪中，禽类脂肪所含必需脂肪酸的量高于家畜脂肪;家畜脂肪中,猪脂肪的必需脂肪酸含量又高于牛、羊等反刍动物的脂肪。总的来说,禽类脂肪的营养价值高于畜类脂肪。

4. 碳水化合物

碳水化合物含量为1%～3%,平均1.5%,主要以糖原的形式存在于肌肉和肝脏中。动物在宰前过度疲劳,糖原含量下降,宰后放置时间过长,也可因酶的作用使糖原含量降低,乳酸相应增高,pH下降。

5. 矿物质

矿物质的含量一般为0.8%～1.2%,瘦肉中的含量高于肥肉,内脏高于瘦肉。铁的含量为5 mg/100g左右,以猪肝最丰富。畜禽肉中的铁主要以血红素形式存在,消化吸收率很高。在内脏中还含有丰富的锌和硒。牛肾和猪肾的硒含量是其他一般食品的数十倍。此外,畜禽肉还含有较多的磷、硫、钾、钠、铜等。钙的含量虽然不高,但吸利用率很高。

禽类的肝脏中富含多种矿物质,且平均水平高于禽肉。肝脏和血液中铁的含量十分丰富,高达10～30 mg/100g以上,可称铁的最佳膳食来源。禽类的心脏也是含矿物质非常丰富的食物。

6. 维生素

畜禽肉可提供多种维生素,主要以B族维生素和维生素A为主。内脏含量比肌肉中多,其中肝脏的含量最为丰富,特别富含维生素A和维生素B_2,维生素A的含量以牛肝和羊肝为最高,维生素B_2含量则以猪肝中最丰富。在禽肉中还含有较多的维生素E。

7. 浸出物

浸出物是指除蛋白质、盐类、维生素外能溶于水的物质,包括含氮浸出物和无氮浸出物。

1)含氮浸出物　含氮浸出物为非蛋白质的含氮物质,占肌肉化学成分的1.65%,占总含氮物质的11%,多以游离状态存在,是肉品呈味的主要成分。这类物质可分为以下几大类。

(1)核苷酸类:主要有三磷酸腺苷(ATP)、二磷酸腺苷(ADP)、一磷酸腺苷(AMP)、肌苷酸(IMP)等。

(2)胍基化合物:包括胍、甲基胍、肌酸、肌酐,以肌酸含量相对较多。

除以上各种含氮化合物以外,还有嘌呤、游离氨基酸、肉毒碱、尿素、胺等。

2)无氮浸出物　无氮浸出物为不含氮的可浸出的有机化合物,包括糖类和有机酸,占肌肉化学成分的1.2%。糖类在肌肉中含量很少,主要有糖原、葡萄糖、葡萄糖-6-磷酸酯、果糖和核糖。核糖是细胞中核酸的组成成分;葡萄糖是肌肉收缩的能量来源;糖原是葡萄糖的聚合体,是肌肉内糖的主要存在形式,但动物屠宰后,肌糖原逐渐分解为葡萄糖,并经糖酵解作用后生成乳酸。肌肉中的有机酸主要是糖酵解生成的乳酸,另外还有羟基乙酸、丁二酸及微量的糖酵解中间产物。

(二)畜禽肉的合理利用

畜禽肉蛋白质营养价值较高,含有较多的赖氨酸,宜与谷类食物搭配食用,以发挥蛋白质的互补作用。为了充分发挥畜禽肉营养作用,还应注意将畜禽肉分散到每餐膳食中,防止集中食用。

畜肉的脂肪和胆固醇含量较高,脂肪主要由饱和脂肪酸组成,食用过多易引起肥胖和高脂血症等疾病,因此膳食中的比例不宜过多。但是禽肉的脂肪含不饱和脂肪酸较多,因此老年人及心血管疾病患者宜选用禽肉。内脏含有较多的维生素、铁、锌、硒、钙,特别是肝脏,维生素 B_2 和维生素 A 的含量丰富,因此宜经常食用。

二、水产类

水产动物种类繁多,全世界仅鱼类就有 2.5 万～3.0 万种,海产鱼类超过 1.6 万种。水产食用资源与人类饮食关系密切。从巨大的鲸鱼到游动的小虾,许多都具有丰富的营养价值。这些丰富的海洋资源作为高生物价的蛋白、脂肪和脂溶性维生素来源,在人类的营养领域具有重要作用。

在种类繁多的海洋动物资源中,可供人类食用、具有食用价值的主要有鱼类、鲸类、甲壳类、软体类和海龟类。

(一)鱼类

按照鱼类生活的环境,可以把鱼分为海水鱼(如鲱鱼、鳕鱼、狭鳕鱼等)和淡水鱼(如鲤鱼、鲑鱼);根据生活的海水深度,海水鱼又可以分为深水鱼和浅水鱼。

按体形分,可以把鱼简单地分为圆形(如鳕鱼、狭鳕鱼)或扁形(普鲷、大菱鲆、太平洋鲽鱼)两种。

1.鱼类主要营养成分及组成特点

1)蛋白质

鱼类蛋白质含量约为 15％～20％,平均 18％左右,分布于肌浆和肌基质,肌浆主要含肌凝蛋白、肌溶蛋白、可溶性肌纤维蛋白、肌结合蛋白和球蛋白;肌基质主要包括结缔组织和软骨组织,含有胶原蛋白和弹性蛋白质。

除了蛋白质外,鱼还含有较多的其他含氮化合物,主要有游离氨基酸、肽、胺类、胍、季铵类化合物、嘌呤类和脲等。

2)脂类

脂肪含量约为 1％～10％,平均 5％左右,呈不均匀分布,主要存在于皮下和脏器周围,肌肉组织中含量甚少。不同鱼种含脂肪量有较大差异,如鳕鱼含脂肪在 1％以下,而河鳗脂肪含量高达 10.8％。

鱼类脂肪多由不饱和脂肪酸组成,一般占 60％以上,熔点较低,通常呈液态,消化率为 95％左右。不饱和脂肪酸的碳链较长,其碳原子数多在 14～22 之间,不饱和双键有 1～6 个,多为 ω-3 系列。

鱼类中的 ω-3 不饱和脂肪酸存在于鱼油中,主要是二十碳五烯酸(EPA)和二十二碳六烯酸(DHA)。EPA 与 DHA 可以在动物体内由亚麻酸转化而来,但是非常缓慢。而在一些海水鱼类和藻类中却可以大量转化。EPA 与 DHA 的研究起源于 20 世纪 70 年代流行病学调查。调查中发现,因纽特人通过吃生鱼摄食大量 EPA 与 DHA,其心血管发病率远低于丹麦人;同时发现,因纽特人一旦流鼻血,流血时间远长于丹麦人。研究还发现,EPA 具有抑制血小板形成作用;EPA 与 DHA 不仅可以降低低密度脂蛋白、升高高密度脂蛋白,还具有抗癌作用。EPA 和 DHA 在鱼体内的合成很少,主要是由海水中的浮游生物和海藻类合成的,经过食物链进入鱼体内,并以甘油三酯的形式贮存。二者低温下呈液体状态,因此冷水鱼中含量较高。研究发现,大型洄游性鱼的眼窝脂肪中 DHA 含量高,其含量占总脂肪酸的 30％～40％。与不饱和脂肪酸的高含量相反,抗氧化物质维生素 E 的含量很低,因此鱼油在贮藏过程中易于氧化。

3)碳水化合物

碳水化合物的含量较低,约 1.5% 左右。有些鱼不含碳水化合物,如鲳鱼、鲢鱼、银鱼等。碳水化合物的主要存在形式是糖原。鱼类肌肉中的糖原含量与其致死方式有关,捕即杀者糖原含量最高;挣扎疲劳后死去的鱼类,体内糖原消耗严重,含量降低。除了糖原之外,鱼体内还含有黏多糖类。这些黏多糖类按有无硫酸基分为硫酸化多糖和非硫酸化多糖,前者如硫酸软骨素、硫酸乙酰肝素、硫酸角质素;后者如透明质酸、软骨素等。

4)矿物质

鱼类矿物质含量为 1%~2%,其中锌的含量极为丰富,此外,钙、钠、氯、钾、镁等含量也较多,其中钙的含量多于禽肉,但钙的吸收率较低。海产鱼类富含碘,有的海产鱼每千克含碘 500~1000 μg,而淡水鱼每千克含碘仅为 50~400 μg。

5)维生素

鱼油和鱼肝油是维生素 A 和维生素 D 的重要来源,也是维生素 E 的一般来源。多脂的海鱼肉也含有一定数量的维生素 A 和维生素 D。维生素 B_1、维生素 B_2、烟酸等的含量也较高,而维生素 C 含量则很低。一些生鱼制品中含有硫胺素酶和催化硫胺素降解的蛋白质,因此大量食用生鱼可能造成维生素 B_1 的缺乏。

2. 鱼类的合理利用

1)防止腐败变质

鱼类因水分和蛋白质含量高,结缔组织少,较畜禽肉更易腐败变质,特别是青皮红肉鱼,如鲐鱼、金枪鱼,组氨酸含量高,所含的不饱和双键极易氧化破坏,能产生脂质过氧化物,对人体有害。因此打捞的鱼类需及时保存或加工处理,防止腐败变质。保存处理一般采用低温或食盐来抑制组织蛋白酶的作用和微生物的生长繁殖。低温处理有冷却和冻结两种方式。冷却是用冰冷却鱼体使温度降到 −1℃ 左右,一般可保存 5~15 天。冻结是使鱼体在 −25℃~−40℃ 的环境中冷冻,此时各组织酶和微生物均处于休眠状态,保藏期可达半年以上。以食盐保藏的海鱼,用食盐不应低于 15%。

2)防止食物中毒

有些鱼含有极强的毒素,如河豚,肉质细嫩,虽其味道鲜美,但其卵、卵巢、肝脏和血液中含有极毒的河豚毒素,若不会加工处理,可引起急性中毒而死亡。故无经验的人,千万不要"拼死吃河豚"。

(二)软体动物类

软体动物按其形态不同,可以分为双壳类软体动物和无壳软体动物两大类。双壳类软体动物包括蛤类、牡蛎、贻贝、扇贝等;无壳类软体动物包括章鱼、乌贼等。

软体动物类含有丰富的蛋白质和微量元素,某些软体动物还含有较多的维生素 A 和维生素 E,但脂肪和碳水化合物含量普遍较低。蛋白质中含有全部的氨基酸,其中酪氨酸和色氨酸的含量比牛肉和鱼肉都高。在贝类肉质中还含有丰富的牛磺酸,贝类中牛磺酸的含量普遍高于鱼类,其中尤以海螺,毛蚶和杂色蛤中为最高,每百克新鲜可食部中含有 500~900 mg。软体动物微量元素的含量以硒最为突出,其次是锌的含量,此外还含有碘、铜、锰、镍等。

水产动物的肉质一般都非常鲜美,这与其中所含的一些呈味物质有关。鱼类和甲壳类的呈味物质主要是游离的氨基酸、核苷酸等;软体类动物中的一部分,如乌贼类的呈味物质也是氨基酸,尤其是含量丰富的甘氨酸。贝类的主要呈味成分为琥珀酸及其钠盐。琥珀酸在贝类中含量很高,干贝中达 0.14%,螺 0.07%,牡蛎 0.05%。此外,一些氨基酸如谷氨酸、甘氨酸、精氨酸、牛磺酸,以及 AMP、Na^+、K^+、Cl^- 等也为其呈味成分。

(三)其他动物原料的营养组成

1. 海参

海参的主要营养成分中蛋白质 21.45%、脂肪 0.27%、糖类 1.31%、矿物质 1.13%,钙、磷、铁等无机盐含量很丰富。其中蛋白质中赖氨酸丰富,为完全蛋白质,但与鸡蛋、牛奶相比,其蛋白质的吸收率较低。

2. 鱼翅、鱼唇、鱼肚

鱼翅是以鲨鱼、鳐鱼等的鱼鳍干制而成,为海珍原料。营养成分中,糖类占 0.20%、脂肪 0.28%、蛋白质 83.53%、矿物质 2.24%,其中钙、磷、铁的含量较为丰富。蛋白质氨基酸组成中,缺乏必需氨基酸色氨酸,所以鱼翅的蛋白质含量虽高,却为不完全蛋白质,生物效价较低。

鱼唇的可食部分仅占 44%。与鱼翅相似,鱼唇蛋白质达 62%,鱼肚蛋白质高达 84%,但是蛋白质缺乏色氨酸,为不完全蛋白质。

3. 燕窝

燕窝含蛋白质 49.9%,脂肪为 0.35%,糖类为 30.6%,矿物质占 6.2%,其中钙为 0.43%,磷为 0.03%,铁为 0.005%。燕窝主要供给糖类和蛋白质,其蛋白质为不完全蛋白质,含量虽高,但生物效价低。将燕窝视为营养价值很高的补品不太合适。

4. 蹄筋、响皮等

蹄筋、响皮、熊掌、鹿筋等都是以动物的结缔组织经干燥而成的制品。主要成分为不完全蛋白质——胶原蛋白,含量可达 70%~80%。胶原蛋白由于缺乏色氨酸,营养价值不高,但对于伤口愈合有十分重要的作用。另外,蹄筋等含有一定的矿物质,除响皮外,脂肪、糖类含量甚微,几乎不含维生素。

第四节　做个蛋奶贝贝

一、蛋类及蛋制品

蛋类包括鸡蛋、鸭蛋、鹅蛋、鹌鹑蛋、鸽蛋、鸵鸟蛋、火鸡蛋、海鸥蛋及其加工制成的咸蛋、松花蛋等。蛋类的营养素含量不仅丰富,而且质量也很好,是一类营养价值较高的食品。

(一)蛋的结构

蛋类的结构基本相似,主要有蛋壳、蛋清和蛋黄三部分组成。蛋壳位于蛋的最外层,在蛋壳最外面有一层水溶性胶状黏蛋白,对防止微生物进入蛋内和蛋内水分及二氧化碳过度向外蒸发起着保护作用。当蛋生下来时,这层膜即附着在蛋壳的表面,外观无光泽,呈霜状,根据此特征,可鉴别蛋的新鲜程度。如蛋外表面呈霜状,无光泽而清洁,表明蛋是新鲜的;如无霜状物,且油光发亮不清洁,说明蛋已不新鲜。由于这层膜是水溶性,在储存时要防潮,不能水洗或雨淋,否则会很快变质腐败。蛋清位于蛋壳与蛋黄之间,主要是卵白蛋白,遇热、碱、醇类发生凝固,遇氯化物或某些化学物质,浓厚的蛋白则水解为水样的稀薄物。根据这种性质,蛋可加工成松花蛋和咸蛋。蛋黄呈球形,由两根系带固定在蛋的中心。随着保管时间的延长和外界温度升高,系带逐渐变细,最后消失,蛋黄随系带变化,逐渐上浮贴壳。由此也可鉴别蛋的新鲜程度。

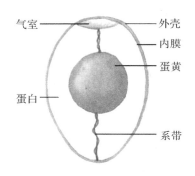

图 4-2　蛋的结构

蛋壳重量约占整个鸡蛋的 $11\%\sim13\%$,蛋黄和蛋清的比例因鸡蛋大小而略有差别,鸡蛋大则蛋黄比例较小,一般蛋黄约占可食部分的 1/3 左右。

蛋壳主要由 $93\%\sim96\%$ 的碳酸钙、$0.5\%\sim1\%$ 碳酸镁、$0.5\%\sim2.8\%$ 的磷酸钙和磷酸镁以及少量黏多糖组成,其质量和厚度与饲料中的矿物质含量,特别是钙含量关系密切。此外,蛋壳厚度与其表面色素沉积有关,色素含量高则蛋壳厚。

蛋白膜和内蛋壳膜紧密相连,有角质蛋白纤维交织成为坚韧的网状结构,微生物不能直接通过蛋白膜进入蛋内。

蛋白膜之内为蛋清,为白色半透明黏性溶胶状物质。蛋清分为三层:外层稀蛋清、中层浓蛋清和内层稀蛋清。外层稀蛋清水分含量为 89%,浓蛋清水分含量为 84%,内层稀蛋清水分含量为 86%,蛋黄系带水分含量为 82%。

蛋黄为浓稠、不透明、半流动黏稠物,由鸡蛋钝端和尖端两侧的蛋黄系带固定在内层稀蛋清和浓蛋清之中。系带呈螺旋结构,鸡蛋尖端系带为右旋,钝端系带为左旋。蛋黄系带是一种卵黏蛋白,其中含葡萄糖胺 11.4%,并结合较多溶菌酶。

蛋黄由无数富含脂肪的球形微胞所组成,外被蛋黄膜。蛋黄膜厚度约为 16 μm,结构类似蛋白膜,但更为细致严密,具有一定弹性。蛋黄膜中 87% 为蛋白质,主要是糖蛋白,10% 为糖,其余 3% 为脂类。蛋黄膜中所含疏水氨基酸较多,因而表现出一定的不溶性。蛋黄内最中心处为白色的卵黄心,周围为互相交替的深色蛋黄层和浅色蛋黄层(胚盘)。蛋黄上侧表面的中心部分有一个 $2\sim3$ mm 直径的白色小圆点,称为胚胎。

新鲜鸡蛋清 pH 为 $7.6\sim8.0$,蛋黄 pH 为 $6.0\sim6.6$。鲜蛋打开后三层蛋清层次分明,蛋黄系带清晰完整。随着储藏时间的延长,pH 渐渐上升,浓蛋清部分渐渐变稀,蛋黄系带消失,蛋黄从中央移开,蛋黄膜弹性减弱甚至破裂。

(二)蛋类的主要营养成分及组成特点

蛋的微量营养成分受到品种、饲料、季节等多方面因素的影响,但蛋中大量营养素含量总体上基本稳定,各种蛋的营养成分有共同之处。

1. 蛋白质

蛋类蛋白质含量一般在 10% 以上。全鸡蛋蛋白质的含量为 12% 左右,蛋清中略低,蛋黄中较高,加工成咸蛋或松花蛋后,变化不大。鸭蛋的蛋白质含量与鸡蛋类似。

蛋清当中所含的蛋白质超过 40 种,其中主要蛋白质包括卵清蛋白、卵伴清蛋白、卵黏蛋白、卵类黏蛋白等糖蛋白,其含量共占蛋清总蛋白的 80% 左右。卵清蛋白也是一种含磷蛋白。此外,蛋清中还含有卵球蛋白、溶菌酶以及 9% 左右的其他蛋白质。

蛋黄中的主要蛋白质是与脂类相结合的脂蛋白和磷蛋白,其中低密度脂蛋白占 65%,卵黄球蛋白占 10%,卵黄高磷蛋白占 4%,而高密度脂蛋白占 16%。低密度脂蛋白含脂类达 89%,比重较低。高密度脂蛋白也称为卵黄磷脂蛋白,与卵黄高磷蛋白形成复合体而存在。卵黄高磷蛋白存在于蛋黄颗粒中,含磷约 10%,包含了蛋黄中 60%～70% 的磷。此外还含有蛋黄核黄素结合蛋白,占 0.4% 左右,可与核黄素特异性地结合。

蛋黄中的蛋白质均具有良好的乳化性质,故而成为色拉酱的主要原料。蛋黄中的蛋白质也具有受热形成凝胶的性质,因此在煮蛋、煎蛋时成为凝固状态。蛋黄凝固点高于蛋清,凝固速度较慢,因此在烹调时蛋黄似乎较难凝固。蛋黄经过冷冻后,蛋白质发生胶凝作用,解冻后黏度增加,在食品加工中所起的功能性质随之改变。

蛋类中氨基酸组成与人体需要最接近,因此生物价也最高,达 94,是其他食物蛋白质的 1.4 倍左右。赖氨酸和蛋氨酸含量较高,和谷类和豆类食物混合食用,可弥补其赖氨酸或蛋氨酸的不足。蛋中蛋白质中还富含半胱氨酸,加热过度使半胱氨酸部分分解产生硫化氢,与蛋黄中的铁结合可形成黑色的硫化铁。煮蛋中蛋黄表面的青黑色和鹌鹑蛋罐头的黑色物质来源于此。

鲜鸡蛋蛋白的加热凝固温度为 62～64℃,蛋黄为 68～72℃。降低含水量、添加蔗糖均使鸡蛋蛋白质凝固温度提高,pH 值下降;添加钠盐或钙盐则可降低鸡蛋蛋白质的凝固温度。生蛋清中因含有抗蛋白酶活性的卵巨球蛋白、卵类粘蛋白和卵抑制剂,使其消化吸收率仅为 50% 左右。烹调后可使各种抗营养因素完全失活,消化率达 96%,因此鸡蛋烹调时应使其蛋清完全凝固。

2. 脂类

蛋清中含脂肪极少,98% 的脂肪存在于蛋黄当中。蛋黄中的脂肪几乎全部以与蛋白质结合的良好乳化形式存在,因而消化吸收率高。

鸡蛋黄中脂肪含量约 28%～33%,其中中性脂肪含量约占 62%～65%,磷脂占 30%～33%,固醇占 4%～5%,还有微量脑苷脂类。蛋黄中性脂肪的脂肪酸中,以不饱和脂肪酸油酸最为丰富,约占 50% 左右,亚油酸约占 10%,其余主要是硬脂酸、棕榈酸和棕榈油酸,含微量花生四烯酸。

蛋黄是磷脂的极好来源,所含卵磷脂具有降低血胆固醇的效果,并能促进脂溶性维生素的吸收。鸡蛋黄中的磷脂主要为卵磷脂和脑磷脂,此外尚有神经鞘磷脂。

各种禽蛋的蛋黄中总磷脂含量相似。它们使蛋黄具有良好的乳化性状,但因含有较多不饱和脂肪酸,容易受到脂肪氧化的影响。

胆固醇含量极高,主要集中在蛋黄,其中鹅蛋黄含量最高,每 100 g 达 1696 mg,是猪肝的 7 倍、肥猪肉的 17 倍,加工成咸蛋或松花蛋后,胆固醇含量无明显变化。

3. 碳水化合物

鸡蛋当中碳水化合物含量极低,大约为1%左右,分为两种状态存在,一部分与蛋白质相结合而存在,含量为0.5%左右;另一部分游离存在,含量约0.4%。后者中98%为葡萄糖,其余为微量的果糖、甘露糖、阿拉伯糖、木糖和核糖。这些微量的葡萄糖是蛋粉制作中发生美拉德反应的原因之一,因此生产上在干燥工艺之前采用葡萄糖氧化酶除去蛋中的葡萄糖,使其在加工储藏过程中不发生褐变。

4. 矿物质

蛋中的矿物质主要存在于蛋黄部分,蛋清部分含量较低。蛋黄中含矿物质1.0%~1.5%,其中磷最为丰富,为240 mg/100g,钙为112 mg/100g。

蛋黄是多种微量元素的良好来源,包括铁、硫、镁、钾、钠等。蛋中所含铁元素数量较高,但以非血红素铁形式存在。由于卵黄高磷蛋白对铁的吸收具有干扰作用,故而蛋黄中铁的生物利用率较低,仅为3%左右。

不同禽类所产蛋中矿物质含量有所差别。其蛋黄中铁、钙、镁、硒的含量排序为:鹅蛋、鸭蛋、鸽蛋、洋鸡蛋、草鸡蛋;蛋白中含量排序为鸭蛋、鸽蛋、鹅蛋、洋鸡蛋、草鸡蛋。鹌鹑蛋含锌量高于鸡蛋,而鸵鸟蛋各种矿物元素含量与鸡蛋相近。消费者通常认为草鸡蛋营养素含量更高,然而分析结果表明,洋鸡蛋的微量元素含量略高于草鸡蛋,可能与由于饲料当中所提供的矿物质更为充足有关。

蛋中的矿物质含量受饲料因素影响较大。饲料中硒含量上升,则蛋黄中硒含量增加,添加有机硒更容易在蛋黄中积累。添加有机锰可增加蛋黄当中的锰含量。饲料中锌和硒的含量极显著地影响蛋中硒的沉积,锌和碘也对硒的沉积产生显著影响。

添加碘不仅能提高硒的吸收和转化,还能使蛋中碘含量上升。通过添加硒和碘的方法可生产富硒鸡蛋和富碘鸭蛋。通过调整饲料成分,目前市场上已有富硒蛋、富碘蛋、高锌蛋、高钙蛋等特种鸡蛋或鸭蛋销售。

5. 维生素和其他微量活性物质

蛋中维生素含量十分丰富,且品种较为齐全,包括所有的B族维生素、维生素A、维生素D、维生素E、维生素K和微量的维生素C。其中绝大部分的维生素A、维生素D、维生素E和大部分维生素B_1都存在于蛋黄当中。鸭蛋和鹅蛋的维生素含量总体而言高于鸡蛋。此外,蛋中的维生素含量受到品种、季节和饲料中含量的影响。

蛋黄是胆碱和甜菜碱的良好来源,甜菜碱具有降低血脂和预防动脉硬化的功效。鸡蛋壳、蛋清和蛋黄中唾液酸(sialic acid)含量分别为0.0028%、0.01%、0.095%,而蛋白膜和蛋黄膜的含量分别为0.02%和0.153%,该成分具有一定免疫活性,对轮状病毒有抑制作用。

在0℃保藏鸡蛋一个月对维生素A、维生素D、维生素B_1无影响,但维生素B_2、烟酸和叶酸分别有14%、17%和16%的损失。

煎鸡蛋和烤蛋中的维生素B_1、维生素B_2损失率分别为15%和20%,而叶酸损失率最大,可达65%。煮鸡蛋几乎不引起维生素的损失。

散养禽类摄入含类胡萝卜素的青饲料较多,因而蛋黄颜色较深。集中饲养的鸡饲料当中含有丰富的维生素A,但因为缺乏青叶类饲料故蛋黄颜色较浅,但其维生素A含量通常高于散养鸡蛋。为了提高鸡蛋的感官性状,目前也使用一些合成类胡萝卜素添加入饲料令蛋黄着色。用不同红黄色调的类胡萝卜素进行配比,可以得到最令人满意的蛋黄色泽。饲料中维生素 A 和钙含量过高时抑制蛋黄着色。

（三）蛋类的合理利用

在生鸡蛋蛋清中，含有抗生物素蛋白和抗胰蛋白酶。抗生物素蛋白能与生物素在肠道内结合，影响生物素的吸收，食用者可引起食欲不振、全身无力、毛发脱落、皮肤发黄、肌肉疼痛等生物素缺乏的症状；抗胰蛋白酶能抑制胰蛋白酶的活力，妨碍蛋白质消化吸收，故不可生食蛋清。烹调加热可破坏这两种物质，消除它们的不良影响，但是不宜过度加热，否则会使蛋白质过分凝固，甚至变硬变韧，形成硬块，反而影响食欲及消化吸收。蛋黄中的胆固醇含量很高，大量食用能引起高脂血症，是动脉粥样硬化、冠心病等疾病的危险因素，但蛋黄中还含有大量的卵磷脂，对心血管疾病有防治作用。因此，吃鸡蛋要适量。据研究，每人每日吃 1～2 个鸡蛋，对血清胆固醇水平既无明显影响，可发挥禽蛋其他营养成分的作用。

二、乳类及其制品

乳类是指动物的乳汁，经常食用的是牛奶和羊奶。乳类经浓缩、发酵等工艺可制成奶制品，如奶粉、酸奶、炼乳等。乳类及其制品具有很高的营养价值，不仅是婴儿的主要食物，也是老弱病患者的营养食品。

（一）乳类及其制品的营养成分及组成特点

乳类及其制品几乎含有人体需要的所有营养素，除维生素 C 含量较低外，其他营养素含量都比较丰富。某些乳制品加工时除去了大量水分，故其营养素含量比鲜乳的要高，但某些营养素受加工的影响，相对含量有所下降。

1. 乳类

乳类的水分含量为 86%～90%，因此它的营养素含量与其他食物比较时相对较低。

1）蛋白质

牛乳中的蛋白质含量比较恒定，约在 3.0% 左右，含氮物的 5% 为非蛋白氮。传统上将牛乳蛋白质划分为酪蛋白和乳清蛋白两类。酪蛋白约占牛乳蛋白质的 80%，乳清蛋白约占总蛋白质的 20%。牛乳蛋白质为优质蛋白质，生物价为 85，容易被人体消化吸收。

羊奶的蛋白质含量为 1.5%，低于牛乳；蛋白质当中酪蛋白的含量较牛奶略低，其中所含的 α-2S 酪蛋白在胃中所形成的凝乳块较小而细软，更容易消化。婴儿消化羊奶的消化率可达 94% 以上。牦牛奶和水牛奶的蛋白质含量明显高于普通牛奶，在 4% 以上。

（1）酪蛋白：凡 20℃ 下于 pH 4.6 沉淀的牛乳蛋白被称为酪蛋白，在制酸奶和乳酪时沉淀的蛋白质主要是酪蛋白。牛乳中 4/5 的蛋白质为酪蛋白，它赋予牛乳以独特的性质和营养。酪蛋白的特点是含有大量的磷酸基，能与 Ca^{2+} 发生相互作用，并具有特定的三级和四级结构。

（2）乳清蛋白：乳清中的蛋白质属于乳清蛋白，其中主要包括 β-乳球蛋白和 α-乳清蛋白，此外还有少量血清蛋白、免疫球蛋白等。牛奶的乳清蛋白当中，α-乳清蛋白约占 19.7%，β-乳球蛋白占 43.6%，血清蛋白占 4.7%。

在常温下，酪蛋白在 pH 4.6 时沉淀，而乳清蛋白仍然能够溶解于乳清之中。如果在 90℃ 下加热 5 分钟再将 pH 调至 4.6，则乳清蛋白随着酪蛋白而沉淀。

2）脂类

牛乳含脂肪 2.8%～4.0%。乳中磷脂含量约为 20～50 mg/100mL，胆固醇含量约为

13 mg/100mL。水牛奶脂肪含量在各种奶类当中最高,为 9.5%～12.5%。随饲料的不同、季节的变化,乳中脂类成分略有变化。牛乳脂肪以微细的脂肪球状态分散于牛乳汁中,每毫升牛乳中约有脂肪球 20 亿～40 亿个,平均直径为 3μm。羊奶中的脂肪球大小仅为牛奶的脂肪球的 1/3,而且大小均一,容易消化吸收。

乳中脂肪是脂溶性维生素的载体,对乳的风味和口感也起着重要的作用,影响着消费者的选择。牛乳脂肪的香气成分包括各种挥发性烷酸、烯酸、酮酸、羟酸、内酯、烷醛、烷醇、酮类等。

(1)牛乳脂肪的组成:牛乳中的脂类主要由甘油三酯组成,其中有少量的甘油单酯和二酯、磷脂、鞘脂、固醇类。胆固醇的 3/4 溶于牛乳脂肪中,1/10 在脂肪球膜中,其他则与蛋白质结合而存在于脱脂乳中。磷脂则一半存在于脂肪球膜中,另一半以蛋白质复合物形式存在于脱脂乳中。

牛乳中已被分离出来的脂肪酸达 400 种之多,其中包括碳链长度从 2 至 28 的各种脂肪酸,奇数碳原子和偶数碳原子的脂肪酸,直链的脂肪酸和支链的脂肪酸,饱和的以至多不饱和的脂肪酸,甚至酮酸、羟酸、环状脂肪酸等。然而,牛乳脂肪中以偶数碳原子直链中长脂肪酸占绝对优势,包括肉豆蔻酸、棕榈酸、硬脂酸、油酸等,奇数碳原子、分支的和其他罕见的脂肪酸的存在数量极少。

乳牛为反刍动物,细菌在瘤胃中分解纤维素和淀粉可产生挥发性脂肪酸,故牛乳脂肪的特点是含有一定量的中短链脂肪酸(4～10 碳),14 碳以下的脂肪酸含量达 14%,挥发性、水溶性脂肪酸达 8%,其中丁酸是反刍动物乳脂中的特有脂肪酸。这种组成特点赋予牛乳脂肪以柔润的质地和特有的香气。

牛乳中的脂肪酸部分来源于血脂,部分在乳腺中合成。这两个来源的脂肪酸成分颇不相同。乳腺中合成的脂肪酸多为短链到中链的脂肪酸,而血液来源的脂肪包括部分 16 碳的脂肪酸和全部的 18 碳脂肪酸。

分子内和分子间脂肪酸的组成对牛乳脂肪的性质影响最大,脂肪酸在甘油三酯中 3 个位置中的分布与牛乳脂肪的熔点和水解性等物理化学性质有关。一般的规律是短链脂肪酸主要在 C-3 位出现,而亚油酸往往处于 C-2 位。

牛乳脂肪主要以脂肪球的形式存在,其直径在 1～10μm 之间。脂肪球表面有一层脂蛋白膜,可防止脂肪球发生凝聚,也阻碍了脂酶对牛乳脂肪的水解。这层蛋白膜来自分泌细胞的细胞质和细胞质膜,主要成分为磷脂和糖蛋白。

牛乳脂肪的熔点分布较广,从 -40～72℃不等。在室温下,牛乳脂肪呈固态,实际上是固态脂肪溶于液态脂肪的混合体。

(2)牛乳脂肪在加工中的变化:由于牛乳脂肪的比重比乳本身轻,它具有上浮的趋势。牛乳脂肪经均质化可防止脂肪分层,其方法是在高流速、高压力下迫使牛乳从极细的孔径喷出,这样,牛乳脂肪球便从 3～10 μm 减小到 2 μm 以下。新增的表面积具有高表面自由能,因此它们将酪蛋白和少部分乳清蛋白吸收于表面,防止了微脂肪球的相互聚集。此外,由于脂肪球数目的增加,散射光的能力增强,牛乳显得更白。任何会引起酪蛋白凝聚的因素都会造成脂肪球的聚集,如凝乳酶处理、酸化处理和过度加热等。因此,经过均质的牛乳与未经均质的牛乳相比,其热稳定性较低。例如,用均质奶加入热咖啡中,容易造成牛乳絮片的出现。此外,均质后的乳脂肪球更易受到光氧化和脂酶的作用,产生一种不良风味。

未均质牛乳在室温或较低温度下离心可获得稀奶油。低温下(5～10℃)离心对脂肪球的破坏较小,因而获得的奶油较稠,并含有较多免疫球蛋白。

搅拌奶油造成脂肪球膜的破坏,冷冻—融化过程也会破坏脂肪球膜。失去了脂肪球膜保护的牛乳脂肪便发生凝聚而上浮,同时失去其乳白的颜色,而表现出牛乳脂肪中所溶解的 β -胡萝卜素的黄色。制作黄油实际上是水包油型乳状液向油包水型乳状液转变的过程,产品中脂肪为连续相,其中有 $2\%\sim46\%$ 的脂肪以脂肪球的形式存在,水以微滴的形式存在。在脂肪全部呈液态或固态的情况下,牛乳脂肪的成块和聚集不能很好地发生。因而制作黄油需要控制恰当的温度,使脂肪中固态与液体的比例符合要求。

3)碳水化合物

乳类碳水化合物含量为 $3.4\%\sim7.4\%$,人乳中含量最高,羊乳居中,牛乳最少。碳水化合物的主要形式为乳糖。由于乳糖可促进钙等矿物质的吸收,也为婴儿肠道内双歧杆菌的生长所必需,对于幼小动物的生长发育具有特殊的意义。但对于部分不经常饮奶的成年人来说,体内乳糖酶活性过低,大量食用乳制品可能引起乳糖不耐受的发生。用固定化乳糖酶将乳糖水解为半乳糖和葡萄糖可以解决乳糖不耐受问题,同时可提高产品的甜度。

4)矿物质

牛乳中的矿物质主要包括钠、钾、钙、镁、氯、磷、硫、铜、铁等,大部分与有机酸结合形成盐类,少部分与蛋白质结合或吸附在脂肪球膜上。其中成碱性元素略多,因而牛乳为弱成碱性食品。乳中的矿物质含量因品种、饲料、泌乳期等因素而有所差异,初乳中含量最高,常乳中含量略有下降。发酵乳中钙含量高并具有较高的生物利用率,为膳食中最好的天然钙来源。牛乳中钠、钾和氯离子基本上完全存在于溶液中,而钙和磷分布在溶液和胶体两相中。

5)维生素

牛乳中含有几乎所有种类的维生素,包括维生素 A、维生素 D、维生素 E、维生素 K、各种 B 族维生素和微量的维生素 C,只是这些维生素的含量差异较大。总的来说,牛奶是 B 族维生素的良好来源,特别是维生素 B_2。乳中的 B 族维生素主要是瘤胃中的微生物所产生,其含量受饲料影响较小,但叶酸含量受到季节影响,维生素 B_{12} 含量受到饲料中钴含量的影响。维生素 D 含量与牛的光照时间有关,而维生素 A 和胡萝卜素的含量则与乳牛的饲料密切相关。放牧乳牛所产奶的维生素含量通常高于舍饲乳牛所产奶的含量。

脂溶性维生素存在于牛奶的脂肪部分中,而水溶性维生素存在于水相。乳清所呈现的淡黄绿色便是维生素 B_2 的颜色。脱脂奶的脂溶性维生素含量显著下降,需要进行营养强化。

由于羊的饲料中青草比例较大,故而羊奶中的维生素 A 含量高于牛奶。羊奶中多数 B 族维生素含量比较丰富,但其中叶酸及维生素 B_{12} 含量低,如果作为婴幼儿的主食,容易造成生长迟缓及贫血,所以不适合 1 岁以下婴幼儿作为主食。对于成年人来说,由于饮食品种丰富,叶酸及维生素 B_{12} 有其他来源供应,故而可以放心饮用羊奶。

6)其他成分

(1)酶类:牛奶蛋白质部分为血液蛋白转化而来,其中含有大量酶类,主要为氧化还原酶、转移酶和水解酶。水解酶中包括了淀粉酶、脂酶、酯酶、蛋白酶、磷酸酯酶等。其中的各种水解酶可以帮助消化营养物质,对幼小动物的消化吸收具有重要意义。

溶菌酶对牛奶的保存有重要意义。牛奶中溶菌酶含量约为 $10\sim35\ \mu g/100\ mL$。由于溶菌酶的抗菌能力,新鲜未经污染的牛奶可以在 $4\ ℃$ 下保存 36 小时之久。

乳过氧化物酶是一种含血红素的糖蛋白,也具有一定的抗菌作用,它与过氧化硫氰酸盐共同组成了具有抑菌和杀菌作用的体系,对革兰阳性菌具有抑制作用,对大肠杆菌等一些革兰阴性菌具有杀灭作用。

牛奶中的碱性磷酸酯酶常用来作为热杀菌的指示酶,加热后测定此酶活性可推知加热的效果。酯酶的存在使得牛奶脂肪遭到缓慢水解而酸败。

(2)有机酸:牛乳中核酸含量较低,痛风患者可以食用。牛乳中大部分核苷酸以乳清酸的形式存在,含量约为 60 mg/L。一些研究证明它具有降低血液胆固醇浓度和抑制肝脏中胆固醇合成的作用。

牛乳 pH 为 6.6 左右,其中有机酸含量较低。乳中的有机酸中,90%为柠檬酸,能帮助促进钙在乳中的分散,其含量随乳牛营养和泌乳期而变化。此外,牛乳中尚含有微量的丙酮酸、尿酸、丙酸、丁酸、醋酸、乳酸等。丁酸也称酪酸,是牛奶脂肪中的代表性成分之一。乳脂中的酪酸含量为 7.5~13.0 mol/100 mL,这意味着大约 1/3 的牛奶甘油三酯中含有一个分子的酪酸。

丁酸对包括乳腺癌和肠癌在内的一系列肿瘤细胞的生长和分化产生抑制作用,诱导肿瘤细胞凋亡,防止癌细胞的转移。已知它可促进 DNA 的修复,抑制促肿瘤基因的表达,并促进肿瘤抑制基因的表达。某些肠道细菌发酵碳水化合物可以产生丁酸,对预防大肠癌的发生有益。

(3)其他生理活性物质:乳中含有大量的生理活性物质,其中较为重要的有乳铁蛋白、免疫球蛋白、生物活性肽、共轭亚油酸、激素和生长因子等。

活性肽类是乳蛋白质在人体肠道消化过程中产生的蛋白酶水解产物,包括具有吗啡样活性或抗吗啡活性的镇静安神肽,抑制血管紧张素 I 转化酶的抗血管紧张素肽,血小板凝集和血纤维蛋白原结合到血小板上的抗血栓肽,刺激巨噬细胞吞噬活性的免疫调节肽,促进钙吸收的酪蛋白磷肽,促进细胞合成 DNA 的促进生长肽,抑制细菌生长的抗菌肽等。

乳铁蛋白在牛乳中的含量为 20~200 μg/mL,其作用除调节铁代谢、促进生长之外,还具有多方面的生物学功能,如调节巨噬细胞和其他吞噬细胞的活性、抗炎,从而预防胃肠道感染;促进肠道黏膜细胞的分裂更新;阻断氢氧自由基的形成;刺激双歧杆菌的生长;此外还具有抗病毒效应。乳铁蛋白经蛋白酶水解之后形成的片段也具有一定的免疫调节作用。

乳脂中磷脂的含量为 0.2~1.0 g/100 g,其中神经鞘磷脂约占 1/3。神经鞘磷脂的代谢产物 N-酯酰基鞘氨醇和神经鞘氨醇在跨膜信号转导和细胞调控中起着重要的作用,前者还是参与与细胞生长调控有关的信号串联中的第二信使,参与调控抗肿瘤免疫过程中抗原专一性 T 细胞和 B 细胞株的活化与复制,因此被称为"肿瘤抑制脂类"。

2. 乳制品

乳制品主要包括炼乳、奶粉、酸奶等。因加工工艺不同,乳制品营养成分有很大差异。

1)炼乳

炼乳为浓缩奶的一种,分为淡炼乳和甜炼乳。新鲜奶经低温真空条件下浓缩,除去约 2/3 的水分,再经灭菌而成,称淡炼乳。因受加工的影响,维生素遭受一定的破坏,因此常用维生素加以强化,按适当的比例冲稀后,营养价值基本与鲜奶相同。淡炼乳在胃酸作用下,可形成凝块,便于消化吸收,适合婴儿和对鲜奶过敏者食用。

甜炼乳是在鲜奶中加约 15%的蔗糖后按上述工艺制成。其中糖含量可达 45%左右,利用其渗透压的作用抑制微生物的繁殖。因糖分过高,需经大量水冲淡,营养成分相对下降,不宜供婴儿食用。

2) 奶粉

奶粉是经脱水干燥制成的粉。根据食用目的,可制成全脂奶粉、脱脂奶粉、调制奶粉等。

全脂奶粉是将鲜奶浓缩除去 70%～80% 水分后,经喷雾干燥或热滚筒法脱水制成。喷雾干燥法所制奶粉粉粒小,溶解度高,无异味,营养成分损失少,营养价值较高。热滚筒法生产的奶粉颗粒较大不均,溶解度小,营养素损失较多,一般全脂奶粉的营养成分约为鲜奶的 8 倍左右。

脱脂奶粉是将鲜奶脱去脂肪,再经上述方法制成的奶粉。此种奶粉含脂肪仅为 1.3%,脱脂过程使脂溶性维生素损失较多,其他营养成分变化不大。脱脂奶粉一般供腹泻婴儿及需要少油膳食的患者食用。

调制奶粉又称"母乳化奶粉",是以牛奶为基础,参照人乳组成的模式和特点,进行调整和改善,使其更适合婴儿的生理特点和需要。调制奶粉主要是减少了牛乳粉中酪蛋白、甘油三酯、钙、磷和钠的含量,添加了乳清蛋白、亚油酸和乳糖,并强化了维生素 A、维生素 D、维生素 B_1、维生素 B_2、维生素 C、叶酸和微量元素铁、铜、锌、锰等。

3) 酸奶

酸奶是在消毒鲜奶中接种乳酸杆菌并使其在控制条件下生长繁殖而制成。牛奶经乳酸菌发酵后游离的氨基酸和肽增加,因此更易消化吸收。乳糖减少,使乳糖酶活性低的成人易于接受。维生素 A、维生素 B_1、维生素 B_2 等的含量与鲜奶含量相似,但叶酸含量却增加了 1 倍,胆碱也明显增加。此外,酸奶的酸度增加,有利于维生素的保护。乳酸菌进入肠道可抑制一些腐败菌的生长,调整肠道菌群,防止腐败胺类对人体的不良作用。

4) 干酪

干酪也称奶酪,为一种营养价值很高的发酵乳制品,是在原料乳中加入适当量的乳酸菌发酵剂或凝乳酶,使蛋白质发生凝固,并加盐、压榨排除乳清之后的产品。

干酪中的蛋白质大部分为酪蛋白,经凝乳酶或酸作用而形成凝块。但也有一部分白蛋白和球蛋白被机械地包含于凝块之中。此外,经过发酵作用,奶酪当中还含有肽类、氨基酸和非蛋白氮成分。除少数品种之外,蛋白质中包裹的脂肪成分多占干酪固形物的 45% 以上,而脂肪在发酵中的分解产物使干酪具有特殊的风味。奶酪制作过程中大部分乳糖随乳清流失,少量乳糖在发酵当中起到促进乳酸发酵的作用,对抑制杂菌的繁殖有意义。

奶酪中含有原料中的各种维生素,其中脂溶性维生素大多保留在蛋白质凝块当中,而水溶性的维生素部分损失了,但含量仍不低于原料牛奶。原料乳中微量的维生素 C 几乎全部损失。干酪的外皮部分 B 族维生素含量高于中心部分。

硬质干酪是钙的极佳来源,软干酪含钙较低。镁在奶酪制作过程中也得到浓缩,硬质干酪中约为原料乳含量的 5 倍。钠的含量因品种不同而异,农家干酪因不添加盐,钠含量仅为0.1%;而法国羊奶干酪中的盐含量可达 4.5%～5.0%。

此外,成熟奶酪中含有较多的胺类物质。它们是在后熟过程中游离氨基酸脱羧作用形成的产物,包括酪胺、组胺、色胺、腐胺、尸胺和苯乙胺等。其中以酪胺含量最高,例如切达干酪中的酪胺含量达 35～109 mg/100 g。

5) 乳饮料

乳饮料、乳酸饮料、乳酸菌饮料等严格来说不属于乳制品范畴,其主要原料为水和牛乳。

乳饮料、乳酸饮料和乳酸菌饮料均为蛋白质含量≥1.0的含乳饮料。其中配料为水、糖或甜味剂、果汁、有机酸、香精等。乳酸饮料中不含活乳酸菌,但添加有乳酸使其具有一定酸味;乳酸菌饮料中含有活乳酸菌,为发酵乳加水和其他成分配制而成。

总的说来,乳饮料的营养价值低于液态乳类产品,蛋白质含量约为牛奶的1/3,但因其风味多样、味甜可口,受到儿童和青年的喜爱。

(二)乳类及其制品的合理利用

鲜奶水分含量高,营养素种类齐全,十分有利于微生物生长繁殖,因此须经严格消毒灭菌后方可食用。消毒方法常用煮沸法和巴氏消毒法。煮沸法是将奶直接煮沸,设备要求简单,可达消毒目的,但对奶的理化性质影响较大,营养成分有一定损失,多在家庭使用。大规模生产时采用巴氏消毒法。巴氏消毒常用两种方法,即低温长时消毒法和高温短时消毒法,前者将牛奶在63℃下加热30分钟;后者在90℃加热1秒。正确地进行巴氏消毒对奶的组成和性质均无明显影响,但对热不稳定维生素如维生素C约可损失20%～25%。

此外,奶应避光保存,以保护其中的维生素。研究发现,鲜牛奶经日光照射1分钟后,B族维生素很快消失,维生素C也所剩无几。即使在微弱的阳光下,经6小时照射后,B族维生素也仅剩一半,而在避光器皿中保存的牛奶不仅维生素没有消失,还能保持牛奶特有的鲜味。

第五节　浓油赤酱话调料

调味品、食用油脂、茶、酒、糖果和巧克力等其他食品,不仅是满足食物烹调加工以及人们饮食习惯的需要,而且也是补充人体营养素的一个重要途径,其中有些食品还具有重要的保健功能。了解这些食品的组成特点和营养价值等,对合理选择和利用这些食品具有重要意义。

一、油脂

根据来源,食用油脂可分为植物油和动物油。常见的植物油包括豆油、花生油、菜籽油、芝麻油、玉米油等;常见的动物油包括猪油、牛油、羊油、鱼油等。

(一)油脂的营养组成特点

油脂是甘油和不同脂肪酸组成的酯。植物油含不饱和脂肪酸多,熔点低,常温下呈液态,消化吸收率高;动物油以饱和脂肪为主,熔点较高,常温下一般呈固态,消化吸收率不如植物油高。

植物油脂肪含量通常在99%以上,此外含有丰富的维生素E,少量的钾、钠、钙和微量元素,以菜籽油为例,每100 g中含脂肪99.9 g、维生素E 60.89 mg、钾2 mg、钠7 mg、钙9 mg、铁3.7 mg、锌0.5 mg、磷9 mg。

动物油的脂肪含量在未提炼前一般为90%左右,提炼后,也可达99%以上。动物油所含的维生素E不如植物油高,但含有少量维生素A,其他营养成分与植物油相似。

(二)主要油脂的特点和营养价值

1.豆油

豆油是利用大豆经过溶剂浸出而获得,其主要脂肪酸组成是亚油酸50%～55%,油酸22%～25%,棕榈酸10%～12%,亚麻酸7%～9%。

大豆毛油富含维生素 E,但是经过脱臭处理后,大部分维生素 E 以脱臭馏出物的形式被分离除去。精炼豆油中维生素 E 的含量为 60～110 mg/100 g,同时使豆油的不饱和脂肪酸含量提高,所以豆油也极易氧化酸败。

精炼豆油在储存过程中会出现色泽加深的现象,这种现象比其他油脂要明显得多。

2. 菜籽油

菜籽油取自油菜籽,其脂肪酸的组成受气候、品种等的影响较大,如一般寒带地区芥酸含量较低,亚油酸含量相对较高,气温较高的地区则相反。国内部分地区传统菜籽油的脂肪酸组成范围为棕榈酸 2%～5%,硬脂酸 1%～2%,油酸 10%～35%,亚油酸 10%～20%,亚麻酸 5%～15%,芥酸 25%～55%,花生四烯酸 7%～14%。

传统菜籽油的芥酸含量较高,一般为 20%～60%,此外还含有芥子苷,含量 1%～2%。由于芥酸大量存在,曾引起营养学领域的极大争议。有研究发现,用占膳食能量 5% 的菜籽油(含芥酸 45%)的食物喂养幼鼠,发现其心肌出现脂肪沉积和纤维组织形成;但是也有人认为中国和其他一些国家已经食用菜籽油多年,并未出现类似的现象。

尽管芥酸对人体的有害作用缺乏充足的科学依据,但很多科学家仍建议谨慎对待。目前已经培育出不含芥酸或低芥酸的菜籽品种。

传统菜籽油中存在一定量的硫氰化合物,这些化合物一般都有较大的毒性,如引起甲状腺肿大等。在油脂加工中,通过碱炼吸附、脱色吸附和真空脱臭等工序可使菜籽油中的含硫化合物降至 5 ppm 以下。大部分的有毒的含硫化合物则留在了菜籽饼粕中,因此菜籽饼粕要经过脱毒后方可做饲料使用。精炼菜籽油是一种性能良好的烹调油、煎炸油。

3. 花生油

花生油具有独特的花生气味和风味,一般含有较少的非甘油酯成分,色浅质优,可直接用于制造起酥油、人造奶油和蛋黄酱,也是良好的煎炸油。

花生油的脂肪酸组成比较独特,含有 6%～7% 的长碳链脂肪酸(二十烷酸、二十二烷酸、二十四烷酸),因此花生油在冬季或冰箱中一般呈固体或半固体,它的熔点为 5℃,比一般的植物油要高。

花生油具有良好的氧化稳定性,是良好的煎炸油。但花生油中含有少量磷脂,若不将其去除,在煎炸食品时易起泡沫而溢锅,因此须将其中的大部分磷脂去除才能用于煎炸食品。

4. 橄榄油

橄榄油是从油橄榄鲜果中直接压榨出果汁,分离掉水分制得的,在地中海沿岸国家有几千年使用历史。品质最好、营养价值最高的橄榄油是原生橄榄油,是希腊克里特岛特产的"科拉西"树上的油橄榄鲜果摘下后 4 h 内用纯物理方式,在常温下榨取的最优质食用油,是唯一以天然形态存在并可直接口服的植物油。原生橄榄油单不饱和脂肪酸含量在 80% 以上,亚油酸和亚麻酸的比例为 1∶4,正好完全符合人体对脂肪摄入的科学标准。当人体内 $\omega-3$ 与 $\omega-6$ 脂肪酸比例为 1∶4 时,各种疾病就很难侵入。橄榄油中还含有角鲨烯、维生素 E 等多种天然抗氧化剂,能清除体内自由基,减少自由基对细胞和细胞膜的伤害,保持人体细胞活力,延缓衰老。此外,橄榄油中还含有钙、铁、钾等矿物质和维生素 A、维生素 D、维生素 K 等维生素,是人体器官必需的营养物质。

5. 玉米油

玉米油又称为玉米胚芽油、粟米油。玉米胚芽占全玉米粒 7%～14%,胚芽含油 36%～47%。

　　玉米胚芽油的脂肪酸组成中饱和脂肪酸占 15%,不饱和脂肪酸占 85%,在不饱和脂肪酸中主要是油酸及亚油酸,其比例约为 1:2.5。玉米油的脂肪酸组成一般比较稳定,亚油酸含量为 55%~60%,油酸含量 25%~30%,棕榈酸 10%~12%,硬脂酸 2%~3%,亚麻酸含量极少(2% 以下),其他如豆蔻酸、棕榈油酸、花生酸等脂肪酸含量极微或不存在。玉米不同部分提取的油脂脂肪酸组成略有差别,与其他部分相比,胚芽油的亚油酸含量较高,饱和酸含量较低。成熟期中玉米各部分制取的油脂的脂肪酸组成也有不同的变化。玉米油的亚油酸含量高,其降低血清胆固醇的效能优于其他油脂。

　　玉米油富含维生素 E,虽然不饱和程度高,但热稳定性较好。

6. 向日葵油

　　向日葵油又叫葵花籽油。向日葵的籽仁含油 20%~40%。

　　向日葵油含饱和脂肪酸 15% 左右,不饱和脂肪酸 85%。不饱和脂肪酸中油酸和亚油酸的比例约为 1:3.5,所以向日葵油是为数不多的高亚油酸油脂之一。有人将它与玉米油列为"健康保健油脂"。我国北部地区向日葵油的主要脂肪酸组成为:棕榈酸 6%~8%、硬脂酸 2%~3%、油酸 14%~17%、亚油酸 65%~78%。

　　向日葵油一般呈淡琥珀色,精炼后与其他油相似,呈淡黄色。向日葵油为良好的食用油之一,但它不宜单独用于煎炸食品。

　　向日葵油富含维生素 E(100 mg/100 g),还含有绿原酸(水解可生成咖啡酸,具有抗氧化作用),因此向日葵油的氧化稳定性很好。

7. 芝麻油

　　芝麻油是我国最古老的食用油之一,产量位居世界之首。芝麻品种众多,有白、褐、黄及黑色等芝麻。各类芝麻平均含油约 45%~58%。

　　目前有不同工艺加工芝麻油,方法不同,其色味也不同。压榨法提取的油色泽浅、香味不浓;而水代法制备的芝麻油(常被称作为小磨香油)色泽深、香味浓;采用浸出法在芝麻饼中提取的芝麻油,经过碱炼、脱臭等工艺处理后,其香味几乎完全消失。芝麻中的香味成分主要是 C4 - C9 直链的醛及乙酰吡嗪等。日本改进了压榨方法(130℃ 以上),也能从压榨法取得与水代法色香味类似的芝麻油。

　　芝麻油的主要脂肪酸组成与花生油和棉籽油相似,含饱和脂肪酸 20%,不饱和脂肪酸中油酸和亚油酸基本相当。芝麻油的脂肪酸组成比较简单,典型的组成为棕榈酸 9%、硬脂酸 4%、油酸 40%、亚油酸 46%,其他如棕榈酸、亚麻酸及花生酸等含量较少。油脂制取方式对脂肪酸组成影响不大。

　　芝麻油的维生素 E 的含量不高(50 mg/100 g),但是它的稳定性很高,保质期也很长。这是由于芝麻粗油中含有 1% 左右的芝麻酚、芝麻素等天然抗氧化剂。

　　芝麻油一般不作为烹调油使用,通常作为凉拌菜用油。根据芝麻油的性质,它也适合制取人造奶油、起酥油及煎炸油。

8. 猪油

　　猪油是我国动物油脂中食用量最大的一种,是指从猪的特定内脏的蓄积脂肪(猪杂油)及腹背部等皮下组织中提取的油脂(猪板油)。内脏蓄积的脂肪一般较硬,腹背部等皮下组织中的脂肪较软。前者的熔点高(35~40℃),后者的熔点低(27~30℃)。

　　从猪的含脂肪组织中提取脂肪的方法,一般有干法和湿法两种。干法即是在 120℃ 熬煮;

湿法是在加少量水，在较低温度（105℃左右）下熬煮的油。湿法提取油的质量比干法要好，采用湿法得到的油通常称为优质蒸煮猪油。

猪油中的饱和脂肪酸的含量很高，具有独特的风味，一般无须精制。经过精制的猪油称为精制猪油。

猪油具有独特的香味，在我国主要用于烹调食用。在西方，猪油早期主要用作煎炸油和糕点起酥油使用。但是由于构成的甘油三酯非常特殊（2-棕榈酸甘油三酯占75％，油酸和亚油酸分布于1，3位）及单一不饱和脂肪酸，使猪油的结晶多为B型，结晶颗粒粗大，对某些焙烤食品如面包等而言，它不是良好的起酥油。但B型结晶的猪油对馅饼及酥皮的层状食品的起酥性有很好的作用。目前，通过酯交换后的改性猪油是一种性能良好的起酥油，广泛应用于食品工业。

猪油中含有100 mg/100 g左右的胆固醇，精制猪油中胆固醇的含量要降低一半。此外，猪油中的天然抗氧化剂的含量很低，致使其保质期很短，但是可以通过添加维生素E等抗氧化剂来延长它的储存期。

（三）油脂的合理利用

植物油是必需脂肪酸的重要来源，为了满足人体的需要，在膳食中不应低于总脂肪来源的50％。动物油的脂肪组成以饱和脂肪酸为主，长期大量食用，可引起血脂升高，增加心脑血管疾病的危险性，因此在高血脂患者中要控制食用。

植物油因含有较多的不饱和脂肪酸，易发生酸败，产生一些对人体有害的物质，因此不宜长时间存储。动物油脂虽然不如植物油容易发生酸败，但存储时间也不宜过长，一般存储温度在0℃时，可保存两个月左右；在−2℃时，可保存10个月左右。

油脂在使用时应尽量避免温度过高，一般控制在200℃以下，同时尽量减少油的反复使用次数。过高的油温不仅会使一部分脂溶性维生素、蛋白质变性，而且会引起它们自身发生分解、聚合等反应，产生毒性物质。

不同种类的油，颜色与气味各异，要根据油的不同特点，合理使用，如花生油色泽淡黄，豆油色泽深黄，它们都有原料本身的香味，宜于油炸食品，尤其是肉类经油炸后，不仅能去除腥味，而且能起到色、香、味俱全的效果。猪油色白有肉香味，烹制一些清白色或芙蓉菜肴，洁白光亮、口感滑嫩；有些蔬菜的烹制，也可用猪油烹调，可使原料表面保持一层油膜，吃起来润滑而有肉香味。

尽量使用精制烹调油。精制烹调油经过完善的精炼处理，把油脂中残留的有害物质及少量胶体物等都已去除，避免了油脂酸败变质、日久产生异味，也避免了加热时产生泡沫、黑色沉淀物和大量冒烟，影响菜肴的色泽和味道。

二、酸甜苦辣咸

调味品是指以粮食、蔬菜等为原料，经发酵、腌渍、水解、混合等工艺制成的各种用于烹调调味和食品加工的产品以及各种食品的添加剂。调味品除了具有调味价值之外，大多也具有一定的营养价值和保健价值。其中有部分调味品因为使用量非常之少，其营养价值并不十分重要；但也有部分调味品构成了日常饮食的一部分，并对维持健康起着不可忽视的作用。同时，调味品的选择和食用习惯往往对健康也有着相当大的影响。

目前,我国调味品大致可分为如下 6 个大类:

1. 发酵调味品

这一类是以谷类和豆类为原料,经微生物的酿造工艺而生产的调味品,其中又包括酱油类、食醋类、酱类、腐乳类、豆豉类、料酒类等多个门类,其中每一门类又包括天然酿造品和配制品。

2. 酱腌菜类

这一类包括酱渍、糖渍、糖醋渍、糟渍、盐渍等各类制品。

3. 香辛料类

这一类为天然香料植物为原料制成的产品,包括辣椒制品、胡椒制品、其他香辛料干制品及配制品等。大蒜、葱、洋葱、香菜等生鲜蔬菜类调味品。

4. 复合调味品类

这一类包括固态、半固态和液态复合调味料。也可以按用途划分为开胃酱类、风味调料类、方便调料类、增鲜调料类等。

5. 其他调味品

这一类包括盐、糖、调味油,以及水解植物蛋白、鲣鱼汁、海带浸出物、酵母浸膏、香菇浸出物等。

6. 各种食品添加剂

这一类是指为改善食品品质和色、香、味以及防腐和加工工艺的需要而加入食品中的化学合成或天然物质,包括味精、酶制剂、柠檬酸、甜味剂、酵母、香精香料、乳化增稠剂、品质改良剂、防腐剂、抗氧化剂、食用色素等。

(一)酱油和酱类调味品

酱油和酱是以小麦、大豆及其制品为主要原料,接种曲霉菌种,经发酵酿制而成。酱油品种繁多,可以分为风味酱油、营养酱油、固体酱油三大类。风味酱油中的日式酱油加入了海带汁、鲣鱼汁,另一些中式风味酱油加入了鸡精、鱼露、香菇汁、香辛料等,不仅增加鲜味,也使营养价值有所提高。营养酱油起步较晚,主要包括减盐酱油和铁强化酱油两类。铁强化酱油中添加了 EDTA 铁。固体酱油是将酱油真空浓缩后再加入食盐和鲜味剂制成的产品。酱类包括了以豆类和面粉、大米等为原料发酵制成的各种半固体咸味调味料。按照原料的不同,可分为以豆类为主制成的豆酱(大酱)、豆类和面粉混合制作的黄酱、以面粉为主的甜面酱、以蚕豆为主的蚕豆酱和豆瓣酱、大豆和大米制成的日本酱等。此外,在酱中加入其他成分可以制成各种花色酱,如加入肉末和辣椒的牛肉酱等。

豆、麦等原料经过微生物和酶的作用,原料中的蛋白质降解生成氨基酸、多肽等含氮物质;淀粉分解为双糖和单糖;部分糖类发酵产生醇和有机酸,并进一步生成具有芳香气味的酯类;氨基酸与糖类通过美拉德反应生成芳香物质和类黑素,使其具有较深的颜色。酱油和酱的营养素种类和含量与其原料有很大的关系。

1. 蛋白质与氨基酸

酱油和酱的鲜味主要来自于含氮化合物,含量高低是其品质的重要标志。优质酱油的总氮含量多在 1.3%～1.8% 之间;氨基酸态氮 ≥0.7%。其中谷氨酸含量最高,其次为天门冬氨酸,这两种氨基酸均具鲜味。此外,增鲜酱油中添加了 0.001%～0.1% 的 5'-肌苷酸钠和 5'-

鸟苷酸钠,使氨基酸的鲜味阈值更低,鲜味更加鲜明和自然。

酱油因发酵工艺不同而表现出不同的香气和色泽。低盐固态发酵法酱油的氨态氮含量低,鲜味不足,香气不浓,色泽较浅;先固后稀醪淋浇浸出法可改善酱油风味,色泽红褐、香味浓郁而鲜美。高盐稀醪淋浇浸出法则生产酱香浓郁、色浅味鲜的酱油。日本高盐稀醪发酵法具有醇香浓郁、氨基酸含量高、口味鲜美、汁液澄清的特点。

以大豆为原料制作的酱蛋白质含量比较高,可达 $10\%\sim12\%$;以小麦为原料的甜面酱蛋白质的含量在 8% 以下;若在制作过程中加入了芝麻等蛋白质含量高的原料,则蛋白质的含量可达到 20% 以上。其氨基酸态氮与酱油中的含量大致类似,黄酱在 0.6% 以上,甜面酱在 0.3% 以上。

2. 碳水化合物和甜味物质

酱油中含有少量还原糖以及少量糊精,它们是构成酱油浓稠度的重要成分。甜味成分包括葡萄糖、麦芽糖、半乳糖以及甜味氨基酸,如甘氨酸、丙氨酸、苏氨酸、丝氨酸、脯氨酸等。糖的含量差异在不同品种之间较大,从 3% 以下到 10% 左右。黄酱中含还原糖很低,以面粉为原料的甜面酱糖含量可高达近 20%,高于以大豆为原料的大酱。以大米为主料的日本酱的碳水化合物含量可达 19% 左右。

3. 维生素和矿物质

酱油中含有一定数量的 B 族维生素,其中维生素 B_1 含量在 $0.01 \text{ mg}/100 \text{ g}$ 左右,而维生素 B_2 含量较高,可达 $0.05\sim0.20 \text{ mg}/100 \text{ g}$,烟酸含量在 $1.0 \text{ mg}/100 \text{ g}$ 以上。酱类中维生素 B_1 含量与原料含量相当,而维生素 B_2 含量在发酵之后显著提高,含量在 $0.1\sim0.4 \text{ mg}/100 \text{ g}$ 之间,烟酸含量也较高,达 $1.5\sim2.5 \text{ mg}/100 \text{ g}$。此外,经过发酵产生了植物性食品当中不含有的维生素 B_{12} 对素食者预防维生素 B_{12} 缺乏具有重要意义。

酱油和酱中的咸味来自氯化钠。酱油中所含的氯化钠在 $12\%\sim14\%$ 之间,是膳食中钠的主要来源之一。减盐酱油氯化钠含量较低,含盐量约为 $5\%\sim9\%$。酱类的含盐量通常在 $7\%\sim15\%$ 之间。

4. 有机酸和芳香物质

酱油中有机酸含量约 2%,其中 $60\%\sim70\%$ 为乳酸,还有少量琥珀酸,其钠盐也是鲜味的来源之一。酱油的香气成分主体为酯类物质,包括醋酸乙酯、乳酸乙酯、乙酸丙酯、苯甲酸丙酯、琥珀酸乙酯等约 40 种酯类,此外还有醛类、酮类、酚类、酸类、呋喃类、吡啶类等共 200 余种呈香物质。其中酱油的特征香气成分被认为是 4-羟基-2(5)-乙基-5(2)-甲基-3(2H)-呋喃酮,含量仅为 0.02% 左右。

酱类含有多种有机酸,包括柠檬酸、琥珀酸、乳酸、乙酸、焦谷氨酸等。酱类含有乙醇 $0.1\%\sim0.6\%$,此外还含有少量异戊醇、丁醇、异丁醇和丙醇等。这些成分与微量的脂肪形成酯类,形成乙酸丁酯、乙酸丙酯、乙酸异戊酯、乳酸乙酯等。各种脂肪酸与乙醇成酯,也有助于酱的香气和口感。此外,醛类也是酱香气的主要来源,包括 $200\sim300 \text{ ppm}$ 乙醛、异戊醛、异丁醛等。熟化的时间越长,酱的香气物质产生量越多,于是质量也更好。

(二)醋类

醋是一种常用的调味品,按原料可以分为粮食醋和水果醋,按照生产工艺可以分为酿造醋、配制醋和调味醋,按颜色可以分为黑醋和白醋。目前大多数食醋都属于以酿造醋为基础调味制成的复合调味酿造醋。粮食醋的主要原料是大米、高粱、麦芽、豆类等加上麸皮。通过蒸煮使淀粉糊化,在霉菌分泌的淀粉酶作用下转变为小分子糊精、麦芽、糖和葡萄糖,在经酵母发酵,转变成酒精,再经醋酸发酵产生有机酸。其中加入少量盐、糖、鲜味剂和各种香辛料,可以制成各种调味醋。

与酱油相比,醋中蛋白质、脂肪和碳水化合物的含量都不高,但却含有较为丰富的钙和铁。

粮食醋的主要酸味来源是醋酸,但醋酸菌发酵还可产生多种有机酸,包括乳酸、丙酮酸、苹果酸、柠檬酸、琥珀酸、a-酮戊二酸等。发酵过程中未被氧化成酸的糖类,包括葡萄糖、蔗糖、果糖、鼠李糖等,以及甘氨酸、丙氨酸、色氨酸等氨基酸可提供甜味。在醋的储藏后熟期间,羰氨反应和酚类氧化缩合产生类黑素,使醋的颜色逐渐加深。各种有机酸与低级醇类产生多种酯类物质,辅以少量醛类、酚类、双乙酰和3-羟基丁酮等,构成醋的复杂香气。

水果醋的主要原料是苹果、葡萄、柠檬、菠萝、柿子、香蕉、草莓等水果,其中的糖分经过乙醇发酵、醋酸发酵而产生各种有机酸类。苹果醋中除了醋酸之外,还含有柠檬酸、苹果酸、琥珀酸、乳酸等成分;葡萄醋尚含有酒石酸、琥珀酸和乳酸。

醋的总氮含量在0.2%～1.2%之间。碳水化合物含量差异较大,多数在3%～4%之间,而老陈醋可高达12%,白米醋仅为0.2%。氯化钠含量在0～4%之间,多数在3%左右。水果醋含酸量约5%,还原糖0.7%～1.8%,总氮0.01%左右。

(三)盐

咸味是食物中最基本的味道,而膳食中咸味的来源是食盐,也就是氯化钠。钠离子可以提供最纯正的咸味,而氯离子为助味剂。钾盐、铵盐、镁盐等也具有咸味,但咸味不正而且具有一定苦味。

食盐按照来源可以分为海盐、井盐、矿盐和池盐。按加工精度,可以分为粗盐(原盐)、洗涤盐和精盐(再制盐)。粗盐中含有氯化镁、氯化钾、硫酸镁、硫酸钙以及多种微量元素,因而具有一定的苦味。粗盐经饱和盐水洗涤除去其中杂质后称为洗涤盐,经过蒸发结晶可制成精盐。精盐的氯化钠含量达90%以上,色泽洁白,颗粒细小,坚硬干燥。

精制食盐经过调味或调配,可以制成各种盐产品。我国普遍推广加碘食盐,其中每千克食盐当中加入碘20～50 mg,可有效预防碘营养缺乏。低钠食盐当中加入1/3左右钾盐,包括氯化钾和谷氨酸钾等,可以在基本不影响调味效果的同时减少钠的摄入量。加入调味品制成的花椒盐、香菇盐、五香盐、加鲜盐等产品的营养价值与普通食盐基本一致。

盐每日必用,使用数量基本恒定,是营养强化的绝佳载体之一。目前已经开发出来的营养型盐制品包括钙强化营养盐、锌强化营养盐、硒强化营养盐、维生素A盐及复合元素强化盐,还有富含多种矿物质的竹盐等。但其中钙和锌的强化含量较低,按每日摄入8 g食盐计算,低于每日推荐摄入量的1/3。

食盐不仅提供咸味,也是食品保存中最常应用的抑菌剂。每一类食品都具有被普遍认同的食盐浓度。在食品加工当中,单独食用的食物食盐浓度较低,与主食配合食用者则相对较高;低温或常温环境食用的食物食盐浓度较低,高温环境食用者则食盐浓度较高。此外,食盐浓度也需要与甜味剂、酸味剂、鲜味剂的浓度相协调。

健康人群每日摄入6 g食盐即可完全满足机体对钠的需要。摄入食盐过量,与高血压病的发生具有相关性。由于我国居民平均摄盐量远高于推荐数值,因此在日常生活当中应当注意控制食盐数量,已经患有高血压病、心血管疾病、糖尿病、肾脏疾病和肥胖等疾病的患者应当选择低钠盐,并注意调味清淡。

　　一个需要注意的问题是,咸味和甜味可以相互抵消。在 1%～2% 的食盐溶液中添加 10% 的糖,几乎可以完全抵消咸味。因而在很多感觉到甜咸两味的食品当中,食盐的浓度要比感觉到的水平更高。另一方面,酸味则可以强化咸味,在 1%～2% 的食盐溶液中添加 0.01% 的醋酸就可以感觉到咸味更强,因此烹调中加入醋调味可以减少食盐的用量,从而有利于减少钠的摄入。

(四)糖和甜味剂

　　食品中天然含有的各种单糖和双糖都具有甜味,其中以果糖最高,蔗糖次之,乳糖甜度最低。日常使用的食糖主要成分为蔗糖,是食品中甜味的主要来源。蔗糖可以提供纯正愉悦的甜味,也具有调和百味的作用,为菜肴带来醇厚的味觉,在炖烧菜肴中还具有促进美拉德反应而增色增香的作用。

　　食品用蔗糖主要分为白糖、红糖两类,其中白糖又分为白砂糖和绵白糖两类。

　　白砂糖纯度最高,达 99% 以上,绵白糖纯度仅为 96% 左右,此外含有少量还原糖类,其吸湿性较强,容易结块。红糖含蔗糖 84%～87%,其中含水分 2%～7%,有少量果糖和葡萄糖,以及较多的矿物质。其褐色来自羰氨反应和酶促褐变所产生的类黑素。

　　除蔗糖之外,很多小分子碳水化合物都能够提供甜味,也广泛地应用于食品当中。其中果糖和葡萄糖的甜味有清凉感,这是由于它们具有较大的负溶解热,可以带走口腔中的能量所致。果糖、葡萄糖、乳糖、麦芽糖等甜味来源具有和蔗糖相等的能量值。其中由于果糖甜度高于蔗糖,达到同样甜度时能量低于蔗糖。

　　木糖醇、山梨醇、甘露醇等糖醇类物质为糖类加氢制成,为保健型甜味剂,不升高血糖,不引起龋齿,然而保持了糖类的基本物理性质,已经广泛应用于糖尿病患者、减肥者食用的甜食,以及口香糖、糖果等食品当中。

　　现代食品工业经常使用淀粉水解生产的淀粉糖产品代替蔗糖提供甜味,其中主要包括淀粉糖浆和果葡糖浆。淀粉糖浆也常称玉米糖浆,是淀粉不完全水解的产物,其中含有糊精、麦芽糖、葡萄糖。水解程度用葡萄糖当量(DE 值)来表示。果葡糖浆是淀粉糖浆中一部分葡萄糖异构为果糖所得的产品,以不同果糖含量来表示其甜度。此外,一些低聚糖也成为食用甜味剂的一部分,如帕拉金糖、低聚果糖、低聚麦芽糖等。

(五)味精和鸡精

　　鲜味是引起强烈食欲的可口滋味。食品中鲜味的主要来源是氨基酸、肽类、核苷酸和有机酸及其盐类,如肉类中的谷氨酸、肉汤和鱼汁里的 $5'$-肌苷酸、甲壳类和软体动物中的 $5'$-腺苷酸、香菇等菌类中的 $5'$-鸟苷酸、蕈类中的口蘑氨酸和鹅膏蕈氨酸、海贝类中的琥珀酸和竹笋中的天门冬氨酸等。其中味精是最主要的鲜味调味品,它是咸味的助味剂,也有调和其他味道、掩盖不良味道的作用。

　　味精即谷氨酸单钠结晶而成的晶体,是以粮食为原料,经谷氨酸细菌发酵生产出来的天然物质,作为蛋白质的氨基酸成分之一,存在于几乎所有食品当中。除了 2 岁以内婴幼儿食品之外,味精可以添加于各种食品当中,其阈值浓度为 0.03%,最适呈味浓度为 0.1%～0.5%。

　　味精在以谷氨酸单钠形式存在时鲜味最强,二钠盐形式则完全失去鲜味。故而,它在 pH

6.0 左右鲜味最强,pH<6 时鲜味下降,pH>7 时失去鲜味。北方地区饮用水呈碱性,因而略加少量醋可使食品的鲜味增强。谷氨酸单钠在碱性条件下受热可发生外消旋化失去鲜味,120℃以上加热时分子脱水生成焦性谷氨酸。

食品中的各种鲜味氨基酸均与鲜味核苷酸具有协同作用,特别是谷氨酸单钠与 5′-肌苷酸(IMP)和 5′-鸟苷酸(GMP)等核苷酸共用时,鲜味物质的呈味阈值会大幅度下降,因而使食物中潜在的鲜味显示出来,整体鲜味得到强化。目前 5′-IMP 和 5′-GMP 均已工业化生产,与氨基酸类鲜味剂配合起着很好的助鲜效果,味感较强而且自然适口,添加量为味精的0.01%～0.03%即可达到此效果。用 95%的谷氨酸钠加 2.5%的肌苷酸钠及 2.5%的鸟苷酸钠可配成强力味精,市场上已有销售。

目前市场上销售的"鸡精""牛肉精"等复合鲜味调味品中含有味精、鲜味核苷酸、糖、盐、肉类提取物、蛋类提取物、香辛料和淀粉等成分,调味后能赋予食品以复杂而自然的美味,增加食品鲜味的浓厚感和饱满度,消除硫黄味和腥臭味等异味。需要注意的是,核苷酸类物质容易被食品中的磷酸酯酶分解,最好在菜肴加热完成之后再加入这类含有鲜味核苷酸的调味品。

(六)酒

酒有着悠久的历史渊源,我国和古埃及至少有 5000 年的酿造饮用历史。酒和人类的社会、文化和生活密切交融,形成了独特的酒文化。在有些国家和地区,酒已成为生活必需品。

1.酒中的营养与非营养成分

1)酒的能量和营养成分

(1)酒的能量:酒都含有不同数量的乙醇、糖和微量肽类或氨基酸,这些都是酒的能量来源。每克乙醇可提供 29.2 kJ(7 kcal)的能量,远高于同质量的碳水化合物和蛋白质的能量值。酒提供能量主要取决于酒所含乙醇的量。

蒸馏酒的能量主要来自乙醇,能量密度通常都在 962 kJ(230 kcal)/100 mL 以上,高的可达 1673 kJ(400 kcal)/100 mL。发酵酒的能量也相当高,这类酒的能量一方面来自乙醇,另一方面主要来自碳水化合物及其他成分。啤酒和汽水、水果汁、脱脂奶一样,都属于"糖性饮料"。每升啤酒可提供 1680 kJ(400 kcal)左右的能量,相当于 200 g 面包,或 500 g 土豆,或45 g 植物油,或 60 g 奶油。因此,历史上埃及人称啤酒为"液体面包"。而每升甜葡萄酒和黄酒提供的能量是啤酒的 1.5 倍以上。

酒类的能量来源都是一些小分子物质,如乙醇、葡萄糖、蔗糖、麦芽糖、糊精,氨基酸、挥发酸、高级醇等,极容易被机体吸收利用,因此酒提供的能量高效而且迅速。运动员经过较长时间的比赛或训练之后,可适当饮用一些啤酒,就是这个道理。肥胖者过多地饮用啤酒、葡萄酒、黄酒等可能对维持体重或减肥不利。

(2)酒中的营养成分:糖是发酵酒类的主要营养成分,也是这类酒能量的主要来源。酒中的糖不仅具有营养作用,也影响和决定酒的口味。如葡萄酒中糖可增加甘甜、醇厚的味感,如果糖度高而酸度低,则呈现甜得发腻的味感。酒中糖的种类很多,主要有葡萄糖、麦芽糖、麦芽三糖、麦芽四糖、糊精等;另外还含有阿拉伯糖、木糖、鼠李糖、棉籽糖、蜜二糖、半乳糖等。

酒中的蛋白质主要以其降解产物如氨基酸和短肽的形式存在。由于酒的配料和酿造方法不同,含量相差较大。黄酒、葡萄酒、啤酒等发酵酒类中,氨基酸和短肽的含量较多,而在葡萄酒等果酒含量则较少,在蒸馏酒类几乎不含氨基酸。

　　矿物质的含量与酿酒的原料、水质和工艺有着密切的关系。葡萄酒、黄酒和啤酒中矿物元素含量最多,其中钾的含量较为丰富,一般含量为 $0.3 \sim 0.8$ g/L;其他矿物元素,如钠、镁、钙、锌等都有不同程度存在。

　　在啤酒和葡萄酒中还含有各种维生素,据国内外食物成分数据资料,啤酒和葡萄酒内含有多种 B 族维生素,如维生素 B_1、维生素 B_2、维生素 B_6、维生素 B_{12}、烟酸、泛酸、叶酸、生物素及维生素 C 等,每升葡萄酒中还含有 $220 \sim 730$ mg(平均为 436 mg)的肌醇。

　　2)酒中的非营养成分

　　酒类除了上述常见营养成分外,还有很多其他非营养化学成分,虽然含量较少,但这些成分一方面直接或间接赋予酒的色泽、香型、风味、口感等各种品质特性,从而决定着酒类的种类、档次和质量;而另一方面,也影响和决定着酒的营养作用、保健作用或其他生理作用。

　　(1)有机酸:无论是发酵酒、蒸馏酒都含有很多种类的有机酸,它们是在酿酒过程中糖类和氨基酸分解而产生的。许多有机酸可以和乙醇一同蒸馏出来,是赋予蒸馏酒特殊香型和口味的主要物质之一。有机酸具有营养价值,也是供能物质。

　　酒中的有机酸分为挥发和不挥发有机酸。不挥发酸是指发酵酒类中不随水蒸气挥发的有机酸。如天然存在于葡萄汁的酒石酸、苹果酸和小量柠檬酸,发酵过程中产生的琥珀酸、乳酸等。酒石酸是葡萄酒中含量较多的酸,占总酸的 $1/3 \sim 1/4$,其含量为 $1.5 \sim 4.0$ g/L。琥珀酸系酒精发酵副产物,在葡萄酒中含量为 $0.2 \sim 0.5$ g/L。乳酸在发酵过程中产生,一般在葡萄酒中为 $0.5 \sim 18$ g/L。挥发酸指能随水蒸气而挥发的脂肪酸,如乙酸、甲酸、丁酸、丙酸等,不包括用水蒸气蒸馏的乳酸、琥珀酸和山梨酸。挥发酸对各类酒的香味和滋味有很大的影响。

　　(2)酒中的酯类:酯类是酒类重要香气成分,作为口味的构成物质也起到重要作用,在酒中含量较少。酯的种类和含量决定于酒的品系、成分与年限。新酒一般含量较少,如新鲜葡萄酒含量在 $176 \sim 264$ mg/L,老酒含量有所增加。酒中的酯可分为中性酯与酸性酯。酒中的酯类种类很多,仅白酒中发现的就多达 99 种,主要的酯类有乙酸乙酯、乳酸乙酯、琥珀酸乙酯、酒石酸乙酯、酸性酒石酸乙酯等。乙酸乙酯为最主要的酯,含量在 200 mg/L 以下时有很好的香味,超过此限,会产生酸败味。

　　(3)酒中的醇:乙醇是酒类的主要成分,是形成酒类特有口感的物质基础。烈性白酒中的含量为 $50\% \sim 60\%$(v/v),在黄酒中为 $10\% \sim 20\%$(v/v),在啤酒中为 $3\% \sim 6\%$(v/v)。乙醇是小分子化合物,少部分乙醇可以直接在胃中吸收,饮后很快进入血液循环,80% 以上在小肠内吸收。

　　乙醇除了产生能量外对人体还有多方面的影响。适量饮酒有一定的精神兴奋作用,可以产生愉悦感;据多项研究表明对心血管健康有一定的保护作用,但过量的饮酒,特别是长期过量饮酒对健康有多方面的危害。

　　血液中的乙醇浓度在饮酒后 $1 \sim 1.5$ 小时达最高峰,以后逐渐下降,分布在全身各组织中的乙醇,大部分(约 90%)在肝脏中氧化分解,只有很少一部分在其他组织中分解,约 10% 乙醇直接从肺呼出或尿中排出。如乙醇在每 100 mL 血液内含量 40 mg 以下时,尿及脑脊液中含量未见明显变化,超过 40 mg 以上,尿及脑脊液皆含有大量乙醇,对身体产生不良影响。

表 4 - 5　体液乙醇含量与症状关系

体液乙醇含量(mg/100 mL)		发生症状
血液	尿	
20	—	头胀、愉快而健谈
40	—	精神振作、说话流利、行动稍笨、手微震颤
60~80	100	谈话絮絮不休、行动笨拙
80~100	100	情感冲动、自言自语、反应迟钝、步履蹒跚
120~160	135~250	嗜睡、呈明显酒醉状态
200~400	250~500	意识蒙眬、言语含糊,大多数呈木僵状
400~500	500~700	深度麻醉,少数死亡

由此可见,血液中酒精浓度在 40 mg/100 mL 以下,是有一定的兴奋作用,达到 100 mg/100 mL 以上则可有明显的抑制甚至麻醉作用,故应避免醉酒。另外,少数人对酒产生过敏反应,应当避免饮酒。

酒中除了乙醇外,还有许多其他一元醇类,如甲醇、丙醇和各种杂醇油等。此外酒中可能还有一些多元醇。

(4)酒中的醛和酮:酒中的羰基化合物种类也不少,对酒的香味和口味影响也较大,酒中的醛和酮是在发酵过程由糖和氨基酸等转变而来的,啤酒的乙醛被认为主要来自麦芽汁煮沸时的美拉德反应(糖氨反应)。酒中的醛类主要为甲醛、乙醛、糠醛、丁醛、戊醛、乙缩醛等。羰基化合物含量不宜太高,甲醛、糠醛也是酒中的嫌忌成分。白酒的羰基化合物有 30 余种,缩醛有 20 余种。

(5)酒中的酚类化合物:酒中含有一定量的酚类,并且多数是多酚化合物。许多多酚物质具有很强的抗氧化性,如黄酮类,具有预防心血管疾病的功能。酒中的酚类含量很不一致,葡萄酒的酚类物质最为丰富。我国白酒含有 13 种以上酚类化合物,用橡木桶储存和陈酿的白兰地也含有酚类。葡萄酒中的酚类通常被分成色素物质(包括黄酮类)和单宁两部分。黄酒和啤酒的酚类在资料中未见描述。

2. 酒类的嫌忌成分和毒副作用

1)甲醇:蒸馏酒的甲醇主要来自酿酒原料的果胶物质,果胶物质受糖化和发酵微生物的作用发生分解,最终产生甲醇,而甲醇几乎可以完全被蒸馏到成品酒中。

薯干类酒的果胶质含量高,因此这类酒中甲醇含量也较高。葡萄酒中的甲醇不是由发酵产生,而是葡萄中的果胶质在甲酯酶的作用下产生的。葡萄中的果胶质大部分集中在果皮上,带皮发酵的红葡萄酒中甲醇含量高于不带皮发酵的白葡萄酒。甲醇的另一个来源是甘氨酸脱羧。我国白酒卫生标准中规定,谷类为原料的白酒甲醇含量应≤0.04 g/100 mL(0.4 g/L),以薯干等果胶物质含量高的原料酿造的白酒甲醇应≤0.12 g/100 mL(1.2 g/L)。甲醇在人体的氧化分解很慢,在人体内可经呼吸道、胃肠道吸收。甲醇在水和液体中的溶解度极高,当甲醇被人体吸收后,可迅速分布在机体组织内,其含量与该组织内的含水量成正比,在脑脊液、血、胆汁和尿中甲醇含量最高,骨髓和脂肪组织中含量低。由于甲醇氧化分解慢,从体内排出也慢,因此在人体内作用时间长。未被氧化的甲醇可经呼吸道及胃肠道排出体外。

甲醇具有明显的麻醉作用,故甲醇在体内蓄积呈现出来的中毒症状,比乙醇大得多。严重中毒时,脑部血管扩张或痉挛,引起出血使脑组织功能紊乱以至组织病变,直至局部瘫痪、深度麻痹、体温下降、衰竭死亡。

眼内眼房和玻璃体内含水量达99%以上。中毒后,甲醇含量很高,甲醇转化为甲醛,甲醛作用于视网膜上的糖原醇解酶,抑制了视网膜的氧化磷酸化过程,使膜内不能合成三磷酸腺苷,细胞发生退行性变化,引起视网膜及视神经病变,最后引起视神经萎缩。此外,甲醇氧化后,还可变为甲酸,也能影响视网膜,使视网膜受损。

2)甲醛:酒中也可能含有甲醛,白酒中含量较高,但很少有人对此进行化验。如含有甲醛,则对人体是有害的。甲醛和甲酸都是甲醇氧化后的产物,都含有毒性。甲醛为无色可燃性气体,有辛辣窒息臭味,对黏膜有强烈刺激性。甲醛毒性比甲醇高。

甲醛轻度中毒有烧灼感、头晕、意识丧失,甲醛中毒也是急性甲醇中毒引起的症状之一。轻度中毒会降低二氧化碳结合力,但无临床症状表现;严重中毒,会出现深而快呼吸,二氧化碳结合力常在30%以下。

3)杂醇油:杂醇油是较高级醇类化合物,包括异戊醇、正丁醇、异丁醇、丙醇、异丙醇等。因其在液体里以油状出现,所以叫杂醇油。在酒精发酵过程中,除由糖类产生外,氨基酸分解也能产生杂醇油。

杂醇油含量多少及各种醇之间的组成比例,直接影响白酒的风味。除了异戊醇微甜以外,其他如异丁醇、正丙醇、正丁醇都是苦的。适量的杂醇油是酒类的香味物质,但白酒中的杂醇油不能过高,否则带有较重的苦涩味。如缺少杂醇油,则使酒的味道淡薄。故醇与酯的比例非常重要。一般高级醇与酯的比例应小于1。试验证明酸、酯、高级醇比例为1∶2∶1.5较为适宜。

杂醇油的毒性比乙醇大,其中丙醇的毒性相当于乙醇的8.5倍,异丁醇为乙醇的8倍。杂醇油能抑制神经中枢,饮后有头痛、头晕症状,故对人是有害的。按国家规定(GB2757—1981)蒸馏酒及配制酒的杂醇油含量(以异丁醇和异戊醇计)应≤0.2 g/100 mL。各类酒中,蒸馏酒的杂醇油含量最高,如中国白酒、白兰地、威士忌等。

(七)茶

茶是世界三大饮料之一。追本溯源,茶已有数千年的历史。中国是茶树的原产地,我国的茶区东起台湾基隆,南沿海南琼崖,西至西藏察隅河谷,北达山东半岛,产地共有19个省上千个县(市)。不同地区,生长着不同类型和不同品种的茶树。

1.茶叶中的营养与非营养成分

1)营养成分

茶叶中的营养成分包括蛋白质、脂质、碳水化合物、多种维生素和矿物质。蛋白质含量一般为20%～30%,但能溶于水而被利用的只有1%～2%;所含的多种游离氨基酸约2%～4%,易溶于水而被吸收利用。脂肪含量2%～3%,包括磷脂、硫脂、糖脂和各种脂肪酸,其中亚油酸和亚麻酸含量较多,部分可为人体所利用。碳水化合物含量20%～25%,多数是不溶于水的多糖,能溶于水可为机体所利用的糖类仅占4%～5%。维生素含量丰富,以一般绿茶为例,每100 g中含胡萝卜素5800 μg、维生素 B_1 0.02 mg、维生素 B_2 0.35 mg、烟酸8.0 mg、维生素C 19 mg、维生素E 9.6 mg。矿物质有30多种,含量约4%～6%,包括钙、镁、铁、钠、锌、铜、磷、铁、硒等。

每 100 g 中钾 1661 mg、钠 28.2 mg、钙 325 mg、镁 196 mg、铁 14.4 mg、锰 32.6 mg、锌 4.3 mg、铜 1.7 mg、磷 191 mg、硒 3.2 μg。

2）非营养成分

茶叶中的非营养成分较多，主要包括多酚类、色素、茶氨酸、生物碱、芳香物质、皂苷等。

（1）多酚类物质：鲜茶叶中多酚类的含量一般在 18%～36%（干重）之间，包括儿茶素、黄酮及黄酮苷类、花青素和无色花青素类、酚酸和缩酚酸类等，其中儿茶素在茶叶中含量达 12%～24%（干重），是茶叶中多酚类物质的主体成分。黄酮类也称花黄素，由鲜茶叶中分离出三种主要的黄酮醇，其中山奈酚含量为 1.42～3.24 mg/g，槲皮素为 2.72～4.83 mg/g，杨梅素为 0.73～2.00 mg/g。花青素又称花色素，一般在茶叶中占干重的 0.01% 左右，无色花青素又称隐色花青素或 4-羟基黄烷醇，在鲜茶叶中含量为干重的 2%～3%。酚酸是具有羧基和羟基的芳香族化合物，而缩酚是由酚酸上羧基与另一分子酚酸上的羟基相互缩合而成，茶没食子素是一类重要的酚酸衍生物，在茶叶中的含量约 1%～2%（干重）、没食子酸 0.5%～1.4%（干重）、绿原酸约 0.3%（干重）。

（2）色素是一类存在于茶树鲜叶或成品茶中的有色物质，是构成茶叶外形、色泽、汤色及叶底色泽的成分，其含量及变化对茶叶品质起着重要作用。

（3）嘌呤碱：茶叶中嘌呤碱类衍生物的结构特点是有共同的嘌呤环结构，即由一个嘧啶环和一个咪唑环稠合而成，这类化合物主要有咖啡因、可可碱和茶叶碱。咖啡因是茶叶生物碱中含量最多的，一般含量为 2%～4%，夏茶比春茶含量高。它与茶黄素以氢键缔合后形成复合物，具有鲜爽味。咖啡因对人有兴奋作用。

可可碱是茶叶碱的同分异构体，是咖啡因重要的合成前体，茶叶中的含量一般为 0.05%，4～5 月份含量最高，随后逐渐下降。茶叶碱在茶叶中的含量只有 0.002% 左右，对人体有利尿作用。

（4）芳香物质：茶叶香气是决定茶叶品质的重要因素之一，但香气物质在茶叶的绝对含量很少，一般只占干重的 0.02%，在绿茶中占 0.05%～0.02%，在红茶中占 0.01%～0.03%，在鲜叶中占 0.03%～0.05%。茶中含有的香气物质，大部分是在茶叶加工过程中形成的，绿茶中有 260 余种，红茶则有 400 多种，而鲜叶中含有大约 80 余种。芳香物质的组成包括碳氢化合物、醇类、酮类、酸类、醛类、酯类、内酯类、酚类、过氧化物类、含硫化合物类、吡啶类、吡嗪类、喹啉类、芳胺类等。

脂肪族醇类一般在春茶中含量较高，是新茶香气代表物质之一。萜稀醇类是茶叶中含量较高的香气物质之一，醛类在红茶高于绿茶。芳香族醛类如苯甲醛具杏仁香气，橙花醛有浓厚的柠檬香，主要存在于红茶中。苯乙酮具有强烈而稳定的令人愉快的香气，存在于成品茶中。β-紫罗酮与红茶香气形成关系较大，茉莉酮是构成新茶香气的重要成分。成品茶含羧酸类物质较鲜叶高，尤其是红茶中占精油总量的 30% 左右，绿茶中仅有 2%～3%，是形成红、绿茶香型差别的因素之一。酯类使茶叶具有强烈而令人愉快的香气，较重要的是醋酸与萜烯醇形成的萜烯族酯类及醋酸与芳香族形成芳香族酯类。茉莉内酯具有特殊的茉莉香味，是乌龙茶和茉莉花茶的主要香气成分，含量的高低与乌龙茶的品质成正相关。含硫化合物主要是二甲硫，具有清香，大量存在于日本蒸青茶中，亦存在于红茶中，是绿茶新茶香的重要成分。噻唑则具有烘炒香。

2. 茶叶的保健作用

我国饮茶至少有 3000 多年的历史，早就有饮茶健身的记载。李时珍《本草纲目》载"茶苦而寒,阴之阳,沉也降也,最能降火,火为百病,火降则上清矣"。现代科学研究发现,茶有抗老延年、抗突变、抑癌、降血压、消炎、杀菌等功效。

1)预防肿瘤

动物模型和流行病学调查研究证明,茶有防癌和抗癌作用。意大利南部的一项调查研究表明,茶对人类口腔癌、咽癌有预防效果。我国研究证实,常饮绿茶者食管癌发生率减少50%,患胃癌危险性降低20%～30%,胰腺癌和直肠癌发生的危险性降低40%,结肠癌减少20%,肺癌发生率危险性降低近40%,而且随饮茶量的增多癌症发生率下降。还有研究报道,常饮绿茶有显著降低肝癌死亡率的作用,而饮用各种茶都能降低吸烟所致的氧化损伤和DNA损伤,茶的各种成分均能显示出不同程度的效果。根据作用强度和在茶叶中的含量,认为主要有效成分为茶多酚及儿茶素单体和茶色素,且呈明显的剂量-反应关系。

2)预防心血管疾病

体外试验证明,绿茶提取物具有良好的抗血凝、促纤维蛋白原溶解和显著抑制血小板聚集的作用,从而帮助抑制主动脉及冠状动脉内壁粥样硬化斑块的形成,达到防治心血管疾病的目的。动物试验结果表明,在高脂饲料条件下,饮用乌龙茶的动物形成动脉粥样硬化斑块较轻。绿茶多酚有预防冠心病的保健作用,冠心病和高血压患者连服30天绿茶多酚后,冠心病患者自觉症状、微循环流态和心电图等得到改善,血中胆固醇显著降低,高密度脂蛋白胆固醇明显增加,高血压患者收缩压及舒张压均低于试验前。乌龙茶有防止红细胞聚集、降低血液黏度、降低红细胞沉积等作用,并能降低毛细血管脆性,改善血液流动,防止血栓形成,具有活血化瘀的良好作用。流行病学调查也证明,饮绿茶者血胆固醇低密度脂蛋白明显低于不饮茶者,提示饮茶对心血管病有一定预防作用。

茶对心血管疾病的预防机制可能与其抗氧化作用有关,即能阻断脂质过氧化、清除超氧化物自由基和羟自由基。茶色素可抑制 LDL 氧化修饰和血管细胞黏附,降低血浆内皮素水平,增加 GSH - Px 活性,具有良好的抗血凝、促纤维蛋白原溶解和显著抑制血小板聚集,从而抑制主动脉及冠状动脉内壁粥样硬化斑块的形成,达到防治心血管疾病的目的。

3)抑菌、消炎、解毒和抗过敏

茶多酚具有广谱抗菌作用,并有极强的抑菌能力,且不会产生抗药性。茶多酚浓度在100～1000 mg/kg 即可抑制细菌的生长。茶多酚可预防龋齿,能使致龋链球菌 JC - 2 活力下降。长期饮茶者患龋齿率较不饮茶或少饮茶者低。儿童中进行的试验证明,每天早晨用绿茶茶汤刷牙,两学期后其患龋齿患者数较对照组减少70%。这些作用可能与茶叶中所含的茶皂甙等有关。

4)其他作用

茶叶所含的咖啡因能促进入体血液循环,具有兴奋中枢神经及强心利尿的作用。所含的茶多糖有降血糖、降血脂、提高机体免疫力功能、抗辐射、抗凝血及抗血栓等功能。所含的芳香族化合物能溶解脂肪,去腻消食;所含单宁酸可抑制细菌生长及肠内毒素的吸收,可用于防治腹泻等。

3. 茶叶的合理利用

因茶叶含有咖啡因,故容易失眠的人睡前不宜饮浓茶。咖啡因能促进胃酸分泌,增加胃酸浓度,故患溃疡病的人饮茶会使病情加重。营养不良的人也不宜多饮茶,因茶叶中含茶碱和鞣酸,可影响人体对铁和蛋白质等的吸收,对缺铁性贫血患者尤其不宜。茶叶苦寒,宜喝热茶,喝冷茶会伤脾胃。体形肥胖者宜多饮绿茶,体质瘦弱者宜多饮红茶和花茶。夏季饮绿茶,可清热去火降暑;秋冬季节最好饮红茶,以免引起胃寒腹胀。青壮年时期,应该饮绿茶为佳;进入老年,因脾肾功能趋于衰退,故以饮红茶和花茶为宜。

　　泡茶也有很多讲究。茶的用量各有不同。如冲泡一般红、绿、花茶,与水的比例大致掌握在1∶50～60,即每杯放 3 g 左右的干茶加入沸水 150～200 mL。如饮用普洱茶,每杯放 5～10 g。用茶量最多的是乌龙茶,每次投入量几乎为茶壶容积的 1/2,甚至更多。另外用茶量多少与消费者的饮用习惯、年龄、饮茶历史有关,中老年人往往饮茶年限长,喜喝较浓的茶,故用量较多,年轻人初学饮茶,多喜爱较淡的茶,故用量宜少。正确的泡茶方法是将沸水稍凉后(约 90℃左右)冲入壶或杯中,茶经泡后 5 分钟即可饮用,但不可一次饮干,而应保留 1/3 的茶液作底,以便续水之后能保持一定浓度。

　　泡茶水温要看泡饮什么茶而定。高级绿茶特别是各种芽叶细嫩的名茶,不能用 100℃的沸水冲泡,一般以 80℃左右为宜,茶叶愈嫩、愈绿、冲泡水温越要低,这样泡出的茶汤一定嫩绿明亮,滋味鲜爽,茶叶中维生素 C 也较少破坏。在高温下茶汤容易变黄,滋味变苦(茶中咖啡因容易浸出)。泡饮乌龙茶、普洱茶和沱茶,每次用茶量较多,且茶叶较粗老,必须用 100℃沸滚开水冲泡。为了保持和提高水温,还要在冲泡前用开水烫热茶具,冲泡后在壶外淋开水。少数民族饮用砖茶,则要求水温更高,需将砖茶敲碎,放在锅中熬煮。一般来说泡茶水温愈高溶解度愈大,茶汤就愈浓。一般 60℃温水只相当于 100℃沸水浸出量的 45%～65%。

第五章　你与中国居民膳食指南的距离

传统上营养学的研究多是关注某种营养素和某种食物的健康效应,这样便忽略了各种营养素之间、各种食物之间复杂的相互作用,所以把膳食作为一个整体进行研究日益受到重视,这就是膳食模式(dietary pattern)。膳食模式又被称为"饮食模式(eating pattern)",也有人称为"膳食结构"等。

膳食模式研究是指通过研究日常膳食中的各种食物组成,包括所消费的食物种类及其数量的相对构成,从整体上考虑相关的某类或几类食物或营养素摄入与健康的关系,在研究营养与健康的关系中,膳食模式无疑更具有重要和实际的意义,因为人们的膳食是多种食物的组合,而不是某一种营养素或者某种食物,而且这种组合不是单纯的各种食物的累加,而是强调和代表膳食整体,这个整体内的各个组分互相协同并最终影响健康。膳食模式与健康的关系逐渐被国内外营养学家所认识,健康膳食模式也应成为促进营养与维护健康的关键。

第一节　膳食模式的变迁与现代生活

一、膳食模式的基本概念

膳食模式是指膳食中各类食物的数量及其在膳食中所占的比重。一般可以根据各类食物所提供的能量及各种营养素的数量和比例来衡量膳食模式的组成是否合理。一个地区膳食模式的形成与当地生产力发展水平,文化、科学知识水平以及自然环境条件等多方面的因素有关。不同历史时期、不同国家或地区、不同社会阶层的人们,膳食模式往往有很大的差异。膳食模式不仅反映人们的饮食习惯和生活水平高低,同时也反映一个民族的传统文化、一个国家的经济发展和一个地区的环境和资源等多方面的情况。从膳食模式的分析上也可以发现该地区人群营养与健康、经济收入之间的关系。由于影响膳食模式的这些因素是在逐渐变化的,所以膳食模式不是一成不变的,通过适当的干预可以促使其向更利于健康的方向发展。但是这些因素的变化一般是很缓慢的,所以一个国家、民族或人群的膳食模式具有一定的稳定性,不会迅速发生重大改变。

2015年,加拿大心脏与中风基金会强调要提高加工程度较低的食品的摄入量,少吃高度加工和精制的食品,认为"科学在不断发展,一个人饮食的整体质量(包括食品的类型、质量和数量)比任何单一的营养素(如饱和脂肪)对健康的影响更大,关注这一点更为重要"。较早的《美国居民膳食指南》关注的通常是食物类别和营养素,而美国在2016年初发布的《2015—2020美国居民膳食指南》将"终生坚持健康膳食模式"作为第1条,并指出健康的膳食模式应包括来自不同类别的多种蔬菜、水果、谷物(至少一半是全谷物)、低脂或脱脂奶、海鲜、蛋类、豆类制品以及一定的油,但要限制饱和脂肪、反式脂肪酸和过多的精制糖和盐。2016年中国营养学会制定了《中国居民膳食指南2016》,已于2016年5月13日由国家卫生计生委疾病预防控制局正式发布。指南设计并提出了"中国居民平衡膳食模式",该模式是指一段时间内膳食组成中食物种类和比例能最大限度地满足不同年龄阶段、不同能量水平的健康人群的营养与健康需要,其特点包括食物多样、植物性食物为主、动物性食物为辅和少油、盐、糖。

(一)健康膳食模式是保证健康和防治疾病的基础

随着膳食模式的重要性逐渐被重视,研究领域也越来越广泛,研究对象从孕期、儿童青少年到老年人,研究内容从早期发展、慢性疾病、骨骼健康、生物指标再到认知功能,不断扩充。通过研究,发现了促进疾病预防和健康维护的膳食模式,对于改善人类健康状况具有重要意义。

1. 促进生命早期发展

妇女孕期的膳食模式会影响婴儿出生时的健康状况。一项针对亚洲孕妇的研究表明,坚持蔬菜水果和大米膳食模式的孕妇产下早产儿的风险较低,婴儿出生重量指数较高。此外,膳食模式还与青少年学习成绩有关,针对澳大利亚 14 岁左右中学生的研究发现,"西式"膳食模式与中学生数学和阅读的学习成绩呈负相关。

2. 降低慢性病发病风险

慢性病已经成为我国重要的公共卫生问题,据 2015 年发布的《中国居民营养与健康状况报告》显示,2012 年,我国成人糖尿病患病率为 9.7%,高血压患病率为 25.2%,40 岁以上居民慢性阻塞性肺疾病(COPD)患病率为 9.9%,癌症发病率为 235/10 万。研究表明,膳食模式与糖尿病、冠心病和 COPD 等慢性病患病风险显著相关。英国一项出生队列研究显示,高脂肪、高升糖指数和低纤维的膳食模式得分越高,女性 2 型糖尿病患病风险也显著升高,并且呈线性趋势,该模式得分五分位数最高组的女性患病风险可达 5.45。健康的膳食模式还与较低的结直肠癌、乳腺癌和前列腺癌风险显著相关,比如对膳食模式与结直肠癌之间的关系进行了 Meta 分析,结果表明健康的膳食模式与较低的结直肠癌风险有关。

3. 维护骨骼健康

膳食模式还与骨质疏松和骨折风险显著相关。有研究报道,在调整年龄、身体活动、吸烟、钙摄入量等多种因素后,精加工谷物、软饮料、油炸土豆、腌制及加工肉类和啤酒等食物摄入较多的膳食模式会显著影响人群骨矿物含量,这种能量较多、营养素较少的膳食模式得分与骨矿物含量呈负相关。用低脂且富含水果蔬菜和谷物的膳食对绝经后妇女进行膳食干预后,发现这些妇女多位骨折的风险有明显降低。

4. 影响生物指标

不少研究已经发现膳食模式与血压、慢性炎症及血脂等生物指标显著相关。一项针对随机临床试验进行的 Meta 分析结果表明,北欧膳食和地中海膳食能够显著降低血压水平。基于肉类或"西式"膳食模式评分与慢性炎性水平特别是 C 反应蛋白呈显著正相关,而基于蔬菜和水果或者被称为"健康"的膳食模式的得分则与炎性因子的水平呈负相关。与西式膳食模式相比,坚持地中海膳食模式具有较好的血脂谱,特别是高密度脂蛋白胆固醇的水平显著较高。一项针对中国北方成人的研究发现,"快餐"膳食模式会增加高胆固醇血症的风险,调整多种混杂因素后发现,相比该种膳食模式得分最低三分位数组,该模式得分最高三分位数组发生高胆固醇血症和高三酰甘油血症的风险分别增加了 72% 和 39%。

5. 预防认知受损和抑郁发生

随着我国人口老龄化的加剧,认知受损和痴呆逐渐成为老年人重要的健康问题,据估计

60 岁以上老人轻度认知受损患病率为 20.8%,而膳食营养对于老年人认知功能的维护无疑具有重要作用,横断面研究和队列研究都观察到了膳食模式与认知功能的关系。研究发现,坚持摄入红肉、加工肉类、豆类和油炸食物较多而全谷物较少的膳食模式会导致体内炎性水平升高,进而会加快老年人认知功能的下降,特别是推理能力。

　　另外,研究也发现膳食模式与抑郁症状关系密切。以甜食、油炸食物、加工肉类、精细谷物及高脂肪奶产品等为特点的"加工食品"膳食模式也与中年人抑郁症状密切相关,这种膳食模式得分最高组人群发生抑郁的风险显著升高。

(二)膳食模式的评估

　　为了探索并推广健康的膳食模式,需要对所研究人群的膳食模式进行更为科学的评估。虽然根据食物的主要来源不同,传统上可以将膳食模式分为动物性食物为主型、植物性食物为主型、动植物食物平衡型和其他等 4 种类型,但是由于地理位置、气候环境、经济状况、教育程度、文化信仰等因素的存在,不同地区甚至同一地区人们的膳食模式也会有显著的差别。另一方面,随着经济和社会的发展,同一地区或人群的膳食模式也是在变化的,如近 20 年来我国的膳食结构和状况就有了较大改变。因此上述这种动物性食物或者植物性食物为主的分类方法不能较好地区分膳食模式,无法准确反映膳食模式的变化,反映不出健康膳食模式应该包括的食物种类,不利于向公众传达怎样才是健康的膳食模式。

　　通过膳食数据提取膳食模式已成为当前膳食模式评估的主要方法,主要包括先验法和后验法,先验法又常被称为"评分法""指数法",主要考察人群对某类膳食模式的依从性,分析个体膳食与之前确定"理想"的膳食相符合的程度,常常利用评分(比如地中海膳食评分)或者膳食指数(膳食平衡指数、膳食质量指数和健康饮食指数等)来进行评估;后验法又称为"数据驱动法",主要包括聚类分析法、因子分析法;此外,还有一种较新的方法称为降秩回归法,这种方法是通过建立食物摄入变量的线性函数解释反应变量(如营养素、生物标志物等)的变异。值得指出的是,不同的膳食模式评估方法各有优势和不足,这些评估方法是相互补充的,不能说哪种方法更好,在研究膳食模式与疾病或健康状况关系时,要根据研究目的和可获得的数据选取适当的评估方法,要考虑多种方法联合应用,进而对研究结果进行相互验证。

二、不同类型膳食模式的特点

　　膳食模式类型的划分有许多方法,但最重要的依据仍是动物性和植物性食物在膳食模式中的比例。根据膳食中动物性、植物性食物所占的比重,以及能量、蛋白质、脂肪和碳水化合物的供给量作为划分膳食模式的标准,可将世界不同地区的膳食模式分为以下四种类型。

(一)动植物食物平衡的膳食模式

　　该类型以日本为代表,膳食中动物性食物与植物性食物比例比较适当。其特点是谷类的消费量为年人均约 94 kg;动物性食品消费量为年人均约 63 kg,其中海产品所占比例达到 50%,动物蛋白占总蛋白的 42.8%;能量和脂肪的摄入量低于以动物性食物为主的欧美发达国家,每天能量摄入保持在 2000 kcal 左右。宏量营养素供能比例为碳水化合物 57.7%,脂肪 26.3%,蛋白质 16.0%。

　　该类型的膳食能量能够满足人体需要,又不至于过剩。蛋白质、脂肪、碳水化合物的供能比例合理。来自于植物性食物的膳食纤维和来自于动物性食物的营养素如铁、钙等均比较充足,同时动物脂肪又不高,有利于避免营养缺乏病和营养过剩性疾病,促进健康。此类膳食结构已成为世界各国调整膳食模式的参考。

(二)以植物性食物为主的膳食模式

大多数发展中国家如印度、巴基斯坦、孟加拉和非洲一些国家等属此类型。膳食构成以植物性食物为主,动物性食物为辅。其膳食特点是谷物食品消费量大,年人均为 200 kg;动物性食品消费量小,年人均仅 10~20 kg,动物性蛋白质一般占蛋白质总量的 10%~20%,低者不足 10%;植物性食物提供的能量占总能量近 90%。该类型的膳食能量基本可满足人体需要,但蛋白质、脂肪摄入量均低,来自于动物性食物的营养素如铁、钙、维生素 A 摄入不足。

营养缺乏病是这些国家人群的主要营养问题,人的体质较弱、健康状况不良、劳动生产率较低。但从另一方面看,以植物性食物为主的膳食模式,膳食纤维充足,动物性脂肪较低,有利于冠心病和高脂血症的预防。

(三)以动物性食物为主的膳食模式

多数欧美发达国家如美国、西欧、北欧诸国的典型膳食模式。其膳食构成以动物性食物为主,属于营养过剩型的膳食模式。以提供高能量、高脂肪、高蛋白质、低纤维为主要特点,人均日摄入蛋白质 100 g 以上,脂肪 130~150 g,能量高达 3300~3500 kcal。食物摄入特点是粮谷类食物消费量小,人均每年 60~75 kg,动物性食物及食糖的消费量大,人均每年消费肉类 100 kg 左右,奶和奶制品 100~150 kg,蛋类 15 kg,食糖 40~60 kg。

与植物性为主的膳食模式相比,营养过剩是此类膳食结构国家人群所面临的主要健康问题。心脏病、脑血管病和恶性肿瘤已成为西方人的三大死亡原因,尤其是心脏病死亡率明显高于发展中国家。

(四)地中海膳食模式

该膳食模式以地中海命名是因为该膳食结构的特点是居住在地中海地区的居民所特有的,意大利、希腊可作为该种膳食结构的代表。其主要特点是膳食富含植物性食物,包括水果、蔬菜、土豆、谷类、豆类、果仁等;食物的加工程度低,新鲜度较高,该地区居民以食用当季、当地产的食物为主;橄榄油是主要的食用油;脂肪提供能量占膳食总能量比值的 25%~35%,饱和脂肪所占比例较低,在 7%~8%;每天食用少量适量奶酪和酸奶;每周食用少量/适量鱼、禽、少量蛋;以新鲜水果作为典型的每日餐后食品,甜食每周只食用几次;每月食用几次红肉(猪、牛和羊肉及其产品);大部分成年人有饮用葡萄酒的习惯。此膳食模式的突出特点是饱和脂肪摄入量低,膳食含大量复合碳水化合物,蔬菜、水果摄入量较高。

地中海地区居民心脑血管疾病发生率很低,已引起了西方国家的注意,并纷纷参照这种膳食模式改进自己国家的膳食模式。

三、中国居民的膳食模式

(一)中国居民传统的膳食模式特点

中国居民的传统膳食以植物性食物为主,谷类、薯类和蔬菜的摄入量较高,肉类的摄入量比较低,豆制品总量不高且随地区而不同,奶类消费在大多地区不多。此种膳食的特点是:

1. 高碳水化合物

我国南方居民多以大米为主食,北方以小麦粉为主,谷类食物的供能比例占 70% 以上。

2. 高膳食纤维

谷类食物和蔬菜中所含的膳食纤维丰富,因此我国居民膳食纤维的摄入量也很高。这是我国传统膳食最具备优势之一。

3. 低动物脂肪

我国居民传统的膳食中动物性食物的摄入量很少,动物脂肪的供能比例一般在10%以下。

(二)中国居民膳食模式存在的主要问题

中国地域广阔,人口众多,各地区生产力发展水平和经济情况极不均衡,城市与农村居民的膳食模式相比存在较大的差异,因此存在的弊端也各不相同,需要针对不同的特点进行合理的调整与改善。

随着中国经济的快速发展,人民的膳食模式也发生了较大变化。大多数城市脂肪供能比例已超过30%,且动物性食物来源脂肪所占的比例偏高。中国城市居民的疾病模式由以急性传染病和寄生虫病居首位转化为以肿瘤和心血管疾病为主,膳食模式变化是影响疾病谱的因素之一。谷类食物的消费量与癌症和心血管疾病死亡率之间呈明显的负相关,而动物性食物和油脂的消费量与这些疾病的死亡率呈明显的正相关。因此,城市居民主要是调整消费比例,减少动物性食物和油脂过量消费,主要应减少猪肉的消费量,脂肪供热比控制在20%~25%为宜。农村居民的膳食模式已渐趋于合理,但动物性食物、蔬菜、水果的消费量还偏低,应注意多吃一些上述食物。

对于奶类食物的摄入量偏低,应正确引导,充分利用当地资源,使其膳食模式更健康。钙、铁、维生素A等微量营养素摄入不足是我们当前膳食的主要缺陷,也是建议食物消费量时应当重点改善的方面。

综上所述,中国人民的膳食模式应保持以植物性食物为主的传统结构,增加蔬菜水果、奶类和大豆及其制品的消费。在贫困地区还应努力提高肉、禽、蛋等动物性食品的消费。此外,中国人民的食盐摄入量普遍偏高,食盐的摄入量要降低到每人每日6g以下。对于特定人群如老年人、孕妇、儿童及特殊职业人群应进行广泛的营养教育和分类指导,参照《中国居民膳食指南》所提供的膳食模式进行调整。

第二节　一生的营养需求

人类的衰老过程和地球上一切生物一样,都是一个不可逆转的发展过程。这个过程受多种因素影响及制约而出现加速和减缓等倾向,但这种倾向或过程在总体上是连续的过程。营养需求是否得到满足,影响着每个阶段的健康状况。

一、婴幼儿营养

出生1~12个月为婴儿期,包括新生儿期(断脐至生后28天),1~3岁为幼儿期。前一时期是一生中生长发育最快的时期,也是婴儿完成从子宫内生活到子宫外生活的过渡期;后一时期是养成良好饮食习惯的关键时期,也是完成从以母乳为营养到以其他食物为营养的过渡期。婴幼儿期良好的营养,是一生体格和智力发育的基础,亦是预防成年慢性疾病如动脉粥样硬化、冠心病等的保证。由于婴幼儿期的生长极为迅速,对营养素的需要极高,而各器官的发育尚未成熟,对食物的消化吸收能力有限,因此,如何科学喂养以确保婴幼儿的生长发育就显得极为重要。

（一）婴儿发育特点

新生儿出生体重平均为 3.3 kg(2.5～4.0 kg)。出生后,婴儿开始沿着其遗传因素预先决定的生长曲线(或称为生长轨迹)生长。前 6 个月的婴儿,体重平均每月增长 0.6 kg,在头 4～6 个月时体重增至出生时的 2 倍。后 6 个月平均每月增长 0.5 kg,1 岁时到达或超过出生时的 3 倍(＞9 kg)。婴儿体重可按下面公式估计,前半岁体重(kg)＝出生体重＋月龄×0.6;后半岁体重(kg)＝出生体重＋3.6＋(月龄－6)×0.5。

身长是反映骨骼系统生长的指标,为从头顶部至足底的垂直长度。足月新生儿平均身长为 50 cm,在 1 岁时增长约 50%,达 75 cm。

头围是指自眉弓上方最突出处,经枕后结节绕头的周长,它反映脑及颅骨的发育状态。出生时头围平均为 34 cm(男略大于女),比胸围略大 1～2 cm。婴儿期平均每月增长 1 cm。

胸围是胸廓及胸肌发育程度的指标,出生时比头围小,但增长速度快,6 个月至 1 岁时,胸围和头围基本相等,称之为胸围交叉。

新生儿的消化器官发育未成熟,功能未健全,口腔狭小,嘴唇黏膜的皱褶很多,颊部有丰富的脂肪,有利于婴儿吸吮。新生儿的涎腺欠成熟,唾液分泌较少,唾液中淀粉酶含量低,不利于消化淀粉。到 3～4 个月时涎腺逐渐发育完善,唾液中的淀粉酶也逐渐增加,6 个月起唾液的作用增强。

新生儿的胃容量较小,约为 25～50 mL,出生后第 10 天时可增加到约 100 mL,6 个月约为 200 mL,1 岁时达 300～500 mL。胃贲门的括约肌弱,而幽门部肌肉较紧张,在吸饱奶后受震动则易导致胃中奶的溢出或呕吐。胃蛋白酶的活力弱,凝乳酶和脂肪酶含量少,因此消化能力受限,胃排空延迟。胃排空人乳的时间为 2～3 小时。

新生儿的小肠约为自身长度的 6～8 倍,肠壁肌层薄弱,弹力较小,肠黏膜的血管及淋巴丰富,通透性强。黏膜的绒毛较多,吸收面积与分泌面积均较大,有利于食物的消化和吸收。新生儿消化道已能分泌消化酶,但消化酶的活力相对较差,特别是淀粉酶,胰淀粉酶要到出生后第 4 个月才达到成人水平。胰脂肪酶的活力亦较低,肝脏分泌的胆盐较少,因此脂肪的消化与吸收较差。

（二）婴儿的营养需要

为了使婴儿的体重正常增长,能量及营养素摄入必须满足消耗及正常生长所需,正常母乳的营养构成及营养素含量是最适宜婴儿营养需要的食品。

婴儿的能量需要包括基础代谢、体力活动、食物的特殊动力作用、能量储存、排泄耗能,以及生长发育所需。依据年龄、体重及发育速度来估计总能量的需要。我国营养学会建议的 0～12 个月的婴儿的能量摄入量均为 95 kcal/(kg·d)。初生儿第 1 周时约为 251 kJ/(kg·d) [60 kcal/(kg·d)];第 2、第 3 周时约需 419 kJ/(kg·d) [100 kcal/(kg·d)];第 2～6 个月时约需 461～502 kJ/(kg·d)[110～120 kcal/(kg·d)],6～12 月约需 419 kJ/(kg·d) [100 kcal/(kg·d)]。

婴儿生长迅速,不仅蛋白质的量按每单位体重计大于成人,而且需要更多优质蛋白质。婴儿比成人所需必需氨基酸的比例大。6 个月的婴儿对必需氨基酸的需要量比成人多 5～10 倍。除成人的八种必需氨基酸外，婴儿早期肝脏功能还不成熟，还需要由食物提供组氨酸、半胱氨酸、酪氨酸以及牛磺酸。人乳中必需氨基酸的比例最适合婴儿生长的需要。对于蛋白质的需要量，人乳喂哺的婴儿，每日需要蛋白质 2.0 g/kg，牛乳喂养者为 3.5 g/kg，大豆或谷类蛋白供应时为 4.0 g/kg。

0～6 月龄的婴儿按每日摄入人乳 800 mL 计，则可获得脂肪 27.7 g，占总能量的 47%。我国营养学会推荐摄入量为总能量的 45%～50%。每 100 kcal 婴儿食品含脂肪应不少于 3.8 g，和不多于 6 g（能量比 30%～54%）。6 个月后虽然添加一些辅助食品，但还是以奶类食品为主，脂肪提供的能量比仍然较高，推荐的脂肪摄入量占总能量比约为 35%～40%。n-6 系亚油酸及其代谢产物 γ-亚麻酸及花生四烯酸（ARA）、n-3 多不饱和脂肪酸、α-亚麻酸及其代谢产物二十碳五烯酸（EPA）和二十二碳六烯酸（DHA），这些脂肪酸对婴儿神经、智力及认知功能发育有促进作用。参照母乳中的含量，FAO/WHO 推荐婴儿亚油酸提供的能量不低于膳食总能量的 3%。

婴儿碳水化合物提供的能量应占总能量的 30%～60%。人乳喂养的婴儿平均每日摄入量约为 12 g/kg（供能比约 37%），人工喂养婴儿略高（约 40%～50%）。4 个月以下的婴儿消化淀粉的能力尚未成熟，但乳糖酶的活性比成人高。4 个月以后的婴儿，能较好地消化淀粉食品。婴儿食物中含碳水化合物过多，则碳水化合物在肠内经细菌发酵、产酸、产气并刺激肠蠕动引起腹泻。如果蛋白质供给不足，则引起虚胖和水肿，导致营养不良。

婴儿必需而又容易缺乏的矿物质和微量元素主要有钙、铁、锌。此外，内陆地区甚至部分沿海地区碘缺乏病也较为常见。

人乳中含钙量约为 350 mg/L。以一天 800 mL 人乳计，能提供 300 mg 左右的钙。由于人乳中钙吸收率高，出生后前 6 个月的全母乳喂养的婴儿并无明显的缺钙。尽管牛乳中钙量是母乳的 2～3 倍，钙磷比例不适合婴儿需要，而且吸收率低。婴儿钙的适宜摄入量 6 个月前为 300 mg/d，6 个月后为 400 mg/d。

足月新生儿体内约有 300 mg 左右的铁储备，通常可防止出生后 4 个月内的铁缺乏。早产儿及低出生体重儿的铁储备相对不足，在婴儿期容易出现铁缺乏。母乳 1～3 个月时的铁含量为 0.6～0.8 mg/L，4～6 个月时约为 0.5～0.7 mg/L。牛乳中铁含量约 0.45 mg/L，低于母乳，且吸收率亦远低于人乳。婴儿在 4～5 个月后急需从膳食中补充铁，如强化铁的配方奶、米粉、肝泥及蛋黄等。我国 6 月龄以上婴儿铁的每日适宜摄入量是 10 mg。

足月新生儿体内也有较好的锌储备。人乳中锌含量相对不足，成熟乳约为 1.18 mg/L。母乳喂养的婴儿在前几个月内因可以利用体内储存的锌而不会缺乏，但在 4～5 个月后也需要从膳食中补充。肝泥、蛋黄、婴儿配方食品是较好的锌来源。我国推荐 0～6 月龄锌的 RNI 为 1.5 mg/d，6 月龄以上为 8 mg/d。

婴儿期碘缺乏可引起以智力低下、体格发育迟缓为主要特征的、不可逆性智力损害。我国大部分地区天然食品及水中含碘较低，如孕妇和乳母不使用碘强化食品，则新生儿及婴儿较容易出现碘缺乏病。

其他矿物质，如钾、钠、镁、铜、氯、硫及其他微量元素也为机体生长发育所必需，但母乳及牛奶喂养健康婴儿均不易缺乏。

母乳中的维生素尤其是水溶性维生素含量受乳母的膳食和营养状态的影响。膳食均衡的乳母,其乳汁中的维生素一般能满足婴儿的需要。用非婴儿配方奶喂养婴儿时,则应注意补充各种维生素。

婴儿维生素 A 推荐摄入量约 300 μg/d。母乳中含有较丰富的维生素 A,用母乳喂养的婴儿一般不需额外补充。牛乳中的维生素 A 仅为母乳含量的一半,用牛乳喂养的婴儿需要额外补充大约 150～200 μg/d 维生素 A。用浓缩鱼肝油补充维生素 A 时应适量,过量补充会导致维生素 A、维生素 D 中毒,出现呕吐、昏睡、头痛、骨痛、皮疹等症状。

人乳及牛乳中的维生素 D 含量均较低,从出生 2 周到 1 岁半之内都应添加维生素 D。婴儿每天维生素 D 的参考摄入量为 10 ng(400 IU)。富含维生素 D 的食物较少,肝、乳类及蛋含量亦不高。因此,给婴儿适量补充富含维生素 A、维生素 D 的鱼肝油或维生素 D 制剂及适当晒太阳,可以预防维生素 D 缺乏所致的佝偻病。

早产儿和低出生体重儿容易发生维生素 E 缺乏,引起溶血性贫血、血小板增加及硬肿症。我国膳食营养素参考摄入量中婴儿的维生素 E 适宜摄入量为 3 mg/d。膳食中不饱和脂肪酸增加时,维生素 E 的需要量也增加。人乳初乳维生素 E 含量为 14.8 mg/L,过渡乳和成熟乳分别含 8.9 mg/L 和 2.6 mg/L。牛乳中维生素 E 含量远低于人乳,约 0.6 mg/L。

新生儿肠道内正常菌群尚未建立,肠道细菌合成维生素 K 较少,容易发生维生素 K 缺乏症(出血)。母乳约含维生素 K 15 μg/L,牛乳及婴儿配方奶约为母乳的 4 倍,母乳喂养的新生儿较牛乳或配方食品喂养者更易出现出血性疾病。因此,对新生儿尤其是早产儿出生初期要注射补充维生素 K。出生 1 个月以后,一般不容易出现维生素 K 缺乏。但长期使用抗生素时,则应注意补充维生素 K。

母乳喂养的婴儿可从乳汁获得足量的维生素 C。牛乳中维生素 C 的含量仅为母乳的1/4,又在煮沸过程中有所损失,因此,纯牛乳喂养儿应及时补充富含维生素 C 的果汁如橙汁、深绿色叶菜汁或维生素 C 制剂等。我国婴儿维生素 C 的推荐摄入量为 40～50 mg/d。

(三)母乳喂养

与人类的进化同步,母乳也不断地进化,与现代人类生命发展相适应,人类的乳汁保留了人类生命发展早期所需要的全部营养成分,这是人类生命延续所必需,是其他任何哺乳类的乳汁无法比拟的。

在分娩后的 5 天内所分泌的乳汁呈淡黄色,质地黏稠,称之为"初乳"。之后第 6～10 天的乳汁称为过渡乳,大约 2 周后为成熟乳。初乳具有如下特点:①蛋白质含量约 10%,成熟乳仅1%。②含丰富的抗体,尤以分泌性免疫球蛋白 A(SIgA)为主,此外还含乳铁蛋白,亦含有较多的白细胞、溶菌酶及抗菌因子。③为婴儿提供较多特殊的营养素,例如锌、长链的多不饱和脂肪酸在初乳也比成熟乳多。④初乳中的脂肪及乳糖都比成熟乳少,以适应新生儿脂肪和糖消化能力较差的特点。

1. 蛋白质及氨基酸

尽管人乳所含蛋白质比牛奶少,约 1.1 g/100 mL,但人乳中蛋白质以易于消化吸收的乳清蛋白为主。乳清蛋白与酪蛋白之比为 70：30,而牛乳为 18：82。在乳清蛋白中,人乳以乳清蛋白为主。乳清蛋白易于消化吸收,又可促进乳糖的合成。与牛乳不同,人乳在婴儿的胃中被胃酸作用后,能形成柔软絮状的凝块,为胃酸及肠道蛋白酶充分分解。

人乳中胱氨酸含量为 240 mg/L,高于牛乳 130 mg/L。因新生儿及早产儿肝及脑组织中胱蛋氨酸酶较低,不能利用其他含硫氨基酸合成胱氨酸,故有人认为胱氨酸是新生儿及早产儿的必需氨基酸。此外,人乳中的牛磺酸(氨基乙磺酸)的含量也较多(425 mg/L),为成人血清的 10 倍。由于婴儿的肝脏尚未成熟,半胱氨酸脱羧酶的活性低,不能将半胱氨酸合成牛磺酸,必须由食物提供,而牛磺酸为婴儿大脑及视网膜发育所必须。

2. 脂肪

人乳的脂肪数量和种类都比牛乳多,在能量上也高于牛乳。人乳脂肪酸构成包括短链、中链及长链脂肪酸,尤其是必需脂肪酸亚油酸和 α-亚麻酸及其衍生物二十二碳六烯酸(DHA)等。这是因为婴儿从亚麻酸合成二十二碳六烯酸的能力有限,必须由母乳提供。

人乳含有丰富的脂酶,它能在 4℃ 或更低的温度下将甘油三酯分解为游离的脂肪酸,使人乳中的脂肪比牛乳脂肪更易于消化与吸收。人乳甘油三酯的第二位上含有更多比例的棕榈酸,它在肠道中作为 2-甘油单酯而被吸收。相反,脂酶从牛乳脂肪分解游离出的 1 及 3 位的棕榈酸,这种游离的脂肪酸在肠腔可被钙沉淀,形成钙-棕榈酸皂,导致脂肪及钙的吸收不良,便秘,甚至可能引起婴儿的低钙血症。

3. 糖类

人乳中的乳糖含量约 7%,高于牛乳,且以 α-乙型乳糖为主。乳糖不仅提供婴儿相当一部分的能量,而且它在肠道中被乳酸菌利用后产生乳酸。乳酸在肠道内可抑制大肠杆菌的生长,同时亦可促进钙的吸收。

4. 矿物质

由于婴儿肾脏的排泄和浓缩能力较弱,食物中的矿物质过多或过少都不适于婴儿的肾脏及肠道对渗透压的耐受能力,会导致腹泻或对肾的过高负荷。人乳的渗透压比牛乳低,更符合婴儿的生理需要。牛乳的肾溶质负荷比人乳大,喂以牛乳的婴儿血浆尿素的水平较高,也较易出现钠潴留。临床上高尿素血症和高钠血症引起婴儿的脱水也多见于以牛乳喂养的婴儿。人乳中钙含量比牛乳低,但钙磷比例恰当,为 2∶1,有利于钙的吸收。铁的含量人乳与牛乳接近,但人乳中铁的吸收率达 50%,而牛乳仅 10%。另外,人乳中的锌、铜含量远高于牛乳,有利于婴儿的生长发育。

5. 维生素

人乳中维生素的含量易受乳母的营养状态的影响,尤其是水溶性维生素和脂溶性的维生素 A。营养良好乳母的乳汁中维生素能满足 1～6 个月婴儿的需要,而不需要额外补充维生素。但维生素 D 例外,尤其是日照较少的地区。

6. 母乳中的免疫活性物质

白细胞和淋巴细胞:人乳中的白细胞主要是嗜中性粒细胞和巨噬细胞,存在于前 3～4 个月的母乳中。

抗体:母乳中的抗体主要存在于初乳中,以 SIgA 为主,占初乳中免疫球蛋白的 89.8%。产后 1～2 天的初乳也含有较高水平 IgM,其含量达到甚至超过正常人血清水平,但持续时间较短,至产后 7 天下降至微量。母乳中也含有少量的 IgG,其浓度不到血液浓度的 1%,但持续时间较长,能维持到产后 6 个月。

乳铁蛋白:人类初乳含乳铁蛋白丰富,可达 5～6 mg/mL,4 周后下降至 2 mg/mL,以后一直维持在 1 mg/mL。

溶菌酶:在喂哺第一个月时约含 20 mg/mL,第六个月为 250 mg/mL,人乳的含量约为牛乳制品含量的 8 倍。

补体：初乳中含有较高含量的补体 C3 和 C4 但随后迅速下降。补体不能直接杀灭细菌，但能辅助 SIgA 和溶菌酶降解细菌。

低聚糖和共轭糖：低聚糖和共轭糖是母乳中一类能抵抗细菌的碳水化合物，其中，单唾液神经苷脂可以中和大肠杆菌和霍乱弧菌的不耐热毒素的受体；含低聚糖的岩藻能阻断霍乱弧菌与黏膜蛋白结合；含甘露糖的糖蛋白能阻断霍乱弧菌的 *EL-Tor* 株的结合点。另外，人乳中的低聚糖还可与流感和肺炎病原体黏附，促进直肠中乳酸杆菌的生长与乙酸的生产，从而抑制致病性革兰阴性菌的生长。

其他抗感染物质：初乳中含量较高的纤维结合素能促进吞噬细胞的吞噬作用；双歧因子可助乳酸杆菌在肠道中生长并产生乙酸和乳酸，降低肠道 pH 值；维生素 B_{12} 和叶酸结合蛋白能抑制细菌利用这些维生素；蛋白酶抑制剂能抑制母乳中生物活性蛋白被消化；抗炎因子如前列腺素 E 和 F，$\alpha-1$ 抗胰岛素及糜蛋白酶，抗氧化物质如 β -胡萝卜素、α -生育酚、过氧化物酶、自由基清除剂等具有抗炎症反应和抗氧化作用；此外，母乳中干扰素具有抗病毒等作用。

7. 母乳中的激素和生长因子

母乳含有表皮生长因子（EGF）、神经生长因子（NGF）、胰岛素样生长因子 I 和 II，转移生长因子（TGF）等。这些生长因子可以调节婴儿的生长发育，参与中枢神经系统及其他组织的生长分化。母乳中还含有甲状腺素 T_3、T_4、促甲状腺素（TSH）、前列腺素、促甲状腺素释放激素（TRH）、皮质激素和促肾上腺皮质激素（ACTH）、胰岛素、生长激素抑制素、垂体激素、泌乳刺激素、催乳素、胃抑素、胃肠调肽、胃泌素、促红细胞生成素、降血钙素等。这些激素对于维持、调节和促进婴儿的各器官的生长、发育与成熟有重要作用。

（四）母乳喂养的优越性

母乳喂养是人类最原始的喂养方法，也是最科学、最有效的喂养方法。世界卫生组织和儿童基金会提出，鼓励、支持、保护、帮助母乳喂养，母乳喂养不仅仅是母子之间的相互行为，而且是整个社会的行为，母乳喂养需要全社会的支持。我国为了推动和普及母乳喂养，大力推广爱婴医院和母婴同室。每个母亲都有能力用母乳喂养她的孩子。

1. 母乳中营养成分能满足生后 4～6 个月内婴儿的营养需要

母乳是婴儿最佳的天然食物和饮料，母乳含有 4～6 个月内的婴儿所需全部营养素。母乳中所含有的各种营养成分最适宜婴儿的消化与吸收。尽管从 4～6 个月起，就要给婴儿及时合理地添加辅助食物，但是到孩子出生后的第二年，母乳仍是某些营养物质的重要来源，并且能帮助孩子抵抗疾病；婴儿吸吮母乳还有助于其颌骨和牙齿的发育。因此，母乳喂养应持续到 1～2 周岁。

2. 母乳喂养降低发病率和死亡率

1）感染性疾病：母乳喂养可减少或消除婴儿暴露于污染的食物及容器的机会；其次是母乳中含有分泌型抗体及其他具有抗微生物、促进免疫系统成熟及保护新生儿消化系统的活性因子，从而抵抗对感染性疾病，特别是呼吸道及消化道的感染。研究证实，在婴儿出生后的前 6 个月，给予全母乳喂养可明显降低婴儿的发病率及死亡率。另外对防止婴儿腹泻的证据最多。

2）成年慢性病：母乳喂养有利于预防成年期慢性病。有研究报道，婴儿期母乳喂养持续时间较长者 2 型糖尿病发病的危险相对较低。给＜4 月龄婴儿喂牛奶似乎是较早发生 2 型糖尿病的触发因素。亦有研究表明,母乳喂养对克罗恩病(Crohn 病)、溃疡性结肠炎、儿童肿瘤及儿童期肥胖、婴儿突然死亡症等疾病具有一定保护作用。

3. 母乳喂养增进母子之间的感情,有助于婴儿的智力发育

母亲在哺乳过程中,通过每日对婴儿皮肤的接触、爱抚、目光交流、微笑和语言,可增进母婴的感情交流,有助于乳母和婴儿的情绪安定,有益于婴儿的智力发育。

4. 母乳喂养经济方便又不易引起过敏

母乳喂养婴儿经济方便、任何时间母亲都能提供温度适宜的乳汁给婴儿。母乳喂养的婴儿极少发生过敏,也不存在过度喂养的问题。

(五)人工喂养与婴儿配方食品

因各种原因不能用母乳喂养婴儿时,可采用牛乳、羊乳等动物乳或其他代乳品喂养婴儿,这种非母乳喂养婴儿的方法即为人工喂养。由于不同种动物的乳严格来讲只适合相应种类动物的幼子,并不适宜人类婴儿的生长发育,同时亦不适宜直接喂养婴儿。因此,特别是对 0～4 个月的婴儿,只有在实在无法用母乳喂养时才采用人工喂养。

1. 常用的婴儿代乳品

1)配方奶粉

绝大多数婴儿配方奶是在牛奶的基础上,降低蛋白质的总量,以减轻肾负荷;调整蛋白质的构成以满足婴儿的需要,如将乳清蛋白的比例增加至 60%,同时减少酪蛋白至 40%,以利于消化吸收;并模拟母乳增加婴儿需要的牛磺酸和肉碱。在脂肪方面,脱去部分或全部富含饱和脂肪的奶油,代之以富含多不饱和脂肪的植物油,并调配其脂肪酸的构成和比例,使之接近母乳,以满足婴儿对脂肪酸的需要,如调整 n-3 与 n-6 系列脂肪酸的比例,并添加有助于大脑发育的长链多不饱和脂肪酸,如二十二碳六烯酸(DHA),使脂肪成分更接近于母乳。在矿物质和维生素上,减少矿物质总量,调整钙/磷比例至 1.3～1.5∶1,增加铁、锌等矿物质及维生素 A 和维生素 D。

婴儿配方奶粉一般按容积 1∶4,即 1 平匙奶粉加 4 平匙水或按容量 1∶8 配制。婴儿配方奶粉主要分为两类:①起始婴儿配方(starting infant formulas):主要适用于 1～6 个月的婴儿。②后继配方或较大婴儿配方(follow-up formula):适用于 6 个月以后的婴儿,作为他们混合食物中的组成部分。③医学配方(medical formulas):用于特殊生理上的异常所需,例如为早产儿,先天性代谢缺陷(如苯丙酮酸尿症)儿设计的配方,对牛乳过敏儿设计采用豆基配方粉等。

参照国际婴儿配方食品标准并结合我国国情于 1989 年制订了我国婴幼儿食品的国家标准,并于 1997 和 1999 年进行了修订。现行标准号为 GB10765—2010,由中华人民共和国卫生部于 2010 年 3 月 26 日发布,2011 年 4 月 1 日起实施。

2)牛乳

鲜牛乳:鲜牛乳是比较常用的母乳代乳品。由于牛乳营养成分与人乳有较大差异,需要适当配制后才适宜给婴儿喂养。

全脂奶粉:是用鲜乳制成的干粉,含蛋白质 20%～28%,脂肪 20%～28%。用水按体积比1(奶粉)∶4(水)或重量比 1∶8 溶解后成分同鲜牛奶。再按上述鲜牛奶的方法配置,进一步稀释、加糖、煮沸,冷却后即可喂养婴儿。

豆制代乳粉是以大豆为主体蛋白的代乳制品,如"5410 乳粉",是用加热处理的大豆粉,添加蛋黄粉以增补植物蛋白的不足,添加米粉、蔗糖、骨粉、矿物质和维生素等。另外也可在大豆蛋白提取物的基础上,加入甲硫氨酸和 L-肉碱以及矿物质和维生素等组成配方粉。其特点不含乳糖,适用于对牛乳过敏或乳糖酶活性低下的婴儿使用。

2. 人工喂养

人工喂养所用乳量可根据婴儿的能量需要量来计算。新生儿第一周的能量需要量为 60 kcal/(kg·d),第二周以后新生儿及婴儿的能量约需 95 kcal/(kg·d),再根据代乳品每 100 mL(直接喂养的浓度)提供的能量来确定一天所需的奶量。开始每天分 6～8 次喂养,较大婴儿可逐渐减少喂养次数。由于代乳品营养丰富,容易滋生细菌,特别是开封后应盖好,并注意低温冷藏。代乳品配制后应煮沸消毒。喂养前将乳液温度调至接近体温,并排除乳嘴里的空气,以免烫伤和吸入空气。婴儿食品配好后应立即喂养,如配好后在 30℃ 以上室温放置超过 2 小时以上应废弃。奶瓶、奶头及其他调配食具每次使用后应彻底洗净消毒。

3. 混合喂养

因各种原因母乳不足或不能按时喂养,在坚持用母乳喂养的同时,用婴儿代乳品喂养以补充母乳的不足。对于 6 个月以下,特别是 0～4 个月的婴儿,这比完全不吃母乳的人工喂养要好。母乳不足,也仍应坚持按时给婴儿喂奶,让婴儿吸空乳汁,这样有利于刺激乳汁的分泌。如母亲因故不能按时喂奶时,可用代乳品或收集的母乳代替喂养一次。乳母应将多余的乳汁及时挤出或吸空,一方面可以维持乳汁的分泌,另外也可用清洁的奶瓶收集,低温储存,煮沸后可以用来在不能按时喂奶时喂给婴儿。混合喂养时代乳品补充量应以婴儿吃饱为止,具体用量应根据婴儿体重、母乳缺少的程度而定。

(六)婴儿辅助食品

1. 添加辅助食品的科学依据

1)满足婴儿的营养需求

在人类的进化过程中,由于直立行走和劳动进化,受地球引力的影响,使人类乳房不能大量的储存乳汁。WHO 以及我国进行的乳母泌乳量的调查表明,营养良好的乳母平均泌乳量为 700～800 mL/d。毫无疑问,这一数量能满足 0～6 个月内婴儿的全面营养需要。6 个月的婴儿每天需要能量约 700～900 kcal,以母乳量分泌 800 mL 计,约提供 560 kcal 的能量,仅能满足此时婴儿需要量的 80%。补充食物是唯一的选择。此外,孕期为婴儿储备的铁,4 月龄时已用尽,此时婴儿需铁约 6～10 mg/d,800 mL 母乳所提供的铁不到 1 mg。以食物补充铁势在必行。

2)学习吃食物,为断奶作准备

断乳是一个很长的过程,是一个继续保持母乳喂养过程,也称为断奶过渡期。一般在母乳喂哺的 4 或 6 个月以后开始,使婴儿逐步地认识并适应母乳以外的食物,进行咀嚼和吞咽的训练等,时间可延长到孩子 1 岁甚至以上。

3)适应婴儿消化系统以及心理发育的需要

4～6 个月以后的婴儿消化系统的逐步成熟,对食物的质和量也有新的要求。如随着齿龈黏膜的坚硬及以后乳牙的萌出,喂养婴儿用软的半固体食物,有利于乳牙的萌出和训练婴儿的咀嚼功能。在喂养工具上,从用奶瓶逐步改变为用小茶匙、小杯、小碗,以利于婴幼儿的心理成熟。婴儿食品从0～6个月食用母乳或代乳品逐渐过渡到2～3岁时接近成人食品,婴儿从全流质能逐步适应半流质,并过渡到幼儿时的流质、半流质和固体都有的混合饮食。过早添加淀粉类高碳水化合物的食物,容易使婴儿肥胖,而辅助食品添加太迟,会影响婴儿咀嚼和吞咽功能及乳牙的萌出。

4)培养良好的饮食习惯

断奶过渡期正确的辅食添加,使其在婴儿期就接触、尝试和感受各种成人的食物,这对于儿童正确饮食行为的培养是极其必要的。母乳喂养儿正确地辅食添加,其儿童期和成年后挑食、偏食的毛病较少。

2. 添加辅助食品的时间与原则

1)适宜时间

在通常情况下,4～6个月时应逐步添加辅助食品,但因婴儿个体差异,开始添加辅食并没有一个严格时间规定。

一般有下列情形时可以开始添加辅食:

(1)婴儿体重增长已达到出生时的2倍。

(2)婴儿在吃完约250 mL奶后不到4小时又饿了。

(3)婴儿可以坐起来了。

(4)婴儿在24小时内能吃完1000 mL或以上的奶。

(5)婴儿月龄达6个月。

2)添加辅助食品的原则

(1)逐步适应:1种辅食应经过5～7天的适应期,再添加另一种食物,然后逐步扩大添加的辅食的品种。第一个添加的辅食是米粉类,因为大米蛋白质很少过敏。每种新的食物可能尝试多次才会被婴儿接受。

(2)由稀到稠:如刚开始添加米粉时可冲调稀一些,使之更容易吞咽。当婴儿习惯后就可以逐步变稠。

(3)量由少到多,质地由细到粗:开始的食物量可能仅1勺,逐渐增多。食物的质地开始要制成泥或汁,以利吞咽;当乳牙萌出后可以适当粗一些和硬一点,以训练婴儿的咀嚼功能。由液体到半固体再到固体。

(4)因人而异:婴儿的生长发育有较大的个体差异,这也决定了婴儿对食物摄入量的差异。

二、幼儿营养与膳食

1周岁到满3周岁之前为幼儿期。幼儿生长发育虽不及婴儿迅速,但亦非常旺盛。尽管幼儿胃的容量已从婴儿时的200 mL增加至300 mL,但牙齿的数目有限,胃肠道消化酶的分泌及胃肠道蠕动能力也远不如成人。此外,营养物质的获得需从以母乳为主过渡到以谷类等食物为主,这些矛盾的出现提示我们不可过早地让他们进食一般家庭膳食。

(一)幼儿期生长发育特点

幼儿期也是处于生长发育的重要阶段,大脑皮质的功能进一步完善,语言表达能力也逐渐丰富,模仿性增强,智能发育快,要求增多,能独立行走、活动,见识范围迅速扩大,接触事物增多,但仍缺乏自我识别能力。

1. 体重

1岁后增长速度减慢,全年增加2.5~3.0 kg,平均每月增长约0.25 kg,至2岁时体重约12 kg,为出生时的4倍。2岁以后的体重增长变慢,每年增长2.3 kg左右,增长的速度趋于缓慢。

2. 身长

幼儿期身长增长的速度减慢,1~2岁全年增加约10 cm,2~3岁平均增加约5 cm,在整个幼儿期共增长25 cm,因此,3岁时身长约为100 cm,为出生时身长的2倍。

3. 头围、胸围、上臂围

1岁时儿童的头围增至46 cm,而第二年头围只增长2 cm,第三年与第四年共增加1.5 cm,5岁时达50 cm,头围的大小与脑的发育有关。出生时胸围比头围小1~2 cm,1岁时与头围基本相等,2岁以后胸围超过头围,反映出胸廓和胸背肌肉的发育。上臂围在出生后第1年内由11 cm增至16 cm,随后维持到5岁左右。上臂围可用以反映皮下脂肪厚度和营养状况,有利于早期发现营养不良。

4. 脑和神经系统的发育

所有哺乳动物脑组织都有一个生长发育的关键时期。人类自孕中期开始,持续到出生后的第二年甚至第三年。人脑的神经细胞分裂增殖至140亿个,脑组织的重量也增至成人的2/3以上。出生时脑重量约370 g,6个月时脑重约600~700 g,2岁时达900~1000 g,为成人脑重的75%,至3岁时脑重超过出生时的3倍。6个月后,脑细胞增殖速度开始减慢,但细胞的体积开始增大。到出生后12~15个月时,脑细胞一次性分裂完成。进入幼儿期后,大脑发育速度已显著减慢,但并未结束。出生时连接大脑内部与躯体各部分的神经传导纤维还为数很少,婴儿期迅速增加,在幼儿期,神经细胞间的联系也逐渐复杂起来。而在神经纤维外层起绝缘作用的髓鞘,则在出生后4年才完全发育成熟。婴幼儿期,由于神经髓鞘形成不全,外界的刺激信号因无髓鞘的隔离,被传至大脑多处,难以在大脑特定的区域形成兴奋灶,同时信号传导在无髓鞘隔离的神经纤维也较慢,因此,幼儿对外来刺激反应慢且易于泛化。

5. 消化系统发育

1岁萌出上下左右第一乳磨牙,1.5岁时出尖牙,2岁时出第二乳磨牙,2岁时共出18~20颗牙,全部20颗乳牙出齐应不迟于2.5岁。到2岁半时乳牙仍未出齐属于异常,如克汀病、佝偻病、营养不良等患儿出牙较晚。2岁内乳牙数的计算:乳牙数=月龄-6。由于幼儿的牙齿还处于生长过程,故咀嚼功能尚未发育完善,这个时期的幼儿容易发生消化不良及某些营养缺乏病。儿童的咀嚼效率随年龄增长而逐渐增强,6岁时达到成人的40%,10岁时达到75%。18月龄胃蛋白酶的分泌已达到成人水平;1岁后胰蛋白酶、糜蛋白酶、羧肽酶和脂酶的活性接近成人水平。

(二)幼儿的营养需要

由于幼儿仍处于生长发育的旺盛时期,对蛋白质、脂肪、碳水化合物及其他各营养素的需要量相对高于成人。

1. 能量

幼儿对能量的需要通常包括基础代谢、生长发育、体力活动以及食物的特殊动力作用的需要。婴幼儿时期基础代谢的需要约占总能量需要量的 60%。由于幼儿的体表面积相对较大，基础代谢率高于成年人，但男女孩之间的差别不大。生长发育所需能量为小儿所特有，每增加 1g 的体内新组织，约需要 18.4～23.8 kJ(4.4～5.7 kcal)的能量。

好动多哭的幼儿比年龄相仿的安静孩子，需要的能量可高达 3～4 倍。不同食物的生热效应不同，蛋白质约占其产生能量的 30%，脂肪和碳水化合物约占其产生能量的 4%～6%，混合食物在幼儿期一般占总能量摄入的 5%～6%。1～2、2～3 和 3～4 岁能量每日推荐摄入量：男孩分别为 4600 kJ(1100 kcal)、5020 kJ(1200 kcal)和 5650 kJ(1350 kcal)；女孩分别为 4340 kJ(1050 kcal)、4800 kJ(1150 kcal)和 5440 kJ(1300 kcal)。

2. 宏量营养素

1）蛋白质

幼儿不仅对蛋白质的需要量比成人多，而且质量要求也比成人高。一般要求蛋白质所供能量应占膳食总能量的 12%～15%，其中有一半应是优质蛋白质。我国 2018 年修订的 1～2、2～3 和 3～4 岁幼儿蛋白质推荐摄入量为 25 g、25 g 和 30 g。

膳食蛋白质供给占总能量的 12%～14%。蛋白质虽分布很广，但以动物性食物、豆类和硬果类食物含量高，且质量较好，如肉类、鱼类、禽类含蛋白质约 15%～20%，鲜奶约 3%，奶粉 20%～28%，蛋类 11%～14%，干豆类 20%～40%，谷类 6%～10%，硬果类 15%～30%。

2）脂肪

对于 1～3 岁的幼儿，由脂肪提供的能量在 30%～35% 为宜，幼儿膳食中含有适量的脂肪也有助于增加食欲。幼儿膳食脂肪中必需脂肪酸应占总能量的 1%，才能保证正常生长，预防发生脱屑性皮炎。必需脂肪酸中，亚油酸富含于所有植物油，较少出现缺乏，而含 α-亚麻酸的油仅限于大豆油、低芥酸菜籽油等少数油，应注意补充。补充时还应注意二者的适宜比例。

3）碳水化合物

活动量大的幼儿，因身体消耗的能量多，对碳水化合物的需要量也多，所以提供的量也较多。尽管幼儿已能产生消化各种碳水化合物的消化酶，但对于 2 岁以下的幼儿，较多的能量来自于淀粉和糖是不合适的，因为富含碳水化合物的食物占体积较大，可能不适当地降低了食物的营养密度及总能量的摄入。2 岁以后，要逐渐增加来自淀粉类食物的能量，供能为总能量的 50%～55%，同时相应地减少来自脂肪的能量。美国对于 2 岁以上幼儿，推荐每天膳食纤维最低摄入量应该是其年龄加 5 g。例如，一个 3 岁的幼儿，每天应该摄入 8 g，4 岁的儿童应该是 9 g。由于过高膳食纤维和植酸盐对营养素吸收利用的影响，应该尽量避免选择含有太多膳食纤维和植酸盐的食物，特别是 2 岁以下的幼儿。

3. 微量营养素

1）矿物质

(1)钙：从 1 岁到 10 岁，据估计平均每日用于骨骼生长需要储留钙从 70 mg 上升到 150 mg，膳食中钙吸收率仅有 35%。奶及其制品是膳食钙的最好来源。1～3 岁幼儿的钙 AI 为 600 mg/d。

(2)铁：幼儿期每天从各种途径损失的铁不超过 1 mg，加上生长需要，每天平均需要 1 mg 的铁。因我国儿童（尤其是农村）膳食铁主要以植物性铁为主，吸收率低，幼儿期缺铁性贫血成为常见和多发病。1～3 岁幼儿铁的 AI 为 12 mg/d。铁在膳食中良好的食物来源是动物的肝脏和血，其中禽类的肝脏和血含量达 40 mg/100 g 以上，牛奶含铁很少。蛋黄中虽含铁较高，但因含有干扰因素，吸收率仅有 3%。

（3）锌：婴幼儿缺锌时会出现生长发育缓慢、味觉减退、食欲不振、贫血、创伤愈合不良、免疫功能低下等表现。1～3 岁幼儿锌的 RNI 为 9.0 mg/d。锌最好的食物来源是蛤贝类，如牡蛎、扇贝等每 100g 可含 10 mg 以上的锌。其次动物的内脏（尤其是肝）、蘑菇、坚果类（如花生、核桃、松子等）和豆类，肉类和蛋也含有一定量的锌，其他食物含量低。

（4）碘：碘对婴幼儿的生长发育影响很大，幼儿期缺碘会影响生长发育，1～3 岁幼儿碘的 RNI 为 50 μg/d。

2）维生素

（1）维生素 A：维生素 A 与机体的生长、骨骼发育、生殖、视觉及抗感染有关。1～3 岁幼儿每日维生素 A 的 AI 为 500 μg 视黄醇当量。由于维生素 A 可在肝内蓄积，过量时可出现中毒，不可盲目给小儿服用。

（2）维生素 D：幼儿也是特别容易发生维生素 D 缺乏的易感人群，维生素 D 缺乏可引起佝偻病。维生素 D 的膳食来源较少，主要来源是户外活动时由紫外线照射皮肤，使 7-脱氢胆固醇转变成维生素 D。我国的 RNI 为 10 μg/d，幼儿也可适量补充含维生素 D 的鱼肝油。

（3）其他维生素：维生素 B_1 为水溶性维生素，在体内储存极少，需每日从膳食中补充。幼儿每日维生素 B_1 的 RNI 为 0.6 mg/d，幼儿维生素 B_2 的 RNI 为 0.6 mg/d，幼儿维生素 C 的 RNI 为 60 mg/d。

（三）幼儿的膳食

1. 幼儿食物选择的基本原则

1）粮谷类及薯类

食品进入幼儿期后，粮谷类应逐渐成为小儿的主食。谷类食物是碳水化合物和某些 B 族维生素的主要来源，同时因食用量大，也是蛋白质及其他营养素的重要来源。在选择这类食品时应以大米、面制品为主，同时加入适量的杂粮和薯类。

在食物的加工上，应粗细合理，加工过精时，B 族维生素、蛋白质和无机盐损失较大，加工过粗、存在大量的植酸盐及纤维素，可影响钙、铁、锌等营养素的吸收利用。一般以标准米、面为宜。

2）乳类食品

乳类食物是幼儿优质蛋白、钙、维生素 B_2、维生素 A 等营养素的重要来源。奶类钙含量高、吸收好，可促进幼儿骨骼的健康生长。同时奶类富含足量赖氨酸，是粮谷类蛋白的极好补充。但奶类铁、维生素 C 含量很低，脂肪以饱和脂肪为主，需要注意适量供给。过量的奶类也会影响幼儿对谷类和其他食物的摄入，不利于饮食习惯的培养。

3）鱼、肉、禽、蛋及豆类食品

这类食物不仅为幼儿提供丰富的优质蛋白，同时也是维生素 A、维生素 D 及 B 族维生素和大多数微量元素的主要来源。豆类蛋白含量高，质量也接近肉类，价格低，是动物蛋白的较好的替代品，但微量元素（如铁、锌、铜、硒等）低于动物类食物，所以在经济条件允许时，幼儿还是应进食适量动物性食品。

4）蔬菜、水果类

这类食物是维生素 C、β-胡萝卜素的唯一来源，也是维生素 B_2、无机盐（钙、钾、钠、镁等）和膳食纤维的重要来源。在这类食物中，一般深绿色叶菜及深红、黄色果蔬、柑橘类等含维生素 C 和 β-胡萝卜素较高。蔬菜、水果不仅可提供营养素,而且具有良好的感官性状,可促进小儿食欲,防治便秘。

5)油、糖、盐等调味品及零食

这类食品对于提供必需脂肪酸、调节口感等具有一定的作用,但过多对身体有害无益,应少吃。

2.幼儿膳食的基本要求

1)营养齐全、搭配合理

幼儿膳食应包括上述五类食物。在比例上蛋白质、脂肪、碳水化合物的重量比接近 1:1:4~1:1:5,所占能量比分别为 12%~15%、25%~35%、50%~60%。动物蛋白(或加豆类)应占总蛋白的 1/2。平均每人每天各类食物的参考量为粮谷类 100~150 g,鲜牛奶不低于 350 mL 或全脂奶粉 40~50 g,鱼、肉、禽、蛋类或豆制品(以干豆计)100~130 g,蔬菜、水果类 150~250 g,植物油 20 g,糖 0~20 g。

此外应注意在各类食物中,不同的食物轮流使用,使膳食多样化,从而发挥出各类食物营养成分的互补作用,达到均衡营养的目的。

2)合理加工与烹调

幼儿的食物应单独制作,质地应细、软、碎、烂,避免刺激性强和油腻的食物。食物烹调时还应具有较好的色、香、味、形,并经常更换烹调方法,以刺激小儿胃酸的分泌,促进食欲。加工烹调也应尽量减少营养素的损失,如淘米次数及用水量不宜过多、应避免吃捞米饭,以减少 B 族维生素和无机盐的损失。蔬菜应整棵清洗、焯水后切,以减少维生素 C 的丢失和破坏。

3)合理安排进餐

幼儿的胃容量相对较小且肝储备的糖原不多,加上幼儿活泼好动,容易饥饿,故幼儿每天进餐的次数要相应增加。在 1~2 岁每天可进餐 5~6 次,2~3 岁时可进餐 4~5 次,每餐间相隔 3~3.5 小时。一般可安排早、中、晚三餐,午点和晚点两点。

4)营造幽静、舒适的进餐环境

安静、舒适、秩序良好的进餐环境,可使小儿专心进食。环境嘈杂,尤其是吃饭时看电视,会转移幼儿的注意力,并使其情绪兴奋或紧张,从而抑制食物中枢,影响食欲与消化。另外,在就餐时或就餐前不应责备或打骂幼儿,发怒时,消化液分泌减少,降低食欲。进餐时,应有固定的场所,并有适于幼儿身体特点的桌椅和餐具。

5)注意饮食卫生

幼儿抵抗力差,容易感染,因此对幼儿的饮食卫生应特别注意。餐前、便后要洗手;不吃不洁的食物,少吃生冷的食物;瓜果应洗净才吃,动物性食品应彻底煮熟煮透。从小培养良好的卫生习惯。

三、学龄前儿童营养与膳食

小儿 3 周岁后至 6~7 岁入小学前称为学龄前期。与婴幼儿期相比,此期生长发育速度减慢,脑及神经系统发育持续并逐渐成熟。而与成人相比,此期儿童仍然处于迅速生长发育之中,加上活泼好动,需要更多的营养。由于学龄前期儿童具有好奇、注意力分散、喜欢模仿等特点而使其具有极大的可塑性,是培养良好生活习惯、良好道德品质的重要时期。影响此期儿童良好营养的因素较多,如挑食、贪玩、不吃好正餐而乱吃零食、咀嚼不充分、食欲不振、喜欢饮料而不喜欢食物等。因此,供给其生长发育所需的足够营养,帮助其建立良好的饮食习惯,将为其一生建立健康膳食模式奠定坚实的基础。

(一)学龄前儿童的生长发育特点

1. 体格发育特点

生长发育是连续的过程,但各阶段速度不同,一般而言,年龄越小发育越快。与婴儿期相比,学龄前儿童体格发育速度相对减慢,但仍保持稳步地增长,此期体重增长约 5.5 kg(年增长约 2 kg),身高增长约 21 cm(年增长约 5 cm)。体重、身高增长的粗略估计公式为:2 岁～青春前期,体重(kg)=年龄×2+7(或 8);身高(cm)=年龄×7+70。

生长发育在一定的范围内受遗传、环境等因素的影响而出现相当大的个体差异,儿童生长发育的水平在一定范围内波动。在评价个体儿童生长时需考虑影响其生长的多种因素,如遗传、性别等内在因素,以及包括营养、教育、训练在内的环境因素等。此外,儿童在生长发育过程中难免会遭遇到这样或那样的疾病,如感冒、发热、咳嗽或腹泻等,常引起营养素消耗增加,也影响儿童的食欲和营养素摄入,患病儿童的体重、身高可明显低于同龄儿童,出现明显或不明显的生长发育迟缓。当疾病等妨碍其生长发育的不良因素克服后,会出现加速生长,即"赶上生长"(catch growth),也称"生长追赶"。要实现"赶上生长",需要在疾病恢复期的较长一段时间内为儿童做好营养准备,即供给富含蛋白质、钙、铁和维生素丰富的食物。

2. 脑及神经系统发育特点

神经系统的发育在胎儿期先于其他各系统。新生儿脑重 370 g,已达成人脑重的 25%,1 岁时达 900 g,为成人脑重的 60%,4～6 岁时,脑组织进一步发育,达成人脑重的 86%～90%。3 岁时神经细胞的分化已基本完成,但脑细胞体积的增大及神经纤维的髓鞘化仍继续进行。随着神经纤维髓鞘化的完成,运动转为由大脑皮质中枢调节,神经冲动传导的速度加快,从而改变了婴儿期各种刺激引起的神经冲动传导缓慢,易于泛化、疲劳而进入睡眠的状况。

3. 消化功能发育特点

3 岁儿童 20 颗乳牙已出齐,6 岁时第一颗恒牙可能萌出。但咀嚼能力仅达到成人的40%,消化能力也仍有限,尤其是对固体食物需要较长时间适应,不能过早进食家庭成人膳食,以免导致消化吸收紊乱,造成营养不良。

4. 心理发育特征

5～6 岁儿童具有短暂地控制注意力的能力,时间约 15 分钟。但注意力分散仍然是学龄前儿童的行为表现特征之一,这一特征在饮食行为上的反应是不专心进餐,吃饭时边吃边玩,使进餐时间延长,食物摄入不足而致营养素缺乏。

学龄前儿童个性有明显的发展,生活基本能自理,主动性强,好奇心强。在行为方面表现为独立性和主动性。变得不那么"听话"了,什么事都要"自己来",在饮食行为上的反应是自我做主,对父母要求其进食的食物产生反感甚至厌恶,久之导致挑食、偏食等不良饮食行为和营养不良。3～6 岁小儿模仿能力极强,家庭成员,尤其是父母的行为常是其模仿的主要对象。家庭成员应有良好的膳食习惯,为小儿树立良好榜样。

（二）学龄前儿童的营养需要

1. 能量

3～6 岁儿童基础代谢耗能每日每千克体重约 104 kJ（44 kcal）。基础代谢的能量消耗约为总能量消耗的 60%。3～6 岁较婴儿期生长减缓,能量需要相对减少,约每日 21～63 kJ（5～15 kcal）/kg。好动小儿的需要比安静小儿需要可能高 3～4 倍,为每日 84～126 kJ（20～30 kcal）/kg。一般而言,学龄前儿童食物生热效应的能量消耗约为总能量的 5%。

考虑到基础代谢、活动耗能可能降低,加上流行病学证实,儿童肥胖发生率的增加,儿童总的能量需要估计量可能较以往有所下降。《中国居民膳食营养素参考摄入量》推荐 3～6 岁学龄前儿童总能量供给范围是 5439～7113 kJ/d（1300～1700 kcal/d）,其中男孩稍高于女孩。

学龄前儿童能量的营养素来源与 1 岁以内稍有不同,即脂肪提供的能量相对减少,由 1 岁时占总能量的 35%～40% 逐渐减少,至 7 岁时,占总能量比为 25%～30%,蛋白质提供的能量为 14%～15%,碳水化合物供能比为 50%～60%。

2. 宏量营养素

1）蛋白质

学龄前儿童生长发育每增加 1 kg 体重约需 160 g 的蛋白质积累。学龄前儿童摄入蛋白质的最主要的目的是满足细胞、组织的增长,因此,对蛋白质的质量,尤其是必需氨基酸的种类和数量有一定的要求。一般而言,儿童必需氨基酸需要量占总氨基酸需要的 36%。FAO/WHO 提出每日每千克体重氨基酸需要量的估计值,以 2 岁幼儿为例,异亮氨酸 31 mg、亮氨酸 73 mg、赖氨酸 64 mg、蛋氨酸＋胱氨酸 27 mg、苯丙氨酸＋酪氨酸 69 mg、苏氨酸 37 mg、色氨酸 12.5 mg、缬氨酸 38 mg。

儿童蛋白质营养不良,不仅影响儿童的体格和智力发育,也使免疫力低下,患病率增加。典型的蛋白质营养不良包括以水肿为特征的蛋白质营养不良（kwashiorkor）和以干瘦为特征的混合型蛋白质-能量营养不良（marasmus）。前者主要临床表现为全身水肿、虚弱、表情淡漠、生长迟缓、头发变色、变脆、易脱落、易感染等。后者主要的临床表现为体重下降、消瘦、血浆蛋白下降、免疫力下降、贫血、血红蛋白下降等。

随我国经济的发展,严重的蛋白质营养不良发病率已明显下降,但在边远山区和不发达地区,由于膳食蛋白质摄入不足,或膳食中优质蛋白质所占比例偏低引起的体重偏低以及生长发育迟缓仍然有一定的发病率。

中国营养学会建议学龄前儿童蛋白质参考推荐摄入量为 45～60 g/d。蛋白质供能为总能量的 14%～15%,其中来源于动物性食物的蛋白质应占 50%,包括 1 个鸡蛋,约提供 6.5 g 蛋白质,300 mL 牛奶,约提供 9 g 蛋白质,100 g 鱼或鸡或瘦肉可提供约 17 g 蛋白质。其余蛋白质可由植物性食物谷类、豆类等提供。在农村应充分利用大豆所含的优质蛋白质来预防儿童蛋白质营养不良引起的低体重和生长发育迟缓。

2）脂肪

儿童生长发育所需的能量、免疫功能的维持、脑的发育和神经髓鞘的形成都需要脂肪,尤其是必需脂肪酸。学龄前儿童每日每千克体重需总脂肪约 4～6 g。由于学龄前儿童胃的容量相对较小,而需要的能量又相对较高,其膳食脂肪供能比高于成人,占总能量的 30%～35%,亚油酸供能不应低于总能量的 3%,亚麻酸供能不低于总能量的 0.5%。建议使用含有 α-亚麻酸的大豆油、低芥酸菜籽油或脂肪酸比例适宜的调和油为烹调油,在对动物性食品选择时,也可多选用鱼类等富含 n - 3 长链多不饱和脂肪酸的水产品。

3)碳水化合物

经幼儿期的逐渐适应,学龄前期儿童的膳食基本完成了从以奶和奶制品为主到以谷类为主的过渡。谷类所含有的丰富碳水化合物是其能量的主要来源。每日每千克体重约需碳水化合物 15 g,约为总能量的 50%～60%,但不宜食用过多的糖和甜食,而应以含有复杂碳水化合物的谷类为主,如大米、面粉、红豆、绿豆等各种豆类。有专家建议,学龄前期儿童蛋白质、脂肪、碳水化合物供能比为 1：1.1：6。

适量的膳食纤维是学龄前儿童肠道所必需的。美国对于 2 岁以上幼儿膳食纤维的每天最低推荐量是年龄加 5 g。例如,3 岁儿童,每天至少摄入 8 g,4 岁儿童至少摄入 9 g,以此类推。粗麦面包、麦片粥、蔬菜、水果是膳食纤维的主要来源。但过量的膳食纤维在肠道易膨胀,引起胃肠胀气、不适或腹泻,影响食欲和营养素的吸收。膳食纤维的来源包括谷类、水果和蔬菜。

3. 微量营养素

1)钙

为满足学龄前儿童骨骼生长,每日平均骨骼钙储留量为 100～150 mg,钙需要量 3 岁为 350 mg/d,4～6 岁为 450 mg/d。食物钙的平均吸收率为 35%。《中国居民膳食营养素参考摄入量》推荐学龄前儿童钙的 AI 为 800 mg/d,UL 为 2000 mg/d。奶及奶制品钙含量丰富,吸收率高,是儿童最理想的钙来源。豆类及豆制品尤其是大豆、黑豆含钙也较丰富。此外,芝麻、小虾皮、海带等也含有一定的钙。要保证学龄前儿童钙的适宜摄入水平,每日奶的摄入量应不低于 300 mL/d,但也不宜超过 600 mL/d。

2)碘

WHO 估计,世界有 8 亿人口缺碘,我国约 4 亿,孕妇、儿童是对缺碘敏感的人群。为减少因碘缺乏导致的儿童生长发育障碍,《中国居民膳食营养素参考摄入量》提出学龄前儿童碘的 RNI 为 50 μg/d,UL 是 800 μg/d。含碘较高的食物主要是海产品,如海带、紫菜、海鱼、虾、贝类。为保证这一摄入水平,除必需使用碘强化食盐烹调食物外,还建议每周膳食至少安排 1 次海产食品。

3)铁

铁缺乏引起缺铁性贫血是儿童期最常见的疾病。学龄前儿童铁缺乏有如下几方面的原因:一是儿童生长发育快,需要的铁较多,约每千克体重需要 1 mg 的铁;另一方面,儿童与成人不同,内源性可利用的铁较少,其需要的铁更依赖食物铁的补充。学龄前儿童的膳食中奶类食物仍占较大的比重,其他富铁食物较少,也是铁缺乏产生的原因。

铁缺乏儿童行为异常,如对外界反应差、易怒、不安、注意力不集中以及学习能力差。铁缺乏,除可通过影响细胞色素酶类的活性而影响能量的产生外,也致脑内多巴胺 D_1 受体下降,并进而引起单胺氧化酶抑制剂和色氨酸、多巴胺、五羟色胺等水平下降,行为上表现为学习能力下降和睡眠时间延长。临床上表现为听力减弱、视力减弱,学习成绩不佳。铁缺乏还对儿童免疫力、行为和智力发育产生不可逆性影响。

《中国居民膳食营养素参考摄入量》建议学龄前儿童铁的 AI 为 12 mg/d,UL 为 30 mg/d。动物性食品中的血红蛋白铁吸收率一般在 10% 或以上,动物肝脏、动物血、瘦肉是铁的良好来源。膳食中丰富的维生素 C 可促进铁的吸收。

4）锌

锌缺乏儿童常出现味觉下降、厌食甚至异食癖，嗜睡、面色苍白，抵抗力差而易患各种感染性疾病等，严重者生长迟缓。儿童期用于生长的锌每千克体重约 $23\sim30~\mu g$，学龄前儿童锌 RNI 为 12 mg/d。除海鱼、牡蛎外，鱼、禽、蛋、肉等蛋白质食物锌含量丰富，利用率也较高。

5）维生素 A

维生素 A 对学龄前儿童生长，尤其是对骨骼生长有重要的作用。维生素 A 缺乏是发展中国家普遍存在的营养问题，严重威胁着儿童的生存。在我国，仍有相当比例学龄前儿童维生素 A 亚临床缺乏或水平低于正常值，尤其是农村和边远地区。《中国居民膳食营养素参考摄入量》建议学龄前儿童维生素 A 的 RNI 为 $500\sim600~\mu g/d$，UL 值为 2000 $\mu g/d$。可考虑每周摄入 1 次含维生素 A 丰富的动物肝脏，每天摄入一定量蛋黄、牛奶，或在医生指导下补充鱼肝油，获得可直接利用的视黄醇，也可每日摄入一定量的深绿色或黄红色蔬菜补充维生素 A 原，即胡萝卜素。由于学龄前儿童的咀嚼能力有限，叶菜应切碎，煮软，这种烹调方法对维生素 C 的破坏较大，但胡萝卜素的损失相对较低。

6）B 族维生素

维生素 B_1、维生素 B_2 和烟酸在保证儿童体内的能量代谢以促进其生长发育方面有重要的作用。这 3 种 B 族维生素常协同发挥作用，所以缺乏症可能混合出现。

亚临床维生素 B_1 缺乏影响儿童的食欲、消化功能。《中国居民膳食营养素参考摄入量》建议学龄前儿童维生素 B_2 的 RNI 为 0.7mg/d。膳食中维生素 B_1 主要来源于非精制的粮谷类、坚果、鲜豆、瘦肉和动物内脏，发酵生产的酵母制品也含有丰富的维生素 B_1。

维生素 B_2 缺乏引起口角炎、舌炎、唇炎以及湿疹。缺铁性贫血的儿童常伴有维生素 B_2 缺乏。维生素 B_2 主要来源于各种瘦肉、蛋类、奶类，蔬菜水果也含少量。《中国居民膳食营养素参考摄入量》建议学龄前儿童维生素 B_2 的 RNI 为 0.7 mg/d。

7）维生素 C

典型的维生素 C 缺乏症在临床上已不常见，但亚临床缺乏对健康的潜在影响受到特别的关注，如免疫能力降低以及慢性病的危险增加等。维生素 C 主要来源于新鲜蔬菜和水果，尤其是鲜枣类、柑橘类水果和有色蔬菜，如柿子椒、油菜、韭菜、白菜、菜花等。鉴于维生素 C 对免疫功能以及慢性病的预防作用，《中国居民膳食营养素参考摄入量》制订的 RNI 值较过去有所增加，3 岁为 60 mg/d，4～6 岁为 70 mg/d。

（三）学龄前儿童的平衡膳食

给学龄前儿童安排合理的膳食是满足其营养素摄入的保证。对散居儿童和托幼机构的集体儿童均有重要的意义。

1. 平衡膳食的原则

1）多样食物合理搭配

每日膳食应由适宜数量的谷类、乳类、肉类（或蛋或鱼类）、蔬菜和水果类四大类食物组成，在各类食物的数量相对恒定的前提下，同类中的各种食物可轮流选用，做到膳食多样化，从而发挥出各种食物在营养上的互补作用，使其营养全面平衡。

2）专门烹调，易于消化

学龄前期儿童咀嚼和消化能力仍低于成人，他们不能进食一般家庭膳食和成人膳食。此外,家庭膳食中的过多调味品,也不宜儿童使用。因此,食物要专门制作,蔬菜切碎,瘦肉加工成肉末,尽量减少食盐和调味品的食用。烹调成质地细软、容易消化的膳食。随着年龄的增长逐渐增加食物的种类和数量,烹调向成人膳食过渡。

3)制定合理膳食制度

学龄前儿童胃的容量小,肝脏中糖原储存量少,又活泼好动,容易饥饿。应适当增加餐次以适应学龄前期儿童的消化能力。学龄前期儿童以一日"三餐两点"制为宜。各餐营养素和能量适宜分配,早、中、晚正餐之间加适量点心。以保证营养需要又不增加胃肠道过多的负担。

4)培养健康的饮食习惯

建立健康的膳食模式,包括养成不偏食、不挑食、少零食,细嚼慢咽,不暴饮暴食,口味清淡的健康饮食习惯,以保证足够的营养摄入、正常的生长发育,预防成年后肥胖和慢性病的发生。

2. 食物选择

学龄前儿童已完成从奶类食物为主到谷类食物为主的过渡。食物种类与成人食物种类逐渐接近,无论集体还是散居儿童,均应按以下推荐选择食物。

1)谷类

精加工碾磨谷类的维生素、矿物质、纤维素大多丢失。粗制面粉、大米是每日最基本的食物,每日 200～250 g 可为孩子提供 55%～60% 的能量、约一半的维生素 B_1 和烟酸,如果每周有 2～3 餐以豆类(红豆、绿豆、白豆)、燕麦等替代部分大米和面粉,将有利于蛋白质、B 族维生素的补充。高脂食品如炸土豆片,高糖和高油的风味小吃和点心应加以限制。

2)动物性食物

适量的鱼、禽、蛋、肉等动物性食物主要提供优质蛋白质、维生素、矿物质,鱼类蛋白软滑细嫩而易于消化,鱼类脂肪中还含有 DHA,蛋类提供优质易于消化的蛋白质、维生素 A、维生素 B_{12} 以及有利于儿童脑组织发育的卵磷脂,鱼、禽、肉每日供给总量约 100～125 g,各种可交替使用。

3)奶类及其制品

提供优质、易于消化的蛋白质、维生素 A、维生素 B_2 及丰富的优质的钙。建议奶的每日供给量为 250～400 g,不要超过 600～700 g,在适宜奶量范围内可以是全脂奶。

4)大豆及其制品

大豆蛋白质富含赖氨酸,是优质蛋白质。大豆脂肪含有必需脂肪酸亚油酸和 α-亚麻酸,能在体内分别合成花生四烯酸和 DHA。因此,每日至少供给相当于 15～20 g 大豆的制品,以提供约 6～10 g 的优质蛋白质。应充分利用大豆资源来解决儿童的蛋白质营养问题,尤其在较贫困的农村。

5)蔬菜和水果类

蔬菜和水果是维生素、矿物质和膳食纤维的主要来源。每日供给量约 150～200 g,可供选择的蔬菜包括椰菜、菜花、小白菜、芹菜、胡萝卜、黄瓜、西红柿、鲜豌豆、绿色和黄红色辣椒。可供选择的水果不限。

6)烹调用油和食糖

按我国的饮食习惯,膳食脂肪约 40% 来源于烹调用油,应注意对烹调用油的选择。

学龄前儿童烹调用油应是植物油,尤其应选含有必需脂肪酸亚油酸和亚麻酸的油脂,如大豆油、低芥酸菜籽油等,每日人均约 15 g。

关于食糖(精制糖、蔗糖)对健康的影响有较多的争议。证据表明,减少学龄前儿童食糖的消耗可以减少龋齿和肥胖发生的危险。学龄前儿童每日可摄入约 10～15 g 蔗糖,或含蔗糖的饮料。

3. 膳食安排

1)学龄前儿童 1 日食物建议

建议每日供给 200～300 mL 牛奶(不要超过 600 mL),1 个鸡蛋,100 g 无骨鱼或瘦肉及适量的豆制品,150 g 蔬菜和适量水果,谷类已取代乳类成为主食,每日约需 150～200 g。建议每周进食 1 次富含铁和维生素 A 的猪肝和富含铁的猪血,每周进食 1 次富含碘、锌的海产品。

2)学龄前儿童膳食制度

学龄前儿童宜采用 3 餐 2 点制供给食物,3 岁儿童可用 3 餐 3 点制。8∶00～8∶30 早餐,约占 1 日能量和营养素的 30％,11∶30～12∶00 午餐,约供给 1 日能量和营养素的 40％(含 3 点的午点),6 点的晚餐,约占 1 日能量和营养素的 30％(含晚上 8 点的少量水果或牛奶)。

家庭作为整体,父母每天至少有 1 次与孩子一起进餐。让孩子自己吃,容许孩子进餐过程的脏乱,以保持孩子进餐的兴趣,提高食欲。进餐应该愉快,尽量减少争论。餐前可喝少量的果汁或汤以开胃。正餐的进餐时间不要超过 30 分钟。

3)学龄前儿童膳食烹调

学龄前儿童的膳食需单独制作。烹调方式多采用蒸、煮、炖等,软饭逐渐转变成普通米饭、面条及包点。肉类食物加工成肉糜后制作成肉糕或肉饼,或加工成细小的肉丁使用;蔬菜要切碎、煮软;每天的食物要更换品种及烹调方法,1 周内不应重复,并尽量注意色香味的搭配。将牛奶(或奶粉)加入馒头、面包或其他点心中,用酸奶拌水果色拉也是保证膳食钙供给的好办法。

四、学龄儿童与青少年的营养和膳食

(一)学龄儿童与青少年的生长发育特点

少年儿童时期是由儿童发育到成年人的过渡时期,可以分为 6 岁到 12 岁的学龄期和 13 岁到 18 岁的少年期或青春期,这个时期正是他们体格和智力发育的关键时期。

男女生青春发育期开始的年龄是不同的,女生比男生早,一般在 10 岁左右开始,17 岁左右结束;男生一般在 12 岁前后开始,22 岁左右结束。目前研究表明,我国城市男女青春发育期开始年龄要早于农村。在这个时期体格生长加速,第二性征出现,生殖器官及内脏功能日益发育成熟,大脑的机能和心理的发育也进入高峰,身体各系统逐渐发育成熟,是人一生中最有活力的时期。

(二)学龄儿童与青少年的营养需要

由于少年儿童体内合成代谢旺盛,以适应生长发育的需要,所需要的能量和各种营养素的量相对比成人高,尤其是能量、蛋白质、脂类、钙、锌和铁等营养素。同年龄男生和女生在儿童时期对营养素需要的差别很小,从青春期生长开始,男生和女生的营养需要出现较大的差异。

1. 能量

生长发育中少年儿童的能量处于正平衡状态。能量的来源分别为碳水化合物 55％～65％、脂肪 25％～30％、蛋白质 12％～14％。

2. 宏量营养素

1)蛋白质

少年儿童膳食蛋白质提供的能量应占膳食总能量的 12％～14％。动物性食物蛋白质含量丰富氨基酸构成好,如肉类为 17%～20%,蛋类为 13%～15%,奶类约为 3%,植物性食物中大豆是优质蛋白质的来源,含量高达 35%～40%,谷类含 5%～10%,利用率较低。

2)脂类

儿童期脂肪适宜摄入量以占总能量的 25%～30% 为宜。少年时期是生长发育的高峰期,能量的需要也达到了高峰,因此一般不过度限制少年儿童膳食脂肪摄入。但脂肪摄入量过多将增加肥胖及成年后心血管疾病、高血压和某些癌症发生的危险性,脂肪适宜摄入量为占总能量的 25%～30%。其中饱和脂肪酸、单不饱和脂肪酸和多不饱和脂肪酸的比例为 <1∶1∶1,n−6 和 n−3 多不饱和脂肪酸的比例为(4～6)∶1。在脂肪种类的选择上要注意选择含必需脂肪酸的植物油。

3)碳水化合物

长期以来,碳水化合物一直是人类膳食中提供能量的主要来源,与蛋白质和脂肪相比,碳水化合物是更容易被机体利用的能量。

学龄前儿童至青少年膳食中碳水化合物适宜摄入量占总能量的 55%～65% 为宜。目前我国居民膳食中碳水化合物的主要来源是谷类和薯类,水果蔬菜也有一定量的碳水化合物,因此,保证适量碳水化合物摄入,不仅可以避免脂肪的过度摄入,同时谷类和薯类以及水果蔬菜摄入会增强膳食纤维及具有健康效用的低聚糖,对预防肥胖及心血管疾病都有重要意义。但应注意避免摄入过多的食用糖,特别是含糖饮料。

3. 微量营养素

1)钙

青春前期及青春期正值生长突增高峰期,为了满足突增高峰的需要,11～18 岁青少年钙的适宜摄入量为 1000 mg/d,6～10 岁钙的适宜摄入量为 800 mg/d,钙的可耐受摄入量为 2000 mg/d。奶和奶制品是钙的最好食物来源,其含钙量高,吸收率也高。发酵的酸奶更有利于钙的吸收。可以连骨壳吃的小鱼小虾及一些硬果类,含钙量也较高。绿色蔬菜、豆类也是钙的主要食物来源。

2)铁

铁缺乏除引起贫血外,也可能降低学习能力、免疫和抗感染能力。青春期贫血是女童常见的疾病,值得特别关注。儿童各年龄阶段,推荐摄入量列于表 5−1。动物血、肝脏及红肉是铁的良好来源,含铁高,吸收好。豆类、黑木耳、芝麻酱含铁也较丰富。

表 5−1 儿童和青少年每日适宜铁摄取量

年龄(岁)	UL(mg/d)	年龄(岁)	UL(mg/d)
6～	12	7～	12
11～	16(男)18(女)	14～	20(男)25(女)
18～	15(男)20(女)		

3)锌

少年儿童缺锌的临床表现是食欲差,味觉迟钝甚至丧失,严重时引起生长迟缓,性发育不良及免疫功能受损。贝壳类海产品、红色肉类、动物内脏等都是锌的良好来源;干果类、谷类胚芽、麦麸、花生和花生酱也富含锌。少年儿童膳食锌 RNI,6～10 岁为 12 mg/d,11～13 岁为 13 mg/d,14～18 岁为 15 mg/d。

4）碘

碘缺乏在儿童期和青春期的主要表现为甲状腺肿，尤其是青春期甲状腺肿发病率较高，需特别预防。少年儿童膳食碘 RNI，6～10 岁为 90 μg/d，11～13 岁为 120 μg/d，14～18 岁为 150 μg/d。含碘最高的食物是海产品，包括海带、紫菜、海鱼等。应坚持食用碘盐，并注意碘盐的保存和烹调方法。碘摄入过多会对身体有害，引起高碘性甲状腺肿，少年儿童每日摄入碘量如超过 800 μg，就有可能造成过量，对健康带来危害。

5）维生素 A

少年儿童维生素 A 缺乏的发生率远高于成人。维生素 A 的 RNI6 岁为 600 μg RE/d，7～13 岁为 700 μg RE/d，14～18 岁，男为 800 μg RE/d，女为 700 μg RE/d，UL 为 2000 μg RE/d。动物肝脏，如羊肝、鸡肝、猪肝含有丰富的维生素 A。

植物性食物只能提供维生素 A 原——类胡萝卜素。胡萝卜素主要存在于深绿色或红黄色的蔬菜和水果中，如胡萝卜、青椒、芹菜、菠菜。与动物来源的维生素 A 比较，植物来源的胡萝卜素效价较低。

6）维生素 B

精加工谷类的普及使少年儿童维生素 B_1 的缺乏成为目前的营养问题。我国少年儿童膳食维生素 B_1 的 RNI，6 岁 0.7 mg/d，7 岁 0.9 mg/d，11～13 岁 1.2 mg/d，14～18 岁，男童 1.5 mg/d，女童 1.2 mg/d；UL 不分年龄 50 mg/d。维生素 B_1 广泛存在天然食物中，动物内脏如肝、心、肾，肉类、豆类和没有加工的粮谷类。

7）维生素 B_2

少年儿童紧张的学习生活使其易发生维生素 B_2 缺乏症。我国少年儿童膳食维生素 B_2 的 RNI，6 岁为 0.7 mg/d，7 岁为 1.0 mg/d，11 岁为 1.2 mg/d，14～18 岁，男 1.5 mg/d，女 1.2 mg/d。富含维生素 B_2 的食物主要是奶类、蛋类、肝脏，谷类、蔬菜水果含量较少。

8）维生素 C

我国少年儿童膳食维生素 C 参考摄入量 6 岁为 70 mg/d，7 岁为 80 mg/d，11 岁为 90 mg/d，14～18 岁为 100 mg/d。新鲜的蔬菜、水果是维生素 C 丰富的食物来源。约 150 g 油菜（菜心）可提供 100 mg 的维生素 C。

（三）复习、考试期间的膳食

复习、考试期间生活和学习节奏较快，大脑活动处于高度紧张状态，在这种状态下，大脑对氧和某些营养素的消耗和需求比平时增多。但大脑良好的营养和功能状况主要依靠平时长期的膳食供应，在复习考试期间主要补充大脑因消耗增加的营养素如碳水化合物、维生素 C、B族维生素以及铁。而且在此期间不应刻意注重"营养"而改变饮食习惯或进食过多，反而影响大脑功能的发挥。

1. 吃好早餐

复习、考试期间，血糖是大脑能直接利用的唯一能量。如果不吃早餐或早餐吃得不好，上午第三、四节课时血糖水平降低，就会产生饥饿感，反应迟钝，从而影响学习效率。如果因为某些原因没吃早餐，如孩子过于紧张，没有食欲时，可给孩子带上一小块巧克力或一片面包和一瓶牛奶或酸奶，在上午 10 点左右吃。食物的量不宜过多，以免影响午餐的进食。

2. 摄入充足的食物

学习紧张会降低孩子的食欲，此时家长应选择孩子平常爱吃的食物，变换花样做可口一些。主食数量充足,以保证充足的能量供应,含有丰富 B 族维生素的杂粮、豆类对增进食欲起到很好的作用。

3. 保证优质蛋白质的摄入

可选用鱼虾、瘦肉、肝、鸡蛋、牛奶、豆腐、豆浆等,这些食物不仅含有丰富的优质蛋白质,还富含钙、铁、维生素 A、维生素 B_2 等。鱼、虾、贝类,尤其是深海鱼含有丰富的 DHA,DHA 可以提高大脑功能,增强记忆。

4. 每天食用新鲜的蔬菜和水果

新鲜的蔬菜和水果中含有丰富的维生素 C 和膳食纤维,维生素 C 既可促进铁在体内的吸收,还可增加脑组织对氧的利用。这类食物还可以帮助消化、增加食欲。

5. 注意色、香、味的搭配

食物的感观对孩子非常重要,色、香、味俱全的食物可促进消化液分泌,增进食欲。

6. 卫生问题不容忽视

在复习、考试期间,不要在街头小摊上买东西吃,不吃或少吃冷饮,家长可在家中准备一些绿豆汤、凉白开水或新鲜的水果等供孩子解渴。在吃东西前将手洗干净,注意卫生,以免引起肠道传染病。

7. 给学生创造一个轻松、愉快的就餐环境

在进餐过程中谈一些轻松、愉快的话题,有利于消化液的分泌和食物的消化。

8. 不可过分迷信和依赖营养品

不可过分迷信和依赖“健脑品”“益智品”等营养品对智力和考试成绩的作用,因为人的智力受许多因素的影响,营养只是诸多因素之一,而各类天然食物中已经包含了人体所需的各种营养素,只要不挑食、偏食,就能满足身体和紧张学习的需要。

五、老年人营养与膳食

中国已进入老龄社会,如何加强老年保健、延缓衰老进程、防治各种老年常见病,促进健康长寿和提高生命质量,已成为医学界注重的研究课题。老年营养是其中至关重要的一部分,合理的营养有助于延缓衰老,而营养不良或营养过剩、紊乱则有可能加速衰老的速度。因此,从营养学的角度探讨老年人生理变化,研究老年期的营养和膳食非常重要。

人的衰老从人的成熟开始,只是这个过程随着年龄的加大可能加速。维持和发展人的潜能,实际上应该从壮年以前就开始注意膳食营养。老年人的营养需要与青壮年有共同点,也有其特殊性。研究老年人营养应当注意到,“老年”这一阶段包括了几十岁的年龄跨度,而且由于每个人的老化过程受到遗传、环境等多方面因素的影响,老年人个体之间的差异比其他年龄段的人更为显著。

(一)老年人的生理特点

1. 老年人的生理及代谢改变

1)身体成分改变

老年人细胞数量下降,突出表现为肌肉组织的重量减少而出现肌肉萎缩;身体水分减少,主要为细胞内液减少,影响体温调节,降低老年人对环境温度改变的适应能力;骨组织矿物质和骨基质均减少,骨密度降低、骨强度下降易出现骨质疏松症。

2)代谢功能降低

基础代谢降低,老年人体内的去脂组织或代谢活性组织减少,脂肪组织相对增加。与中年人相比,老年人的基础代谢大约降低15％～20％。合成代谢降低,分解代谢增高,合成与分解代谢失去平衡,引起细胞功能下降。

3)器官功能改变

消化系统消化液和消化酶及胃酸分泌减少,使食物的消化吸收受影响,胃肠扩张和蠕动能力减弱,易发生便秘。多数老人因牙齿脱落而影响食物的咀嚼和消化。血管功能心律减慢,心脏搏出量减少,血管逐渐硬化,高血压患病率随年龄增加而升高。脑、肾和肝脏功能及代谢能力均随年龄增加而有不同程度的功能下降。

2. 老年妇女的特殊生理改变

妇女绝经后雌激素水平下降,比男性更容易罹患心血管疾病和骨质疏松症。在一定意义上,老年妇女的营养和膳食更应该受到重视。绝经是指女性月经的最后停止,可分为自然绝经和人工绝经,临床上将连续12个月无月经后才认为是绝经。而绝经最明显的生理改变是卵巢的衰老和生殖系统的萎缩性改变。

卵巢形态改变,卵泡减少和卵巢形态老化(体积缩小)。卵巢功能衰退,生殖功能的衰退及内分泌功能衰退和紊乱,包括雌、孕激素的合成分泌减少、垂体促性腺激素、促卵泡生成素和黄体生成素的分泌增加,导致潮热、出汗等血管舒张和收缩功能不稳定的症状。

3. 影响老年人营养状况的因素

1)生理因素

多数老年人有牙齿脱落或对假牙不适应,影响食物的咀嚼,因此不愿选用蔬菜、水果和瘦肉一类的食物。老年人由于消化吸收功能减弱,摄入营养素不能很好地被吸收。由于肝、肾功能的衰竭,维生素D不能在体内有效地转化成具有活性的形式。

2)环境因素

部分老年人由于经济状况拮据,购买力下降,或行动不便外出采购困难,影响了对食物的选择。丧偶老人、空巢老人由于生活孤寂,缺少兴趣,干扰了正常的摄食心态。有些老人因退休而离开工作岗位和工作环境,一时尚不能适应,引起食欲下降。还有一些老年人由于慢性病,常服用各种药物,干扰了营养物质的吸收利用。

(二)老年人营养需要

1. 能量

作为老年群体,中国营养学会按60、70及80岁细分为三种推荐量。60及70岁段又分为轻体力与中等体力两大类,但三者的相差幅度不大。这是因为在一般情况下60岁以上的人,很可能在基础代谢方面下降,而体力活动也相对减少,就算有劳动作业,一些部门已机械化或电器化,所以实际上以轻度劳动者计。从60岁到80岁男性的推荐摄入量都是7.94 MJ(1900 kcal)/d,女性在60岁为7.53 MJ(1800 kcal)/d,70岁后减低418.4 kJ(100 kcal)/d。

对于老年的个体而言,生活模式和生活质量不同,对能量的需要有较大的差异,如60岁的老年人,体力活动量并未减少,或退休后每天步行1/2～1小时,其每日能量的平均消耗会大于7.94 MJ(1900 kcal)。

60岁以上的老年人,如果能够保持良好的心态,在医学认可的条件下进行适当的体力活动,或是能持之以恒地进行原已习惯的有氧运动,这对营养状况将是非常有益的,这可以说是"营"的一种。老龄人如果终日不出门,或是只是坐着看电视、书本,或是伏案工作,其每日能量的推荐值,就有可能高于需要。也可以说,老年人的均衡营养,是与其生活模式分不开的,老年人参与其本人喜爱的,习惯采用的,或是身体能接受的运动项目,对健康极为有利。

2. 宏量营养素

1)蛋白质

由于体内细胞衰亡和体内各种代谢不可避免的蛋白质丢失,以及随机体老化,体内分解代谢的加强,氮的负平衡就难以避免,加上蛋白质摄入量不足,器官蛋白质合成代谢与更新就受到更大的影响,从而影响功能。老年人因为种种原因,摄入的蛋白质的质与量比较难以达到要求,更加重了人体器官的衰老。

蛋白质的推荐量为按男性每日 1900 kcal,女性 1800 kcal 的能量摄入推算,要达到男性每日 75 g,女性 65 g 的蛋白质是不容易的。如果能量主要从粮食提供,其蛋白质的含量,只能达到推荐量的一半左右。如果除粮食外,主要以动物性食物,包括肉、蛋、奶类提供,那么动物脂肪在膳食中的比例就会偏高,需要选择适宜的比例。

如果谷类食物在膳食中占 70% 的能量,那么谷类在膳食中约占 330 g,亦即约为 6 两半的粮食 5565 kJ(1330 kcal),其中蛋白质占 20～30 g,视粮食的品种不同而异,余下的 40 g～50 g 蛋白可以从动物性食物或大豆类食品取得。因此,大豆及其制品是老龄人最佳的选择之一。大豆类及其制品相对容易取得,而且品种很多,可选择性很大,也比较容易消化,在这个基础上补充其他优质蛋白可以作为长久之计。大豆中脂肪、卵磷脂、植物固醇以及大豆异黄酮对人体有利,尤其是女性。此外,鲜豆类也是在蔬菜中可以首选的食物之一,这些食物可以制成数以百计的菜肴,并且可与适量鱼、肉类搭配烹调,因而强调老龄人中选择豆类是符合当前消费条件及均衡膳食要求的。

2)脂类

《中国居民膳食营养素参考摄入量》认为脂肪在全日总能量中的百分比宜设在 20%～30%,即在 7351～7950 kJ(1800～1900 kcal) 的总能量中,脂肪供能约 450 kcal,在全日食物中所有脂肪,包括食物内和烹调用的油料总计在 50 g 之内。我国人民习惯使用植物油作为烹调油,必需脂肪酸是可以从这些油料中达到要求的,但需考虑脂肪酸类型与机体需要之间的均衡,至少脂类中含有饱和脂肪酸、单不饱和脂肪酸及多不饱和脂肪酸三大类。就不饱和脂肪酸来说,主要有 n-3,n-6 及 n-9 三个类型,各自都有其生理的功能;而饱和脂肪酸却不宜多于总能量的 10%,这种脂肪酸在动植物油脂中都存在,在动物油脂中较多,而且动物脂肪同时也含有胆固醇。动物的瘦肉中也含有脂肪,例如猪肉在非常瘦的状态下也有 20% 左右的动物脂肪,而这些脂肪是肉眼看不见的,故老年人食用畜肉宜有节制。植物油中,尤其是人们常用的菜籽油、玉米油、大豆油及花生油都含有多不饱和脂肪酸,也各有长处,混合食用会比单独一类好处大。鱼类,尤以海洋鱼类含有多种脂类,合理加工后,鱼类也适用于老龄人的脂肪需要,同时也可以提供优质的蛋白质。在正常条件下,脂类在总能量中不宜少于 20% 或高于 30%,每日食物中的胆固醇含量不宜多于 300 mg。

3)碳水化合物

碳水化合物是膳食能量的主要来源,宜占膳食总能量的 50%～60%,老年人的脂肪摄入量减少,相应地碳水化合物的量应适当增多。应选择复合碳水化合物的淀粉类为主食,且多选择粗杂粮,不宜使用蔗糖等简单的糖类,而果糖易被吸收利用,宜多吃水果、蔬菜等富含膳食纤维的食物,增强肠蠕动,防止便秘。

3. 微量营养素

就各种微量营养素来说,老龄人与中年人并无差别,只是老龄人因生理条件(牙齿、消化能力等)的限制,摄取食物的总量和种类会比中年人少,要达到中国营养学会推荐量,可能存在着一定的难度。在经济欠发达的地区,经济、文化、习俗等都可能成为制约老年人食物摄入和微量营养素状况的因素。中国居民膳食指南中强调要多吃蔬菜、水果和薯类,尽量多摄食绿色及红黄色的蔬菜,因为这类食物可以补充必要的微量营养素,如类胡萝卜素、维生素 C 和各种矿物质。即便这类食物在烹调中维生素会大量丢失,但还能保留相当多的膳食纤维及各种天然抗氧化物,对预防慢性病和维持肠道健康状态是有利的。我国蔬菜品种极多,水果的供应四季不断,因而可以改善老年人的口味以及增加食物的形式和品种,我国农民有自种青菜的习惯和经验,只要强化认识,在广大农村也是能够达到的。

合理而廉价的强化多种微量营养素的食物或复合的膳食补充剂可以缓解多种微量元素不足的问题,有条件时,适当补充多种微量营养素的制剂对老人也是有益的。

1)钙

由于胃肠功能降低,肝肾功能衰退及老年人活化维生素 D 的功能下降,加上户外活动减少和缺乏日照,使皮下 7 -脱氢胆固醇转变为维生素 D 的来源减少。老年人对钙的吸收利用能力下降,钙的吸收率一般在 20% 左右。钙摄入不足使老年人出现钙的负平衡,体力活动的减少又可增加骨钙的流失,以致骨质疏松症较常见,尤其是女性老人。我国营养学会推荐钙的 RNI 为 800～1000 mg/d,应以食物钙为主,牛奶及奶制品是最好的来源,其次为大豆及豆制品、深绿色叶菜、海带、虾皮等。钙的补充不宜过多,每日摄入钙的总量不应超过 2 g。

2)铁

老年人对铁的吸收利用能力下降,造血功能减退,血红蛋白含量减少,易出现缺铁性贫血,其原因除铁的摄入量不足,吸收利用差外,还可能与蛋白质合成减少、维生素 B_{12}、维生素 B_6 及叶酸缺乏有关,故铁的摄入量应充足,其 RNI 为 12 mg/d。应选择血红素铁含量高的食品(如动物肝脏、瘦肉、牛肉等),同时还应多食用富含维生素 C 的蔬菜、水果,以利于铁的吸收。

3)维生素 A

胡萝卜素是我国居民膳食维生素 A 的主要来源。老年人进食量少,如果牙齿不好,摄入蔬菜的数量更有限,易出现维生素 A 缺乏。我国老年人的 RNI 为 800 μg/d 视黄醇当量,老人应注意多食用黄绿色蔬菜、水果。

4)维生素 D

老年人户外活动减少,由皮肤形成的维生素 D 量降低,而且肝肾转化为活性 $1,25-(OH)_2$维生素 D 的能力下降,易出现维生素 D 缺乏而影响钙、磷吸收及骨骼矿化,出现骨质疏松症,故老年人维生素 D 的 RNI 为 10 μg/d,高于中年和青年人。

5)维生素 E

老年人每日膳食维生素 E 的 RNI 为 30 mg/d,当多不饱和脂肪酸摄入量增加时,应相应地增加维生素 E 的摄入量。一般每摄入 1 g 多饱和脂肪酸应摄入 0.6 mg 的维生素 E。维生素 E 的摄入量不应超过 300 mg/d。

6）维生素 B_1

老年人对维生素 B_1 利用率降低，因此摄入量应达到 1.3 mg/d。富含维生素 B_1 的食物有肉类、豆类及各种粗粮。

7）维生素 B_2

维生素 B_2 的 RNI 与硫胺素相同，为 1.3 mg/d。

8）维生素 C

维生素 C 可促进胶原蛋白的合成，保持毛细血管的弹性，减少脆性，防止老年血管硬化，并可降低胆固醇、增强免疫力、抗氧化，因此老年人应摄入充足的维生素 C，其 RNI 为 130 mg/d。

目前，一部分人开始关心自己的血脂状况与动脉粥样硬化的关系，尤其是极低与低密度脂蛋白胆固醇与动脉硬化的关系。高同型半胱氨酸血症也是动脉粥样硬化的独立危险因素。同型半胱氨酸是蛋氨酸代谢的中间产物，维生素 B_{12}、叶酸、维生素 B_6 的不足可引起高同型半胱氨酸血症，这三种 B 族维生素的及时补充，将有助于降低动脉硬化的危险。

4. 水和液体

老年人对水分的要求不低于中青年，有时还比其他年龄组要求高，因为老人对失水与脱水的反应会迟钝于其他年龄组，加之水的代谢有助于其他物质代谢以及排泄代谢废物，目前老龄人每日每千克体重应摄入 30mL 的水。有大量排汗、腹泻、发热等状态下还必须按情况增加。关键是老年人不应在感到口渴时才饮水，而应该有规律地主动饮水，其中可包括不太浓的茶。

（三）老年人的膳食

1. 饮食多样化

吃多种多样的食物才能利用食物营养素互补的作用，达到全面营养的目的。不要因为牙齿不好而减少或拒绝蔬菜或水果，可以把蔬菜切细、煮软、水果切碎，以使其容易咀嚼和消化。

2. 主食中包括一定量的粗粮、杂粮

粗杂粮包括全麦面、玉米、小米、荞麦、燕麦等，比精粮含有更多的维生素、矿物质和膳食纤维。

3. 每天饮用牛奶或食用奶制品

牛奶及其制品是钙的最好食物来源，摄入充足的奶类有利于预防骨质疏松症和骨折。虽然豆浆在植物中含钙量较多，但远不及牛奶，因此不能以豆浆代替牛奶。

4. 吃大豆或其制品

大豆不但蛋白质丰富，对老年妇女尤其重要的是其丰富的生物活性物质大豆异黄酮和大豆皂甙，可抑制体内脂质过氧化、减少骨丢失，增加冠状动脉和脑血流量，预防和治疗心脑血管疾病和骨质疏松症。

5. 适量食用动物性食品

禽肉和鱼类脂肪含量较低，较易消化，适于老年人食用。

6. 多吃蔬菜、水果

蔬菜是维生素 C 等几种维生素的重要来源，而且大量的膳食纤维可预防老年便秘，番茄中的番茄红素对老年男性常见的前列腺疾病有一定的防治作用。

7. 饮食清淡、少盐

选择用油少的烹调方式如蒸、煮、炖、焯，避免摄入过多的脂肪导致肥胖。少用各种含钠高的酱料,避免过多的钠摄入引起高血压。

第三节 《中国居民膳食指南(2016)》解读

膳食指南(dietary guidelines,DG)是根据营养学原则,结合国情,教育人民群众采用平衡膳食,以达到合理营养促进健康目的的指导性意见。中国营养学会于 1989 年制定了我国第一个膳食指南,历经修订。《中国居民膳食指南(2016)》是 2016 年 5 月 13 日由国家卫生计生委疾控局发布,为了提出符合我国居民营养健康状况和基本需求的膳食指导建议而制定的法规。

《中国居民膳食指南(2016)》由一般人群膳食指南、特定人群膳食指南和中国居民平衡膳食实践三部分组成。一般人群膳食指南适用于 2 岁以上健康人群,共有 6 条核心推荐条目,在每个核心条目下设有提要、关键推荐、实践应用、科学依据、知识链接 5 个部分。提要是对条目中心内容、关键推荐和关键事实进行总结;关键推荐是对实现核心条目建议的具体化操作要点;科学依据总结和分析了 1997—2014 年对同一问题的科学研究的系统综述和荟萃分析,集中了科学界的主流观点和共识;关键事实是对科学依据内容的提炼和总结;知识链接介绍与本条目有关的一些信息资料。指南特别结合我国居民的营养现况、问题,推荐了解决方案和建议。特定人群膳食指南包括孕妇乳母膳食指南、婴幼儿喂养指南(0～24 月龄)、少年儿童(2～5 岁、6～17 岁)膳食指南、老年人膳食指南(≥65 岁)和素食人群膳食指南。除 0～24 月龄婴幼儿喂养指南外,特定人群膳食指南是根据不同年龄阶段人群的生理和行为特点,在一般人群膳食指南基础上进行了补充。为了更好地传播和实践膳食指南的主要内容和思想,修订了 2007 版的中国居民平衡膳食宝塔、新增了中国居民平衡膳食餐盘和儿童平衡膳食算盘,以突出可视性和操作性。

一、一般人群膳食指南

平衡膳食是实现合理饮食、均衡营养的根本途径。平衡膳食是指膳食中各类食物品种、数量以及比例和消费的频率平衡与合理。良好的科学证据和实践已证明,改善膳食模式(结构)、均衡饮食和增加运动量能增进个人健康、增强体质,减少慢性疾病的发生风险。根据营养科学原理和中国居民膳食营养素参考摄入量、我国食物资源和饮食特点,膳食指南修订专家委员会专门设计了平衡膳食模式(balanced dietary pattern)。平衡膳食模式所推荐的食物种类和比例,能最大限度地满足不同年龄阶段、不同能量水平的健康人群的营养与健康需要。膳食指南专家委员会总结了最新食物与人类健康关系的科学证据,并梳理了我国居民主要营养和健康问题,为了改善大众营养、引导食物消费、促进全民健康,膳食指南提出了适用于 2 岁以上健康人群的六条核心推荐。

1. 食物多样,谷类为主

平衡膳食模式是最大限度上保障人体营养需要和健康的基础,食物多样是平衡膳食模式的基本原则。每天的膳食应包括谷薯类、蔬菜水果类、畜禽鱼蛋奶类、大豆坚果类等食物。建议平均每天摄入 12 种以上食物,每周 25 种以上。谷类为主是平衡膳食模式的重要特征,每天摄入谷薯类食物 250～400 g,其中全谷物和杂豆类 50～150 g,薯类 50～100 g,膳食中碳水化合物提供的能量应占总能量的 50% 以上。

2. 吃动平衡，健康体重

体重是评价人体营养和健康状况的重要指标，吃和动是保持健康体重的关键。各个年龄段人群都应该坚持天天运动、维持能量平衡、保持健康体重。体重过低和过高均易增加疾病的发生风险。推荐每周应至少进行 5 d 中等强度身体活动，累计 150 min 以上；坚持日常身体活动，平均每天主动身体活动 6000 步；尽量减少久坐时间，每小时起来动一动，动则有益。

3. 多吃蔬果、奶类、大豆

蔬菜、水果、奶类和大豆及制品是平衡膳食的重要组成部分，坚果是膳食的有益补充。蔬菜和水果是维生素、矿物质、膳食纤维和植物化学物的重要来源，奶类和大豆类富含钙、优质蛋白质和 B 族维生素，对降低慢性病的发病风险具有重要作用。提倡餐餐有蔬菜，推荐每天摄入 300～500 g，深色蔬菜应占 1/2。天天吃水果，推荐每天摄入 200～350 g 的新鲜水果，果汁不能代替鲜果。吃各种奶制品，摄入量相当于每天液态奶 300 g。经常吃豆制品，相当于每天大豆 25 g 以上，适量吃坚果。

4. 适量吃鱼、禽、蛋、瘦肉

鱼、禽、蛋和瘦肉可提供人体所需的优质蛋白质、维生素 A、B 族维生素等，有些也含有较高的脂肪和胆固醇。动物性食物优选鱼和禽类，鱼和禽类脂肪含量相对较低，鱼类含有较多的不饱和脂肪酸；蛋类各种营养成分齐全；吃畜肉应选择瘦肉，瘦肉脂肪含量较低。过多食用烟熏和腌制肉类可增加肿瘤的发生风险，应当少吃。推荐每周吃鱼类 280～525 g，畜禽肉 280～525 g，蛋类 280～350 g，平均每天摄入鱼、禽、蛋和瘦肉总量 120～200 g。

5. 少盐少油，控糖限酒

我国多数居民目前食盐、烹调油和脂肪摄入过多，这是高血压、肥胖和心脑血管疾病等慢性病发病率居高不下的重要因素，因此应当培养清淡饮食习惯，成人每天食盐不超过 6 g，每天烹调油 25～30 g。过多摄入添加糖可增加龋齿和超重发生的风险，推荐每天摄入糖不超过 50 g，最好控制在 25 g 以下。水在生命活动中发挥重要作用，应当足量饮水。建议成年人每天 7～8 杯（1500～1700 mL），提倡饮用白开水和茶水，不喝或少喝含糖饮料。少年儿童、孕妇、乳母不应饮酒，成人如饮酒，一天饮酒的酒精量男性不超过 25 g，女性不超过 15 g。

6. 杜绝浪费，兴新食尚

勤俭节约，珍惜食物，杜绝浪费是中华民族的美德。按需选购食物、按需备餐，提倡分餐不浪费。选择新鲜卫生的食物和适宜的烹调方式，保障饮食卫生。学会阅读食品标签，合理选择食品。创造和支持文明饮食新风的社会环境和条件，应该从每个人做起，回家吃饭，享受食物和亲情，传承优良饮食文化，树立健康饮食新风。

二、特定人群膳食指南

特定人群包括孕妇、乳母、婴幼儿、学龄前儿童、学龄儿童、老年人以及素食人群。根据这些人群的生理特点和营养需要，特别制定了相应的膳食指南，以期更好地指导孕期和哺乳期妇女的膳食，婴幼儿合理喂养和辅助食品的科学添加，学龄前儿童和学龄儿童在身体快速增长时期的饮食，适应老年人生理和营养需要变化的膳食安排，以及指导素食人群合理搭配膳食，达到提高居民健康水平、身体体质和生命质量的目的。

0～2 岁婴幼儿喂养指南全面地给出了核心推荐和喂养指导，其他特定人群均是在一般人群膳食指南的基础上给予的补充说明。在对 2 岁以上其他特定人群指导时，应结合一般人群膳食指南和对应特定人群膳食指南两个部分的内容。

（一）孕妇、乳母膳食指南

妊娠是个复杂的生理过程，是 1000 天机遇窗口期的第一个阶段。为了妊娠的成功，孕期妇女的生理状态及代谢发生了较大的适应性改变，以满足孕期母体生殖器官和胎儿的生长发育，并为产后泌乳进行营养储备。孕期营养状况的优劣对胎儿的生长发育直至成年后的健康可产生至关重要的影响。

分娩后的哺乳期妇女要分泌乳汁、哺育婴儿，还要逐步补偿妊娠、分娩时的营养消耗，恢复各器官、系统功能，对能量及营养素的需要甚至超过妊娠期。乳母营养的好坏还直接关系到母乳喂养的成功和婴儿的生长发育。

无论是孕妇还是乳母的膳食构成都应该以膳食指南为基础，由多种多样食物组成的平衡膳食，只有多样化的平衡膳食才能获得足够而适量的营养。在此基础上补充如下：

1. 备孕妇女膳食指南

调整孕前体重至适宜水平。

常吃含铁丰富的食物，选用碘盐，孕前 3 月开始补充叶酸。

禁烟酒，保持健康生活方式。

2. 孕期妇女膳食指南

补充叶酸，常吃含铁丰富的食物，选用碘盐。

孕吐严重者，可少量多餐，保证摄入含必要量碳水化合物的食物。

孕中晚期适量增加奶、鱼、禽、蛋、瘦肉的摄入。

适量身体活动，维持孕期适宜增重。

禁烟酒，愉快孕育新生命，积极准备母乳喂养。

3. 哺乳期妇女膳食指南

增加富含优质蛋白质及维生素 A 的动物性食物和海产品，选用碘盐。

产褥期食物多样不过量，重视整个哺乳期营养。

愉悦心情，充足睡眠，促进乳汁分泌。

坚持哺乳，适度运动，逐步恢复适宜体重。

忌烟酒，避免浓茶和咖啡。

（二）中国婴幼儿喂养指南

中国婴幼儿喂养指南是与一般人群膳食指南并行的喂养指导。出生后至满 2 周岁阶段，构成生命早期 1000 天关键窗口期三分之二的时长，该阶段的良好营养和科学喂养是儿童近期和远期健康最重要的保障。生命早期的营养和喂养对体格生长、智力发育、免疫功能等近期及后续健康持续产生至关重要的影响。

1. 6 月龄内婴儿母乳喂养指南

6 月龄内婴儿处于 1000 天机遇窗口期的第二个阶段，营养作为最主要的环境因素对其生长发育和后续健康持续产生至关重要的影响。母乳中适宜数量的营养既能提供婴儿充足而适量的能量，又能避免过度喂养，使婴儿获得最佳的、健康的生长速率，为一生的健康奠定基础。因此，对 6 月龄内的婴儿应给予纯母乳喂养。

针对我国 6 月龄内婴儿的喂养需求和可能出现的问题，基于目前已有的充分证据，同时参考世界卫生组织(WHO)、联合国儿童基金会(UNICEF)和其他国际组织的相关建议,中国营养学会特别提出6月龄内婴儿母乳喂养指南的六条核心推荐,具体如下:

产后尽早开奶,坚持新生儿第一口食物是母乳。

坚持6月龄内纯母乳喂养。

顺应喂养,建立良好的生活规律。

生后数日开始补充维生素D,不需补钙。

婴儿配方奶是不能纯母乳喂养时的无奈选择。

监测体格指标,保持健康生长。

2.7～24月龄婴幼儿喂养指南

7～24月龄婴幼儿处于1000天机遇窗口期的第三阶段,适宜的营养和喂养不仅关系到近期的生长发育,也关系到长期的健康。对于7～24月龄婴幼儿,母乳仍然是重要的营养来源,但单一的母乳喂养已经不能完全满足其对能量以及营养素的需求,必须引入其他营养丰富的食物。与此同时,7～24月龄婴幼儿胃肠道等消化器官的发育、感知觉以及认知行为能力的发展,也需要其有机会通过接触、感受和尝试,逐步体验和适应多样化的食物,从被动接受喂养转变到自主进食。这一过程从婴儿7月龄开始,到24月龄时完成。这一年龄段婴幼儿的特殊性还在于父母及喂养者的喂养行为对其营养和饮食行为有显著的影响。

针对我国7～24月龄婴幼儿营养和喂养的需求,以及可能出现的问题,中国营养学会特别提出7～24月龄婴幼儿喂养指南,六条核心推荐如下:

继续母乳喂养,满6月龄起添加辅食。

从富含铁的泥糊状食物开始,逐步添加达到食物多样。

提倡顺应喂养,鼓励但不强迫进食。

辅食不加调味品,尽量减少糖和盐的摄入。

注意饮食卫生和进食安全。

定期监测体格指标,追求健康生长。

(三)少年儿童膳食指南

适用于满2周岁至不满18岁的未成年人(简称为2～17岁儿童),分为2～5岁儿童和6～17岁少年儿童两个阶段。2～5岁是儿童生长发育的关键时期,也是良好饮食习惯培养的关键时期。学龄儿童是指从6岁到不满18岁的未成年人。充足的营养是学龄儿童智力和体格正常发育,乃至一生健康的物质保障,更需要强调合理膳食、均衡营养。这一时期也是行为和生活方式形成的关键时期。该指南是在一般人群膳食指南核心推荐基础上的补充说明和指导。

1.学龄前儿童膳食指南

规律就餐,自主进食不挑食,培养良好饮食习惯。

每天饮奶,足量饮水,正确选择零食。

食物应合理烹调,易于消化,少调料、少油炸。

参与食物选择与制作,增进对食物的认知与喜爱。

经常户外活动,保障健康生长。

2.学龄儿童膳食指南

认识食物,学习烹饪,提高营养科学素养。

三餐合理,规律进餐,培养健康饮食行为。

合理选择零食,足量饮水,不喝含糖饮料。

不偏食节食,不暴饮暴食,保持适宜体重增长。

保证每天至少活动 60 min,增加户外活动时间。

(四)老年人膳食指南

老年人和高龄老人分别指 65 岁和 80 岁以上的成年人。由于年龄增加,老年人器官功能出现不同程度的衰退,影响老年人摄取食物、消化、吸收的能力,使老年人容易出现营养不良的问题,极大地增加了慢性疾病发生的风险。因此,老年人在膳食及运动方面需要特别关注。

以下核心推荐:

少量多餐细软;预防营养缺乏。

主动足量饮水;积极户外活动。

延缓肌肉衰减;维持适宜体重。

摄入充足食物;鼓励陪伴进餐。

(五)素食人群膳食指南

素食人群是指以不吃肉、家禽、海鲜等动物性食品为饮食方式的人群。按照所戒食物种类的不同,可分为全素、蛋素、奶素、蛋奶素人群等。完全戒食动物性食物及其产品的为全素人群;不戒食蛋奶类及其相关产品的为蛋奶素人群。

素食人群的食物为植物性食物。由于缺乏动物性食物,为了满足营养的需要,素食人群更需要认真对待和设计膳食。如果膳食组成不合理,将会增加蛋白质、维生素 B_{12}、n-3 多不饱和脂肪酸、铁、锌等营养素缺乏的风险。因此对素食人群的膳食提出科学指导是很必要的。

素食人群膳食指南包括五条核心推荐,对全素人群进行食物选择建议,并对全素和蛋奶素人群给予满足营养需要的膳食模式推荐。五条核心推荐如下:

谷类为主,食物多样;适量增加全谷物。

增加大豆及其制品的摄入,每日 50~80 g;选用发酵豆制品。

常吃坚果、海藻和菌菇。

蔬菜、水果应充足。

合理选择烹调油。

三、平衡膳食模式及实践

合理营养是人体健康的物质基础,平衡膳食是实现合理营养的根本途径。平衡膳食模式是中国居民膳食指南的核心,具有食物多样、植物性食物为主、动物性食物为辅、少油少盐少糖的特点。

为了方便居民理解和传播膳食指南及平衡膳食的理念,实践膳食指南中对食物选择和平衡膳食的关键性推荐,修订专家委员会除了对《中国居民平衡膳食宝塔》修改和完善外,还增加了《中国居民平衡膳食餐盘》《中国儿童平衡膳食算盘》两个可视化辅助图形来形象直观地说明平衡膳食模式的各类食物组成。

(一)中国居民平衡膳食宝塔

根据平衡膳食原则,指南修订专家委员会把推荐的各类食物重量和膳食比例转化为宝塔图形来表示,便于记忆和执行。膳食宝塔作为主要图形,具体体现了中国居民膳食指南核心内容。膳食餐盘和膳食算盘则是辅助图形,对膳食宝塔所传达的信息给予补充。

膳食指南推荐了在营养上比较理想的膳食模式,它所建议的各大类食物的每日平均摄入量、运动量和饮水量,构成了平衡的膳食模式,这个模式能最大程度的同时满足对能量和营养素需要量的要求。

膳食指南上标注的"量",是针对轻体力活动水平的健康成年人而制定,对其他人群的建议量可以参阅指南书。

膳食宝塔共分5层,膳食宝塔各层中具体食物种类为:第一层为谷薯类食物,第二层为蔬菜水果类,第三层为鱼、禽、肉、蛋等动物性食物,第四层为乳类、豆类和坚果,第五层为烹调油和盐。

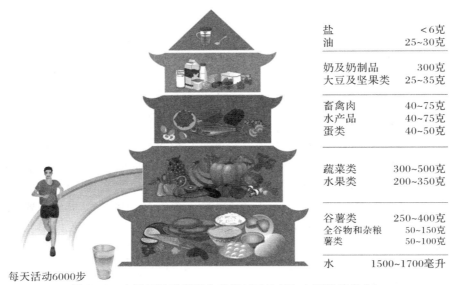

盐	<6克
油	25~30克
奶及奶制品	300克
大豆及坚果类	25~35克
畜禽肉	40~75克
水产品	40~75克
蛋类	40~50克
蔬菜类	300~500克
水果类	200~350克
谷薯类	250~400克
全谷物和杂粮	50~150克
薯类	50~100克
水	1500~1700毫升

每天活动6000步

图 5-1　中国居民平衡膳食宝塔(2016)(图:中国营养学会)

宝塔各层面积大小不同,体现了五类食物推荐量的多少;宝塔旁边的文字注释,提示了在能量(1600~2400 kcal,1 kcal=4.184 kJ)之间时,一段时间内健康成年人平均到每天的各类食物摄入量范围。若能量需要量水平增加或减少,食物的摄入量也会有相应变化,以满足身体对能量和营养素的需要。膳食宝塔还包括身体活动、饮水的图示,强调增加身体活动和足量饮水的重要性。

(二)中国居民平衡膳食餐盘

平衡膳食餐盘同样是膳食指南核心内容的体现,是膳食宝塔图形的补充说明。膳食餐盘描述了一餐膳食的食物组成和大致比例,直观地展现了平衡膳食的合理组合与搭配。餐盘分成谷薯类、动物性食品、蔬菜、水果四部分,其中蔬菜和谷物比重所占的面积最大,提供蛋白质的动物性食品最少。

餐盘旁牛奶杯提示了奶制品的重要性。餐盘适用于2岁以上的健康人群。按照膳食餐盘的比例来搭配膳食,易于理解并达到营养需求。餐盘的各类食物的比例图更简单、直观明了,便于指导日常餐盘里膳食搭配构成比例,还有助于消费者认识到膳食中谷物、蔬菜和水果等植物性食物为主,以及奶制品的重要性。

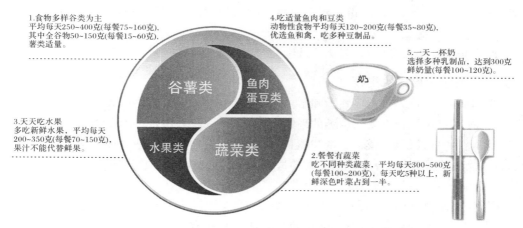

1.食物多样谷类为主
平均每天250~400克(每餐75~160克),
其中全谷物50~150克(每餐15~60克),
薯类适量。

4.吃适量鱼肉和豆类
动物性食物平均每天120~200克(每餐35~80克),
优选鱼和禽,吃多种豆制品。

5.一天一杯奶
选择多种乳制品,达到300克
鲜奶量(每餐100~120克)。

3.天天吃水果
多吃新鲜水果,平均每天
200~350克(每餐70~150克),
果汁不能代替鲜果。

2.餐餐有蔬菜
吃不同种类蔬菜,平均每天300~500克
(每餐100~200克),每天吃5种以上,新
鲜深色叶菜占到一半。

图 5-2 中国居民平衡膳食餐盘(2016)(图:中国营养学会)

(三)中国儿童平衡膳食算盘

儿童平衡膳食算盘适用于所有儿童,是膳食宝塔图的辅助图形,也是儿童膳食指南核心推荐内容的体现。"算盘"简单勾画了儿童平衡膳食模式的合理组合搭配和食物基本份数。其食物分量适用8～11岁儿童(中等身体活动水平)。

算盘用色彩来区分食物类别,用算珠个数来标示食物分量。算盘分成6层,从下往上依次

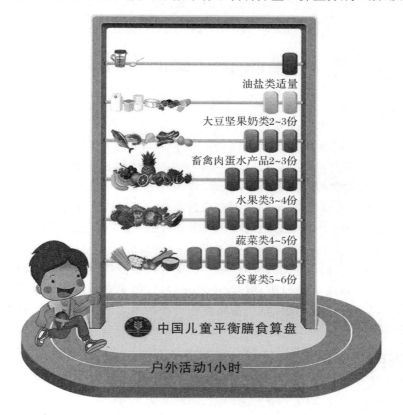

油盐类适量

大豆坚果奶类2~3份

畜禽肉蛋水产品2~3份

水果类3~4份

蔬菜类4~5份

谷薯类5~6份

中国儿童平衡膳食算盘

户外活动1小时

图 5-3 中国儿童平衡膳食算盘(图:中国营养学会)

为：谷物（5～6 份）、蔬菜（4～5 份）、水果（3～4 份）、动物性食品（2～3 份）、大豆和奶制品（2～3 份），以及最上的油盐。

图形中儿童身跨水壶跑步，表达了鼓励儿童喝白开水，不忘天天运动，积极锻炼身体。

(四)平衡膳食模式的实践

在应用实践上，首先是需要熟悉和学习膳食指南核心思想，熟悉膳食宝塔、餐盘和算盘三个图形，增加对平衡膳食理念和内涵的理解；食物标准份的方法可练习掌握估量各类食物，学会估算每日食物摄入份数、膳食总量和能量；第三步是通过对个人膳食能量需要水平的确定、食物选择、膳食搭配组合、合理烹调方式的选择等，设计制作膳食食谱进行实际操作和应用，来践行平衡膳食模式和膳食指南的核心推荐。

《中国居民膳食指南（2016）》具有以下特点：①以最新科学研究证据为基础，完成了对食物、行为与健康关系的证据评价；②强调和突出了平衡膳食模式和食物量化指导；③扩大了覆盖人群，从原来的 6 岁以上改为 2 岁以上，还增加了对素食人群的膳食指导；④强调了良好饮食习惯的培养及饮食文化的支撑作用；⑤可视化图形丰富多样，便于传播和实践；⑥调整了指南写作格式和结构，总结提炼的"关键推荐"和"关键事实"，以及大量图表等都彰显了膳食建议的实践性和可操作性；⑦制定了修订程序，并使之标准化，在指南修订工作的科学化、规范化方面取得了显著性的进步。

我国居民应遵循 2016 年版膳食指南中的核心推荐，采纳平衡膳食模式，坚持平衡膳食的实践练习和操作，及时调整优化个人和家庭的膳食结构，让平衡膳食模式融入日常生活方式，成为自己的习惯。

第四节   食谱设计

一、营养配餐

平衡膳食、合理营养是健康饮食的核心。完善而合理的营养可以保证人体正常的生理功能，促进健康和生长发育，提高机体的抵抗力和免疫力，有利于某些疾病的预防和治疗。合理营养要求膳食能供给机体所需的全部营养素，并不发生缺乏或过量的情况。平衡膳食则主要从膳食的方面保证营养素的需要，以达到合理营养。它不仅需要考虑食物中含有营养素的种类和数量，而且还必须考虑食物合理的加工方法、烹饪过程中如何提高消化率和减少营养素的损失等问题。

营养配餐就是按人们身体的需要，根据食物中各种营养物质的含量，设计一天、一周或一个月的食谱，使人体摄入的蛋白质、脂肪、碳水化合物、维生素和矿物质等几大营养素比例合理，达到平衡膳食。营养配餐是实现平衡膳食的一种措施。平衡膳食的原则通过食谱才得以表达出来，充分体现其实际意义。

(一)营养配餐的目的和意义

(1)营养配餐可将各类人群的膳食营养素参考摄入量具体落实到用膳者的每日膳食中，使他们能按需要摄入足够的能量和各种营养素，同时又防止营养素或能量的过高摄入。

(2)根据群体对各种营养素的需要，结合当地食物的品种、生产季节、经济条件和厨房烹调水平,合理选择各类食物,达到平衡膳食。

　　(3)通过编制营养食谱,可指导食堂管理人员有计划的管理食堂膳食,也有助于家庭有计划地管理家庭膳食,并且有利于成本核算。

(二)营养配餐的理论依据

　　营养配餐是一项实践性很强的工作,与人们的日常饮食直接相关,科学合理,需要以一系列营养理论为指导。

1.中国居民膳食营养素参考摄入量(DRIs)

　　从第一章我们已经知道,中国居民膳食营养素参考摄入量(DRIs)是每日平均膳食营养素摄入量的一组参考值,包括平均需要量(EAR)、推荐摄入量(RNI)、适宜摄入量(AI)和可耐受最高摄入量(UL)。制定DRIs的目的在于更好地指导人们膳食实践,评价人群的营养状况并为国家食物发展供应计划提供依据。DRIs是营养配餐中能量和主要营养素需要量的确定依据。DRIs中的RNI是个体适宜营养素摄入水平的参考值,是健康个体膳食摄入营养素的目标。编制营养食谱时,首先需要以各营养素的推荐摄入量(RNI)为依据确定需要量,一般以能量需要量为基础。制定出食谱后,还需要以各营养素的RNI为参考评价食谱的制定是否合理,如果与RNI相差不超过10%,说明编制的食谱合理可用,否则需要加以调整。

2.中国居民膳食指南和平衡膳食宝塔

　　膳食指南本身就是合理膳食的基本规范,为了便于宣传普及,它将营养理论转化为一个通俗易懂、简明扼要可操作性指南,其目的就是合理营养、平衡膳食、促进健康。因此,膳食指南的原则就是食谱设计的原则,营养食谱的制定需要根据膳食指南考虑食物种类、数量的合理搭配。

　　平衡膳食宝塔则是膳食指南量化和形象化的表达,是人们在日常生活中贯彻膳食指南的工具。宝塔建议的各类食物的数量既以人群的膳食实践为基础,又兼顾食物生产和供给的发展,具有实际指导意义。同时平衡膳食宝塔还提出了实际应用时的具体建议,如同类食物互换的方法,对制定营养食谱具有实际指导作用。根据平衡膳食宝塔,我们可以很方便的制定出营养合理、搭配适宜的食谱。

3.食物成分表

　　食物成分表是营养配餐工作必不可少的工具。要开展好营养配餐工作,必须了解和掌握食物的营养成分。中国疾病预防控制中心营养与健康所于2018年出版了新的食物成分表,所列食物仍以原料为主,各项食物都列出了产地和食部。"食部"是指按照当地的烹调和饮食习惯,把从市场上购买的样品去掉不可食的部分之后,所剩余的可食部分所占的比例。列出食部的比例是为了便于计算市品每千克(或其他零售单位)的营养素含量。食品的食部不是固定不变的,它会因食物的运输、储藏和加工处理不同而有改变。因此当认为食部的实际情况和表中食部栏内所列数字有较大出入时,可以自己实际测量食部的量。通过食物成分表,我们在编制食谱时才能将营养素的需要量转换为食物的需要量,从而确定食物的品种和数量。在评价食谱所含营养素摄入量是否满足需要时,同样需要参考食物成分表中各种食物的营养成分数据。

4.营养平衡理论

1)膳食中三种宏量营养素需要保持一定的比例平衡

　　膳食中蛋白质、脂肪和碳水化合物除了各具特殊的生理功能外,其共同特点是提供人体所必需的能量。所以在讨论能量时也把它们称为"产能营养素"。在膳食中,这三种产能营养素必须保持一定的比例,才能保证膳食平衡。若按其各自提供的能量占总能量的百分比计,则蛋白质占 10%～15%,脂肪占 20%～30%,碳水化合物占 55%～65%。打破这种适宜的比例,将不利于健康。

2)膳食中优质蛋白质与一般蛋白质保持一定的比例

食物蛋白质中所含的氨基酸有 20 多种,其中有 9 种是人体需要,但是不能在体内合成,必须由食物供给的必需氨基酸,人体对这 9 种必需氨基酸的需要量需要保持一定的比例。动物性蛋白质和大豆蛋白质所含的必需氨基酸种类齐全、比例恰当、人体利用率高,称为优质蛋白质。常见食物蛋白质的氨基酸组成,都不可能完全符合人体需要的比例,多种食物混合食用,才容易使膳食氨基酸组成符合人体需要的模式。因此,在膳食构成中要注意将动物性蛋白质、一般植物性蛋白质和大豆蛋白进行适当搭配,并保证优质蛋白质占蛋白质总供给量的 1/3 以上。

3)饱和脂肪酸、单不饱和脂肪酸和多不饱和脂肪酸之间的平衡

饱和脂肪酸可使血胆固醇升高,不饱和脂肪酸特别是必需脂肪酸以及鱼贝类中的二十碳五烯酸(EPA)和二十二碳六烯酸(DHA)则具有多种有益的生理功能。因此必须保证食物中多不饱和脂肪酸的比例。一般认为,脂肪提供的能量占总能量的 30% 范围内,饱和脂肪酸提供的能量占总能量的 7% 左右,单不饱和脂肪酸提供的能量占总能量的比例在 10% 以内,剩余的能量均由多不饱和脂肪酸提供为宜。动物脂肪相对含饱和脂肪酸和单不饱和脂肪酸多,多不饱和脂肪酸含量较少。植物油主要含不饱和脂肪酸。两种必需脂肪酸亚油酸和亚麻酸主要存在于植物油中,鱼贝类食物含二十碳五烯酸和二十二碳六烯酸相对较多。为了保证每日膳食能摄入足够的不饱和脂肪酸,必须保证油脂中植物油的摄入。

二、营养食谱的编制

(一)营养食谱的编制原则

根据营养配餐的上述理论依据,营养食谱的编制可遵循以下原则。

1. 保证营养平衡

按照《中国居民膳食指南》的要求,膳食应满足人体需要的能量、蛋白质、脂肪,以及各种矿物质和维生素。不仅品种要多样,而且数量要充足,膳食既要能满足就餐者需要又要防止过量。对于一些特殊人群,如儿童和青少年、孕妇和乳母,还要注意易缺营养素如钙、铁、锌等的供给。

各营养素之间的比例要适宜。膳食中能量来源及其在各餐中的分配比例要合理。要保证膳食蛋白质中优质蛋白质占适宜的比例。要以植物油作为油脂的主要来源,同时还要保证碳水化合物的摄入。各矿物质之间也要配比适当。

食物的搭配要合理。注意主食与副食、杂粮与精粮、荤与素等食物的平衡搭配。

膳食制度要合理。一般应该定时定量进餐,成人一日三餐,儿童三餐以外再加一两次点心,老人也可在三餐之外加点心。

2. 照顾饮食习惯,注意饭菜的口味

在可能的情况下,既使膳食多样化,又照顾就餐者的膳食习惯。注重烹调方法,做到色香味美、质地宜人、形状优雅。

3. 考虑季节和市场供应情况

主要是熟悉市场可供选择的原料,并了解其营养特点。

4. 兼顾经济条件

既要使食谱符合营养要求,又要使进餐者在经济上有承受能力,才会使食谱有实际意义。

(二)营养食谱的制定方法

1. 计算法

1)确定用餐对象全日能量供给量

能量是维持生命活动正常进行的基本保证,能量不足,人体中血糖下降,就会感觉疲乏无力,进而影响工作、学习的效率;另一方面能量若摄入过多则会在体内贮存,使人体发胖,也会引起多种疾病。因此,编制食谱首先应该考虑的是保证能从食物中摄入适宜的能量。

用膳者一日三餐的能量供给量可参照膳食营养素参考摄入量(DRIs)中能量的推荐摄入量(RNI),根据用餐对象的劳动强度、年龄、性别等确定。例如办公室男性职员按轻体力劳动计,其能量供给量为 10.03 MJ(2400 kcal)。集体就餐对象的能量供给量标准可以以就餐人群的基本情况或平均数值为依据,包括人员的平均年龄、平均体重,以及 80% 以上就餐人员的活动强度,如就餐人员的 80% 以上为中等体力活动的男性,则每日所需能量供给量标准为 11.29 MJ(2700 kcal)。

能量供给量标准只是提供了一个参考的目标,实际应用中还需参照用餐人员的具体情况加以调整,如根据用餐对象的胖瘦情况制定不同的能量供给量。因此,在编制食谱前应对用餐对象的基本情况有一个全面的了解,应当清楚就餐者的人数、性别、年龄、机体条件、劳动强度、工作性质以及饮食习惯等。

2)计算宏量营养素全日应提供的能量

能量的主要来源为蛋白质、脂肪和碳水化合物,为了维持人体健康,这三种能量营养素占总能量比例应当适宜,一般蛋白质占 10%~15%,脂肪占 20%~30%,碳水化合物占 55%~65%,具体可根据本地生活水平,调整上述三类能量营养素占总能量的比例,由此可求得三种能量营养素的一日能量供给量。

如已知某人每日能量需要量为 11.29 MJ(2700 kcal),若三种产能营养素占总能量的比例取中等值分别为蛋白质占 15%、脂肪占 25%、碳水化合物占 60%,则三种能量营养素各应提供的能量如下:

蛋白质　11.29 MJ(2700 kcal)×15%=1.6935 MJ(405 kcal)

脂肪　11.29 MJ(2700 kcal)×25%=2.8225 MJ(675 kcal)

碳水化合物　11.29 MJ(2700 kcal)×60%=6.774 MJ(1620 kcal)

3)计算三种能量营养素每日需要数量

知道了三种产能营养素的能量供给量,还需将其折算为需要量,即具体的质量,这是确定食物品种和数量的重要依据。由于食物中的产能营养素不可能全部被消化吸收,且消化率也各不相同,消化吸收后,在体内也不一定完全彻底被氧化分解产生能量。因此,食物中产能营养素产生能量的多少按如下关系换算:即 1 g 碳水化合物产生能量为 16.7 kJ(4.0 kcal),1 g 脂肪产生能量为 37.6 kJ(9.0 kcal),1 g 蛋白质产生能量为 16.7 kJ(4.0 kcal)。根据三大产能营养素的能量供给量及其能量折算系数,可求出全日蛋白质、脂肪、碳水化合物的需要量。

如根据上一步的计算结果,可算出三种能量营养素需要量如下:

蛋白质　1.6935 MJ÷16.7 kJ/g=101 g(405 kcal÷4 kcal/g=101 g)

脂肪　2.8225 MJ÷37.6 kJ/g＝75 g(675 kcal÷9 kcal/g＝75 g)

碳水化合物　6.774 MJ÷16.7 kJ/g＝406 g(1620 kcal÷4 kcal/g＝405 g)

4)计算三种能量营养素每餐需要量

知道了三种能量营养素全日需要量后,可以根据三餐的能量分配比例计算出三大能量营养素的每餐需要量。一般三餐能量的适宜分配比例为:早餐占 30%,午餐占 40%,晚餐占 30%。

如根据上一步的计算结果,按照 30%、40%、30% 的三餐供能比例,其早、中、晚三餐各需要摄入的三种能量营养素数量如下:

早餐:蛋白质　100 g×30%＝30 g

　　　脂肪　75 g×30%＝23 g

　　　碳水化合物　406 g×30%＝122 g

中餐:蛋白质　101 g×40%＝40 g

　　　脂肪　75 g×40%＝30 g

　　　碳水化合物　406 g×40%＝162 g

晚餐:蛋白质　101 g×30%＝30 g

　　　脂肪　75 g×30%＝23 g

　　　碳水化合物　406 g×30%＝122 g

5)主副食品种和数量的确定

已知三种能量营养素的需要量,根据食物成分表,可以确定主食和副食的品种和数量。

(1)主食品种、数量的确定:由于粮谷类是碳水化合物的主要来源,因此主食的品种、数量主要根据各类主食原料中碳水化合物的含量确定。

主食的品种主要根据用餐者的饮食习惯来确定,北方习惯以面食为主,南方则以大米居多。根据上一步的计算,早餐中应含有碳水化合物122 g,若以小米粥和馒头为主食,并分别提供 20% 和 80% 的碳水化合物。查食物成分表得知,每 100 g 小米粥含碳水化合物 8.4 g,每 100 g 馒头含碳水化合物 44.2 g,则:

所需小米粥重量＝122 g×20%÷(8.4/100)＝290 g

所需馒头重量＝122 g×80%÷(44.2/100)＝220 g

(2)副食品种、数量的确定:根据三种产能营养素的需要量,首先确定了主食的品种和数量,接下来就需要考虑蛋白质的食物来源了。蛋白质广泛存在于动植物性食物中,除了谷类食物能提供的蛋白质,各类动物性食物和豆制品是优质蛋白质的主要来源。因此副食品种和数量的确定应在已确定主食用量的基础上,依据副食应提供的蛋白质质量确定。

计算步骤如下:

A.计算主食中含有的蛋白质重量。

B.用应摄入的蛋白质重量减去主食中蛋白质重量,即为副食应提供的蛋白质重量。

C.设定副食中蛋白质的 2/3 由动物性食物供给,1/3 由豆制品供给,据此可求出各自的蛋白质供给量。

D.查表并计算各类动物性食物及豆制品的供给量。

E.设计蔬菜的品种和数量。

仍以上一步的计算结果为例,已知该用餐者午餐应含蛋白质 40g、碳水化合物 162 g。假设以馒头(富强粉)、米饭(大米)为主食,并分别提供 50％的碳水化合物,由食物成分表得知,每 100 g 馒头和米饭含碳水化合物分别为 44.2 g 和 25.9 g,按上一步的方法,可算得馒头和米饭所需重量分别为 184 g 和 313 g。

由食物成分表得知,100 g 馒头(富强粉)含蛋白质 6.2 g,100 g 米饭含蛋白质 2.6 g,则:

主食中蛋白质含量＝184 g×(6.2/100)＋313 g×(2.6/100)＝20 g

副食中蛋白质含量＝40 g－20 g＝20 g

设定副食中蛋白质的 2/3 应由动物性食物供给,1/3 应由豆制品供给,因此:

动物性食物应含蛋白质重量＝20 g×66.7％＝13 g

豆制品应含蛋白质重量＝20 g×33.3％＝7 g

若选择的动物性食物和豆制品分别为猪肉(脊背)和豆腐干(熏),由食物成分表可知,每 100 g 猪肉(脊背)中蛋白质含量为 20.2 g,每 100 g 豆腐干(熏)的蛋白质含量为 15.8 g,则:

猪肉(脊背)重量＝13 g÷(20.2/100)＝64 g

豆腐干(熏)重量＝7 g÷(15.8/100)＝44 g

确定了动物性食物和豆制品的重量,就可以保证蛋白质的摄入。最后是选择蔬菜的品种和数量。蔬菜的品种和数量可根据不同季节市场的蔬菜供应情况,以及考虑与动物性食物和豆制品配菜的需要来确定。

F.确定纯能量食物的量。油脂的摄入应以植物油为主,有一定量动物脂肪摄入。因此以植物油作为纯能量食物的来源。由食物成分表可知每日摄入各类食物提供的脂肪含量,将需要的脂肪总含量减去食物提供的脂肪量即为每日植物油供应量。

6)食谱的评价与调整

根据以上步骤设计出营养食谱后,还应该对食谱进行评价,确定编制的食谱是否科学合理。应参照食物成分表初步核算该食谱提供的能量和各种营养素的含量,与 DRIs 进行比较,相差在 10％左右,可认为符合要求,否则要增减或更换食品的种类或数量。值得注意的是,制定食谱时,不必严格要求每份营养餐食谱的能量和各类营养素均与 DRIs 保持一致。一般情况下,每天的能量、蛋白质、脂肪和碳水化合物的量出入不应该很大,其他营养素以一周为单位进行计算、评价即可。

根据食谱的制订原则,食谱的评价应该包括以下几个方面:

(1)食谱中所含五大类食物是否齐全,是否做到了食物种类多样化?

(2)各类食物的量是否充足?

(3)全天能量和营养素摄入是否适宜?

(4)三餐能量摄入分配是否合理,早餐是否保证了能量和蛋白质的供应?

(5)优质蛋白质占总蛋白质的比例是否恰当?

(6)三种产能营养素(蛋白质、脂肪、碳水化合物)的供能比例是否适宜?

以下是评价食谱是否科学、合理的过程:

(1)首先按类别将食物归类排序,并列出每种食物的数量。

(2)从食物成分表中查出每 100 g 食物所含营养素的量,算出每种食物所含营养素的量,计算公式为:

食物中某营养素含量＝食物量(g)×可食部分比例×100 g 食物中营养素含量/100　　(5－1)

(3)将所用食物中的各种营养素分别累计相加,计算出一日食谱中三种能量营养素及其他营养素的量。

（4）将计算结果与中国营养学会制订的"中国居民膳食中营养素参考摄入量"中同年龄同性别人群的水平比较,进行评价。

（5）根据蛋白质、脂肪、碳水化合物的能量折算系数,分别计算出蛋白质、脂肪、碳水化合物三种营养素提供的能量及占总能量的比例。

（6）计算出动物性及豆类蛋白质占总蛋白质的比例。

（7）计算三餐提供能量的比例。

以 10 岁男生一日食谱为例,对食谱进行评价。

表 5 - 2　　10 岁男生一日食谱

餐次	食物名称	用量	餐次	食物名称	用量
早餐	面包	面粉 150 g	晚餐	馒头	面粉 150 g
	火腿	25g		西红柿炒鸡蛋	西红柿 125 g 鸡蛋 60 g 植物油 5 g
	牛奶	250 g		韭菜豆腐汤	韭菜 25 g 南豆腐 30 g 植物油 3 g
	苹果	100g			
午餐	青椒肉片	青椒 100 g 瘦猪肉 45 g 植物油 6 g			
	熏干芹菜	熏干 30 g 芹菜 100 g 植物油 5 g			
	米饭	大米 125 g			

（1）按类别将食物归类排序,看食物种类是否齐全。

谷类薯类:面包 150 g,面粉 150 g,大米 125 g

禽畜肉及鱼类:火腿 25 g,瘦猪肉 45 g

豆类及其制品:熏干 30 g,南豆腐 30 g

奶类:牛奶 250 g

蛋类:鸡蛋 60 g

蔬菜水果:苹果 100 g,青椒 100 g,芹菜 100 g,西红柿 125 g,韭菜 25 g

纯热能食物:植物油 19 g

（2）食物所含营养素的计算:首先从食物成分表中查出各种食物每 100 g 的能量及各种营养素的含量,然后计算食谱中各种食物所含能量和营养素的量。

以计算 150 g 面粉中所含营养素为例,从食物成分表中查出小麦粉 100 g 食部为 100%,

含能量 1439 kJ(344 kcal),蛋白质 11.2 g,脂肪 1.5 g,碳水化合物 73.6 g,钙 31 mg,铁 3.5 mg,维生素 B_1 0.28 mg,维生素 B_2 0.08 mg,故 150 g 面粉可提供:

能量:$1439 \times 150/100 = 2158.5$ kJ($344 \times 150/100 = 516$ kcal)

蛋白质 $= 11.2 \times 150/100 = 16.8$ g

脂肪 $= 1.5 \times 150/100 = 2.25$ g

碳水化合物 $= 73.6 \times 150/100 = 110.4$ g

钙 $= 31 \times 150/100 = 46.5$ mg

铁 $= 3.5 \times 150/100 = 5.25$ mg

维生素 $B_1 = 0.28 \times 150/100 = 0.42$ mg

维生素 $B_2 = 0.08 \times 150/100 = 0.12$ mg

其他食物计算方法和过程与此类似。计算出所有食物分别提供的营养素含量,累计相加,就得到该食谱提供的能量和营养素。此食谱可提供:能量 8841 kJ(2113 kcal),蛋白质 77.5 g,脂肪 57.4 g,钙 602.9 mg,铁 20.0 mg,维生素 A 341.4 μg,维生素 B 10.9 mg,维生素 C 70 mg。

参考 10 岁男生每日膳食营养素参考摄入量(DRIs):能量 8800 kJ(2100 kcal),蛋白质 70 g,钙 800 mg,铁 12 mg,维生素 A 600 μg,维生素 B 10.9 mg,维生素 C 80 mg。比较可见,除维生素 A 和维生素 C 不足之外,能量和其他营养素供给量基本符合需要。

维生素 A 不足可通过 1~2 周补充一次动物肝脏来弥补,维生素 C 不足可用富含维生素 C 的蔬菜水果来补充,以弥补此食谱的不足之处。

(3)三种供能营养素的供能比例:由蛋白质、脂肪、碳水化合物三种营养素的能量折算系数可以算得:

蛋白质提供能量占总能量比例 $= 77.5$ g $\times 16.7$ kJ/g $\div 8841$ kJ $= 14.7\%$

脂肪提供能量占总能量比例 $= 57.4$ g $\times 37.6$ kJ/g $\div 8841$ kJ $= 24.4\%$

碳水化合物提供能量占总能量比例 $= 1 - 14.7\% - 24.4\% = 60.9\%$

蛋白质、脂肪、碳水化合物适宜的供能比分别为 $10\% \sim 15\%$,$20\% \sim 30\%$,$55\% \sim 65\%$。该例食谱的蛋白质、脂肪、碳水化合物的摄入比例还是比较合适的。

(4)动物性及豆类蛋白质占总蛋白质比例:将来自动物性食物及豆类食物的蛋白质累计相加,本例结果为 35 g,食谱中总蛋白质含量为 77.5 g,可以算得:

动物性及豆类蛋白质占总蛋白质比例 $= 35 \div 77.5 = 45.2\%$

优质蛋白质占总蛋白质的比例超过 1/3,接近一半,可认为优质蛋白质的供应量比较适宜。

(5)三餐提供能量占全天摄入总能量比例:将早、中、晚三餐的所有食物提供的能量分别按餐次累计相加,得到每餐摄入的能量,然后除以全天摄入的总能量得到每餐提供能量占全天总能量的比例:

早餐:$2980 \div 8841 = 33.7\%$

午餐:$3181 \div 8841 = 36.0\%$

晚餐:$2678 \div 8841 = 30.3\%$

三餐能量分配接近比较适宜的 30%、40%、30%。

总的看来,该食谱种类齐全,能量及大部分营养素数量充足,三种产能营养素比例适宜,考虑了优质蛋白质的供应,三餐能量分配合理,是设计比较科学合理的营养食谱。需要强调的是以上的食谱制定和评价主要是根据宏量营养素的状况来进行讨论。在实际的食谱制定工作中还必须对各种微量营养素的适宜性进行评价,而且需要检测就餐人群的体重变化及其他营养状况指标,对食谱进行调整。

7)营养餐的制作

有了营养食谱还必须根据食谱原料,运用合理的烹饪方法进行营养餐的制作。在烹饪过程中,食物中的蛋白质、脂肪、碳水化合物、维生素、矿物质、水等营养素发生着多种变化,了解这些变化,对于合理选用科学的烹调方法,严格监控烹饪过程中食物的质量,提高营养素在食物中的保存率和在人体中的利用率都有着重要作用。此外,营养餐的制作还应保证食物的色、香、味俱全,这样才能保证食物的正常摄入,达到营养配餐预期的营养素摄入量。

8)食谱的总结、归档管理等

编制好食谱后,应该将食谱进行归档保存,并及时收集用餐者及厨师的反馈意见,总结食谱编制的经验,以便以后不断改进。

随着计算机技术的发展,营养食谱的确定和评价也可以通过计算机实现。目前出现了许多膳食营养管理系统软件,使用者只要掌握基本的电脑技能,就可以方便快捷的确定营养食谱,并且得出营养素的营养成分。膳食营养管理系统软件有很多种,一般膳食营养管理系统软件都具有如下功能:

A.提供自动挑选食物种类界面和挑选出的食物自动编制出代量食谱,计算出各类食物的用量并自动将其合理分配到一日三餐或三餐一点中。

B.进行食谱营养成分的分析计算,并根据计算结果进行调整。

C.分析膳食的食物结构和计算分析各种营养素的摄入量、能量和蛋白质的食物来源等。

许多软件采取开放的计算机管理方式,可随时扩充食物品种及营养成分。有的软件还可对个体和群体的膳食营养状况做出综合评价,针对儿童青少年还可实现生长发育状况的评价。另外,特殊营养配餐应用软件还有减肥配餐的设计功能及常见病患者膳食的设计功能。

2.食物交换份法

食物交换份法简单易行,易于被非专业人员掌握。该法是将常用食物按其所含营养素量的近似值归类,计算出每类食物每份所含的营养素值和食物质量,然后将每类食物的内容列出表格供交换使用,最后根据不同能量需要,按蛋白质、脂肪和碳水化合物的合理分配比例,计算出各类食物的交换份数和实际重量,并按每份食物等值交换表选择食物。本法对患者和正常人都适用,此处仅介绍正常人食谱的编制。

1)根据膳食指南,按常用食物所含营养素的特点划分为五大类食物

第一类:谷类及薯类。谷类包括米、面、杂粮;薯类包括马铃薯、甘薯、木薯等。主要提供碳水化合物、蛋白质、膳食纤维、B族维生素。

第二类:动物性食物。包括肉、禽、鱼、奶、蛋等。主要提供蛋白质、脂肪、矿物质、维生素A和B族维生素。

第三类:豆类及制品。包括大豆及其他干豆类。主要提供蛋白质、脂肪、膳食纤维、矿物质和B族维生素。

第四类:蔬菜水果类。包括鲜豆、根茎、叶菜、茄果等。主要提供膳食纤维、矿物质、维生素C和胡萝卜素。

第五类:纯能量食物。包括动植物油、淀粉、食用糖和酒类。主要提供能量。植物油还可

提供维生素 E 和必需脂肪酸。

2)各类食物的每单位食物交换代量表

(1)谷类、薯类:表 5-3 每份谷、薯类食物大约可提供能量 756 kJ(180 kcal)、蛋白质 4 g、碳水化合物 38 g。

(2)蔬菜、水果类:表 5-4 每份蔬菜、水果大约可提供能量 336 kJ(80 kcal)、蛋白质 5 g、碳水化合物 15 g。

表 5-3　谷类和薯类食物表交换代量表

食物	重量(g)	食物	重量(g)	食物	重量(g)
面粉	50	高粱米	50	土豆(可食部)	250
大米	50	挂面	50	凉粉	750
玉米面	50	面包	75		
小米	50	干粉丝(皮,条)	40		

表 5-4　蔬菜、水果类食物交换代量表

食物	重量(g)	食物	重量(g)
大白菜、油菜、圆白菜、韭菜、菠菜	500～750	鲜豇豆	250
芹菜、莴笋、雪里蕻(鲜)、空心菜	500～750	鲜豌豆	100
番茄、西葫芦、茄子、苦瓜、冬瓜、南瓜	500～750	倭瓜	350
菜花、绿豆芽、茭白、蘑菇(鲜)	500～750	胡萝卜	200
柿子椒	350	萝卜	350
水浸海带	350	蒜苗	200
李子、葡萄、香蕉、苹果、桃、橘子	200～350		

(3)动物性食物:表 5-5 每份食物大约可提供能量 378 kJ(90 kcal)、蛋白质 10 g、脂肪 5 g、碳水化合物 2 g。

表 5-5　动物性食物交换代量表

食物	重量(g)	食物	重量(g)
瘦猪肉	50	肥瘦羊肉	25
瘦羊肉	50	肥瘦牛肉	25
瘦牛肉	50	鱼虾	50
鸡蛋(500g,约8只)	1 只	酸奶	200
禽肉	50	牛奶	250
肥瘦猪肉	25	牛奶粉	30

(4)豆类:表5-6每份豆类大约可提供能量188 kJ(45 kcal)、蛋白质5 g、脂肪1.5 g、碳水化合物3 g。

表5-6　豆类食物交换代量表

食物	重量(g)	食物	重量(g)
豆浆	125	熏干	25
豆腐(南)	70	腐竹	5
豆腐(北)	42	千张	14
油豆腐	20	豆腐丝	25
豆腐干	25	豆腐皮	10

(5)纯能量食物:表5-7每份食物大约可提供能量188 kJ(45 kcal)、脂肪5 g。

表5-7　纯能量食物交换代量表

食物	重量(g)	食物	重量(g)
菜籽油	5	牛油、羊油、猪油(未炼)	5
豆油、花生油、棉籽油、芝麻油	5	花生、芝麻(坚果)	10

3.按照中国居民平衡膳食宝塔上标出的数量安排每日膳食

表5-8　平衡膳食宝塔建议不同能量膳食的各类食物参考摄入量(g/d)

食物	低能量 约7.5 MJ(1800 kcal)	中等能量 约10.0 MJ(2400 kcal)	高能量 约11.7 MJ(2800 kcal)
谷类	300	400	500
蔬菜	400	450	500
水果	100	150	200
肉、禽	50	75	100
蛋类	25	40	50
鱼虾	50	50	50
豆类及其制品	50	50	50
奶类及其制品	100	100	100
油脂	25	25	25

　　根据个人年龄、性别、身高、体重、劳动强度及季节等情况适当调整。从事轻体力劳动的成年男子如办公室职员等,可参照中等能量膳食来安排自己的进食量;从事中等以上强度体力劳动者如一般农田劳动者,可参照高能量膳食进行安排;不参加劳动的老年人可参照低能量膳食来安排。女性一般比男性的食量小,因为女性体重较轻及身体构成与男性不同。女性需要的

能量往往比从事同等劳动的男性低 200 kcal 或更多些。一般说来,人们的进食量可自动调节,当一个人的食欲得到满足时,他对能量的需要也就会得到满足。

4. 根据不同能量的各种食物需要量

参考食物交换代量表,确定不同能量供给量的食物交换份数。

如对于在办公室工作的男性职员,根据中等能量膳食各类食物的参考摄入量,需要摄入谷类 400 g、蔬菜 450 g、水果 150 g、肉(禽)类 75 g、蛋类 40 g、鱼虾类 50 g、豆类及豆制品 50 g、奶类及奶制品 100 g、油脂 25 g,这相当于 8(400/50)份谷薯类食物交换份、1～2 份果蔬类交换份、4 份肉蛋奶等动物性食物交换份、2 份豆类食物交换份、5 份油脂类食物交换份。值得注意的是,食物交换代量表的交换单位不同,折合的食物交换份数也不同。这些食物分配到一日三餐中可以这样安排:

早餐:牛奶 250 g、白糖 20 g、面包 150 g、大米粥 25 g

午餐:饺子 200 g(瘦猪肉末 50 g、白菜 300 g)、小米粥 25 g、炝芹菜 200 g

加餐:梨 200 g

晚餐:米饭 150 g、鸡蛋 2 个、炒莴笋 150 g

(全日烹调用油 25 g)

还可以根据食物交换表,改变其中的食物种类,这样安排:

早餐:糖三角 150 g、高粱米粥 25 g、煎鸡蛋 2 个、咸花生米 15 g

午餐:米饭 200 g、瘦猪肉丝 50 g、炒菠菜 250 g

加餐:梨 200 g

晚餐:烙饼 100g、大米粥 25 g、炖大白菜 250 g、北豆腐 100 g

(全日烹调用油 20 g)

食物交换份法是一个比较粗略的方法,实际应用中,可将计算法与食物交换份法结合使用,首先用计算法确定食物的需要量,然后用食物交换份法确定食物种类及数量。通过食物的同类互换,可以以一日食谱为模本,设计出一周、一月食谱。

第六章　吃出健康还是吃出病

　　人类从食物中获取营养素维系生命活动,给机体细胞提供充足均衡的营养是人体健康的基本保障。从神农尝百草到《黄帝内经》,再到现代营养学研究,人类从未停止对营养、健康和疾病关系的研究与探索。正常健康的机体需要细胞内外环境处于稳态平衡,疾病的产生是平衡被打破的过程,细胞外环境损伤没有及时修复是疾病的开始。营养因素在维持机体细胞内环境稳态,修复外环境损伤中发挥最为重要的作用,是维持机体内环境稳态的决定性因素。

　　随着社会经济、文化和科学技术的发展,人们饮食结构发生了变化,营养性疾病对人类健康的影响愈来愈明显,许多疾病的营养因素更加明确,如何防治营养性疾病就成为保护人类健康的重要内容。营养性疾病是指因营养素供给不足、过多或比例失调而引起的一系列疾病的总称,主要包括营养缺乏病、营养过多症(或中毒)、营养代谢障碍性疾病和以营养为主要病因的一些慢性退行性疾病等。这些疾病有的与营养有直接因果关系,有的虽与营养没有直接因果关系,但有明显的相关性,如心血管疾病、肥胖症、糖尿病及某些肿瘤等。

　　营养因素对人体健康的影响是渐进性的,甚至是潜在性的,因此营养性疾病的发生、发展及营养因素的干预都需要一个较长过程,往往易被忽视。营养因素干预的实质是给机体原料,通过机体的修复能力,重建机体内外环境稳态,它是营养学和医学的灵魂,是营养医学的根本。

第一节　营养与肠道微生物

　　肠道菌群是人类最庞大的菌库,也是最大的微生态系统,栖息着大约 1000 多种 100 万亿个细菌,是人体细胞总数的 10 倍,其中包括了细菌、真菌、古菌、病毒以及原生动植物等种类众多的微生物。肠道菌群与人体有着共生互利的关系,是密不可分的统一体,又被称为人的"第二基因组"。研究表明,肠道菌群参与调控脑发育、应激反应、焦虑、抑郁、认知功能等中枢神经系统的活动。

一、肠道菌群

　　肠道菌群每时每刻都在控制着我们的大脑,支配着我们的饮食、情绪及行为等;肠道菌群的作用不仅局限于胃肠道,而且可以通过免疫、神经内分泌和迷走神经这三条途径,形成肠道菌群—肠道—脑,能够对脑功能和行为产生重大的影响。肠道菌群—肠道—脑这三者间进行着密切的信息交流,来控制人体对环境、行为活动及食物的喜好等,使我们对行为和情绪的调控方式有了全新的认识。

　　肠道菌群的变化已被证实与诸多疾病相关,如炎症性肠病、结直肠癌、代谢综合征、非酒精性脂肪肝、肥胖等。影响肠道菌群的因素包括宿主因素和环境因素,前者主要是指遗传、年龄、内分泌,后者包括饮食、地理环境、生活方式、卫生条件、手术、抗生素的使用等。

（一）肠道菌群的作用

正常情况下,肠道菌群在消化系统内处于相对稳定的生态平衡。在人体健康中发挥着重要作用,具体有如下几个方面:

1.提高免疫力,抗击肿瘤

数量庞大的正常菌群与肠道黏膜系统结合,可以有效防止外界病原菌的附着。肠道菌群通过自身代谢产生抗菌物质,能有效抑杀侵入的致病菌,如乳酸杆菌能杀死痢疾杆菌和伤寒杆菌,大肠菌素能抑杀志贺菌。双歧杆菌具有抗癌作用,其机制是通过自身代谢降低肠腔内的 pH 值,抑制致癌物或辅致癌物的形成,转化某些致癌物质成非致癌物质,以及激活巨噬细胞等免疫功能。

2.参与代谢,合成人体需要物质

肠道菌群能产生若干酶类,参与碳水化合物、蛋白质的分解以及脂肪及维生素的合成。酶类可以将人体多糖、寡聚糖及糖蛋白等分解为短链脂肪酸,促进人体非必需的氨基酸如天冬氨酸、缬氨酸、苏氨酸和丙氨酸的合成,还可以促进人体所需 B 族维生素（B_1、B_2、B_6、B_{12}）、维生素 K 以及泛酸等的合成,还能促进人体矿物元素的吸收,如镁、锌、铁等。

3.延缓衰老

双歧杆菌具有抗氧化和调整神经内分泌作用,其随着年龄变化占比差异明显。幼儿肠道内的双歧杆菌数量是最多的,而老年人肠道内的双歧杆菌占比则是最少的。有研究发现长寿者肠道内双歧杆菌数量多于对照组,对照组肠道内乳杆菌和梭状芽孢菌占比较大,此类菌多分泌硫化氢和吲哚,加剧肠道老化,不利于健康。

（二）肠道菌群失衡与疾病

肠道菌群的数量和种类会随着人体健康状况变化而改变。一个健康人的体内肠道菌群处于一个动态平衡状态,一旦失衡就会引起各种疾病。

1.肠道炎症

肠道炎症疾病分为克罗恩病和溃疡性结肠炎,多表现为腹泻、急性痢疾、慢性肠炎并伴随腹痛等症状。其发病的机制比较复杂,但肠道菌群失调是患病的重要因素之一。主要是因为正常菌群减少,外来过路菌增多,破坏了正常菌群的代谢环境,抗菌物质合成减少,致使免疫功能下降,营养吸收不到位,诱发腹泻,产生炎症。长期便秘也可诱发结肠炎。便秘患者存在严重的肠道菌群紊乱,致病菌产生的氨类、酚类、亚硝胺等有害物质不能及时排出,刺激肠道可诱发结肠炎,甚至发生癌变。

2.肥胖

代谢功能是肠道菌群的重要作用之一,它能产生大量的糖苷水解酶将宿主体内不易消化的多糖分解为单糖及短链脂肪酸。如果宿主摄入过多能量,耗能与储能必将失衡,就会引发肥胖。而一旦发生菌群失调,势必会增加肠道上皮细胞的通透性,促使脂多糖更多地被吸收。脂多糖可使内源性大麻素活性增强,又会反过来促进肠道通透性的进一步增加,引起代谢性内毒素血症并诱发肥胖。

3.糖尿病

肠道菌群失调与胰岛素抵抗有关,由肥胖引起的胰岛素抵抗可能引起Ⅱ型糖尿病。Ⅱ型糖尿病患者肠道内拟杆菌门与梭菌门细菌数量的比例与血糖浓度呈显著的正相关。而且与健康人相比,患者体内的β-变形菌数目会显著增加。

4.肝病

与健康人的消化系统相比,肝病患者的消化系统蠕动相对比较慢,菌群不能正常代谢。抗体、溶菌酶等活性物质分泌能力减弱,胃、小肠上段分泌酸减少致使肠道细菌上移。这种细菌的易位和生长,尤其是小肠内拟杆菌和梭菌的繁殖会诱发肝性脑病。

5.营养不良

肠道菌群失调是导致营养不良的一个重要因素。不同饮食习惯导致婴儿体内肠道细菌携带的功能基因不同,有的携带更多合成维生素 B_2 的基因,有的携带更多编码尿素酶基因。怀孕期间和婴儿 2 岁之前是改善儿童营养不良的关键时期,之后会很难彻底治愈。因此,3 岁之前建立一个正常的肠道菌群对儿童的健康成长至关重要。

二、营养平衡与菌群平衡

肠道菌群在调节胃肠道运动、促进消化吸收和免疫功能等方面,直接或间接参与营养物质的能量代谢与维生素合成,影响脂肪吸收与分布等生理生化作用;肠道菌群在肠道黏膜表面形成一道生物屏障,抵抗病原菌增殖和病毒感染,促进完善人体先天免疫和获得性免疫系统的发育,平衡机体的免疫功能等。

人体不仅要为自身的生长发育新陈代谢提供平衡的营养,还要为栖息在肠道内大约 1000 多种 100 万亿个细菌的肠道菌群提供生存场所和营养,而这些细菌如双歧杆菌、乳酸杆菌、拟杆菌等,则为人体产生有益的物质。如双歧杆菌、乳酸杆菌等能合成多种人体生长发育必需的维生素,如 B 族维生素、维生素 K、烟酸、泛酸等;还能利用蛋白质残渣合成必需氨基酸,如天冬门氨酸、苯丙氨酸、缬氨酸和苏氨酸等;参与糖类和蛋白质的代谢,同时还能促进铁、镁、锌等矿物元素的吸收。这些营养物质对人类的健康有着重要作用,一旦缺少会引起多种疾病。

肠道菌群依据自然属性分为 9 个门,包括:厚壁菌门、拟杆菌门、变形菌门、放线菌门、疣微球菌门、梭杆菌门、蓝藻菌门、螺旋体门、Vadin BE97 门。其中 98% 的肠道菌可以归属为前四类,厚壁菌门(64%)、拟杆菌门(28%)、变形菌门(8%)和放线菌门(3%)。肠道菌群多样性结构受多种因素的影响。

1.饮食

饮食影响肠道菌群的组成可通过四个方面实现:饮食模式、特定食物、食物成分和与食物相关的微生物。

1)饮食模式对肠道菌群结构中特定门和属的丰度和物种多样性都有影响。相较于肉食模式动物,草食模式动物的肠道微生物组结构和组成更为复杂。严格素食者、素食者和正常杂食者三组的肠道细菌总数没有显著差异,但素食饮食模式人群中的拟杆菌、双歧杆菌、大肠杆菌和肠杆菌的丰度显著低于其在杂食者饮食模式中的丰度。

2)宿主摄入的特定食物会成为特定细菌类群进行化学反应的底物,暗示着宿主日常饮食摄入的特定食物决定着肠道菌群的优势菌种。特定食物如谷类食物和水果等能促使肠道菌群中特定优势菌种的生长,进而影响肠道菌群的结构。

3)食物中所包含的食物成分更是饮食可以影响着肠道菌群结构的最基本的元素。人体内没有降解纤维素的酶,进入人体的纤维素主要通过肠道内的微生物来降解,因此膳食纤维的含量决定着肠道中分泌相关消化酶的细菌的比例,如抗性淀粉可增加肠道中微球菌、直肠真杆菌及双歧杆菌属的丰度,聚果糖可显著提高菌群中柔嫩梭菌的水平。长期高蛋白高脂肪饮食与肠道内拟杆菌呈正相关,长期食用富含碳水化合物和单糖的食物则增加肠道内普氏菌的丰度。当肥胖人群的饮食由高脂饮食转变为低脂、低碳水化合物饮食时,肠道菌群会随着体重的改变而发生相应变化,拟杆菌门细菌水平升高,厚壁菌门细菌水平下降,两者比例渐渐接近其在健康人群的比例。由此可见,三大物质碳水化合物、蛋白质和脂肪在宿主饮食中所占的比例影响着肠道优势菌群的定植和所占比例。

4)与食物相关微生物可能对肠道菌群造成影响的原因是未经加工过的原始食物如新鲜蔬菜和水果的表面和组织是微生物繁殖的好选择,如植物可能携带有致病菌和有益菌,若宿主摄入食物中含有过多这样的植物则可能造成肠道菌群的紊乱。

2. 年龄

婴儿在出生前肠道管腔内是无菌的,出生时由于分娩方式的差异,从母亲产道、皮肤和环境中的微生物定植到婴儿肠道的菌类存在差异,可以说个体间肠道微生物组的差异是从一出生就开始形成了。而出生后大人们对婴儿的亲吻碰触等进一步加深了这种差异程度。婴儿的肠道菌群在正式稳定下来之前会一直处于发育状态,在该阶段其菌群的结构与成年人的显著不同,物种丰度和多样性均显著低于成年人。最开始出现的好氧菌如大肠杆菌、克雷伯氏杆菌属和志贺氏菌属的出现和定植为后来的厌氧菌拟杆菌属、双歧杆菌属和梭菌属等的定植创造了天然厌氧环境。促使婴儿肠道菌群系统发育逐渐“成人化”(adult-like),这个阶段持续1～2年。成年化后的肠道菌群在结构上的相对复杂性和多样性的相对稳定性可以维持数十年。肠道菌群结构随着年龄变化而显著改变的现象在 65 岁开始表现出来。老年人肠道菌群中双歧杆菌、乳杆菌或拟杆菌的含量显著减少,而肠杆菌增加。身体相对虚弱的老年人的肠杆菌数量是身体相对强壮的老年人 7 倍,表明肠杆菌的增加与肠道生理状态相关。

3. 遗传

作为人类的第二套基因组,遗传对肠道菌群也具有相当大的影响作用。相较于陌生人,有血缘关系的人群之间的肠道菌群结构更为相似;同卵双胞胎的肠道微生物组结构相似性也显著高于异卵双胞胎的。由此可见,遗传对肠道微生物组的结构具有显著的影响。

除了以上三个因素,生活方式、卫生、性别、地理环境等都是影响肠道微生物组结构的因素,探究对肠道菌群的影响本质上是探究以上因素的综合作用,其结果有利于提高国民健康素质,为预防疾病发生提供参考。

三、膳食营养对肠道菌群的影响

营养平衡、食物的多样性与肠道菌群的多样性成正比,如高脂肪、高蛋白的食物会促进肠道中厚壁菌门细菌的增殖,低脂肪、低碳水化合物和高膳食纤维的饮食增加拟杆菌门细菌的数量。可以说,膳食营养模式是影响肠道菌群平衡的一个重要因素。

1. 膳食纤维

大部分食糜经过小肠时被吸收,但仍有一部分不能被消化吸收,主要是植物细胞壁多糖(包括纤维素、木聚糖、果胶)以及一些特定的对体内水解酶无反应的多糖成分(如菊粉和寡糖),通常称之为膳食纤维。膳食纤维对肠道屏障有重要作用,是结肠微生物主要的营养来源,膳食纤维经细菌酵解可形成短链脂肪酸,对维持结肠细胞的营养和功能完整是必需的,而且还具有排气、解毒、抗氧化、抗癌作用。膳食纤维摄入增加时,胃肠运输速度增快,肠腔内细菌数量因营养物质增加而增多,从而使短链脂肪酸的含量明显增加,肠腔内 pH 值下降,影响肠腔内特定菌群的生长。

肥胖患者肠道菌群中厚壁菌门/拟杆菌门比例增加,通过增加饮食中膳食纤维的比例可以提高拟杆菌属的数量,降低厚壁菌门/拟杆菌门比例,也许可以减轻体重,降低代谢综合征等疾病发生的风险。

肠道菌群与炎症性肠病(inflammatory bowel disease,IBD)密切相关,IBD 患者肠道中双歧杆菌、乳酸杆菌的数量明显下降,生物多样性降低,应用益生元(特定的膳食纤维)可增加肠道双歧杆菌、乳酸杆菌等益生菌的数量,进而改善患者症状。

2. 脂肪

膳食脂肪对肠道菌群结构影响的研究主要集中在高脂饮食方面。富含高饱和脂肪酸的膳食能够促进原本较低丰度的亚硫酸盐还原菌(sulfite-reducing bacteria)和沃氏嗜胆菌(Bilophila wadsworthia)的繁殖,提示膳食中脂肪酸的组成也可影响肠道菌群的结构。相对于低脂饮食,高脂饮食人群肠道菌群中双歧杆菌的数量减少。肥胖人群由高脂饮食转变为低脂、低碳水化合物饮食时,随着身体质量的下降,肠道菌群的结构也发生变化,拟杆菌门数量增加,厚壁菌门数量减少,且两者的数量比例逐渐接近健康人群。上述肠道菌群结构的变化可能与高脂饮食引起的肠道轻度炎性反应、氧化应激增加使胃肠道微生态失衡加剧有关。

3. 蛋白质

食物中蛋白质的消化产物主要是氨基酸及一些小肽,约有 95% 经过胃和小肠被消化吸收,未吸收的氨基酸及未消化的蛋白质在大肠下部受到大肠杆菌的作用,即腐败作用。蛋白质对肠道菌群结构影响的研究主要集中在高蛋白质水平和不同蛋白质种类方面。高蛋白质饮食人群的肠道菌群中拟杆菌属、普氏菌属、颤螺旋菌属(Oscillospira)、梭杆菌属产气荚膜梭菌、芽孢杆菌属(Bacillus)和萨特菌属(Sutterella)的数量较普通饮食人群增加,而厚壁菌门(Firmicutes)数量减少。糖化豌豆蛋白能够使人体肠道乳酸杆菌和双歧杆菌(Bifidobacterium)的数量增加;糖化牛血清白蛋白可使肠道有害细菌如拟杆菌、梭状芽孢杆菌和硫酸盐还原菌的数量增加,同时使双歧杆菌和直肠真杆菌的数量减少。蛋白质可通过细菌的发酵、甲烷化、脱羧反应和硫还原改变呼吸链中的电子受体,如甲硫氨酸、胱氨酸等含硫氨基酸在硫酸盐还原菌的硫还原作用下生成硫化氢,氨基酸和肽也可在梭状芽孢杆菌的作用下通过脱羧反应产生胺类,这些代谢终产物改变了细菌的生长微环境,使细菌获得一定的生长优势,从而改变肠道菌群结构。

第二节　营养与肥胖

肥胖病是能量摄入超过能量消耗而导致体内脂肪积聚过多达到危害程度的一种慢性代谢性疾病。肥胖目前在全球范围内广泛流行,在欧洲、美国和澳大利亚等发达地区中,肥胖的患病率高,在我国,肥胖人数也日益增多,肥胖已经成为不可忽视的严重威胁国民健康的危险因素。

一、临床评价肥胖病的常用指标

(一)体质指数(BMI)

计算公式：

$$体质指数(BMI) = 现在体重 / 身高的平方(kg/m^2) \qquad (6-1)$$

该指标考虑了身高和体重两个因素,常用来对成人体重过低、体重超重和肥胖进行分类,且不受性别影响,并且简便、实用,但是对于某些特殊人群如运动员等,BMI 就不能准确反映超重和肥胖的程度。

(二)腰围(WC)

用来测定腹部脂肪的分布。测量方法是双脚分开 25～30 cm,取髂前上棘和第十二肋下缘连线的中点,水平位绕腹一周,皮尺应紧贴软组织,但不压迫,测量值精确到 0.1 cm。腰围与身高无关,但与 BMI 和腰臀比紧密相关,是腹内脂肪量和总体脂的一个近似指标。

(三)腰臀比(WHR)

腰臀比测量方法臀部最隆起的部位测得的身体水平周径为臀围,腰围与臀围之比称腰臀比。男性＞0.9 或女性＞0.8 可诊断为中心性肥胖,但其分界值随年龄、性别、人种不同而不同。目前有用腰围代替腰臀比来预测向心性肥胖的倾向。

(四)标准体重

计算公式：

$$标准体重(kg) = 身高(cm) - 105 \qquad (6-2)$$

(五)皮肤皱褶厚度

对均匀性肥胖者来说,以皮下脂肪厚度判断的肥胖程度与用 BMI 判断的肥胖程度大致相同。测量皮下脂肪厚度可在一定程度上反映身体内的脂肪含量。

(六)其他指标

密度测量法(多采用水下称重法)是多年来测定体脂量的"金标准",需要特殊设备,结果还受到肺残气量、腹腔内气体及体液总量的影响。双能量吸收测量法则包括双能量 X 射线吸收测量法及双光子吸收测量法,其价值与密度测量法相似甚至更好。还有稀释法、体钾测量法、阻抗测量法、传导法、中子激活法等,均可以较精确地推算出体脂量,但这些方法更适用于科研。目前评估内脏脂肪组织较准确的方法还有影像技术,如计算机X线断层摄影术(CT)可进行全身脂肪定量,磁共振显像(MRI)则类似于 CT,但 CT 和 MRI 均为非常规方法。而超声波法近年来已得到较多选用,结论尚待进一步总结。

(七)肥胖的判定标准

(1)现在体重与标准体重比,可对肥胖程度进行粗略估计。

体重超过标准体重 10％为超重,超过 20％即认为是肥胖,其中超过 20％～30％为轻度肥胖,30％～50％为中度肥胖,超过 50％为重度肥胖,超过 100％为病态肥胖。

(2)体质指数(BMI)是目前应用较普遍的指标。中国成人判断超重和肥胖的界限值为：BMI＝18.5～23.9 为正常。

BMI≥24 为超重。

BMI>28 为肥胖。

（3）腰围 WHO 建议标准：男性>94 cm、女>80 cm 作为肥胖的标准。

（4）腰臀比超过 0.9（男）或 0.8（女）可视为中心性肥胖。

（5）脂肪含量按体内脂肪的百分量计算，男性>25％、女性>30％则可诊断为肥胖病。

二、肥胖的原因

（一）内在因素

1. 遗传因素

单纯性肥胖可呈一定的家族倾向。肥胖的父母常有肥胖的子女；父母体重正常者，其子女肥胖的概率约 10％，而父母中 1 人或 2 人均肥胖者，其子女肥胖概率分别增至 50％和 80％，但未确定遗传方式。对肥胖者收养子女患病情况有类似家庭聚集情况。单卵孪生子女生后分开抚养，成年后肥胖发生率是双卵生肥胖率的 2 倍。遗传因素是肥胖的易发因素，肥胖是多基因遗传、多后天因素的疾病。

2. 瘦素

瘦素又称脂肪抑制素，是肥胖基因所编码的蛋白质，是脂肪细胞合成和分泌的一种激素。瘦素对机体能量代谢和肥胖的发生有重要作用。瘦素一方面作用于下丘脑的摄食中枢，产生饱食感而抑制摄食行为；另一方面瘦素广泛作用于肝脏、肾脏、脑组织、脂肪组织等的瘦素受体，使其活跃，增加能量消耗。在肥胖人中有 95％以上的人存在内源性瘦素缺乏和瘦素抵抗。

3. 胰岛素抵抗

胰岛素抵抗表现为高胰岛素血症，使食欲旺盛，进食量大，促进脂肪的合成和积蓄。

4. 脂肪组织的变化

脂肪细胞数目的逐渐增多与年龄增长及脂肪堆积程度有关，很多从儿童时期开始肥胖的人，成年后体内脂肪细胞的数目就会明显增多；而缓慢持续的肥胖则既有脂肪细胞的肥大又有脂肪细胞数量的增多，一个肥胖者的全身脂肪细胞可比正常人体脂肪细胞增加 3 倍以上。

人体脂肪组织有白色脂肪组织和褐色脂肪组织之分。白色脂肪组织是一种储能组织，将过剩的能量转化为甘油三酯储存在脂肪细胞，可以无限储存，白色脂肪细胞的大小随储存的脂肪量而变化；褐色脂肪组织是一种产能器官，当未摄食和寒冷环境下，褐色脂肪细胞中的脂肪燃烧功能发挥作用。肥胖人的褐色脂肪组织功能低下。

（二）饮食因素

1. 摄食过多

摄食过多又称过食。由于摄取的食物过多，即摄入的能量过剩，在体内，多余的能量则以脂肪的形式储存于脂肪组织，导致体内脂肪的增加。

2. 不良的进食习惯

（1）进食能量密度较高食物。食物的能量密度（energy density of food）是近年来推出的用于评价食物供能多少的一个新概念，指平均每克食物摄入后可供能的热卡数。食物的能量密度与食物中各种产能营养素的关系十分密切，脂肪是重要的产能营养素之一，因此脂肪含量较高的食物往往具有较高的能量密度。

（2）不良的进食行为。饮食行为在肥胖病因中的作用近年来已备受关注。肥胖样进食几乎见于绝大多数肥胖患者，其主要特征是：进食时所选择的食物块大，咀嚼少，整个进食速度较快，以及在单位时间内吃的块数明显较多等。在这种方式下不仅进食快而且进食量也大大超过了非肥胖者。影响肥胖者进食的其他行为因素还有：吃甜食频率过多、非饥饿状况下看见食物或看见别人进食也易诱发进食动机、以进食缓解心情压抑或情绪紧张、边看电视边进食以及睡前进食等，这些进食行为的异常均可大大加速肥胖的发生发展。

（3）进餐频繁。在一天之中进餐 2～6 次的人，无论是男性还是女性，进餐次数较少的人发生肥胖的机会和程度高于进餐次数稍多的人。另一个容易致人肥胖的不良习惯是晚上进食，有人称之为"夜食综合征"。在夜间，人的生理节律是副交感神经兴奋性增强，摄入的食物比较容易以脂肪的形式储存起来。

3. 其他因素

（1）妊娠期营养因素。妊娠期营养对胎儿的影响主要集中在两个方面，一是对出生体重的影响，二是肥胖母亲与子女肥胖的关系。

妊娠最后三个月和生后第一个月营养较差的母亲，其子女发生肥胖者较少，而妊娠前六个月营养较差的母亲其子女肥胖的发生率则较高，提示胚胎生长发育早期孕母食物摄入量对胎儿生后的营养状态存在较大影响。

（2）人工喂养及其辅食添加。在生后四周内就喂以固体食物结果将造成儿童27.71％超重、16.7％肥胖。过食、人工喂养、过早添加固体食物的喂养模式均是引起肥胖病的高危因素。

奶中能量较高直接影响着儿童的增重速度，尤其是生后头六周内喂以高能量奶将使儿童体重急速增加，为日后肥胖发生打下基础。而高渗奶则不但可诱发渴感增加水的摄入，而且还会造成儿童在发育早期便养成进食高渗饮食的习惯。

三、脂肪、碳水化合物与肥胖的关系

在各种膳食因素中，高脂肪、高碳水化合物膳食是肥胖的直接致病因素。越来越多的研究已经相当肯定了它们对肥胖形成的作用。

（一）脂肪与肥胖

大量的流行病研究提示膳食脂肪与肥胖关系密切。无论是发达国家还是发展中国家，随着其国民膳食中脂肪占总能量的产热百分比的增加，其国民的体重和肥胖发生率明显升高。

在饥饿时进食高脂肪膳食会导致进食量尤其是脂肪量的增加。与碳水化合物、蛋白质相比，进食后脂肪的氧化分解要慢得多，而且脂肪还抑制葡萄糖的氧化。高脂肪膳食还有良好的色、香、味以及热能密度高的特点，这些因素往往导致进食过多的高脂肪膳食。

（二）蔗糖与肥胖

高蔗糖膳食可引起高胰岛素血症。胰岛素的作用之一是促进脂肪的合成，胰岛素水平升高可导致体内脂肪积累，包括皮下脂肪和腹腔内脂肪。

四、临床表现

肥胖病本身的症状多为非特异性症状，多数症状与肥胖病的严重程度和年龄有关。主要由机械压力和代谢性紊乱两方面所引起，并导致了许多并发症。

（一）一般表现

1. 气喘

气喘是超重者的常见症状和特有主诉,由于肥胖常导致呼吸道机械性压迫,肥胖者往往感觉呼吸困难,同时代谢率升高也使肥胖者需要吸入更多的氧气,排出更多的二氧化碳,因此就像负重行走一样。另外肥胖易导致原有呼吸系统疾病加重、呼吸道感染,特别是手术后感染机会明显增多。

2. 关节痛

这是肥胖者最多见的症状。主要是机械性损伤、进行性关节损害及其症状加重引起疼痛。但也有代谢的原因,如脂肪增加所引起的代谢改变。双手的骨关节病多见于超重者,痛风也多见于肥胖患者。

（二）内分泌代谢紊乱

脂肪细胞不仅仅是脂肪库,而且还可作为内分泌细胞,生成某些激素,也可作为许多激素的靶细胞。肥胖者的激素作用模式有所改变,尤其是腹内脂肪过多积聚者。

1. 高胰岛素血症

胰岛素抵抗与肥胖者有关,尤其是腹部脂肪量增加明显者,表现为高胰岛素血症。特定器官或组织的抗胰岛素性不同,可能是造成局部和中心性脂肪堆积的原因。

2. 对生殖激素分泌的影响

体脂过多尤其是腹部肥胖与排卵功能障碍、雄性激素过多有关。中度肥胖与多囊卵巢综合征的发生亦有关,肥胖者常伴有月经紊乱。

（三）消化系统的表现

反流性食管炎、脂肪肝、胆囊炎、胆结石是肥胖人群中的高发病。

五、肥胖并发症

（一）肥胖性心肺功能不全综合征（Pichwickian Symdrome）

肥胖还可损伤肺功能和结构的改变。由于腹部与胸部脂肪过度堆积,腹腔内压力增加,横膈抬高,膈肌活动幅度降低,腹式呼吸受阻,胸式呼吸也受到一定限制,造成呼吸效率降低,成为低换气状态,使肺内气体交换减少,血氧浓度降低,二氧化碳浓度增加。呼吸中枢长期处于高二氧化碳分压状态下,对二氧化碳反应降低。这些因素均造成肺泡通气不良,换气受阻,二氧化碳潴留,血氧饱和度下降,出现呼吸性酸中毒、发绀、红细胞增多、意识不清、嗜睡及昏睡等。重度肥胖者呼吸功能不全,使呼吸耗氧增加,加重了缺氧。同时由于胸腔阻力增加,静脉回流受阻,静脉压升高,而出现右心功能不全综合征,如颈静脉怒张、肺动脉高压、肝大、浮肿等。加之肥胖者血液循环量增加、心输出量与心搏量增加,也会加重左心负荷,造成高搏出量心力衰竭,而导致肥胖性心肺功能不全综合征。

（二）睡眠呼吸暂停综合征

该综合征与肥胖病的气喘有关,发病隐匿,有时可能危及生命。该并发症的特点为睡眠中阵发性呼吸暂停,往往由其他人首先发现。下列症状提示可能患该综合征:打鼾、睡眠质量差或出现低氧血症,醒后不能恢复精神。严重时,由于较易发生低氧性心律失常,常可导致患者死亡,有时也会发生低氧性痉挛。

（三）心血管疾病

肥胖者易患高血压、胆固醇升高和糖耐量降低等，而这些都是心血管病的危险因素。长期的前瞻性研究结果提示，肥胖是心血管疾病发病和死亡的一个重要的独立危险因素，BMI 与心血管疾病发生呈正相关。

（四）糖尿病

肥胖与 2 型糖尿病的危险呈正相关。对 30～55 岁的妇女观察研究了 14 年，结果发现，肥胖妇女发生糖尿病的危险是正常妇女的 40 多倍。发生糖尿病的危险随 BMI 增加而增加，随体重减轻而下降。

（五）胆囊疾病

肥胖病是胆石症的一个危险因素，肥胖者发生胆石症的危险是非肥胖者的 3～4 倍，而腹部脂肪过多者发生胆石症的危险则更大。发生胆石症的相对危险随 BMI 增加而增加。肥胖者胆汁内胆固醇过饱和、胆囊收缩功能下降是胆石症形成的因素。此外，由于胆石症常伴随胆囊炎，所以急慢性胆囊炎也在肥胖者中多见。急性胰腺炎是可能的并发症。

六、膳食与肥胖的治疗

膳食疗法是肥胖治疗的最基本的方法之一，无论采取其他哪种治疗方法，都必须辅助以膳食疗法；同样地，在实施膳食治疗的同时也必须辅助以运动疗法、行为疗法等其他治疗方法。一般来说，在膳食疗法开始后的 1～2 月，可减重 3～4 kg，此后可与运动疗法并用，保持每月减重 1～2 kg，这样可获得比较理想的治疗效果。

膳食疗法可分为三种类型。

（一）节食疗法

每天摄入的能量大约在 5020～7530 kJ（1200～1800 kcal），其中脂肪占总能量 20%、蛋白质 20%～25%、碳水化合物 55%。

（二）低能量疗法

每天摄入的能量大约在 2510～4150 kJ（600～1000 kcal），脂肪＜20%，蛋白质 20%。

两种疗法主要适用于轻、中度肥胖者。肥胖者可根据自己的情况选择其中任何一种治疗方法，但是，最好在医生的指导下进行。

1. 控制能量的摄入量

1 kg 人体脂肪大约含有 29290 kJ（7000 kcal）的能量，因此，减轻体重（脂肪）1 kg，必须大约减少 29290 kJ（7000 kcal）的能量摄入。如果每天减少能量摄入 2092～2929 kJ（500～700 kcal），则大约需要 14～10 天时间，才能实现减掉 1 kg 脂肪的目标。一般来说，以在实际操作过程中，一般规定年轻男性每天能量的摄入底限为 6690 kJ（1600 kcal），年轻女性为 5860 kJ（1400 kcal）。

全天能量的分配：一日三餐，早餐 30%，午餐 40%，晚餐 30%。开始减肥阶段，为解决饥饿问题，可在午餐或早餐中留相当于 5% 能量的食物，约折合主食 25 g，在下午加餐。

2. 适当的营养素分配比例

（1）供能营养素的能量分配比例：由于限制了能量的摄入，所以要保证必需的营养素供给，才能保证人体正常的生理功能。在减肥过程中，三大供能营养素的分配是至关重要的。

正常平衡膳食的三大营养素分配比例是蛋白质占总热能的 12%～15%,脂肪为 25%～28%,碳水化合物为 60%,而肥胖治疗膳食的三大营养素分配原则是蛋白质占总热能的 25%,脂肪占 15%,碳水化合物占 60%。在蛋白质的选择中,动物性蛋白质可占总蛋白质的 50%左右,烹调油应选择橄榄油、茶油、葵花子油、玉米油、花生油、豆油等。

(2)保证维生素和无机盐的供给:因为受摄入的能量限制,所以在膳食减肥时,常常会出现维生素和无机盐摄入不足的问题。容易缺乏的维生素主要有维生素 B_1、维生素 B_2、烟酸等,容易缺乏的无机盐有钙、铁等。为了防止维生素和无机盐缺乏病,在进行膳食治疗的过程中,必须注意合理的食物选择和搭配。新鲜蔬菜、水果、豆类、动物内脏如肝脏、牛奶等是维生素和无机盐的主要来源。另外,在医生的指导下,可以适当服用多种维生素和无机盐制剂。

(3)增加膳食纤维的供给:肥胖患者常有便秘的问题,适当增加膳食纤维的摄入不仅有助于缓解便秘,还可以减少脂肪和糖的吸收。所以提倡食用富含膳食纤维的食物,最好能保证每天的膳食纤维摄入量为 30 g 左右,相当于 500～750 g 绿叶蔬菜和 100 g 粗杂粮中含的膳食纤维。

(4)戒酒:在进行膳食治疗时,最好不要饮酒,酒类主要含有乙醇,而不含其他营养素,1 mL乙醇可提供能量 7 kcal,因此饮酒常常导致摄入的能量过高而使减肥失败。

3.膳食习惯和行为的改变

纠正不良的膳食习惯是减肥成功的关键之一。肥胖者常见的不良膳食习惯有不吃早餐,而午餐和晚餐特别是晚餐进食过量;爱吃零食、甜食;进餐速度过快等。肥胖者应针对自己的这些不良习惯,提出相应的纠正方法,这对于减肥具有事半功倍的作用。

(三)肥胖的极低能量疗法

极低能量疗法主要适用于重度和恶性肥胖患者,实施极低能量疗法时,通常患者需要住院,在医生的密切观察下进行治疗。

如果因治疗的需要,每天摄入的能量控制在 2510 kJ(600 kcal)以下则称为极低热量疗法,也称为半饥饿疗法。极低能量疗法不是肥胖膳食治疗的首选方法,而仅仅适用于节食疗法治疗不能奏效的肥胖患者或顽固性肥胖患者,而不适用于生长发育期的儿童、孕妇以及患有重要器官功能障碍的患者。

极低能量疗法的治疗时间通常为 4 周,最长不超过 8 周。严格地说,使用极低能量疗法治疗的患者必须住院,在医生的密切观察下接受治疗,不可在门诊或患者自己在家进行。在实施极低能量疗法之前,需要进行 2～4 周的临床观察,在这期间内确认使用极低能量疗法的必要性、可行性以及健康检查,然后转入极低能量疗法。

根据以往的研究结果,极低热量疗法在一周内男性可减重 1.5～2.0 kg,女性可减 1.0～1.5 kg,一个月可减 7～10 kg。在开始治疗的前 2 周,减重效果比较明显,此后减重的速度逐渐减慢。在治疗的前 2 周,主要丢失的是水分和瘦体组织,出现负氮平衡;在 3～4 周以后,负氮平衡逐渐恢复。如果在治疗开始后 4 周,氮平衡为负氮平衡,并且前白蛋白、视黄醇结合蛋白在正常值的下限以下,则应考虑停止极低热能疗法。另外如果在治疗过程中,出现进行性的贫血、肝功能异常、严重的电解质紊乱特别是低钙血症、心律不齐等症状,应及早停止极低热能疗法。

极低能量疗法的不良反应有较重的饥饿感、头痛、乏力、恶心、呕吐、腹痛、腹泻、注意力不集中,但是这些症状在治疗开始 1 周以后便逐渐缓解。在极低热能疗法停止以后,不可直接恢复到正常膳食,因为这样会突然加重肾脏负担,造成肾功能损害,另一方面为保证减轻体重以后不迅速反弹,可采用节食疗法继续进行减肥治疗,节食疗法可进行6~8周,在此期间体重可有反弹,但不会超过极低能量疗法之前的体重。如果有必要,可再度实施极低能量疗法。极低能量疗法在短期内的减肥效果是很明显的,但是在治疗后的1~2年,半数以上的患者出现体重大幅度的反弹,这是极低能量疗法的最大缺点。

七、运动在肥胖治疗中的作用

(一)运动减肥机理

1. 运动调节能量平衡

肥胖是长期摄入能量大于消耗能量的结果,是机体强大的调节机制经调节打破体重原来的稳定水平,又达到一个新的稳定状态。仅仅靠调节食物中的营养成分去破坏现在的稳定变化小而且慢。只有减少脂肪储存量,才能激发能量平衡的重新调整,运动的作用就是增加脂肪的氧化和燃烧,从而打破平衡。

2. 运动调节体脂肪

运动增加能量消耗,活跃骨骼肌增加对脂肪酸的摄取和氧化。快步行走1小时相当于静坐1小时能量消耗的几十倍,在不增加能量摄入的前提下,运动减少体内脂肪既快又安全。

1)运动能增加人体对糖和蛋白质的利用,防止多余的糖和蛋白质转化为脂肪,减少脂肪的形成。肌肉运动还使肌肉组织中蛋白质的新陈代谢加强,增强肌细胞的代谢,减少脂肪储存。

2)神经系统和内分泌系统的兴奋性在运动影响下得以加强,运动促进肾上腺素、去甲肾上腺素的分泌,提高脂蛋白酶的活性,促进脂肪分解利用。

3)运动能调节酶的活性。如有氧耐力训练可提高骨骼肌中线粒体酶的活性,参与羧酸循环的酶及呼吸链的氧化酶类的活性提高,保持良好的有氧代谢能力,促进糖特别是脂肪等物质的有氧氧化。

4)运动有助于改善心肌功能,增强血液的运输能力,增强呼吸肌收缩力,加深呼吸,增加肺活量,改善呼吸功能,增强运输氧的能力,有利于多余脂肪的氧化燃烧。

(二)科学有效地进行运动减肥

1. 合理的运动频率及时间

每个人运动持续时间与运动强度不同,每周的运动频率也要根据时间情况选择,每周进行4~7次为宜。同时对于肥胖者在运动的强度的选择原则上,运动所消耗的热能应该大于摄入的能量;运动的强度必需要达到合适的刺激强度,一般肥胖者以60%最大摄氧量的中等强度为宜。

2. 运动项目的选择

运动减肥方式多种多样,肥胖者可参加的项目要根据患者的年龄、体力、个人运动习惯、所处的运动环境与条件,以及不同的患者要选择不同的而又合适的运动方式。一般来说,肥胖较重者以散步、下楼梯、平道骑自行车、打羽毛球、跳舞、打太极拳以及轻微的劳动等低强度运动;一般肥胖者,可进行慢跑、上楼梯、登山运动、坡道骑自行车、排球、足球、滑冰等中等强度运动为宜。选择多项目运动为好,这样可以减少对运动的乏味感,增加运动的乐趣。减肥最佳运动的项目是有氧运动,特别是大量肌肉群参与的动力型节律有氧运动。

3. 运动时间的选择

一般来说,每次应有30分钟以上中等强度的有氧运动。随着运动时间的延长,运动肌摄取利用血糖的量保持上升趋势,但强度不同摄取血糖的高峰时间不同。运动强度低(30%最大摄氧量)时,摄取血糖的高峰出现在90～180分钟之间,运动强度较高(60%最大摄氧量)时,摄取血糖的高峰时间出现在90～120分钟之间,随后骨骼肌摄取血糖的速率逐渐下降。

第三节　营养与三高症

"三高症"是指高血压、高血糖(糖尿病)和高脂血症。它们是现代社会所派生出来的"富贵病",可能单独存在,也可能相互关联。如糖尿病患者很容易同时患上高血压或高脂血症,而高血脂又是动脉硬化形成和发展的主要因素,动脉硬化患者血管弹性差加剧血压升高。所以,出现这三种疾患中的任何一种,后期都易形成"三高症"。

在中国人的十大死亡原因中,与代谢疾病相关的死亡率就高达35.7%,与"三高"相关的死亡人数也占总死亡人数的27%。随着生活水平的提高和生活节奏的改变,被称为"富贵病"的"三高症",已如"旧时王谢堂前燕,飞入寻常百姓家",特别是50岁以上中老年人的常见病,全世界每年死于心脑血管疾病的人数高达1500万人,居各种死因首位。心脑血管疾病已成为人类死亡病因最高的"头号杀手",也是人们健康的"无声凶煞"!

一、高血压

高血压(hypertension)是指以体循环动脉血压(收缩压和/或舒张压)增高为主要特征(收缩压≥140毫米汞柱,舒张压≥90毫米汞柱),可伴有心、脑、肾等器官的功能或器质性损害的临床综合征。高血压是最常见的慢性病,也是心脑血管病最主要的危险因素。在整体人群,血压水平随年龄逐渐升高,以收缩压更为明显,但50岁后舒张压呈现下降趋势,脉压也随之加大。

《2015年中国居民营养与慢性病状况报告》显示,我国成人高血压患病率为25.2%,换句话说,每四人中就有一人为高血压患者,患病率高、增长趋势高、危害性高、知晓率低、治疗率低、控制率低,而高血压与日常饮食习惯息息相关。

(一)高血压的病因

1. 遗传因素

大约60%的半数高血压患者有家族史。目前认为是多基因遗传所致,30%～50%的高血压患者有遗传背景。

2. 精神和环境因素

长期的精神紧张、激动、焦虑,受噪声或不良视觉刺激等因素也会引起高血压的发生。

3. 年龄因素

发病率有随着年龄增长而增高的趋势,40岁以上者发病率高。

4. 生活习惯因素

膳食结构不合理,如过多的钠盐、低钾饮食、大量饮酒、摄入过多的饱和脂肪酸均可使血压升高。吸烟可加速动脉粥样硬化的过程,为高血压的危险因素。

5. 药物的影响

避孕药、激素、消炎止痛药等均可影响血压。

6. 其他疾病的影响

肥胖、糖尿病、睡眠呼吸暂停低通气综合征、甲状腺疾病、肾动脉狭窄、肾脏实质损害、肾上腺占位性病变、嗜铬细胞瘤、其他神经内分泌肿瘤等疾病都可影响血压。

（二）高血压病主要类型

根据病因明确与否，高血压病在临床上分为原发性高血压和继发性高血压。其中以病因不明的原发性为主，占总高血压患者95％左右。继发性高血压是某些疾病的临床表现，本身具有明确的症状。在不同年龄、不同人群中，高血压又可以分为以下几类。

1. 老年高血压病

老年高血压病指年龄大于65岁的人患高血压，我国老年人群高血压患病率高达49％。以往认为老年高血压是血压随年龄增长而升高的生理现象，不必治疗，但长期研究表明，老年高血压是危害老年人生存和生活质量的重要因素，老年高血压的并发症远多于其他年龄阶段，如充血性心衰、脑卒中、冠心病、肾功能衰竭和主动脉瘤等疾病。所以，在医生的指导下，使之尽量降至正常范围，是刻不容缓的事情。

2. 糖尿病合并高血压

糖尿病和高血压是常见的内科疾病，二者并存是冠心病致死的最危险因素，患者常有伴随脑、心和血管等多种并发症。糖尿病和高血压具有互相加重病情的关系，诱发多种并发症。高血压糖尿病与高血脂有关，可能存在共同的发病遗传基因。糖尿病会损伤肾功能，而肾与血压有着密切联系。糖尿病对具有升高渗透压作用的血管紧张素十分敏感。糖尿病患者伴随血糖升高、血管壁受损等症状，都将促使血压升高。因此，糖尿病患者更易患高血压，患病率可高达40％～80％，而高血压又增加糖尿病患者患心脑血管等并发症的概率，增大了糖尿病合并高血压的死亡率。治疗糖尿病合并高血压患者，最重要的是使血压降低至小于130/80 mmHg。

3. 青年高血压病

随着社会的发展，社会紧张因素增加，我国青年高血压的患病率逐年增加。青年高血压可导致早发心脑血管疾病并增加死亡率和致残率，严重损害我国青年的身体健康，不利于社会的发展。大多数青年高血压与不良生活方式有关，如果单纯靠药物治疗，效果极差。因此，大家必须结合改变其不良生活方式，配合药物治疗。比如说少熬夜，注意饮食规律、膳食平衡，劳逸结合，维持正常体重等。

4. 妊娠期高血压病

妊高征，是一种妊娠期妇女所常见的疾病，以高血压、心肾功能衰竭、水肿、蛋白尿和代谢功能紊乱等为临床特点，一般在妊娠20周后发病，发病率为2.5％～3％，严重时甚至发生母子死亡。随着分子生物学技术及免疫学的发展，妊娠高血压疾病的病因学研究取得巨大进展。关于其病因有许多研究成果，主要有胎盘因子学说、母体妊娠高血压疾病学说、免疫学说、胎盘妊娠高血压疾病学说等。发病的威胁因素主要有肥胖、糖尿病患者、高血压患者、妊娠高血压疾病家族遗传史等。

（三）膳食营养成分与高血压关系

1. 矿物质

1）钠

膳食钠主要来源于食盐，高盐摄入导致高血压发病存在环境-基因交互作用模式，肥胖、慢性肾脏疾病及血管紧张素原基因表型对是否具有盐敏感性也有重要影响。长期高盐饮食不仅会通过基因相互作用引起血压变化，还能独立于血压对机体多个靶器官产生损害，增加外周血管阻力、心输出量，导致心室肥厚，激活交感神经系统，引起肾小球滤过率降低等，间接引起血压升高。队列研究还发现，低盐饮食能使心血管事件的发生率降低20%，但如果饮食中含盐过低（尿钠<3 g/24 h），同样也会增加高血压患者心血管事件的发生率，正常人群也不例外。反对者认为其结果的推导不符合 Hill 标准，低盐与心血管事件有相关关系并不意味着有因果关系，而且，其测量手段也并不精确，低水平尿钠也可能是因为饮食减少导致等。长期高盐饮食可能通过影响脑源性神经营养因子介导的氯离子-钾离子同向转运体的表达下调，使得γ-氨基丁酸无法进入细胞，阻断了对大细胞性神经分泌细胞的抑制作用，最后引起血管加压素分泌增多，导致血压升高。高盐饮食是肥胖的一个独立危险因素，独立于能量摄入，肥胖能够通过多种途径介导高血压的发生与发展。

2）钾

钾对人体内酸碱平衡起着重要的作用，补钾甚至可以抵消高盐饮食引起的血压升高。降低钠钾摄入比，全因死亡率也会降低。减少钠摄入、增加钾摄入都能降低钠钾摄入比，两者相互依赖，但作用并不相加，在高钠饮食的情况下，补钾达到的降压效果最好。中国人群摄入钾水平最低（1.7 g/d）。基于英国、美国、芬兰的数据，研究者提出假设，如果将钾摄入增加到4.7 g/d，人群收缩压将降低1.7～3.2 mmHg，这跟将钠摄入从9 g/d降到5 g/d的效果相当，而这样的效果足以使中风发生率降低8%～15%、心血管疾病死亡率降低6%～11%。一项回顾性分析显示，血清钾水平在4.1～4.7 mmol/L范围之外的患者死亡风险增加。因此，如何补钾才能使高血压患者获益最大，才能将血清钾维持在一个安全有效的范围等一系列问题有待解决。

3）钙

钙的摄入量与血压呈负相关，当钙摄入不足，细胞外液中的钙含量相对较低，致使血管壁平滑肌细胞膜的通透性增加，细胞外的钙向细胞内流，促使平滑肌细胞收缩，阻力增加使血压上升。当钙摄入增加时，促进钠的排泄，可以降低血压。一项以青少年为研究对象的数据显示，低钙饮食确实会增加患高血压的风险，也有研究表明，如果孕妇在怀孕期间补钙将会直接影响胎儿出生后的血压。

4）镁

镁可以使周围的血管扩张，小剂量的镁可导致面红、出汗及温暖感，与体温调节有关，大剂量的镁可以使血压降低。膳食镁与血压呈负相关，非素食者通常摄入的镁和膳食纤维含量低，其血压比素食者偏高。

2. 维生素

1）维生素 C

维生素 C（VC）是人体内重要的微量元素，短期（平均8周）的 VC 的摄入量（平均值500 mg/d）与血压的水平呈负相关，但 VC 的长期摄入与血压的关系尚需进一步研究证明。

2）维生素 D

维生素 D（VD）可作为启动因素影响高血压的发生与发展，随着年龄增加，血管舒缩平衡逐渐变得不稳定，缺乏 VD 将打破这一平衡，启动高血压的发生。

VD 部分前瞻性研究显示，维生素 D 缺乏会增加高血压患病风险，VD 水平与高血压呈负相关，增加 VD 摄入量可以降低血压。

3）维生素 E

在易卒中自发性高血压小鼠的食物中添加维生素 E（VE），可以减少氧化应激和改善血管功能和结构，防止其高血压的进展。但是，现有研究均未证实 VE 具有降压作用。因此，VE 降压作用尚需更多的临床研究予以证实。

3. 脂类

脂肪与血压呈正相关关系，过多的脂肪摄入可引起血脂异常和动脉粥样硬化，相继引起高血压。研究发现，高血压合并代谢综合征的患者血清游离脂肪酸高于健康对照组。脂肪摄入过多可引起肥胖，烹调用动物性油脂的摄入与人群血压水平显正相关。油脂摄入过多是高血压发生的危险因素。

1）长链多不饱和脂肪酸（PUFA）

PUFA 主要存在于植物油和深海鱼油。ω-3 多不饱和脂肪酸具有剂量反应性短期降低高血压患者血压的作用，其对血压的长期效果尚不清楚。长链 ω-3PUFA 的摄入可以直接作用于心电生理途径，或者通过增加左心室舒张末期容积及兴奋迷走神经间接导致心律减慢，在一些短期实验当中，ω-3PUFA 被认为可以增加 NO 合成，增强血管舒张反应及动脉顺应性，这些生物效应共同降低了血管阻力，最终降低血压。PUFA 对婴幼儿肥胖、血压、血脂的有益调节作用证据并不充足，但 PUFA 可能有助于增加胰岛素敏感性。将芝麻油作为食用油使用 60 d 后，正常组血压变化并不明显，但在高血压患者中，单独使用芝麻油组和单独使用钙通道阻滞剂组收缩压和舒张压分别降低约 20、10 mmHg，而联合运用芝麻油和钙通道阻滞剂组收缩压和舒张压分别下降约 40、25 mmHg。

2）卵磷脂、胆碱、肉碱

卵磷脂及其他富含胆碱的食物可以在肠道微生物的作用下分解成胆碱、甜菜碱、肉碱，继而生成三甲胺（TMA），吸收入血进入肝脏，并在肝脏单胺氧化酶的作用下氧化生成氧化三甲胺（TMAO），TMAO 则参与了心血管疾病的发生发展过程。TMAO 只有与血管紧张素 Ⅱ 联合作用，才表现出较持久的升血压作用，但其具体机制尚不十分清楚。TMAO 可以作为一种小分子伴侣发挥作用抑制内质网应激，它也可能影响蛋白质的折叠加工，通过影响相应受体间接促进血管紧张素 Ⅱ 的生物学效应。TMAO 还可以通过丝裂原激活蛋白激酶和核因子-kB 途径促进血管炎症反应。然而，胆碱属于半必需营养素，限制胆碱的摄入显然得不偿失。一项针对左旋肉碱与心血管疾病的分析也显示，摄入左旋肉碱可以使全因死亡率降低 27%、心绞痛发生率降低 40%、左室心律失常发生率下降 65%。所以，少量摄入这些营养物质是有益于身体健康的。

3）胆固醇

60.7%～64.3% 的高血压患者同时伴有高胆固醇血症，同时应用他汀类降脂药与降压药可以明显减少高血压患者冠状动脉性疾病的发生，尤其是在难治性高血压患者当中，其心血管事件的发生率显著降低，而且，80 mg 剂量的阿托伐他汀比 10 mg 剂量的效果更加明显，提示降脂效果与心血管事件的发生率可能存在线性关系。然而，尽管降低血清胆固醇水平可以降低心血管事件的发生率，但却并没有降低总死亡率。后来证实，低胆固醇血症将会导致抑郁，增加暴力自杀事件的发生率。胆固醇在控制免疫系统吞噬体的迁移方面发挥着命运"开关"的作用。因此，胆固醇对人体是一把双刃剑。

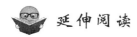 延伸阅读

胆固醇的是是非非

胆固醇是组成人体血液的脂类物质之一,又是人体细胞的重要组成部分。它不仅参与细胞代谢和调节人体水分,还是组成神经髓鞘的主要成分,与人的智力发育和反应能力有着密切关系,而且还是体内某些物质合成不可缺少的媒体,其主要功能是:转变成维生素 D,促进钙磷吸收,有利于骨骼牙齿的生长发育;转变成胆盐,对脂肪的消化吸收具有重要作用;转化为肾上腺皮质激素,刺激生殖器官正常生长发育,调节生殖机能。现代人由于饮食过精过细,脂肪摄入太多,特别是老年人代谢功能衰退,肌体组织萎缩,加之体力活动减少,热量消耗降低,脂类代谢功能障碍,多吃高胆固醇食品,可造成代谢失调,胆固醇中的有害脂类物质低密度脂蛋白,便会逐渐沉积在动脉血管内壁上,发展成为动脉粥样硬化,引起中风、高血压、冠心病等。此类患者及 60 岁以上的老年人,应注意限制或少吃高胆固醇食品。

体内胆固醇过低也有害于身体。国际上许多专家对几十万人跟踪研究表明,那些血液中胆固醇过低的人,虽然患心脏病的比例比胆固醇高的人低 50%,但很可能死于脑溢血(比正常人多 2 倍)、肝病(比正常人多 3 倍)、肺病或某些癌症。

4. 蛋白质

蛋白质摄入与高血压呈负相关。特别是动物蛋白质的摄入量增多,可增加某些多肽和微量营养素的摄入,产生一定的降压作用。蛋白质摄入可能促进钠的排出,起到调节血压的作用。

大豆蛋白降低收缩压作用达到 4.31 mmHg,而在正常高值和 I 期高血压患者中效果可达 7.88 mmHg。前期高血压和 I 期高血压患者每天进食 40 g 豆蛋白、牛奶蛋白与每天进食 40.g 碳水化合物相比,分别降低收缩压 2.0、2.3 mmHg。增加富含蛋白质的食物摄入而减少富含碳水化合物的食物摄入造成了食物中其他可能影响血压变化的成分摄入不同,为了尽可能消除这些影响因素,将豌豆(20%)、大豆(20%)、牛奶(30%)、鸡蛋(30%)四种富含蛋白质食物混合配制,使得动物蛋白和植物蛋白更加均衡。干预阶段,实验组给予蛋白水溶液、对照组给予麦芽糖糊精水溶液,两组摄入热量总量相同。结果发现,摄入蛋白质组收缩压和舒张压分别比麦芽糖糊精组低 4.9、2.7 mmHg。另外,蛋白质组尿钠、尿钾水平低于麦芽糖糊精组,由于钠与高血压之间的高度相关性,提示钠可能是混杂因素。摄入蛋白质可以促进尿钠排出,与上述研究结论相悖,但因为碳水化合物组钠盐摄入量比蛋白质组多,导致上述现象的原因可能是其促进排钠的量还不至于抵消碳水化合物组因高摄入而排出的量。大豆蛋白降低血压的作用机制与 L-精氨酸有关,大豆中富含精氨酸,摄入人体后,在 collectrin 蛋白的作用下,转运入内皮细胞并最终生成 NO。长期服用 L-精氨酸类似物,会导致 NO 合成减少,诱导细胞凋亡,引起血压升高,而且纤溶酶原激活物抑制剂-1 与 L-精氨酸类似物共同参与了高血压的发生与发展机制。

植物蛋白中含有大量具有独立降压作用的谷氨酸,大豆蛋白还可以增加胰岛素敏感性和糖耐受性。蛋白质是否具有降压作用有待进一步深入研究。动物性蛋白质的摄入可以增加某些多肽、氨基酸和微量元素的摄入,可能具有降压作用,然而对于肥胖患者,低蛋白饮食也许更有利于减肥及减少心血管事件的发生率。一项研究显示,低蛋白饮食将有助于降低血压,而蛋白质降压作用的研究对象大多限于前期高血压和 I 期高血压患者,对于患有慢性肾脏疾病、急

性肾脏损伤及肝衰竭的患者,是否应该限制蛋白质的摄入值得探讨。

5. 碳水化合物

低碳水化合物的摄入将显著减少肥胖的发生率,与低脂饮食相比,其体重、体脂指数、总胆固醇与高密度脂蛋白胆固醇之比、甘油三酯均降低。

肥胖,尤其是内脏型肥胖被认为是导致高血压的一个独立危险因素,代谢水平及生理改变是直接导致高血压的主要原因,其具体机制大致有以下几点:(1)激活肾素-血管紧张素-醛固酮系统(RASS 系统)。(2)激活交感神经系统(SNS)。(3)胰岛素抵抗及高胰岛素血症,胰岛素作用于 IRS-2,促使近端小管对钠离子的重吸收。(4)血液中脂联素减少、瘦素增加、抵抗素增加等干扰 NO 合成,导致水钠潴留、胰岛素抵抗、内皮功能紊乱。(5)肥胖患者大多患有阻塞性睡眠呼吸暂停综合征,也与胰岛素抵抗、RASS 激活、SNS 激活、内皮功能紊乱及血浆瘦素增加、脂联素减少等有关。(6)脂肪组织还能释放一些促炎因子等,动物实验证明,这些因子可以激活盐皮质激素受体。而且,如果肥胖患者的体重减轻,上述紊乱的代谢状态也会得到改善甚至恢复正常。大量饮用含糖饮料与肥胖、糖尿病的发病相关,而且使患高血压等心血管疾病的风险增加。动物实验也表明,如果小鼠在怀孕期间摄入含糖量高的食物,将直接导致其后代成年后高血压、胰岛素抵抗及肥胖的发生。

6. 膳食纤维

膳食纤维可以降低钠盐吸收,增加钠离子排出,因此可抑制血压上升。膳食纤维可以减少脂肪吸收,水溶性膳食纤维能显著降低 LDL-C 水平和胆固醇水平,减轻体重,间接降低血压水平。膳食纤维降低血压的作用类似于维生素 D 对血压的影响,即对正常人无作用,而对中老年高血压患者,其降压效果却非常明显。膳食纤维的摄入可以降低机体炎症水平,可能与其降低高血压患者血压有关。

7. 植物化学物

1)咖啡

咖啡的饮用有助于降低帕金森综合征、肝脏疾病及 2 型糖尿病的患病风险,但是在心血管疾病、癌症等其他有关人体健康的领域,咖啡的作用仍然存在争议,尤其是咖啡和咖啡因两者的作用难以区分。饮用 200~300 mg 咖啡因可以使收缩压上升 8.1 mmHg 达 3 小时以上,但长期饮用咖啡对血压的影响并不显著,有的研究显示其还具有轻微的降低血压作用。咖啡因对高血压患者或许有益,尿中咖啡因及其代谢产物含量与血压呈负相关。因此,咖啡对高血压是否具有影响,仍然需要更多人群、动物及临床试验加以明确。

2)芹菜皂苷

芹菜可以降低高血压患者的血压,并且能够改善其导致的心肌肥厚,调节心肌糖代谢,其机制与芹菜苷抑制缺氧诱导因子-1α 表达,导致其下游蛋白表达改变有关。

8. 酒精

酒精可以使血压升高,但更趋向于急性效应,停止饮酒后,血压将迅速恢复正常。相关研究甚至认为轻度适量的饮酒使中风风险降低,而且饮酒与高血压之间的关系跟人种和性别也有关系。一项长达 2 年的随机对照试验证明,轻度适量的饮酒(尤其是红酒)是安全的,而且是健康饮食的一部分,可以促进心脏代谢,研究者认为可能是红酒中的其他天然成分在起作用,有待进一步研究。

(四)高血压患者的饮食原则

1. 限制总热量的摄入

20%~30%的高血压是由于过重引起的,过重者减体重和避免肥胖都应是防治高血压的关键策略。体重超出标准体重(标准体重=身高厘米-105)的10%,血压将会升高0.88 kPa。通过减少热量的摄入(少吃或吃热量低的食物)和适量的运动减轻体重,保持良好的体重,可使体内堆积的脂肪减少,减轻心脏负担,保证血液的正常循环流动,能有效降低高血压的发病率。

2. 减少钠盐的摄入

合理的低钠高钾膳食摄入是治疗高血压的膳食营养干预的重要措施,许多临床实验也证明了调整膳食中钠和钾的摄入量能降低血压。低钠高钾的饮食对于高血压人群至关重要。盐是钠的主要来源,盐使细胞内外钠离子水平增加而导致细胞水肿,引起血压升高;高盐摄入也能增加血管对儿茶酚胺类缩血管因子敏感性,增加血管紧张素受体,同时去甲肾上腺素增加。每摄入2~3 g钠可致血压升高2 mmHg,对高血压患者进行中等程度限制食盐,收缩压降低了4~9 mmHg,舒张压降低了2~6 mmHg。我国居民食盐摄入量普遍偏高,全国平均9~13 g/d的摄入量超过了膳食指南建议的摄入食盐每天不大于6 g生理需要量。适当的钠和钾比例在维持动脉血压稳定中起了重要的作用,简单来说,钠会使血压升高,而钾会使血压下降。除去食盐、酱油、味精等调味品外还要限制咸菜、咸鱼、咸肉、酱菜等腌制品。同时注意隐藏在加工食品中的食盐,如罐头、快餐食品、方便食品和各种熟食品。最好从幼年起就养成吃少盐膳食的习惯。

3. 减少膳食脂肪摄入量

高血压患者脂肪摄入量应控制在总能量的25%或更低,脂肪供给保持在40~50 g/d,烹调用油每人每天不超过25 g。花生油、菜油、豆油、玉米油、芝麻油、红花油等植物油均含维生素E和较多亚油酸,可以起到预防血管破裂的作用。对于患冠心病及高脂血症者,对动物脂肪摄入更应该加以限制。中国人绝大多数以食猪肉为主,而猪肉与鱼、禽相比蛋白质含量较低,脂肪含量较高,建议大家调整以猪肉为主的肉食结构,提倡吃鱼、禽肉。海鱼含有不饱和脂肪酸,对防止高血压并发症有一定作用。

4. 适量摄入蛋白质

高血压患者每日蛋白质的摄入量应为每千克体重1克为宜,其中植物蛋白质应占50%。最好用大豆蛋白,每周还应吃2~3次鱼类蛋白质,以改善血管弹性和通透性,但是有高血压合并肾功不全的人应该限制蛋白质的摄入。

5. 多吃绿色蔬菜和新鲜水果

高血压患者应摄入含钾高的食物,钾盐能促使胆固醇的排泄,增加血管弹性,有利尿作用,有利于改善心肌收缩能力。大部分食物都含有钾,但蔬菜和水果是钾的最好来源,每100 g蔬菜和水果中含钾200~500 mg。含钙丰富的食物对心血管有保护作用。奶和奶制品是钙的主要来源,每100 mL的牛奶约含100 mg左右的钙,含钙量丰富的同时吸收率也高。大剂量维生素C可使胆固醇氧化为胆酸排出体外,改善心脏功能和血液循环。大枣、番茄、芹菜、油菜、青笋叶等食物中均含有丰富的维生素C。多吃新鲜的蔬菜和水果,有助于原发性高血压的防治。其他水溶性维生素,如维生素B族均应及时补充,以防止缺乏症。

6. 忌食用兴奋神经系统的食物

饮酒量增加,血压也随之升高。重度饮酒者的脑卒中死亡率,比不经常饮酒者高3倍。建议男性每日饮酒的酒精量应少于 20~30 g,女性则应少于 10~15 g。高血压患者饮茶宜淡不宜浓,茶叶含有鞣酸、茶碱、茶多酚及咖啡因等成分,具有兴奋神经,增强心肌收缩力,增强血管韧性和弹性、利尿等作用,有利于降低血压。但是,如饮大量浓茶,可加快心率,增加心脏负担,这对已有脑动脉硬化和高血压的患者是一种潜在的危险,很有可能促使脑血管意外的发生。此外,高血压病患者往往伴有失眠,睡前饮浓茶可能影响睡眠。烟中的尼古丁和焦油可以增加脑卒中发生的风险,降低服药的顺应性,使患者不得不增加降压药物的剂量,因此高血压患者应戒烟。

7. 饮食节制

做到一日三餐饮食定时定量,不饥不饱,不暴饮暴食。应少吃肉汤类食物,以免肉汤中含氮浸出物促进体内尿酸增多,加重心、肝、肾的负担。每天食谱可做以下安排:碳水化合物 250~350 g(相当主食 6~8 两),新鲜蔬菜 400~500 g,水果 100 g,食油 20~25 g,牛奶 250 g(mL),高蛋白食物 3 份(瘦肉 50~100 g,或鸡蛋 1 个,或豆腐 100 g,或鸡、鸭肉 100 g,或鱼虾 100 g)。

8. 科学饮水

硬水中含有较多的钙、镁离子,它们是参与血管平滑肌细胞舒缩功能的重要调节物质。如果缺乏,易使血管发生痉挛,最终导致血压升高。因此对高血压患者,要尽量饮用硬水,如泉水、深井水、天然矿泉水等。

9. 增加体力活动

有规律的有氧运动,能显著地降低原发性高血压患者的血压,低、中强度运动的降压作用更有效。要养成持续运动的习惯,健步、慢跑、太极拳、游泳等运动方式都是不错选择,但运动强度要因人而定。

10. 减轻精神压力

长期处于紧张、应激状态,或心理、性格异常,且经常处于情绪不良状态者不仅容易发生高血压病,而且血压往往较难控制在正常范围内。因此要格外注意精神和情绪的调节,保持稳定的情绪,避免过度兴奋、紧张。

二、高脂血症

高脂血症是指血脂水平过高,可直接引起一些严重危害人体健康的疾病,如动脉粥样硬化、冠心病、胰腺炎等。

高脂血症可分为原发性和继发性两类。原发性与先天性和遗传有关,是由于单基因缺陷或多基因缺陷,使参与脂蛋白转运和代谢的受体、酶或载脂蛋白异常所致,或由于环境因素(饮食、营养、药物)通过未知的机制而致。继发性多发生于代谢性紊乱疾病(糖尿病、高血压、黏液性水肿、甲状腺功能低下、肥胖、肝肾疾病、肾上腺皮质功能亢进),或与其他因素如年龄、性别、季节、饮酒、吸烟、饮食、体力活动、精神紧张、情绪活动等有关。

高脂血症的临床表现主要是脂质在真皮内沉积所引起的黄色瘤和脂质在血管内皮沉积所引起的动脉硬化。尽管高脂血症可引起黄色瘤,但其发生率并不很高,而动脉粥样硬化的发生和发展又是一种缓慢渐进的过程。因此,在通常情况下,多数患者并无明显症状和异常体征。不少人是由于其他原因进行血液生化检验时才发现有血浆脂蛋白水平升高。

(一)血浆脂蛋白分类和功能

血脂中的主要成分是甘油三酯、胆固醇、游离脂肪酸、磷脂和脂溶性维生素和固醇。甘油三酯和胆固醇是疏水性物质,不能直接在血液中被转运,也不能直接进入组织细胞,必须与特殊的蛋白质和极性类脂(如磷脂)一起组成一个亲水性的球状大分子-脂蛋白,才能在血液中被运输,并进入组织细胞。脂蛋白主要由胆固醇、甘油三酯、磷脂和蛋白质组成,绝大多数是在肝脏和小肠中合成,并主要经肝脏分解代谢。

1. 血浆脂蛋白的种类、组成、来源和作用

应用超速离心法,可将血浆脂蛋白分为 5 大类:乳糜微粒(CM)、极低密度脂蛋白(VLDL)、中密度脂蛋白(IDL)、低密度脂蛋白(LDL)、高密度脂蛋白(HDL)。不同的脂蛋白其组成、密度、来源均不同,在致动脉硬化中的作用也不一样。

2. 血浆脂蛋白的临床意义

1)乳糜微粒(CM)

CM 来源于膳食脂肪,高脂肪膳食可增加 CM 合成,CM 含外源性甘油三酯 90% 左右,其生理功能是将食物来源的甘油三酯从小肠运输到肝外组织中被利用。正常人空腹 12 小时后,血浆中 CM 已完全被清除,但Ⅰ型和Ⅴ型高脂蛋白血症患者空腹血浆中出现高浓度 CM。CM颗粒大,不能进入动脉壁内,一般不致动脉粥样硬化。CM 的代谢残骸可被巨噬细胞表面受体识别而摄入,因而可能与动脉粥样硬化有关。

2)极低密度脂蛋白(VLDL)

VLDL 和 CM 都是以甘油三酯为主,因此被统称为富含甘油三酯的脂蛋白。但 VLDL 与CM 不同的是,VLDL 的甘油三酯主要由肝脏合成,其最重要的底物是游离脂肪酸。流经肝脏的血液中游离脂肪酸含量增加可加速肝脏合成和分泌 VLDL。目前多数学者认为,血浆VLDL 水平升高是冠心病的危险因素,VLDL 浓度升高,可影响其他脂蛋白的浓度和结构;VLDL 升高伴有血浆 HDL 水平降低,使抗动脉硬化的因素减弱;VLDL 增高常与其他的冠心病危险因素相伴随,如胰岛素抵抗、肥胖、糖尿病等。

3)中密度脂蛋白(IDL)

IDL 是 VLDL 向 LDL 转化过程中的中间产物,与 VLDL 相比,胆固醇含量明显增加。正常情况下,IDL 在体内的分解代谢迅速,因此正常情况下血浆中 IDL 浓度很低。IDL 一直被认为具有致动脉粥样硬化作用。

4)低密度脂蛋白(LDL)

LDL 是由 IDL 在肝脏内转化而来,肝脏也可直接合成,分泌少量。LDL 是血浆中胆固醇含量最多的一种脂蛋白,大约胆固醇含量在一半以上,65% 的血浆胆固醇存在于 LDL 中,是所有血浆脂蛋白中首要的致动脉粥样硬化性脂蛋白。

5)高密度脂蛋白(HDL)

HDL 颗粒最小,脂质和蛋白质各占一半。HDL 主要由肝脏和小肠合成,是一种抗动脉粥样硬化的血浆脂蛋白,能将周围组织中包括动脉壁内的胆固醇转运到肝脏进行代谢,具有抗LDL 氧化的作用,能促进损伤内皮细胞修复,能稳定依前列醇的活性,因此是冠心病的保护因子。

(二)高脂血症诊断分类

高脂血症(hyperlipidemia)是血浆中某一类或几类脂蛋白水平升高的表现,全称应为高脂蛋白血症(hyperlipopmteinemia)。然而血浆 HDL-C 减低也是一种血脂代谢紊乱,因而用脂质异常血症更能全面准确地反映血脂代谢紊乱状态。由于高脂血症使用时间长而且简明通俗，所以仍然广泛沿用。

1. 高脂血症的诊断

关于高脂血症的诊断标准，目前国际和国内尚无一个统一的方法。主要根据血浆（清）总胆固醇（TC）、甘油三酯（TG）水平和 LDL-C 浓度进行诊断。

静脉血液检查符合以下一项条件即可诊断为高脂血症：

血清 LDL-C 3.64 mmol/L（140 mg/dL）以上；

血清 HDL-C 0.91 mmol/L（35 mg/dL）以下；

血清 TG 1.70 mmol/L（150 mg/dL）以上

血清 TC 5.72 mmol/L（220 mg/dL）以上；

正确的血脂检测，应在隔夜禁食 12～14 小时后，抽取静脉血液进行测定。

2. 高脂血症的分类

1）根据病因，高脂血症的分类有：

（1）原发性高脂血症：包括家族性高甘油三酯血症，家族性Ⅲ型高脂蛋白血症，家族性高胆固醇血症，家族性脂蛋白酶缺乏症，多脂蛋白型高脂血症，原因未明的原发性高脂蛋白血症，多基因高胆固醇血症，散发性高甘油三酯血症，家族性高 α 脂蛋白血症。

（2）继发性高脂血症：包括糖尿病高脂血症，甲状腺功能减低，急、慢性肾功衰竭，肾病综合征，药物性高脂血症。

2）根据血清总胆固醇、甘油三酯和高密度脂蛋白-胆固醇的测定结果，高脂血症分为以下四种类型：

（1）高甘油三酯血症：约占 20% 血清甘油三酯含量增高，超过 1.70 毫摩尔/升，而总胆固醇含量正常，即总胆固醇<5.72 mmol/L。

（2）高胆固醇血症：血清总胆固醇含量增高，超过 5.72 mmol/L，而甘油三酯含量正常，即甘油三酯<1.70 mmol/L。

（3）低高密度脂蛋白血症：血清高密度脂蛋白-胆固醇（HDL-胆固醇）含量降低，低于0.9 mmol/L。

（4）混合型高脂血症：血清总胆固醇和甘油三酯含量均增高，即总胆固醇超过 5.72 mmol/L，甘油三酯超过 1.70 mmol/L。

（三）膳食营养成分对血脂代谢的影响

1. 膳食脂肪和脂肪酸

膳食总脂肪摄入量是影响血浆 TC 水平的主要因素，许多大规模的流行病学调查均证实，人群血清 TC 均值分别与其膳食总脂肪和饱和脂肪酸所占能量的比例呈显著正相关。我国调查资料表明，当动物性食品和油脂消费量增加，脂肪提供的能量增加 5%，人群平均血胆固醇水平升高 10%。

1）饱和脂肪酸（SFA）

SFA 可以显著升高血浆 TC 和 LDL-C 的水平，但是不同长度碳链的 SFA 对血脂的作用不同。碳原子少于 12、大于或等于 18 的饱和脂肪酸对 TC 无影响，而含 12～16 个碳原子的饱和脂肪酸，如月桂酸（C12:0）、肉豆蔻酸（C14:0）、软脂酸（即棕榈酸，C16:0）可明显升高男性和女性的血清 TC、LDL－C 水平,含 18 个碳的硬脂酸(C18:0)不升高血清 TC、LDL－C。

最近美国膳食推荐量建议,SFA 应占总能量的 7%～8%。中国营养学会推荐 SFA＜10% 总能量。

2)单不饱和脂肪酸(MUFA)

动物实验和人群研究均证实单不饱和脂肪酸有降低血清 TC 和 LDL－C 水平的作用,同时可升高血清 HDL－C。膳食中单不饱和脂肪酸主要是油酸(C18:1),橄榄油中油酸含量达 84%,地中海地区人群血清 TC 水平低,心血管疾病发病率较低,可能与其膳食中橄榄油摄入量高有关。花生油、玉米油、芝麻油中油酸的含量也很丰富,分别为 56%、49%、45%,茶油中油酸含量达 80% 左右。美国在膳食推荐量中建议,MUFA 应增加到总能量的 13%～15%。

3)多不饱和脂肪酸(PUFA)

PUFA 包括 n－6 的亚油酸和 n－3 的 α-亚麻酸以及长链的 EPA 和 DHA。研究表明,用亚油酸和亚麻酸替代膳食中饱和脂肪酸,可使血清中 TC、LDL－C 水平显著降低,并且不会升高 TG。低 SFA、高 PUFA(占总能量 16%～20.7%)的膳食使血浆胆固醇降低 17.6%～20.0%(与基础水平相比),更重要的是胆固醇的降低与心血管疾病发病率降低(降低 16%～34%)有关。然而有研究表明,高 PUFA 的膳食可以使 HDL－C 水平降低、增加某些肿瘤的危险,体外试验发现 PUFA 增加 LDL 氧化的作用,可能会增加心血管疾病的危险性,一些学者认为 PUFA 摄入量不应当超过总能量的 7%～10%。

膳食亚油酸和 α-亚麻酸在体内可分别转化为 n－6PUFA(如花生四烯酸)和 n－3PUFA(EPA、DHA)。他们都可转化为二十碳烷酸,从花生四烯酸转化的二十碳烷酸与由 EPA/DHA 转化来的二十碳烷酸,在生物学作用上相反,因此摄入平衡的 n－6、n－3PUFA 是重要的,亚油酸/α-亚麻酸的比值应当＜10。增加 α-麻酸的摄入量或降低亚油酸的摄入量都可以实现上述的比值。但是事实上亚油酸和 α-亚麻酸都有降低冠心病危险性的作用,当然 α-亚麻酸的作用比 EPA 和 DHA 的作用要弱得多。

4)反式脂肪酸(TFA)

反式脂肪酸是在氢化油脂中产生的,如人造黄油。典型的西餐含反式脂肪酸 15 g/d,美国膳食中含 8 g/d,我国传统的膳食中反式脂肪酸的含量较低。以前一些研究表明,反式脂肪酸或氢化油与天然油的不饱和脂肪酸相比有增加血浆胆固醇的作用,而与饱和脂肪酸相比能降低胆固醇,对 TG 的作用不确定。最近进行的评估反式脂肪酸对血脂和脂蛋白影响的研究一致表明,增加反式脂肪酸的摄入量,可使 LDL－C 水平升高,HDL－C 降低,使 TC/HDL－C 比值增高,LDL－C/HDL－C 比值增加,以及脂蛋白升高,明显增加心血管疾病危险性。反式脂肪酸致动脉粥样硬化的作用比 SFA 更强。膳食中反式脂肪酸大多数来自氢化的植物油,目前认为反式脂肪酸应＜1% 的总能量。

2.膳食碳水化合物及其构成

进食大量糖类,使糖代谢加强,细胞内 ATP 增加,使脂肪合成增加。过多摄入碳水化合物,特别是能量密度高、缺乏纤维素的双糖或单糖类,可使血清 VLDL－C、TG、TC、LDL－C 水平升高。高碳水化合物还可使血清 HDL－C 下降,膳食碳水化合物摄入量占总能量的百分比与血清 HDL－C 水平呈负相关。我国膳食中碳水化合物的含量较高,人群中高甘油三酯血症较为常见。

膳食纤维有调节血脂的作用,可降低血清 TC、LDL－C 水平。可溶性膳食纤维比不溶性膳食纤维的作用更强,前者主要存在于大麦、燕麦、豆类、水果中。

3. 微量元素

镁对心血管系统有保护作用,具有降低胆固醇、降低冠状动脉张力、增加冠状动脉血流量等作用。缺钙可引起血 TC 和 TG 升高,补钙后,可使血脂恢复正常。缺锌可引起血脂代谢异常,血清锌含量与 TC、LDL－C 呈负相关,而与 HDL－C 呈正相关。

铬是葡萄糖耐量因子的组成成分,是葡萄糖和脂质代谢的必需微量元素。缺铬可使血清 TC 增高,并使 HDL－C 下降。补充铬后,使血清 HDL－C 升高,TC 和 TG 水平降低,血清铬与 HDL－C 水平呈明显正相关。

4. 维生素

目前认为对血脂代谢有影响的维生素主要是维生素 C 和维生素 E。维生素 C 对血脂的影响可能是通过以下机制实现的:促进胆固醇降解、转变为胆汁酸,从而降低血清 TC 水平;增加脂蛋白脂酶活性,加速血清 VLDL－C、TG 降解。维生素 C 在体内参加胶原的合成,使血管韧性增加,脆性降低,可防止血管出血。同时维生素 C 还具有抗氧化作用,防止脂质的过氧化反应。

维生素 E 是脂溶性抗氧化剂,可抑制细胞膜脂类的过氧化反应,增加 LDL－C 的抗氧化能力,减少 Ox－LDL(氧化型 LDL－C)的产生。维生素 E 能影响参与胆固醇分解代谢的酶的活性,有利于胆固醇的转运和排泄,对血脂水平起调节作用。

(四)高脂血症的饮食原则

调整饮食和改善生活方式是各种高脂血症治疗的基础,尤其对原发性高脂血症患者,更应首先选择饮食治疗。即使在进行药物降脂治疗时,饮食疗法也要同时进行。饮食疗法能使血浆胆固醇降低,提高降脂药物的疗效,还具有改善糖耐量、恢复胰岛功能、减轻体重等多方面作用。

1. 高脂血症的饮食治疗原则

1)Ⅰ型高脂蛋白血症 严格限制饮食中的脂肪摄入量,要求从每天饮食摄入的脂肪量控制在 20～35 g,包括烹调油和食物中所含有的脂肪。由于脂肪的摄入受限,必需脂肪酸和脂溶性维生素的摄入减少,在治疗过程中,要注意补充。

2)Ⅱa 型高脂蛋白血症

严格限制饮食中的胆固醇摄入,每天胆固醇的摄入量控制在 300 mg 以内;

减少饮食中脂肪的摄入量,增加多不饱和脂肪酸的摄入量;

适当补充维生素 A 和维生素 E。

3)Ⅱb、Ⅲ型高脂蛋白血症

限制总能量,减少内源性甘油三酯的生成,适当限制脂肪和碳水化合物的摄入;

限制总能量的摄入,降低体重,尽可能使患者的体重维持在标准体重;

限制碳水化合物的摄入特别是单、双糖的摄入,碳水化合物约占总能量的 50％～60％;

限制脂肪的摄入,每天脂肪的摄入量控制在总能量的 20％;

限制胆固醇的摄入,每天胆固醇的摄入量控制在 300 mg 以下;

适当提高蛋白质的摄入量,可占总能量的 20％左右。

4）Ⅳ型高脂蛋白血症

限制总能量的摄入，降低体重；

限制碳水化合物的摄入，碳水化合物约占总能量的 50%～60%；

适当限制脂肪的摄入，每天脂肪的摄入量控制在总能量的 30%以内；

适当限制胆固醇的摄入，每天胆固醇的摄入量控制在 300～500 mg；

不必限制蛋白质的摄入量。

5）Ⅴ型高脂蛋白血症

限制总能量的摄入，维持标准体重；

限制脂肪的摄入，每天脂肪的摄入量控制在总能量的 20%以内；

限制碳水化合物的摄入，碳水化合物约占总能量的 50%～60%；

适当限制胆固醇的摄入，每天胆固醇的摄入量控制在 300～500 mg；

适当提高蛋白质的摄入量，可占总能量的 20%左右。

2. 膳食组成和安排

1）食物多样、谷类为主　粗细搭配，粗粮中可适量增加玉米、莜面、燕麦等成分，少食单糖、蔗糖和甜食。多食新鲜蔬菜及瓜果类，保证每天摄入 400～500 g，以提供充足的维生素、矿物质和膳食纤维。

2）多吃蔬菜、水果和薯类　多吃蔬菜与各种水果，注意增加深色或绿色蔬菜比例，大蒜和洋葱有降低血清 TC，提高 HDL－C 的作用，可能与其含有硫化物有关。香菇和木耳含有多糖类物质，也有降低血清 TC 及防止动脉粥样硬化的作用。

3）常吃奶类、豆类或其制品　奶类除含丰富的优质蛋白质和维生素外，含钙量较高，且利用率也很高，是天然钙质的极好来源，高血脂患者奶类以低脂或脱脂奶为宜。豆类是我国的传统食品，含丰富的蛋白质、不饱和脂肪酸、钙及维生素 B_1、维生素 B_2、烟酸等，且大豆及其制品还有降胆固醇的作用。

4）经常吃适量鱼、禽、蛋、瘦肉，少吃肥肉和荤油　脂肪摄入量占总能量应≤30%。制备低脂肪膳食可用蒸、煮、拌等少油的烹调方法；肉汤类应在冷却后除去上面的脂肪层；不吃肥肉、剔除鸡皮；选用低脂或脱脂奶制品；少用动物脂肪，限量食用植物油；多吃水产品尤其是深海鱼，争取每周食用 2 次或以上，以增加 n－3 多不饱和脂肪酸 EPA、DHA 摄入量。n－3 多不饱和脂肪酸能明显降低血甘油三酯、降低血浆胆固醇、增加高密度脂蛋白、抗血小板凝集。

轻度血浆 TC 升高者，膳食胆固醇摄入量＜300 mg/d。血浆胆固醇中度和重度升高者，饮食中胆固醇摄入量＜200 mg/d。禁食肥肉、动物内脏、人造黄油、奶油点心等。

5）保持能量摄入，并增加运动，防治超重和肥胖。

6）吃清淡少盐的膳食，多喝茶。

三、高血糖

糖尿病是一组以高血糖为特征的代谢性疾病，已经成为全球性的公共卫生问题。高血糖则是由于胰岛素分泌缺陷或其生物作用受损，或两者兼有引起。糖尿病时长期存在的高血糖，导致各种组织，特别是眼、肾、心脏、血管、神经的慢性损害、功能障碍。

空腹血糖正常值在 6.1 mmol/L 以下，餐后两小时血糖的正常值在 7.8 mmol/L 以下，如果高于这一范围，称为高血糖。正常情况下，人体能够通过激素调节和神经调节这两大调节系统确保血糖的来源与去路保持平衡,使血糖维持在一定水平。但是在遗传因素(如糖尿病家族史)与环境因素(如不合理的膳食、肥胖等)的共同作用下,两大调节功能发生紊乱,就会出现血糖水平的升高。

预防和控制糖尿病,最有效方式是健康促进和行为干预,而糖尿病治疗以饮食治疗为基础,是糖尿病自然病程中任何阶段预防和控制所必不可少的最重要、最基础的治疗措施。

(一)高血糖病因及分型

1. 病因

目前认为高血糖的发生主要与以下几种机制有关:1)胰岛 β 细胞不能分泌足够的胰岛素,α 细胞分泌胰高血糖素过多;2)外周组织包括肝脏、肌肉和脂肪组织存在胰岛素抵抗;3)肠道吸收、肠道菌群和肠道影响血糖控制激素,导致其异常;4)肾脏过度地回吸收糖;5)神经系统对糖代谢的调节异常。

2. 分型

糖尿病分型有以下几种:

1)1 型糖尿病原来称作胰岛素依赖型糖尿病,胰腺分泌胰岛素的 β 细胞自身免疫性损伤引起胰岛素绝对分泌不足,在我国糖尿病患者中约占 5%。起病较急,多饮、多尿、多食、消瘦等三多一少症状明显,有遗传倾向,儿童发病较多,其他年龄也可发病。

2)2 型糖尿病多发于中老年,约占我国糖尿病患者的 90%～95%,起病缓慢、隐匿,体态常肥胖,尤以腹型肥胖或超重多见,可询及其生活方式的不合理,如饮食为高脂、高碳水化合物、高能量及少活动等。遗传因素在本型中较 1 型更为明显重要。2 型糖尿病基本病理变化是胰岛 β 细胞功能缺陷和胰岛素抵抗。

3)妊娠糖尿病一般在妊娠后期发生,占妊娠妇女的 2%～3%。发病与妊娠期进食过多,以及胎盘分泌的激素抵抗胰岛素的作用有关,大部分患者分娩后可恢复正常,但成为今后发生糖尿病的高危人群。

4)其他类型糖尿病是指某些内分泌疾病、化学物品、感染及其他少见的遗传、免疫综合征所致的糖尿病,国内非常少见。

3. 2 型糖尿病的发病机制

1)胰腺与胰岛素的功能

胰腺中的胰岛具有外分泌功能和内分泌功能,胰岛中的 β 细胞分泌胰岛素,α 细胞分泌胰高血糖素,其他细胞承担分泌与消化有关的几种激素。胰岛素是体内合成代谢的关键激素,在机体新陈代谢中有极其重要的作用。

(1)调节糖代谢　通过促进组织利用葡萄糖、促进葡萄糖合成肝糖原、抑制糖原异生、促进葡萄糖转化为脂肪等途径实现降低血糖。

(2)调节脂肪代谢　脂肪组织对胰岛素非常敏感,表现在促进葡萄糖进入脂肪细胞、抑制脂肪酶活性,减少脂肪分解、促进肝脏合成脂肪酸。

(3)调节蛋白质代谢　促进蛋白质合成,保证正常生长发育。

2)发病机制

2 型糖尿病主要是由于胰岛素分泌不足(即胰岛功能障碍)和胰岛素抵抗(即胰岛素效应减低)所致。胰岛素抵抗是指肌肉、脂肪组织摄取及利用糖有障碍;肝摄取糖减弱,餐后对肝糖输出不能有效地抑制。当胰腺功能尚可时,胰岛需分泌大量的胰岛素以克服胰岛素抵抗,因而在发病糖尿病前几年可有高胰岛素血症,以维持血糖在正常范围,但胰岛素过多对机体其他组织造成不利影响,此为"胰岛素抵抗综合征",又称"代谢综合征"的共同基础(包括肥胖、高血脂、高血压、高血糖、糖尿病、冠心病、痛风症等)。这种胰岛素抵抗贯穿糖尿病患者的终身。

引起胰岛素抵抗的原因除遗传因素外,环境因素亦非常重要,如激素紊乱、药物影响、应激,尤其是不合理的生活方式(摄取高能量、高脂、高糖饮食、精神过度紧张、酗酒等)。

(二)膳食营养成分与高血糖

1. 能量及体重控制

人们早就认识到肥胖与 2 型糖尿病之间有密切的关系,横断面和前瞻性的流行病学调查都表明肥胖尤其是向心性(内脏性)肥胖是糖尿病的重要危险因素。在成人,能量摄入量以达到或维持理想体重为标准;在儿童和青少年,以保持其正常生长发育为标准;在妊娠期糖尿病患者,以同时保证胎儿及母体营养需求为标准。对超重或肥胖的 2 型糖尿病患者,适度减重(较原体重降低 7%)可减轻胰岛素抵抗,改善血糖和血脂状况,降低血压。目前,通常以体重正常且从事轻体力活动的糖尿病患者为基础,按照每人 25~30 kcal/kg/d,IBW 计算基本能量摄入量,再根据患者性别、年龄、身高、体重、近期体重改变、近期饮食摄入、活动强度、应激状况等调整为个体化能量标准。极低能量膳食(≤800 kcal/d)因容易导致体重反弹,故不适用于2 型糖尿病的长期治疗,应考虑结合其他生活方式进行干预。

2. 蛋白质

目前尚无足够证据表明糖尿病患者蛋白质的摄入量较正常人有所改变,故仍采用健康成人每日膳食供给量标准,即 0.8~1.0 g/kg,能量比为 15%~20%。目前也无证据表明摄入正常量蛋白质与糖尿病肾病的发生和发展相关。虽然有研究表明,高血糖状态可加速蛋白质分解,并有人因此主张增加糖尿病患者蛋白质摄入量,但长期高蛋白低糖膳食的安全性和有效性尚不清楚,目前仍应避免蛋白质产热比>20%。若肾小球滤过率(GFR)降低或确诊为糖尿病肾病,则须将蛋白质摄入量降至每日 0.6 g/kg。小规模临床研究表明,该水平蛋白质摄入量可能延缓 GFR 的降低。

3. 脂肪和糖类

对膳食脂肪的控制应包括脂肪总量和脂肪酸种类两个方面。每日膳食脂肪供能比应控制在总能量的 30% 以下,对超重患者,脂肪供能比还可进一步降低。过高脂肪摄入可导致远期心血管病发病风险增加。在脂肪酸种类和比例方面,首要问题是限制饱和脂肪酸和胆固醇的摄入量,摄入单不饱和脂肪酸可降低胰岛素抵抗。用单不饱和脂肪酸替代部分糖类,可显著降低餐后血糖和三酰甘油,对长期补充 n-3 脂肪酸的远期益处,尚缺乏充分的研究证据。反式脂肪酸可导致血脂异常和增加心血管疾病风险,故对糖尿病患者应限制反式脂肪酸的摄入量。无论是否限制糖类摄入量,由于葡萄糖是大脑唯一的能量来源,因此推荐糖尿病患者每天糖类摄入总量不应低于 130 g。

4. 脂溶性维生素

1)维生素 A

糖尿病患者由于限制主食和肉类摄入量,往往因不同程度的维生素 A 缺乏,导致眼病和皮肤病。大剂量的摄入维生素 A 有助于提高胰岛素控制血糖浓度的能力。糖尿病患者的血清维生素 A 水平明显低于健康人群,表明维生素 A 的缺乏可能通过对免疫调节的影响而参与了糖尿病及其并发症的发生和发展。

2)维生素 D

维生素 D 是一种类固醇衍生物,与糖尿病密切相关。糖尿病患者中普遍存在维生素 D 水平的缺乏,补充维生素 D 则有助于预防糖尿病的发生。对 2014 年 9 月以前进行的 10 个相关研究进行荟萃分析,结果显示 1 型糖尿病儿童的维生素 D 水平显著低于健康对照组,表明维生素 D 水平与 1 型糖尿病儿童密切相关。胰岛 β 细胞上有维生素 D 受体,其缺乏可影响胰岛素的分泌和/或胰岛素抵抗,补充维生素 D 和足够的钙剂可改善血糖和胰岛素抵抗,提示低维生素 D 水平与 2 型糖尿病的发生与发展密切相关。目前大多数试验观察时期较短,需要进行更大样本量干预性及前瞻性研究。

3)维生素 E

维生素 E 是人体内的一种强抗氧化剂。氧化应激在糖尿病代谢紊乱及并发症中起重要作用。故而糖尿病患者补充维生素 E 后,能通过其清除自由基、阻断生物膜脂质过氧化、增强还原型谷胱甘肽氧化酶活性等作用,改善机体对胰岛素的敏感性,使血糖水平下降。另外,维生素 E 通过抑制氧化应激对组织细胞的损害,减轻了动脉粥样硬化及微血管病变,有助于防治糖尿病并发症。应用超声观察维生素 E 对 2 型糖尿病患者肱动脉内皮依赖性舒张功能的影响,发现服用维生素 C、维生素 E 可改善糖尿病患者受损的内皮依赖性血管舒张功能,并对肾脏具有一定的保护作用。

4)维生素 K

维生素 K 又称为凝血维生素,从植物中提取出的是维生素 K_1(叶绿醌),在动物中分离出的为维生素 K_2(甲萘醌)。缺乏维生素 K 会导致凝血功能障碍及异常出血。维生素 K 除有助于凝血功能外,还可以通过维生素 K 依赖性骨钙素提高胰岛素的敏感性及改善胰岛细胞的功能,这种作用部分是通过脂联素的表达来实现的。通过对 38094 名成年人进行跟踪随访 10 年发现,摄入富含维生素 K 的食物,被诊断出患 2 型糖尿病的概率将降低 10%～20%。维生素 K_1 和 K_2 都有降低糖尿病风险的作用,比较而言,维生素 K_2 的作用更加明显。

5. 水溶性维生素

1)B 族维生素

B 族维生素包括维生素 B_1(硫胺素)、B_2(核黄素)、B_6(吡哆醛)、B_{12}(钴胺素)、叶酸等。B 族维生素以辅酶的身份参与体内糖、蛋白质和脂肪的代谢,人体一旦缺乏 B 族维生素,就会引起全身症状,在糖尿病患者较为常见。维生素 B_1 缺乏是造成糖尿病患者多种血管问题的原因之一,还会影响糖的继续氧化而引起神经组织能量不足,同时影响脂质的合成,导致神经性病变。2 型糖尿病患者合并多饮、多尿症状,导致体内维生素 B_2 排出增多,加上机体本身代谢紊乱,维生素 B_2 需要量增加,引起维生素 B_2 缺乏。糖尿病大鼠经维生素 B_2 治疗后,肾皮质 TGF - β1 蛋白及 PAI - 1 蛋白表达明显降低,提示维生素 B_2 可能通过提高机体的抗氧化能力抑制肾组织 TGF - β1、PAI - 1 蛋白表达,减轻糖尿病肾脏损伤。国内外研究证实,糖尿病合并糖尿病周围神经病变(diabetic peripheral neuropathy,DPN)患者中维生素 B_6 的水平明显低于糖尿病无 DPN 患者,且两组之间的差异有统计学意义,提示维生素 B_6 水平缺乏能够通过多种途径促进 DPN 的发生。维生素 B_{12} 本身可以促进髓鞘卵磷脂合成,从而有利于损伤神经的修复,并且参与同型半胱氨酸(homocysteine,HCY)的代谢。血清维生素 B_{12} 和叶酸与 HCY

水平呈显著负相关,糖尿病患者有周围神经并发症时多伴随着其水平的降低。也有学者认为,糖尿病中叶酸和维生素 B_{12} 并不低,而是存在利用不良现象。

2)维生素 C

维生素 C 又称抗坏血酸,糖尿病患者的高血糖状态及低胰岛素水平,使维生素 C 在体内的摄取、吸收与转运发生障碍,引起体内维生素 C 低下。维生素 C 的摄入可以明显减少 2 型糖尿病的发病率。维生素 C 对糖尿病患者体内过多的自由基具有清除作用,同时对氧化应激引起的组织损伤也具有保护作用。但维生素 C 用于糖尿病早期预防和后期并发症治疗中的确切疗效还存在争议。

6. 微量元素

1)铬

在自然界中铬主要以两种价态存在,即三价铬和六价铬。三价铬是人体必需的微量元素,六价铬对人和动物不仅会引起毒性作用还会引起细胞凋亡,而同样剂量的三氯化铬不会引起细胞死亡,说明生理剂量的三价铬对人体和动物没有毒性和致癌作用。三价铬形成的化合物被称之为"葡萄糖耐量因子(GTF)",可协助胰岛素维持正常糖耐量。组织利用细胞膜上葡萄糖转运体(glucose transporter,GLUT)直接参与葡萄糖分子进入细胞的限速步骤,来实现胰岛素刺激外周组织摄取葡萄糖,然后通过调节 GTF 使胰岛素与胰岛素受体的巯基形成二硫键,使胰岛素发挥最大的生物学效应,并且激活三羧酸循环中的琥珀酸脱氢酶增加葡萄糖的利用,加速琥珀酸的氧化,促使血糖的降低。所以三价铬可加速血糖运转,使血糖进入细胞,增强糖的氧化利用。人体严重缺乏三价铬时,可出现血糖和糖耐量异常。

2)钒

钒也是人体内一种微量营养元素,虽然钒对机体的生理作用还不是很清楚,但是钒具有胰岛素样作用,参与机体的糖代谢已被证实。钒能以几种氧化形态存在于体内,所以钒的化学形态是复杂的。钒已经被证明能提高葡萄糖的摄取和刺激糖原的合成,也能增强葡萄糖的转换、氧化和胰岛素受体酪氨酸激酶的活性,并且抑制糖的合成和糖原的分解,抑制脂肪的分解和促进脂肪的合成,口服钒的复合物能降低糖尿病大鼠的血糖水平。钒通过胰岛素依赖性和非依赖性的生物化学途径控制葡萄糖的代谢,以类似胰岛素的作用穿过选择信号途径,因此硫酸钒曾经可被作为治疗 1 型糖尿病的制剂。

3)锌

锌也是机体必需的微量营养素,锌不仅参与胰岛素的合成、储存和正常功能,还是体内多种酶的组成成分和激活因子。生物体内许多重要代谢物的合成和降解都需要锌酶的参与,进而影响糖的代谢和能量的利用,同时锌也是构成膜蛋白的成分,可稳定细胞膜的结构和功能,促进胰岛素与受体结合,直接影响胰岛素的合成、贮存、分泌及活性。糖尿病患者和动物体内容易发生锌的缺乏,而缺锌会使血浆中的维生素 E 的水平下降并可由此导致机体抗氧化能力的降低,因此锌和维生素 E 的联合补充可以有效地抑制糖尿病大鼠体内的氧化应激。芬兰研究者报道,1 型糖尿病高发区患儿家中饮用水锌含量明显低于正常对照人群,低锌的饮用水可增加儿童患 1 型糖尿病的风险。

4)硒

硒在体内主要是以硒代半胱氨酸的形式存在,硒发挥其抗氧化性的作用主要是依靠各种硒蛋白或硒酶的活性得以实现的。糖尿病患者体内大量的自由基是其蛋白-非酶糖基化过程中产生的,而含硒 GSH - Px 能有效地清除自由基,保护细胞膜免受损害。糖尿病患者补硒后,降低了其血中的脂质过氧化物,使得其体内心肌细胞、肾小球及眼晶体免受氧自由基的攻击,从而预防糖尿病并发症的发生。硒的类胰岛素作用,主要通过激活苏氨酸激酶及胰岛素信号级联效应相关的激酶(如 p70S60 激酶)而实现。因此,硒对维持胰岛正常功能,预防糖尿病具有很重要的作用。

5)铁

铁作为一种微量营养素,为机体所必需,但过多的铁可能促进和放大自由基对组织器官的损伤而导致多种脏器的病变。胰岛素抵抗(insulin resistance,IR)与铁储备量相关,如果铁负荷过多,血胰岛素水平则明显增高。人类流行病学调查和动物实验均证实,组织铁贮备与糖尿病风险间存在因果关系,即高水平铁可导致糖尿病。2 型糖尿病患者在施行静脉切开放血疗法之后,这些患者的血糖、甘油三酯、胆固醇和 C -肽水平显著降低,提示胰岛素敏感性得以恢复,胰岛 β 细胞分泌胰岛素的功能得以改善。

6)铜

铜是人体内一种特殊的催化剂,参与体内金属酶的组成,为人体机能正常运转发挥着重要作用。一项针对我国北方糖尿病前期及糖尿病患者的研究显示,血清铜的水平在上述患者中显著升高,锌的水平则明显下降。铜引起糖尿病的发病机制尚不明确,与铁、铬等元素一样,铜是具有氧化还原循环功能的金属,参与人体内活性氧类(reactive oxygen species,ROS)的产生。铜螯合剂的使用能够将糖尿病模型小鼠体内的 Cu^{2+} 和 ROS 降至非糖尿病小鼠水平,减少自由基,并减轻糖尿病模型小鼠的胰岛素抵抗,对延缓或逆转糖尿病并发症具有一定的作用。

(三)高血糖者的饮食原则

1. 一般原则

饮食治疗是糖尿病治疗五项治疗方法(饮食、运动、药物、自我监测与教育)中最基本的治疗方法。

2. 每日需要能量的估算

1)每日总能量是以维持标准体重计算。

2)根据不同的体力劳动强度确定每日每千克标准体重所需能量。

3. 三大营养素的分配和选择的食品

1)碳水化合物

每人摄入的碳水化合物转化的能量应占总能量的 55%～65%。要考虑每一种含碳水化合物食品的血糖生成指数(glycemic index,GI)。GI 是衡量食物摄入后引起血糖反应的一项有生理意义的指标,提示含有 50 g 有价值的碳水化合物的食物与相等量的葡萄糖和面包相比,在一定时间内体内血糖应答水平的百分比值。高 GI 食物进入胃肠后消化快,吸收完全,葡萄糖迅速进入血液;低 GI 食物在胃肠停留时间长,释放缓慢,葡萄糖进入血液后峰值低,下降速度慢。要尽量选择 GI 值低的食品,以避免餐后高血糖。

2)蛋白质

糖尿病患者每日蛋白质的需要量为 1.0 g/kg,约占总能量的 15%,其中动物性蛋白质应占总蛋白质摄入量的 40%～50%。对处于生长发育的儿童或有特殊需要或消耗者如妊娠、哺乳、消耗性疾病、消瘦患者,蛋白质的比例可适当增加。

3)脂肪

占总能量较适合的比例为 20％～25％。

4)膳食纤维

糖尿病患者每日的膳食纤维摄入量以 30 g 左右为宜。

5)微量营养素

抗氧化的维生素:包括维生素 C、维生素 E、β-胡萝卜素等。

6)微量元素

主要是锌、铬、硒、钒等。

4.糖尿病患者饮食设计的一般方法

1)饮食分配和餐次安排

一日至少保证三餐,早、中、晚餐能量按 25％、40％、35％的比例分配。在体力活动量稳定的情况下,饮食要做到定时、定量。注射胰岛素或易发生低血糖者,要求在三餐之间加餐,加餐量应从正餐的总量中扣除,做到加餐不加量。不用胰岛素治疗的患者也可酌情用少食多餐、分散进食的方法,以降低单次餐后血糖。

2)食物的多样化与烹饪方法

在烹调方法上多采用蒸、煮、烧、烤、凉拌的方法,避免食用油炸的食物。

3)低盐

每日盐的摄入量应控制在 6 g 以下。

4)植物油

宜用植物油,如菜油、豆油、葵花籽油、玉米油、橄榄油、芝麻油、色拉油,忌食动物油、猪皮、鸡皮、鸭皮、奶油。植物油也应该限量。

5.特殊情况的糖尿病患者的饮食设计

儿童 1 型糖尿病患者:儿童处于生长发育期,又是体力活动频繁的阶段,营养素和能量供给必须充分,总能量的计算方法与成人不同,可用以下公式:

总能量＝1000 kcal＋100×(年龄－1)kcal

如一小孩 10 岁其总能量应为:

总能量＝1000 kcal＋100×(10－1)kcal＝1900 kcal

蛋白质、脂肪、碳水化合物占能量的比值应该分别为 20％、30％和 50％;要强调定时定量,可适当增加餐次,可一日 5～6 次。

 延伸阅读

科学运动,防治"三高"

科学运动可以更快地达到运动效果,节约锻炼时间提高效率,也能帮助自己摆脱亚健康,远离"三高"。

锻炼时一般应选择有氧运动项目。有氧运动是指在运动中肺积极地工作,通过加快心跳和呼吸频率,来满足运动中对氧的需求,实现运动中人体氧供需的动态平衡。有氧运动是健身的最佳方式,包括慢跑、快步走、自行车、游泳、跳舞、健身操、跳绳、上楼梯、划船、太极拳以及非竞技性的乒乓球、篮球和羽毛球等项目。其中快步走、自行车、游泳、跳舞、健身操、跳绳、爬山等运动是有氧运动最常见的形式。每天应坚持进行循序渐进的训练,累计达 30 分钟,每周至少锻炼 3～5 次。健身时,人们应根据自身的身体状况和健身需求,有针对性地加以选择,而不宜选择过于剧烈的运动项目。例如脑力劳动者因用脑频繁,易患高血压、神经衰弱等疾患,可选择促进脑细胞发育,提高心肺功能的项目,如爬山、打太极拳等;身体肥胖,易患高血糖者,运动时可选择强度小、灵活、轻松的项目,如步行、慢跑、骑自行车等;以降血脂、抗衰老为目的者,可选择健身跑;以防高血压为目的者,可选择散步、骑自行车、游泳等项目。

加强身体锻炼,使脑力劳动和体力劳动交替进行,工作时间不应太长,中间应小憩。最有效的恢复大脑活力的方法是注意休息。睡眠是人体最好的必需的休息方式,许多年轻人一遇工作压力往往首先选择牺牲睡眠,其实往往得不偿失。

第四节　营养与免疫

免疫力是人体自身的防御机制,是人体识别和消灭外来侵入的任何异物(病毒、细菌等),处理衰老、损伤、死亡、变性的自身细胞,以及识别和处理体内突变细胞和病毒感染细胞的能力,是人体识别和排除"异己"的生理反应。

人体免疫力的高低受多种因素影响,其中营养因素起着十分重要的作用,它是维持人体正常免疫功能和健康的物质基础。机体营养不良将会导致免疫系统功能受损,使机体对病原的抵抗力下降,从而有利于感染的发生和发展。通过均衡营养来改善人体的免疫状况,增强对疾病的抵抗能力,对预防疾病的发生有十分重要的意义。目前研究较多且结论比较一致的,与机体免疫功能关系密切的营养素有蛋白质、维生素 A、维生素 C、维生素 E、铁、锌和硒等。

一、免疫与免疫力

免疫是一个与衰老有密切关系的因素,免疫功能减退是衰老的最重要原因之一。机体免疫系统的一些特殊细胞能将入侵体内的细菌、病毒和体内已衰老死亡的细胞、已突变的细胞以及引起变态反应的物质,统统地加以吞噬和消灭,从体内环境的稳定,保持机体健康。但机体免疫功能在 30 岁左右就开始减退,这种变化是悄然、缓慢、持续地进行。

免疫力低下的身体易于被感染或患癌症;免疫力超常也会产生对身体有害的结果,如引发过敏反应、自身免疫疾病等。

各种原因使免疫系统不能正常发挥保护作用,在此情况下,极易招致细菌、病毒、真菌等感染,因此免疫力低下最直接的表现就是容易生病。因经常患病加重了机体的消耗,所以一般有体质虚弱、营养不良、精神萎靡、疲乏无力、食欲降低、睡眠障碍等表现,生病、打针吃药便成了家常便饭。每次生病都要很长时间才能恢复,而且常常反复发作,长此以往会导致身体和智力发育不良,还易诱发重大疾病。

深层原因是免疫力低下或免疫力不健全。当人体免疫功能失调,或者免疫系统不健全时,感冒、扁桃体炎、哮喘、支气管炎、肺炎、腹泻等问题就会反复发作。

二、免疫系统

免疫系统是机体执行免疫应答及免疫功能的重要系统。由免疫器官、免疫细胞和免疫分子组成。免疫系统具有识别和排除抗原性异物、与机体其他系统相互协调,共同维持机体内环境稳定和生理平衡的功能,但其功能的亢进会对自身器官或组织产生伤害。

(1)识别和清除外来入侵的抗原,如病原微生物等。这种防止外界病原体入侵和清除已入侵病原体及其他有害物质的功能被称之为免疫防御。使人体免于病毒、细菌、污染物质及疾病的攻击。

(2)识别和清除体内发生突变的肿瘤细胞、衰老细胞、死亡细胞或其他有害的成分。这种随时发现和清除体内出现的"非己"成分的功能被称之为免疫监视。清除新陈代谢后的废物及免疫细胞与病毒打仗时遗留下来的病毒死伤尸体,都必须借由免疫细胞加以清除。

(3)通过自身免疫耐受和免疫调节使免疫系统内环境保持稳定。修补免疫细胞能修补受损的器官和组织,使其恢复原来的功能。健康的免疫系统是无可取代的,但仍可能因为持续摄取不健康的食物而失效。

(一)免疫器官

免疫器官根据分化的早晚和功能不同,可分为中枢免疫器官和外周免疫器官。前者是免疫细胞发生、分化、成熟的场所;后者是 T、B 淋巴细胞定居、增殖的场所及发生免疫应答的主要部位。

1. 中枢免疫器官

骨髓是人和其他哺乳动物主要的造血器官,是各种血细胞的重要发源地。骨髓含有强大分化潜力的多能干细胞,它们可在某些因素作用下分化为不同的造血祖细胞,进而分化为形态和功能不同的髓系干细胞和淋巴系干细胞。淋巴系干细胞再通过胸腺、腔上囊或类腔上囊器官(骨髓),分别衍化成 T 细胞和 B 细胞,最后定居于外周免疫器官。哺乳动物和人的 B 细胞在骨髓微环境和激素样物质作用下发育为成熟的 B 细胞。

胸腺由突起连接成网状的胸腺基质细胞(TSC)及网眼中的胸腺细胞、骨髓来源的单核-巨噬细胞、胸腺树突细胞、结缔组织来源的成纤维细胞等构成。胸腺皮质区密布了不成熟的胸腺细胞,它们逐渐向髓质区迁移,经过双阴性细胞、双阳性细胞,最终发育为成熟的 T 细胞。在这过程中,遍布于皮质、皮髓质交界处及髓质区的巨噬细胞(Mφ)、胸腺树突细胞在胸腺细胞表面 MHC 阳性选择和阴性选择中起了相当重要的作用。

胸腺位于胸骨后、心脏的上方,是 T 细胞分化发育和成熟的场所。人胸腺的大小和结构随年龄的不同具有明显的差异。胸腺于胚胎 20 周发育成熟,是发生最早的免疫器官,到出生时胸腺约重 15～20 g,以后逐渐增大,至青春期可达 30～40 g,青春期后,胸腺随年龄增长而逐渐萎缩退化,到老年时基本被脂肪组织所取代,随着胸腺的逐渐萎缩,功能衰退,细胞免疫力下降,对感染和肿瘤的监视功能减低。胸腺具有 3 种功能:T 细胞分化、成熟的场所;调节外周免疫器官和免疫细胞;自身免疫耐受的建立与维持。

2. 外周免疫器官

外周免疫器官又称二级免疫器官,是成熟淋巴细胞定居的场所,也是这些细胞在外来抗原刺激下产生免疫应答的重要部位之一,外周免疫器官包括淋巴结、脾脏、黏膜相关淋巴组织,如扁桃体、阑尾、肠集合淋巴结以及在呼吸道和消化道黏膜下层的许多分散淋巴小结和弥散淋巴组织。这些关卡都是用来防堵入侵的毒素及微生物的。研究显示盲肠和扁桃体内有大量的淋巴结,这些结构能够协助免疫系统运作。

扁桃体对经由口鼻进入人体的入侵者保持着高度的警戒。那些割除扁桃体的人患上链球菌咽喉炎和霍奇金病的概率明显升高,这证明扁桃体在保护上呼吸道方面具有非常重要的作用。

脾脏是血液的仓库。它承担着过滤血液的职能,除去死亡的血球细胞,并吞噬病毒和细菌,它还能激活 B 细胞使其产生大量的抗体。脾是胚胎时期的造血器官,自骨髓开始造血后,脾演变为人体最大的外周免疫器官。具有 4 种功能:T 细胞和 B 细胞的定居场所;免疫应答发生的场所;合成某些生物活性物质;过滤作用。

淋巴结是一个拥有数十亿个白细胞的小型战场。当因感染而需开始作战时,外来的入侵者和免疫细胞都聚集在这里,淋巴结就会肿大,作为整个军队的排水系统,淋巴结肩负着过滤淋巴液的工作,把病毒、细菌等废物运走。人体内的淋巴液大约比血液多出 4 倍,人全身有 500～600 个淋巴结,是结构完备的外周免疫器官,广泛存在于全身非黏膜部位的淋巴通道上。淋巴结具有以下功能:T 细胞和 B 细胞定居的场所;免疫应答发生的场所;参与淋巴细胞再循环;过滤作用。

黏膜相关淋巴组织(MALT)亦称黏膜免疫系统(MIS)。主要是指呼吸道、胃肠道及泌尿生殖道黏膜固有层和上皮细胞下散在的无被膜淋巴组织,以及某些带有生发中心的器官化的淋巴组织,如扁桃体、小肠的派氏集合淋巴结(PP)及阑尾等。黏膜相关淋巴组织主要包括肠相关淋巴组织、鼻相关淋巴组织和支气管相关淋巴组织等。

肠相关淋巴组织包括派氏集合淋巴结(PP)、淋巴小结、上皮间淋巴细胞、固有层弥漫分布的淋巴细胞等。M 细胞是一种特殊的抗原转运细胞。存在于肠集合淋巴小结和派氏集合淋巴小结。上皮内淋巴细胞存在于小肠黏膜上皮内,约 40% 为胸腺依赖性,60% 为非胸腺依赖性。在免疫监视和细胞介导的黏膜免疫中具有重要作用。

鼻相关淋巴组织包括咽扁桃体、腭扁桃体、舌扁桃体及鼻后部其他淋巴组织,其主要作用是抵御经空气传播的病原微生物的感染。

支气管相关淋巴组织主要分布在各个肺叶的支气管上皮下,其主要是 B 细胞。

病原微生物最易入侵的部位是口,而肠道与口相通,所以肠道的免疫功能非常重要。集合淋巴结是肠道黏膜固有层中的一种无被膜淋巴组织,富含 B 淋巴细胞、巨噬细胞和少量 T 淋巴细胞等,对入侵肠道的病原微生物形成一道有力防线。盲肠能够帮助 B 细胞成熟发展以及抗体(IgA)的生产。它也扮演着交通指挥员的角色,生产分子来指挥白细胞到身体的各个部位。盲肠能"通知"白细胞在消化道内存在有入侵者。在帮助局部免疫的同时,盲肠能帮助控制抗体的过度免疫反应。

(二)免疫细胞

免疫细胞是指参与免疫应答或与免疫应答相关的细胞,包括淋巴细胞、单核/巨噬细胞、树突状细胞、粒细胞、肥大细胞等。免疫细胞主要包括淋巴细胞和单核/巨噬细胞,在人体中各种免疫细胞担任着重要的角色。

1. 淋巴细胞

淋巴细胞包括 T 细胞、B 细胞。

T 淋巴细胞来源于骨髓中的淋巴样干细胞,在胸腺中发育成熟,主要定居在外周淋巴器官的胸腺依赖区。T 细胞表面具有多种表面标志,TCR－CD3 复合分子为 T 细胞的特有标志。根据功能的不同可分为几个不同亚群,如辅助性 T 细胞、杀伤性 T 细胞和调节性 T 细胞。

B淋巴细胞由哺乳动物骨髓或鸟类法氏囊中的淋巴样干细胞分化发育而来。成熟的B细胞主要定居在外周淋巴器官的淋巴小结内。B细胞约占外周淋巴细胞总数的20%,其主要功能是产生抗体介导体液免疫应答和提呈可溶性抗原。

2. 单核/巨噬细胞

人类的吞噬细胞有大、小两种。小吞噬细胞是外周血中的中性粒细胞,大吞噬细胞是血中的单核细胞和多种器官、组织中的巨噬细胞,两者构成单核吞噬细胞系统。

当病原体穿透皮肤或黏膜到达体内组织后,吞噬细胞首先从毛细血管中逸出,聚集到病原体所在部位。多数情况下,病原体被吞噬杀灭。若未被杀死,则经淋巴管到附近淋巴结,在淋巴结内的吞噬细胞进一步把它们消灭。淋巴结的这种过滤作用在人体免疫防御能力上占有重要地位,一般只有毒力强、数量多的病原体才有可能不被完全阻挡而侵入血流及其他脏器。但是在血液、肝、脾或骨髓等处的吞噬细胞会对病原体继续进行吞噬杀灭。

以病原菌为例,吞噬、杀菌过程分为三个阶段,即吞噬细胞和病菌接触、吞入病菌、杀死和破坏病原菌。吞噬细胞内含有溶酶体,其中的溶菌酶、髓过氧化物酶、乳铁蛋白、防御素、活性氧物质、活性氮物质等能杀死病菌,而蛋白酶、多糖酶、核酸酶、脂酶等则可将菌体降解。最后不能消化的菌体残渣,将被排到吞噬细胞外。

病菌被吞噬细胞吞噬后,其结果根据病菌类型、毒力和人体免疫力不同而不同。化脓性球菌被吞噬后,一般经5~10分钟死亡,30~60分钟被破坏,这是完全吞噬。而结核分枝杆菌、布鲁氏菌、伤寒沙门氏菌、军团菌等,则是已经适应在宿主细胞内寄居的胞内菌。在无特异性免疫力的人体中,它们虽然也可以被吞噬细胞吞入,但不被杀死,这是不完全吞噬。不完全吞噬可使这些病菌在吞噬细胞内得到保护,免受机体体液中特异性抗体、非特异性抗菌物质或抗菌药物的作用;有的病菌尚能在吞噬细胞内生长繁殖,反使吞噬细胞死亡;有的可随游走的吞噬细胞液经淋巴或血流扩散到人体其他部位,造成广泛病变。此外,吞噬细胞在吞噬过程中,溶酶体释放出的多种水解酶也能破坏邻近的正常组织细胞,造成对人体不利的免疫病理性损伤。

(三)免疫分子

免疫分子是指具有免疫能力的物质,包括免疫蛋白、免疫因子、补体等。

1. 免疫球蛋白

具有抗体活性或化学结构与抗体相似的球蛋白称之为免疫球蛋白,主要包括分泌型球蛋白和膜型球蛋白。分泌型球蛋白主要存在于血液及症状液中,具有抗体的各种功能。膜型球蛋白主要构成B细胞膜上的抗原受体。

免疫球蛋白具有识别并特异性结合抗原、激活补体、穿过胎盘和黏膜、对免疫应答的调节作用等作用。同时,IgG、IgA和IgE抗体可通过其Fc段与表面具有相应受体的细胞结合,产生调理作用、抗体依赖的细胞介导的细胞毒作用、介导I型超敏反应等不同的生物学作用。

2. 补体

补体是一个具有精密调节机制的蛋白质反应系统,是体内重要的免疫效应放大系统。其广泛存在于血清、组织液和细胞膜表面,包括30余种成分。由补体固有成分、补体调节蛋白和补体受体三部分组成。其具有溶菌、溶解病毒和细胞的细胞毒作用、调理作用、免疫黏附、炎症介质作用等多种功能。

3. 细胞分子

细胞分子是由免疫原、丝裂原或其他因子刺激细胞所产生的低分子量可溶性蛋白质,为生物信息分子,具有调节固有免疫和适应性免疫应答,促进造血,以及刺激细胞活化、增殖和分化等功能。包括:①白细胞介素;②趋化因子;③肿瘤坏死因子;④集落刺激因子;⑤扰素家族:包括 IFN - α、IFN - β、IFN - ε、IFN - ω、IFN - κ、IFN - γ;⑥其他细胞因子,如转化生长因子-β、血管内皮细胞生长因子等。

4. 黏附分子

黏附分子是众多介导细胞间或细胞与细胞外基质间相互接触和结合分子的统称,包括免疫球蛋白超家族、整合素家族、选择素家族、黏蛋白样血管地址素、钙黏蛋白家族。常见黏附分子如 CD4、CD8、CD22、CD28、CTLA - 4、ICOS 等。其主要功能在于淋巴细胞归巢、炎症过程中白细胞与血管内皮细胞黏附、免疫细胞识别中的辅助受体和协同刺激或抑制信号。

(四)免疫组织

1. 皮肤与黏膜

1)物理屏障:由致密上皮细胞组成的皮肤和黏膜组织具有机械屏障作用,可阻挡病原侵入。

2)化学屏障:皮肤黏膜分泌物中含有多种杀菌、抑菌物质,如胃酸、唾液等,是抵御病原体的化学屏障。

3)微生物屏障:寄居在皮肤黏膜的正常菌群,可通过与病原体竞争或通过分泌某些杀菌物质对病原体产生抵御作用。

2. 血脑屏障

血脑屏障由软脑膜、脉络丛的毛细血管壁和包在壁外的星状胶质细胞等组成的胶质膜组成。其组织结构致密,能阻挡血液中病原体和其他大分子物质进入脑组织和脑室,对中枢神经系统产生保护作用。婴幼儿血-脑屏障尚不够完善,易发生中枢神经系统感染。

3. 胎盘屏障

由母体子宫内膜的基蜕膜和胎儿绒毛膜组成,正常情况下,母体感染的病原体及其毒性产物难于通过胎盘屏障进入胎儿体内。但若在妊娠 3 个月内,此时胎盘结构发育尚不完善,则母体中的病原体等有可能经胎盘侵犯胎儿,干扰其正常发育,造成畸形甚至死亡。药物也和病原体一样有可能通过母体侵犯胎儿。因此,在怀孕期间,尤其是早期,应尽量防止发生感染,并尽可能不用或少用副作用较大的各类药物。

三、营养素对免疫的影响

1. 蛋白质

在印度农村进行的一项研究表明,能量、蛋白质营养状况和传染病死亡率之间呈显著相关。体重、身长小于参考值 70％的儿童,腹泻的患病率增加,每次发作时间增加,死亡率高于对照组数倍。并发感染是能量-蛋白质营养不良儿童的首要致死原因。

蛋白质是机体免疫功能的物质基础,上皮、黏膜、胸腺、脾脏、白细胞,以及抗体、补体等都主要由蛋白质参与构成。蛋白质营养不良对免疫器官和细胞免疫的损害较重,而体液免疫器官受损不大。

蛋白质摄入不足影响组织修复,降低抗感染能力。动物实验表明,给予缺乏蛋白质的饲料会使动物的体重不断减轻,胸腺组织逐渐萎缩,脾脏重量减轻;研究同时提示,蛋白质缺乏可对小鼠胸腺细胞分化、成熟产生不良影响,使外周血中 T 淋巴细胞总数显著减少,功能降低,也对小鼠腹腔巨噬细胞的免疫反应及功能产生明显影响。改为高蛋白饲料后,免疫活性可缓慢恢复。

蛋白质营养不良尽管对成人机体合成免疫球蛋白(Ig)的能力影响不大,但上皮及黏膜组织分泌液中 SIgA 显著减少,使皮肤和黏膜的局部免疫力下降,排除病原菌的能力减弱,容易造成病原菌的繁殖和扩散。

2. 维生素 A

维生素 A 对机体免疫系统有重要的作用,从多方面影响机体的免疫系统。健康青年人血清维生素 A 的水平与外周血 T 淋巴细胞百分数和淋巴细胞转化率之间呈显著正相关,维生素 A 缺乏可降低 T 细胞功能。儿童维生素 A 缺乏常伴随血清 IgA 降低,补充维生素 A 后 8～10 周 IgA 显著升高。体外实验结果也表明,生理浓度的视黄醇对淋巴细胞抗体的生成有明显的促进作用,并且对儿童的作用远大于成年人。动物实验显示,补充维生素 A 可以明显增加大鼠胸腺的重量、肺巨噬细胞数目,并增强其吞噬功能,而肺巨噬细胞在肺免疫功能方面起着重要的作用。维生素 A 也能增加小鼠腹腔巨噬细胞的活性。

维生素 A 对于维护黏膜表面的局部免疫功能有十分重要的意义。维生素 A 缺乏可以引起呼吸、消化、泌尿、生殖上皮细胞角化变性,破坏其完整性,容易遭受细菌侵入,增加机体对呼吸道、肠道感染性疾病的易感性,引起感染,严重时可引起死亡。另一方面,呼吸道和消化道感染又能加重维生素 A 缺乏。这一点,对儿童影响更明显,即使轻度的维生素 A 缺乏也可增加儿童发生腹泻和呼吸道感染以及死亡的危险性,补充维生素 A 可使缺乏维生素 A 的儿童的死亡率下降 34%。大剂量补充维生素 A 后,儿童腹泻和呼吸道感染的发病率有明显降低,而不补充维生素 A 的儿童发生腹泻和呼吸道感染的相对危险度分别是补充维生素 A 儿童的 2.54 和 3.40 倍,同时,不补充维生素 A 的儿童发病天数要长,并且病情相对要严重。

维生素 A 缺乏与缺铁性贫血往往同时存在,血清维生素 A 水平与铁营养状况的生化指标有密切的关系。维生素 A 缺乏可导致贫血,进一步损害机体免疫功能,影响身体健康。

3. 维生素 E

维生素 E 是体内的抗氧化剂,同时又是一种有效的免疫调节剂。维生素 E 在一定剂量范围内能促进免疫器官的发育和免疫细胞的分化,提高机体免疫功能,提高对感染的抵抗力和降低死亡率。

补充维生素 E 可提高血液中 Ig 水平,增强对疫苗或其他抗原产生抗体的能力,而缺乏维生素 E 则机体的体液免疫状态会受到抑制。动物实验表明,补充维生素 E 可以显著提高小牛血中牛疱疹 Ⅰ 型病毒抗体、羔羊抗副流感 Ⅲ 型病毒抗体水平,也可以影响被动免疫,使仔猪血中抗体水平提高。在对健康老人的补充实验中,补充一定剂量的维生素 E 可以使血中抗乙肝疫苗抗体增加和抗破伤风类毒素疫苗抗体反应增强。

维生素 E 可增强多种(属)动物的细胞免疫反应,提高对感染的抵抗力和降低死亡率。大剂量补充维生素 E 可以使动物血中外周淋巴细胞转化反应增强,使脾细胞数量显著增加,自然杀伤(NK)细胞活性增强。维生素 E 可影响血中多形核白细胞、肺和腹腔巨噬细胞功能,影响它们的吞噬和杀菌能力。

在人类中进行的流行病学调查结果显示,血清中维生素 E 高的老年人 3 年内发生感染性疾病的概率下降,并且血清中维生素 E 的水平与感染发生率呈负相关关系。对老年人群补充维生素 E 的实验也表明,长期补充维生素 E 能够维持老年机体的免疫应激状态。因此摄入充足的维生素 E,对于抵抗力下降的老年人的免疫功能的增强有十分重要的意义。

4. 维生素 C

维生素 C 是一种具有抗氧化作用的维生素,具有很强的还原性,是维生素 E 再生过程中的还原剂。维生素 C 是人体免疫系统所必需的维生素,可以从多方面增强机体抗感染的能力,缺乏会使免疫系统功能降低。

维生素 C 对维持白细胞正常功能是十分必要的。白细胞中含有大量的维生素 C,当机体发生急性和慢性感染时,白细胞内的维生素 C 含量急剧降低,使白细胞对抗病原菌的能力下降;而体内维生素 C 的含量高,白细胞就比较活跃,清除病原菌的能力就强。脱氢抗坏血酸通过使 Ig 合成过程中二硫键的形成,来促进 Ig 的合成,增强机体的体液免疫能力。

维生素 C 是胶原合成必不可少的辅助物质,可以提高机体组织对外来病原菌的阻挡作用,如果胶原合成受阻,体内各组织就会变得松散脆弱,病原菌和产生的毒素就更容易透过和扩散。维生素 C 可以促进体内谷胱甘肽的生成,谷胱甘肽是刺激免疫系统的一种抗氧化剂,也是体内细菌代谢产物的解毒剂。同时,维生素 C 与谷胱甘肽的相互作用对于吞噬细胞微管蛋白的产生十分重要,而微管蛋白的缺乏,可以使吞噬细胞的运动能力和吞噬能力降低。维生素 C 也可以促进淋巴母细胞的生成和免疫因子的产生。另外,维生素 C 能促进干扰素的产生,抑制新病毒的合成,有抗病毒作用。

5. 铁

铁在人体必需微量营养素中含量最多。铁缺乏是常见的营养病,在婴幼儿、孕妇及乳母群体中更易发生。铁缺乏时容易引起贫血,降低抗感染能力,这对于免疫系统发育尚不完善的婴幼儿和儿童来说,预防铁缺乏意义重大。

在体内,由于游离铁是细菌生长所必需的,所以用乳铁素或其他螯合剂除铁,可降低细菌繁殖;但另一方面,适量铁又是维持免疫器官的正常生长和发育、NK 细胞、中性粒细胞和淋巴细胞活性所必需的。铁缺乏可使胸腺萎缩,影响胸腺内的淋巴细胞的正常分化和形成。铁缺乏时常有大量的 T 细胞和吞噬细胞异常,特征性的改变包括炎性反应(如 DTH 反应)减弱,中性粒细胞和巨噬细胞毒性作用降低,淋巴细胞增生,细胞数量、细胞因子释放和抗体产生减少以及淋巴组织萎缩。另外,铁缺乏者对破伤风类毒素和单纯疱疹抗原所起的反应降低,补铁治疗后明显改善。

6. 锌

锌是机体必需的微量元素之一,是人体内 100 余种酶的组成成分。它以锌离子、锌依赖酶或其他锌蛋白的形式存在于体内,具有多种生理功能,包括维持正常的碳水化合物、脂类、蛋白质的代谢,尤其对免疫系统的发育和正常免疫功能的维持有着不可忽视的作用。

锌缺乏除引起动物生长发育迟缓外,最明显受累的器官是胸腺和脾脏,它可影响胸腺发育或使其萎缩。适量锌可促免疫细胞发育、DNA 合成、细胞分化增殖。淋巴细胞特别是 T 淋巴细胞对缺锌特别敏感,锌缺乏的动物,其脾和外周血淋巴细胞数、淋巴细胞增殖率显著下降。锌也可通过影响吞噬细胞的数量、功能及灭菌活性影响机体的免疫功能。缺锌的大鼠外周血白细胞数量、腹腔巨噬细胞的吞噬率及吞噬指数、杀菌活性显著下降,白细胞总数可减少到正常大鼠的 60% 左右,并且随着时间延长逐渐降低,补锌后可恢复正常。锌还可以通过不同机制影响细胞因子的分泌,从而影响 T 细胞和 B 细胞的活化和免疫调节。

反复呼吸道感染的儿童机体免疫力低下与体内缺锌有关,补锌治疗有较佳疗效。对尿毒症患者的研究中发现,他们血清锌含量显著低于正常人群,外周血的 T 细胞亚群平衡失调,这可能与尿毒症患者免疫功能低下,易患肿瘤和感染性疾病有关。

高锌同样可抑制免疫器官发育和免疫细胞功能,可能是通过干扰其他营养素尤其是铜、铁的吸收而影响免疫细胞的发育。高锌饮食的大鼠血清锌含量显著增高,而血清铁、铜显著降低,其胸腺重量、增长指数、胸腺素含量、胸腺激素活性、脾脏重量、增长指数、细胞吞噬率显著降低。

适量摄入锌可增强儿童、老年人及一些特殊患者的免疫功能,对胃肠道、呼吸道感染性疾病及寄生虫病的预防和治疗有重要作用,但过量补充会产生不良影响,所以锌摄入量要适宜。

7. 硒

硒是一种人体必需微量元素,具有强的抗氧化作用,为若干抗氧化酶的必需组分。进入体内的硒绝大部分与蛋白质结合,称为含硒蛋白,目前认为只有其中的硒蛋白具有生物功能,且为机体硒营养状况所调节。

硒几乎存在于所有免疫细胞中,补硒可明显提高机体免疫力,其机制可能是通过 GSH - Px 和硫氧还蛋白还原酶(TR)调节免疫细胞的杀伤和保护作用。低于最适量的硒摄入可损害免疫系统的发育和功能,使抗感染能力下降;硒缺乏可显著抑制吞噬细胞杀伤微生物细胞的活性,影响抗体合成、细胞毒性、细胞因子分泌、淋巴细胞增生;补充一定剂量的硒可使人及动物 T 细胞及 NK 细胞的活性明显增强,改善免疫反应,降低感染率。在给硒状态正常的志愿者补硒(200 μg/d)8 周后,其外周血 T 细胞介导的肿瘤细胞毒活性增加 118%,NK 细胞活性增高82.3%,且补硒组血硒水平并无明显变化。但另一方面,大剂量的硒损害细胞免疫与中性粒细胞功能,降低免疫反应。

维生素 E 和硒对免疫系统的作用是彼此独立的,但同时给予维生素 E 和硒可对加强免疫反应起协同作用,反之,同时缺乏可导致免疫反应的明显下降。

四、饮食增强免疫力

饮食的品质和免疫力息息相关,优质的营养能让身体的免疫大军养足战力,捍卫身体健康,而最佳的提升免疫力的食物其实全在身边,轻易可得。以下几个简单的饮食策略,帮助你在这场人与病菌的战争中,提升作战力。

1. 摄取优质的蛋白质

蛋白质是构成身体细胞的主要成分,机体的免疫系统当然也需要它才能正常运作。每个人一天需要吃足量的蛋白质,最好是平均从动物性及植物性两种来源摄取。

优质的动物性蛋白质有瘦肉、鸡肉、鱼肉(特别是含 ω - 3 脂肪酸的深海鱼,如鲑鱼、鲔鱼、鲭鱼等)、海鲜、低脂奶类、鸡蛋等;植物性蛋白质可以吃豆类、豆腐及豆制品、坚果类等。

豆类及坚果类里还含有丰富的维生素 E。维生素 E 有助于制造抗体,增加 T 细胞的活性,对于免疫功能低下的人特别重要。

海鲜里含大量的锌,也是维持免疫力的重要营养素。

2. 吃各种颜色的蔬果

一天要吃 3 种蔬菜、2 种水果,种类越多越好,简单的方法是以颜色分辨。

每天至少吃 1~2 份深绿色叶菜。它们的营养成分多又丰富,有维生素 A、B 族、C、E 及各种矿物质,提供免疫系统正常运作的必要养分。每天吃 1 份红、橘或黄色蔬菜,例如胡萝卜、甜椒、南瓜、地瓜、金针、黄秋葵等。这一类蔬菜里含有大量的 β 胡萝卜素(水果中的番茄、芒果、红肉葡萄柚、木瓜、柿子、西瓜、哈密瓜里也有),进入人体后会转换成对提升免疫力很重要的维生素 A。维生素 A 的作用是维护眼睛、鼻子、口腔、肺及胃肠道各处的黏膜健康,这第一道防线可以阻止细菌、病毒入侵身体。人体如果长期缺乏维生素 A,容易造成免疫功能失调、抗体反应变差,B 及 T 细胞也无法正常工作。

适量摄取黑色的香菇及其他菇类。菇类里的多糖成分被研究证实具调节、提升免疫功能的作用,因此被视为抗癌的"明日之星"。它会提高人体巨噬细胞吞噬细菌等入侵者的战斗力;多糖可以增加自然杀手细胞的数目和活性。不过香菇的嘌呤含量偏高,患痛风的人应该限量摄取,不要每天吃。

一天要吃 2 种水果,其中一种选择维生素 C 含量多的。维生素 C 会刺激身体制造干扰素来破坏病毒,也帮助胶原蛋白生成,让细胞之间互相紧聚在一起,减少细菌及病毒入侵的机会。维生素 C 含量称冠的水果是番石榴,其他高维生素 C 水果还有奇异果、甜柿、木瓜、圣女番茄、草莓、柑橘类水果等,可以每天替换吃。

3. 每天吃 1 碗五谷杂粮饭

每天至少吃 1 碗五谷杂粮饭,或是杂粮面包、全麦制品。这些粗糙、未精制的食物里有丰富的维生素 B 族和各种矿物质,而精制过的白饭、白面条、白吐司里则几乎没有这些营养素。人体需要大量的维生素 B 族,供应细胞进行增殖、氧化和还原作用,尤其是 B_2、B_5(又称泛酸)、B_6 及叶酸和维持细胞黏膜健康及制造抗体等免疫功能有关。

4. 吃大蒜

大蒜的气味叫许多人不敢亲近,但是每天吃大蒜却是健康的习惯。大蒜受到西方国家推崇,被视做首位的超级抗癌食物,许多研究发现大蒜里的硫化合物可以提高 T 细胞及巨噬细胞的活性,同时也会增加自然杀手细胞的数目。不论生吃或熟食,每天吃 2～3 颗大蒜,或半颗洋葱、几截葱段,都能达到杀菌、预防感染及抗癌的效果。

5. 喝酸奶

每天喝 1～2 瓶 200～300 mL 的酸奶有助维持良好的免疫力。酸奶主要的功能是调整、改善胃肠道健康。长期、规律地吃酸奶可以抑制肠道内的有害菌滋生,进一步降低有害菌分泌出致癌物质,减少患病机会。近几年的研究还发现酸奶中的乳酸菌可以增加由 T 细胞释出的 γ 干扰素,进一步增加抗体生成;同时,乳酸菌也会加强自然杀手细胞的活动力。研究指出,每天只要喝 180 mL 的酸奶,就可能预防感冒及腹泻。特别是免疫力较弱的老年人及儿童,可以每天喝酸奶来得到健康上的帮助。早上空腹喝 1 瓶酸奶,有助刺激肠道蠕动,使排便顺畅;另外可以用酸奶搭配水果,当作下午茶吃。

6. 每天吃综合维生素

工作时间长、压力大又经常外食的人,容易饮食不均衡,补充维生素是必要的。营养专家不建议吃单剂的维生素,吃综合维生素比较好,剂量不需要太高,各种维生素、矿物质不要超过RDA(每日建议摄取量)的 100～150%。

7. 不要吃过量脂肪

吃太多脂肪会抑制免疫系统功能,身体只需要适量脂肪,就能健康运作。美国麻州大学的一项研究发现,每天的脂肪摄取量从 32% 降低到 23%,可以让自然杀手细胞的活性增加 48％。

同时要注意脂肪的种类,有些脂肪容易抑制淋巴球,减弱免疫系统的作用,例如 $\omega-6$ 脂肪酸含量比例较高的蔬菜油,像玉米油、黄豆油、葵花籽油等。另外,这一类油脂的性质不稳定,容易在高温烹调时氧化,产生攻击免疫细胞的自由基。建议选择单不饱和脂肪酸较多的油比较好,如橄榄油、花生油等,或者多种油交换使用。

8. 少吃甜食

单糖类(如葡萄糖、果糖)和甜食会影响人体制造白细胞,也影响它的活动力,降低身体抵抗疾病的能力。当人们吃下 $18\sim20$ 茶匙(约 100 g)的糖,白细胞抵抗疾病的能力可能会减少50％以上。

建议从少喝含糖饮料着手,改喝不加糖的绿茶、花草茶、水果茶,当然喝白开水也很好,另外,吃甜食也须限量。

 延伸阅读

运动＋睡眠,提升免疫力

1. 坚持运动可提高免疫力

运动能增强新陈代谢,对强身健体有益。首先,运动对全身肌肉组织有良好的影响,肌肉的共同特点是用进废退,在合理范围内坚持运动,运动得越多肌肉就会越强壮。若肌肉开始衰退,就会出现无力、骨质疏松、代谢性肥胖等。其次,运动能加快呼吸,增加肺通气功能;运动能增加心脏搏出量,保障全身供血、供氧,有利于提高身体抵御不良刺激的能力,达到防病的作用。

运动方式可选择有氧运动中的快走、慢跑、骑车、爬山、游泳、舞蹈等。要因人而异,选择适合个人健康状况的运动项目,并根据气候条件,持之以恒保持下去,每天运动 $30\sim45$ 分钟,每周至少 5 次。长此以往,对提高免疫力,增进健康有益。

2. 充足睡眠可增强免疫力

俗话说:"药补不如食补,食补不如觉补。"由此可见睡觉的重要性,因为人体免疫系统的生理功能特点是昼低夜高的运转规律。具体地说,只有在睡眠状态下,免疫功能才能获得加强和提高,为此,充足的睡眠可增强免疫力。人的一生 1/3 时间在睡眠中度过,从科学角度看,充足的睡眠能有效地解除疲劳和恢复体力;睡眠能给脑神经"充电",从而提高智力,巩固记忆,增强大脑的活力。大多数成年人每天需要睡眠 $7\sim8$ 小时,睡眠充足则神清气爽,精神饱满,工作效率高,生活质量好;睡眠不足的人常常萎靡不振,身体免疫力下降,容易疲劳和患感冒,血压升高,胃肠功能紊乱,甚至引起消化性溃疡等。

健康睡眠要做到生活规律,起居有常,睡前不喝浓茶、咖啡,不吸烟、不饮酒。

第五节　营养与肿瘤

一、认识肿瘤

引起肿瘤的致病因素包括三类:化学因素,如多环芳烃、芳香胺类与氨基偶氮染料、亚硝胺类、真菌毒素、烷化剂与酰化剂及某些重金属等;物理因素,如离子辐射,长期的热辐射、寄生虫及机体的创伤性损伤等;生物因素,如 DNA 或 RNA 的致瘤病毒及细菌等。

（一）肿瘤的发病机制

肿瘤的发病过程主要包括肿瘤的发生、肿瘤细胞的恶性增殖、转移侵染以及免疫逃逸等。

1）肿瘤的发生

肿瘤的发生常与其相关基因的突变有关。目前存在很多关于肿瘤发生的理论，包括原癌基因的激活和抑癌基因的失活、细胞增殖周期控制点的失控、基因组的不稳定、端粒酶耗损、抗凋亡基因过表达理论等。这些理论的共同特点是肿瘤是由于遗传物质改变引起的。肿瘤的遗传物质改变即肿瘤相关基因的突变，主要是由于原癌基因和抑癌基因的点突变、小片段缺失及插入、拷贝数变异等大片段改变、从外源获得 DNA 片段（病毒感染）等方式造成的。细胞周期点失控也是肿瘤发生的因素之一。

癌变细胞通常发生一系列的变化，癌细胞的细胞膜的生化结构改变，丧失其接触抑制性，从而引起在细胞内调节细胞增殖和分化的信号通路改变，使癌细胞的生长和增殖，凋亡脱离机体的控制，导致肿瘤的恶性增殖。细胞凋亡是调节生物体正常发育和生命活动的一种不可缺少的机制，参与了癌症的起始过程，并对癌症的发生起负调控作用。该调节一旦失败，可能导致机体疾病、畸形甚至死亡。因此，凋亡逃逸是肿瘤发生的基础之一。

2）肿瘤的转移和侵染

肿瘤转移是患者治疗失败、病情恶化和死亡的主要原因。肿瘤转移是非常复杂的过程，肿瘤细胞从原发部位脱落后将经历局部浸润、血管侵犯、循环血液中生存、在远处转移器官的归巢和植入、实质的浸润、新环境的适应和继发肿瘤的生长。

恶性瘤细胞活动性增强，细胞表面黏附性降低，微丝和微管的排列结构紊乱，具有高度的活动性和浸润性。此外，恶性瘤细胞产生酶和有害物质。在人类和动物浸润的瘤细胞中或围绕瘤细胞的间液中有溶解蛋白质的水解酶（如组织蛋白酶、纤溶酶、透明质酸酶等），这些酶类由瘤细胞的溶酶体分泌，因此使癌细胞离散脱落，易于运动，并可溶解、降解正常细胞间黏性基质，或破坏基底膜的胶原，破坏邻近正常组织。

瘤组织中血管的生成也对肿瘤的生长和转移具有重要的意义。肿瘤血管可以向肿瘤细胞提供营养，促进其恶性生长并使肿瘤向远处侵袭和转移。因此，抑制肿瘤血管生成是控制肿瘤侵袭、转移，改善患者预后和提高生存率的重要措施之一。

3）肿瘤的免疫逃逸

肿瘤具有免疫逃逸的能力，机体中偶然出现的肿瘤细胞可被免疫细胞所识别，并作为异物被机体免疫系统所清除，但肿瘤在机体的免疫监视下也可能仍能产生、发展和转移。

肿瘤免疫过程中肿瘤抗原表达、识别、加工、递呈、T 细胞增殖、活化和分化以及免疫效应的产生等一系列环节都与肿瘤免疫逃逸机制相关。肿瘤细胞可对自身表面抗原修饰及改变肿瘤组织周围微环境等，从而来逃避机体免疫系统的监控、识别与攻击而继续分裂生长，从而侵染机体的正常细胞。

恶性肿瘤发生过程中，通常有效的 T 淋巴细胞反应发生变化并且体液免疫反应的抑制作用增强。机体内的效应 T 细胞被聚集在肿瘤组织周围的大量调节性 T 淋巴细胞所抑制，不能发挥其免疫的功效。

髓源性抑制细胞（MDSCs）在抑制 TILs（肿瘤浸润淋巴细胞）中发挥重要作用，在荷瘤动物的外周、脾脏及肿瘤组织中这些细胞的数量均有所增加。研究认为 MDSCs 具有促炎性，并能促进血管生成,因而能允许肿瘤生长并逃过免疫监视。

4)肿瘤与炎症

炎症调节因子和效应细胞是肿瘤组织局部微环境的重要组成,它们在炎症与肿瘤相互关系中起着重要作用。机体受到内外源损伤或感染时,免疫系统激活并招募大量炎性细胞浸润,分泌多种细胞因子与细胞外基质一起构成新的微环境,形成急性炎症,以抗感染或修复组织为首要目的。如启动因素持续存在,炎症将进一步发展为以单核细胞浸润为主的慢性炎症。持续的炎性微环境提供大量活性氧簇、活性氮簇、细胞因子、趋化因子和生长因子等炎性介质,这些炎性介质能改变细胞正常内环境的稳定,并诱导细胞增殖,趋化炎性细胞进一步聚集,导致 DNA 氧化损伤。这些基因突变的增殖细胞在炎性微环境中继续失控性增殖,最终癌变。

肿瘤微环境中的炎症对肿瘤的促进作用表现在:1)促进恶性细胞的增殖和存活,促血管新生和转移,削弱机体获得性免疫反应,改变机体对激素和化疗药物的反应;2)炎症反应微环境增加细胞突变的概率,并且增强突变细胞的增殖能力;3)活化的炎性细胞作为 ROS 的来源和活性氮中间体,诱导 DNA 损伤和基因组不稳定性;4)炎性细胞利用肿瘤坏死因子 α(TNF - α)等细胞因子刺激相邻上皮细胞中 ROS 的积聚,免疫炎性介导机制可能是肿瘤发生的关键驱动力。

二、抗肿瘤营养素干预策略

1)细胞凋亡

植物多酚类如姜黄素、白藜芦醇、绿茶多酚,黄酮类抗肿瘤药、桦木酸、熊果酸、吲哚甲醇、吴茱萸碱都能下调 Bcl - 2 和 Bcl - XL 等抑制细胞凋亡的表达。

(1)凋亡相关信号分子

白藜芦醇可诱导癌细胞凋亡,引起细胞周期 G1 期阻滞并降低 G1 期的蛋白质水平或抑制细胞周期从 S 期到 G2 期,降低 CDK - 4 以及 Bcl - 2 和 Bcl - XL 水平;可激发 p53 依赖型 p21 基因活化和 p21 介导的与生存素缺失有关的细胞周期阻滞。

在多种癌症中,大黄素有选择性地抑制 JAK2/STAT3 通路,诱导骨髓瘤细胞的凋亡。姜黄素也可诱导如白血病、恶性黑色素瘤及乳腺癌细胞发生凋亡,并与 Fas 受体通路激活或抑制 Bcl - 2 和 Bcl - XL 的表达有关。水飞蓟素诱导表皮角质细胞凋亡时与 Bcl - 2/Bax 基因,细胞色素 C 释放和凋亡蛋白酶的活化等因素相关;而在 K562 细胞中,它通过抑制 Akt 通路导致凋亡蛋白酶的活化与细胞凋亡。

(2)凋亡蛋白酶

凋亡蛋白酶在细胞凋亡中至关重要。多种植物化学物质均可活化凋亡蛋白酶,如姜黄素能够诱导淋巴瘤细胞和多发性骨髓瘤凋亡时可引起 Caspase - 7 和 Caspase - 9 的激活。在胃癌和结肠癌细胞中,姜黄素可通过活化 Fas 信号通路来激活 Caspase - 8 和 Caspase - 3,或者通过 Caspase - 8、细胞色素 C 释放和 Caspase - 3 的活化来诱导细胞凋亡。白藜芦醇能放大急性淋巴细胞性白血病细胞中 CD95 信号的线粒体/Caspase - 9 特异通路,具有广泛的诱导凋亡活性。在人类恶性 B 细胞中,白藜芦醇是通过激活 Caspase - 3 和 p38 蛋白激酶通路而诱导细胞凋亡的。白藜芦醇还通过线粒体中的细胞凋亡信号通路诱导细胞凋亡。随着线粒体细胞色素 C、凋亡诱导因子和内切酶 G 的不断释放,活化的 Caspase - 2 触发 Bax/Bak 中的构象变化引发后续的凋亡过程。

（3）抑癌基因 p53

抑癌基因 p53 及其表达产物参与细胞对 DNA 损伤的反应、基因组的稳定性、细胞周期调控和细胞凋亡的调控。姜黄素、白藜芦醇、儿茶素、吲哚－3－甲醇和水飞蓟宾等植物化学物质可以调节 p53 活性。姜黄素可通过下调 egr－1、c－myc、Bcl－XL 和 p53 蛋白，导致 B 细胞淋巴瘤生长受阻和凋亡。此外，姜黄素通过上调细胞周期蛋白依赖性激酶抑制剂，如 p21WAFl/CIPl、p27 和 p53，阻断永生化人脐静脉内皮细胞的细胞周期进程。白藜芦醇是通过激活 p53 的活性而诱导细胞凋亡的。NAG－1（非甾体抗炎药）药物激活基因－1（转化生长因子－B 家族成员之一，其表达与促凋亡和抗肿瘤活性有关），在人结肠癌细胞系中，白藜芦醇通过增强 p53 表达而增强 NAG－1 的表达。另外，白藜芦醇通过活化的 ERKs/p53 信号通路，对骨髓瘤细胞产生抗增殖作用。

2）影响血管生成或抑制肿瘤的转移

新血管生成对肿瘤细胞浸润增殖和转移过程非常重要，阻断肿瘤无序的新血管生成，阻断的肿瘤细胞将因营养供应不足而保持休眠状态或发生退化，对延长患者生存期和改善症状都有明显的效果，因而抑制血管生成成为抗肿瘤药物的重要靶点，越来越多的国内外研究发现天然产物中的组分不仅具有对抗肿瘤细胞增殖的作用，也具有抑制肿瘤血管生成的作用。

多种天然产物，如白藜芦醇、姜黄素、金雀异黄素、木犀草素、辣椒素和儿茶素都有调节血管生成的功能。儿茶素可以抑制由氧化剂诱导的细胞因子 IL－8 的活性，也可以抑制血管内皮生长因子诱导的 Akt 活化和上皮细胞钙黏蛋白磷酸化。白藜芦醇在体内抑制由肿瘤诱导的新生血管，姜黄素、金雀异黄素和绿茶多酚也通过抑制特定整合衔接和信号途径而干扰血管上皮细胞的功能。

肿瘤侵袭和转移是极其复杂的过程，有关天然产物在抑制肿瘤侵袭和转移作用的相关研究还比较少。像姜黄素可引起细胞间黏附分子，如 β 连环素蛋白和 E 钙黏附分子的降解，抑制与肿瘤生长相关的肿瘤坏死因子和 IL－1 等细胞因子的产生，降低细胞膜表面黏附分子的表达，减少基质金属蛋白酶 2 和 9 的活性和细胞外基质的降解。姜黄素和儿茶素都可以通过抑制基质金属蛋白酶而抑制黑色素瘤细胞的侵入。金雀异黄素通过减少乳腺癌模型中肿瘤细胞的增殖和增加肿瘤细胞的死亡而减少转移。白藜芦醇抑制人 K562 细胞株中肝癌细胞的入侵是通过诱导张力蛋白和细胞-基质黏附蛋白表达，而不具有抗增殖的作用。张力蛋白是肿瘤抑制作用蛋白家族中的一员，白藜芦醇诱导的张力蛋白能调节细胞-基质黏附的再生，并抑制张力蛋白缺陷的肿瘤细胞的侵袭。在培养的恶性胶质瘤细胞中，白藜芦醇降低间质金属蛋白酶 2 的表达，并降低富含半胱氨酸的分泌蛋白的酸性，这二者都是与肿瘤侵袭相关联的主要因素。

3）作用于微管

微管是细胞骨架的重要组成部分，在细胞生长、维持形态、细胞的信号转导以及有丝分裂等过程中都起着重要作用，是抗癌药物的有力靶点。天然产物作用于微管有两种作用方式：抑制微管聚合，使纺锤体不能形成，从而使细胞分裂停止在有丝分裂中期；或是促进微管聚合，抑制微管解聚。微管稳定剂天然抗肿瘤药物紫杉醇及其类似物紫杉特尔已经应用于临床。紫杉醇通过稳定微管聚合体，抑制其解聚，使细胞复制终止在 M 期，进而引起细胞凋亡，已经被广泛用于临床实体瘤化疗，特别是对卵巢癌、肺癌和乳腺癌有很好的疗效。这些都促使人们对以微管为靶点的天然产物进行更加深入和广泛的研究。目前除了从陆地植物中提取分离作用于微管的天然产物外，海洋生物和细菌等生物中也发现了许多具有此作用的天然产物，并且通过自己独特的作用机制来影响微管的聚合和解聚过程。

4）作用于细胞信号通路

MAPKs 系统、PBK/Akt 信号通路及蛋白激酶 C（PKC）等对调节细胞内细胞增殖和分化起重要作用。MAPKs 是一种丝氨酸/苏氨酸蛋白激酶，当其异常激活或者异常抑制时，可导致细胞生长失控，并导致恶性转化。这些上游的激酶能激活下游的一系列转录因子，包括 NF-κB，AP-1 和 STATs 等，在核内这些转录因子将独立或协同调节靶基因的表达。在正常组织中，由于增殖信号与抗增殖信号的作用处于平衡状态，这样细胞能够在稳态中进行新陈代谢，但在肿瘤发生时，上述信号系统中的许多分子都发生了变化。因此，这些信号通路往往是天然产物作用的重要靶点。

从天然植物或天然膳食中通过科学方法提取了大量的活性成分，这些活性成分通过阻断细胞增殖信号的放大，诱导肿瘤细胞的凋亡，干扰肿瘤组织新生血管的形成，减弱肿瘤细胞的侵袭性以及防止其向远处转移等方面实现了其抗肿瘤效应，而且它们当中越来越多地被确定为一些信号通路的有效抑制剂。

5）细胞自噬

细胞自噬是一种利用溶酶体对细胞内受损、变性或者衰老的蛋白质以及细胞器进行降解的分解代谢过程。天然产物通过自噬信号途径调节导致癌细胞死亡已获得广泛认可。细胞自噬在细胞生存与死亡中有着双重作用，从而参与机体的许多生理和病理过程，这表现在如下两个方面：细胞自噬最主要的调节因子 Beclin1 在多种癌细胞中缺失，如卵巢癌、乳腺癌和前列腺癌等。而当 Beclin1 基因的表达受到抑制时，癌症的发生率增加；Atg53 突变造成的功能丧失会促进骨髓瘤的生长，LC3 突变增加了胶质母细胞瘤的生长速率；自噬功能异常是肿瘤形成与发展的重要因素，在正常组织中长期慢性地抑制细胞自噬会激活肿瘤的生成。虽然自噬起着一定的肿瘤抑制功能，但肿瘤一旦形成，细胞自噬活性的提高可以为癌细胞提供更丰富的营养，促进肿瘤生长。在晚期人鼻咽癌标本中，Beclin1 基因高表达与生存率呈负相关。缺氧诱导的 Beclin1 和自噬激活可能使癌细胞存活并可能导致癌症复发。自噬缺陷会导致肿瘤局部营养缺乏，从而使肿瘤细胞数目减少。因此，在肿瘤发生发展的过程中，细胞自噬的作用具有两面性。

一些植物天然产物，如白藜芦醇、姜黄素、人参皂苷等具有抗癌潜力已被应用于临床上。从植物、动物、微生物中也已经分离并鉴定出一系列具有很好的抗癌活性的天然产物，其抗癌机制即与调节细胞凋亡和自噬的信号通路有关。因此，天然化合物必将成为未来癌症预防和治疗的潜在有效药物。饮食中的许多具有抗癌性能的物质将作为膳食剂应用到癌症的预防和治疗当中。

6）肿瘤免疫调节

各类天然免疫调节药物主要通过以下几个途径实现肿瘤辅助治疗作用：①促进 T 淋巴细胞的活化及增殖，提升细胞免疫功能；②增强 B 淋巴细胞活性，提高抗体生成水平，提升体液免疫功能；③提高单核-巨噬细胞、NK 细胞活性和数量，增强树突状细胞（DC）的抗原呈递功能；④提高红细胞免疫功能；⑤刺激细胞因子的生成，促进细胞免疫和体液免疫，改善造血微环境；⑥刺激造血干细胞的增殖，促进造血功能的恢复；⑦激活网状内皮系统和补体系统等。通过以上作用方式，机体免疫功能得到增强，达到抑制肿瘤细胞增殖、抑制肿瘤血管生长、诱导肿瘤细胞凋亡及分化，增强肿瘤细胞的免疫原性，逆转肿瘤细胞多药耐药性等结果。人参、黄芪、三七等具有抗肿瘤、提升机体免疫功能的成分往往不止一种，活性成分如多糖、皂苷、挥发油、黄酮、氨基酸等，都具有提高免疫力，抗放、化疗损伤，肿瘤辅助治疗的作用。

紫杉类药物，包括紫杉醇（paclitaxel）和多西紫杉醇（docetaxel）抗肿瘤作用主要是通过抑制肿瘤细胞微管的解聚和免疫调节，最终导致细胞的死亡，其调节免疫的作用主要与该类药物刺激巨噬细胞分泌促炎性细胞因子，诱导炎症相关基因的表达，削弱淋巴细胞 Treg 细胞的免疫抑制功能，活化肿瘤抗原特异性效应性 T 细胞、DC 细胞，以及诱导炎症基因（白介素 1）、FOXP3 表达下降有关。此外，紫杉类药物还可以通过调节肿瘤细胞的微环境的成分（如黏附分子）而起到免疫调节的作用。

三、膳食成分与肿瘤

1. 能量

与能量平衡有关的一些因素可能影响癌症的危险性，这些因素包括：能量摄入量、儿童生长速度及性成熟年龄、肥胖和体力活动度。婴儿期和儿童期快速生长和月经初潮早，可增加患乳腺癌的危险。经常性体力活动可以预防结肠癌，可能降低肺癌和乳腺癌的危险性。能量摄入过多和缺乏体力活动所导致的肥胖可增加子宫内膜癌的危险性。肥胖还可能增加绝经后女性患乳腺癌、肾癌、结肠癌和胆囊癌的危险性。

2. 碳水化合物

非淀粉多糖/纤维含量高的膳食可能减少胰腺、结肠、直肠和乳腺等部位的癌症。低淀粉的膳食可能减少结肠癌、直肠癌的危险性。精制淀粉含量高的膳食可能增加胃癌、结肠癌和直肠癌的危险性。

3. 脂肪和胆固醇

总脂肪水平高的膳食可能增加肺、结肠、直肠、乳腺、前列腺等部位症的危险性。动物性脂肪和（或）饱和脂肪水平高的膳食可能增加肺、结肠、直肠、乳腺、子宫内膜、前列腺等部位肿瘤的危险性。胆固醇水平高的膳食可能增加肺癌和胰腺癌的危险性。高脂肪膳食可增加肥胖的危险性，而肥胖会增加患癌的危险，因此高脂肪膳食是引起癌的间接危险因素。

4. 蛋白质

摄入较多的动物蛋白质有可能增加乳腺癌的危险性，但证据尚不足。

5. 酒精

酒精可增加口咽、喉和食管癌的危险性证据充分。如果饮酒者同时吸烟则这种危险性会大大增加。酒精增加原发性肝癌危险性，很可能增加结肠、直肠癌和乳腺癌的危险性。一般来说，危险性随饮酒量而变化，饮酒量越多，危险性的增加越明显。

6. 维生素

从食物中大量摄入类胡萝卜素很可能降低肺癌的危险性。从食物中大量摄入维生素 C 可能降低胃癌的危险性。类胡萝卜素含量高的膳食很可能降低食管、胃、结肠、直肠、乳腺和子宫颈等部位癌的危险性。而维生素 C 含量高的膳食有可能降低口腔、咽部、食管、肺、胰腺和子宫颈等部位癌的危险性。维生素 E 含量高的膳食有可能降低肺癌和子宫颈癌的危险性。

7. 矿物质

缺碘的膳食很可能增加甲状腺癌的危险性。富含硒的膳食有可能降低肺癌的危险性。

8. 黄酮类

黄酮类化合物对多种常见癌症如肺癌、乳腺癌、结肠癌、前列腺癌、肝癌、白血病、卵巢癌、胃癌等皆有显著的防治效果。黄酮类化合物抗肿瘤的机制主要有：抗氧化抗自由基、诱导肿瘤细胞凋亡、影响细胞周期，调节免疫、抑制肿瘤新生血管、抑制环氧合酶、抑制端粒酶活性等。常见黄酮类化合物抗肿瘤的机制如表6-1所示：

表6-1　常见黄酮类化合物抗肿瘤的作用机制

基本结构	常见化合物	机　　制
黄酮	木犀草素	对化疗药物的增敏作用，抑制肿瘤细胞迁移，抑制血管内皮细胞生长
	黄芩素	调节花生四烯酸系统的代谢，抑制肿瘤增殖，诱导细胞凋亡，抑制新生血管生成
	白杨素	调节免疫
黄酮醇	槲皮素	抗氧化，诱导细胞凋亡
	山奈酚	诱导细胞凋亡，抑制癌细胞迁移
	异鼠李素	抑制肿瘤细胞增殖，诱导凋亡
	金丝桃苷	调节细胞信号转导，诱导肿瘤细胞凋亡
二氢黄酮	甘草素	抑制血管生成，阻断信号通路，抑制肿瘤迁移
	橙皮苷	诱导细胞凋亡
异黄酮	葛根素	诱导凋亡，抑制肿瘤细胞迁移
	大豆素	抑制增殖
	染木料素	阻值细胞周期分布，诱导细胞凋亡
二氢异黄酮	水飞蓟素	抑制端粒酶表达，逆转多药耐药
黄烷醇	儿茶素	抑制血管生成，抑制肿瘤迁移和增殖
双黄酮	银杏素	诱导细胞凋亡

9. 多糖类

临床常见的多糖类药物有香菇多糖，其制剂香菇多糖注射液联合化疗用药，治疗肺癌晚期患者改善和提高生存期质量。

山药多糖主要体现在增强免疫活性细胞的质量和数量、抑制肿瘤转移、抑制肿瘤血管内皮细胞的生长，在放化疗期间可起到辅助作用。

枸杞多糖能够拮抗顺铂诱发的细胞毒性，可作为抗肿瘤的辅助治疗。

具有抗肿瘤作用的多糖种类繁多，高等真菌细胞壁中的 $\beta-D-$ 葡聚糖活性最显著，并且具有对机体细胞无直接细胞毒作用的优点，如云芝多糖K、冬虫夏草多糖等。植物性多糖包括银杏叶多糖、甘草多糖、当归多糖、芦笋多糖。另外还有刺参酸性多糖、海藻多糖，对乳腺癌有很强的辅助治疗作用。

10. 萜类

萜类化合物是广泛分布于植物、昆虫、微生物和海洋生物体内的一大类有机化合物，其中很多具有一定的抗肿瘤生物活性。这些抗肿瘤天然萜类化合物中分布较多的为倍半萜类和二萜类。通过近年来的研究发现，许多萜类化合物，例如紫杉醇、灵芝酸等萜类化合物具有较强的抗肿瘤活性，其机制是抑制肿瘤细胞生成、诱导 DNA 损伤。亚甲基-γ-丁内酯或 α 亚甲基环戊酮是使某些倍半萜类化合物具有抗癌生物活性的有效基团。

二萜类化合物其作用的发挥与诱导肿瘤细胞凋亡、抑制细胞增殖、直接细胞毒作用及破坏肿瘤组织血管的形成作用相关。冬凌草甲素（Oridonin）是一种贝壳杉烯二萜类化合物，在抑制人类 A549 和 NCI－H292 非小细胞肺癌细胞系及乳腺癌细胞方面具有良好的效用，其作用机制是通过线粒体途径诱导乳腺癌细胞亡。

三萜类化合物凭借其"靶向杀伤"特征成为近年来国内外抗肿瘤药物研究的焦点之一。其对乳腺癌、肺癌、直肠癌和中枢神经癌等多种肿瘤均具有显著的抑制效果。灵芝酸是由灵芝分离出来的一种四环三萜类化合物，结构多样且高度氧化，灵芝酸能够有效地诱导宫颈癌细胞 HeLa 凋亡，其机制与线粒体通路有关，即能够降低线粒体膜电位，使其膜通透性增加，并且能够激活 Caspase－3 和 Caspase－9 的活性，从而进一步诱导细胞的凋亡。

11. 生物碱

已有多种生物碱类抗肿瘤新药用于临床，目前具有抗肿瘤功效的生物碱主要有以下几大类：异喹啉类生物碱、吲哚类生物碱、吡啶类生物碱、喹喏里西啶类生物碱、萜类、有机胺类等。常见的生物碱主要有小檗碱、喜树碱、长春碱、苦参碱、龙葵总碱、槐定碱类、一叶萩碱、巴豆碱、玫瑰树碱、秋水仙碱、三尖杉碱等。生物碱的抗肿瘤机制存在多样性，包括直接诱导癌细胞凋亡或者作用癌细胞内酶影响其活性及影响癌细胞生长周期等多个方面。

12. 萘醌类

萘醌类化合物是一类天然生物活性分子，许多化合物显示出独特的抗肿瘤作用，如紫草素、胡桃醌、兰雪醌、维生素 K_3、沙尔威辛（salvicine）等。萘醌类化合物能对肿瘤细胞产生烷基化作用，干扰肿瘤生长所需的多种酶系统，如拓扑异构酶、端粒酶、半胱天冬蛋白酶、蛋白酪氨酸磷酸化酶，诱导细胞凋亡，各类萘醌化合物对不同酶系统表现出不同的选择性。

四、抗肿瘤食品

饮食与肿瘤有着千丝万缕的关系，吃错了会引燃癌症的导火索，吃对了则能起到防癌的功效。适当的食物确有治病、防病之功效，例如蛋白质、锌、维生素 C 和 E，人参皂苷等等，这些营养都有助于巩固我们的免疫系统。免疫系统十分脆弱，不像心脏和循环系统那样坚强。皮肤的免疫系统包含一系列的复杂屏障，防范病毒的侵犯。举例说，皮肤、鼻孔和肺里的黏膜黏液是我们身体的第一道防线，抵抗细菌和病毒的侵袭。在精神上备受压力或营养不良时期，我们的免疫系统会变弱，如维生素 A 不足，肺部黏膜功能减弱，让细菌和病毒肆无忌惮地进犯身体。基本上，免疫系统越强壮抵抗传染的能力就越强，如果生病或受伤，也会比免疫能力低的人复原得快。以下就是一些既能刺激味蕾，又能增强健康的食品。

1. 蔬菜类

胡萝卜：富含维生素 A、维生素 B_2、维生素 B_5、蔗糖、葡萄糖、淀粉、钙、铁、磷等微量元素，尤其是吸烟的人摄入较多的维生素 A，可减少患肺癌的机会，是抵抗癌症的理想食品。缺乏维生素 A 者,癌症的发生率是正常人的两倍多。

黄豆:富含蛋白质,氨基酸的组成齐全,并含铁多,富含抗癌的微量元素。经常食用黄豆汤、豆浆、豆腐、豆腐干,能防癌抗癌。

大蒜:富含蒜素和硒等微量元素,经常食用有防癌、抗癌、杀菌、抗菌作用,大蒜有"地里长出的青霉素"之称。微量元素更为丰富属黑蒜,大蒜深加工食物应用较多。

西兰花和卷心菜:十字花科的植物,包括西兰花、卷心菜、椰菜花、芽甘蓝,都是抗癌的食物。很多研究显示,常吃上述蔬菜可减少胃癌、乳癌、肠癌的威胁。令人惊异的是,十字花科蔬菜里的治病物质既非维生素,又非矿物质,而是一系列被称为靛基质的复合物,但靛基质会在煮的时候失去,所以不要煮得时间太长。

红薯:红薯里含有丰富的纤维素、钾、铁和维生素 B_6,不仅能防止衰老、预防动脉硬化,还是抗癌能手,所以它被选为蔬菜之首。

苦瓜:苦瓜的抗癌功效来自一种类奎宁蛋白,它是一种能激活免疫细胞的活性蛋白,通过免疫细胞做"二传手",将癌细胞或其他不正常的细胞杀掉。苦瓜种子中含有一种蛋白酶抑制剂,能抑制肿瘤细胞分泌蛋白酶,从而抑制癌细胞的侵袭和转移。

黑枸杞:黑枸杞最突出的成分为花青素,花青素是很好的色素颜料,更是一种强效的抗氧化剂,可防止过早衰老,增强血管弹性,抑制过敏及炎症,改善关节柔韧性。癌症也是因自由基毁坏遗传物质(DNA)而导致的。借着保护遗传物质,花青素(Anthocyanosides)能间接地帮助我们对抗癌症。虽然是长期的,但是花青素确有间接的保护作用。而花青素清除自由基的功效,亦可让癌细胞无法顺利扩散,借此保护更多健康的细胞免于被癌细胞侵蚀。另一方面,有些癌症透过溶解组织和细胞的物质形成肿瘤,这些癌细胞产生溶解酶和蛋白酶,而花青素能保护蛋白质不受蛋白酶的影响。

除了上面提到的几种蔬菜,芦笋、花椰菜、茄子、甜菜、荠菜、苤蓝菜、金针菇、雪里红、大白菜也要记得多吃。

2. 水果类

苹果:每个苹果含有每日建议维生素量的 13％。美国加利福尼亚大学的科学家通过长期研究发现,苹果中富含类黄酮,能够延缓衰老,有效预防心脏病和脑血管病等疾病。另外,苹果还具有抗疲劳和增强体力的功效。

柑橘橙类:柑橘橙类水果充满维生素 C,能够有效防止白内障形成。因为白内障的形成,是眼球晶状体因吸烟和空气污染及长年氧化所致,维生素 C 能够帮助阻止氧化引致的损害。事实上,一项近期研究显示,每日多吃水果和蔬菜,患上白内障的危险会减低百分之二十。维生素 C 亦能提高细胞的免疫能力。

木瓜:木瓜里的维生素 C 远远多于橘子中的含量,而且木瓜还有助于消化人体内难以吸收的肉类,能防止胃溃疡。

草莓:肉甜汁美的草莓不但汁水充足,对人体健康还有极大好处,尤其爱美的女孩可要多吃点,因为草莓可以让肤色变得红润,还能减轻腹泻。草莓还能巩固齿龈、清新口气、滋润咽喉。

杏子:适宜多种癌症患者食用。杏是维生素 B_{17} 含量最丰富的果品,而维生素 B_{17} 是极为有效的抗癌物质,对癌细胞具有杀灭作用。

山楂:能活血化瘀、化滞消积、开胃消食,同时还含有丰富的维生素 C。中医认为,癌瘤为实性肿块,往往具有气滞血瘀征象,由于山楂能活血化瘀、善消肉积,又能抑制癌细胞的生长,所以适宜多种癌瘤患者的治疗,尤其是对消化道和妇女生殖系统恶性肿瘤患者兼有食欲不振时更为适宜。

无花果:能消肿解毒,适宜大肠癌、食道癌、膀胱癌、胃癌、肺癌、肝癌、乳腺癌、白血病、淋巴肉瘤等多种癌症患者食用,是一种广谱抗癌果品。其干果的水提取物有抗艾氏肉瘤的作用。从未成熟的果实中所得到的乳汁能抑制大鼠移植性肉瘤、小鼠自发性乳癌,致使肿瘤坏死;又能延缓移植性腺癌、骨髓性白血病、淋巴肉瘤的发展。

3. 菌菇类

竹荪:竹荪中所含的竹荪多糖具有一定的清除超氧阴离子自由基作用,可抑制人体细胞膜的脂质过氧化,是其抗肿瘤、提高免疫力的主要作用机理之一。竹荪多糖可显著提高机体巨噬细胞的吞噬指数,并可刺激抗体的产生,从而增强人体的免疫功能。竹荪多糖对癌细胞具有很强的抑制作用,具有抗肿瘤活性。国外已开始将竹荪多糖作为原发性肝癌等恶性肿瘤的辅助治疗药物,用于二期临床,结果显示具有不同程度的抗癌活性。竹荪还含有丰富的膳食纤维,其不溶性膳食纤维更高达 28% 以上。膳食纤维能促使多种致癌物随粪便一起排出,降低致癌物的浓度。竹荪中的膳食纤维可改善肠内菌群,使双歧杆菌等有益菌活化繁殖,从而抑制肠内有害菌的繁殖,并吸收有害菌所产生的二甲基联氨等致癌物质。竹荪中的膳食纤维可降低大肠癌、结肠癌、乳腺癌、胃癌、食管癌等癌症的发生。竹荪富含微量元素硒,硒是人体不可缺少的微量元素,硒与机体免疫功能、抗氧化能力、抗癌作用等密切相关。通过对硒的生理功能的研究得知,适当增加对硒的摄入量,对预防肿瘤等疾病的发生具有重要意义。云南苗族人患癌症的概率较低,这恐怕与他们经常用竹荪与糯米一同泡水食用有关。

灰树花(舞茸):灰树花又叫莲花菌、贝叶多孔菌,也叫舞茸,是一种名贵的药食两用菌。灰树花有提高机体产生干扰素、抑制病毒生长、提高免疫功能、抑制肿瘤等疗效。灰树花多糖是一种理想的生物反应调节剂,促进产生更多 T 淋巴细胞,促进 B 细胞的有丝分裂,提高 NK 细胞活性,增加巨噬细胞的 C3 补体的释放量,从而显著地提高机体免疫功能。灰树花具有抗癌、抑制感冒病毒、单纯疱疹病毒、各类肝炎病毒的复制和繁殖,并有抗高血压、降血糖和血脂的作用。

美国乔治城大学 Harry Preuss 教授和纽约医科大学 Sensuke Konno 教授在 165 篇有关舞茸研究文献的基础上,在他们出版的《Maitake Magic》(《舞茸神奇功效》)一书中,将舞茸的作用总结为以下几个方面:①激活人体免疫系统;②抑制癌细胞的生长和扩散;③使正常细胞免受致癌物质的破坏;④减轻放化疗的副作用;⑤通过增强人体免疫力防止细菌和病毒感染;⑥防止 AIDS 患者体内 CD4 细胞减少;⑦有助于抑制 HIV 的增殖;⑧减轻 HIV/AIDS 患者的感染症状;⑨维持正常人体正常血糖水平和胰岛素功能;⑩降低高血压和胆固醇。

松茸(松口蘑):松茸又称为松口蘑,是醇香味物质,除食外,还有药用价值。松茸具有增强机体免疫、强身、益肠胃、止痛、理气化痰、驱虫等医药功效;还可治疗手足麻木、腰酸腿痛、尿浊不禁等症,改善更年期内分泌紊乱、性功能失调等,所以有松茸赛鹿茸之说。

滑菇:滑菇又叫光帽鳞伞、珍珠菇,属于鳞伞属,是一种低热量、低脂肪的保健食品。滑菇不仅味道鲜美,营养丰富,而且附着在滑菇菌伞表面的黏性物质是一种核酸,对肿瘤有明显的抑制作用,并对保持人体的精力和脑力大有很大益处。

毛头鬼伞(鸡腿蘑):鸡腿菇是一种传统食用菌,有着很高的药用价值,不但民间常用以治疗糖尿病、降血压。现代药理研究发现它有提高免疫力及抗肿瘤的明显功效,对肺癌和腹水癌细胞的抑制率很高。另外,它还有改善心律,提高心血输出量的作用。常食用,口渴、多尿、目眩、腰酸症状也能得到改善。

香菇:香菇是一种著名的药食两用菌,有调节 T 淋巴细胞数量、促进抗体形成、活化巨噬细胞、诱导产生干扰素、抗病毒、抗肿瘤、治肝炎、降血压、降血脂,预防黏膜炎、皮肤炎、肝硬化、血管硬化等疗效。

云芝:云芝又叫彩云革盖菌,具有保肝利胆的功能,具有人体免疫调节作用、止痛、抗氧化、抑制肿瘤生长、修复人体受损细胞,并具有清热消炎、治疗慢性气管炎的功能。

灵芝:灵芝是一种著名的药食两用菌,具有多方面的治疗作用,能提高人体生命力、提高心血管功能、提高免疫功能,在治疗神经衰弱、冠心病、糖尿病、哮喘、肝炎、慢性支气管炎、肿瘤疾病方面发挥了良好的作用。

猴头菇:属真菌类食品,能利五脏、助消化,常食能增强肌体免疫力,延缓衰老,从中提取的多肽类物质,对消化系统的肿瘤有抑制作用,并能改善人体健康状况。

第六节　营养与骨骼健康

一、认识骨骼系统

骨骼是组成脊椎动物内骨骼系统的坚硬器官,功能是运动、支持和保护身体,制造红细胞和白细胞,储藏矿物质。骨骼由各种不同的形状组成,有复杂的内在和外在结构,使骨骼在减轻重量的同时能够保持坚硬。骨骼的成分之一是矿物质化的骨骼组织,其内部是坚硬的蜂巢状立体结构;其他组织还包括了骨髓、骨膜、神经、血管和软骨。

人体的骨骼具有支撑身体的作用,其中的硬骨组织和软骨组织皆是人体结缔组织的一部分(硬骨是结缔组织中唯一细胞间质较为坚硬的)。成人有 206 块骨头,而小孩的较多,有 213 块,由于诸如头骨会随年纪增长而愈合,因此成人骨骼个数少个一两块或多一两块都是正常的。另外,成人有 28～32 个牙(恒久齿),多的一般称为智齿,小孩乳齿 20 颗。骨与骨之间的间隙一般称之为关节,除了少部分的不动关节可能以软骨连接之外,大部分是以韧带连接起来的。关节可分成不动关节、可动关节以及难以被归类的中间型可称为少动关节。光有骨骼是不具有让身体运动的作用的,一般俗称的运动系统还包含了肌肉(骨骼肌)系统。骨骼肌是横纹肌,可随意志伸缩,一般一种"动作"是由一对肌肉对两块骨头(一个关节)作拮抗,而肌肉末端以肌腱和经过关节的下一个骨头连接。其实韧带和肌腱也是结缔组织,所以运动系统中只有肌肉组织跟结缔组织,顶多再包含骨髓内的神经及控制肌肉的运动神经组织。

骨骼的最主要功能为支撑保持体形。因此海洋生物的骨骼不及陆地动物,是因为海洋提供了浮力支撑。动物进化而迁往陆地,就开始形成坚固的骨骼结构。另一方面,骨骼也提供肌肉连接面,透过关节,协助肌肉产生运动。骨骼也为内部软组织结构提供保护,外骨骼包裹整个身体,容纳所有器官,保护度较高,但行动不便,也限制了生物的大小,因此只见于较低等生物;而较高等生物则具有内骨骼,虽然保护性不及外骨骼,但也能保护一些重要器官,如大脑、脊髓和心脏,行动方便快速,并且体形较大。一些内骨骼更有在红骨髓内产生血液细胞的能力。

骨骼在人的一生中是处于不断转换、重塑,以维持骨骼机械完整性的过程中的,骨骼重建包括破骨细胞降解基质的骨吸收,和成骨细胞形成基质的骨形成。在成人骨架中,新骨形成是骨重塑的主要结果。在小梁骨和皮质骨中,骨重塑来自骨重塑单位的骨吸收和骨形成的活性作用,结果以新骨代替旧骨,使骨骼不断获得更新,维持着骨骼的健康。

骨骼的重塑和健康的维持与众多因素条件有关,诸如激素、活动、营养状况、生活方式以及遗传等。当它们变动时对骨骼的健康都会有很大的影响,影响大者以骨质疏松尤甚。已知各种不同营养素中,有的是骨骼的基本构成成分,有的是维持骨骼成分代谢过程不可或缺的物质,当其缺乏时可影响骨骼重塑与健康。为了骨健康,在营养素的摄入或补充上应遵循营养学的基本原则,不仅要有足够的量,营养素间的均衡还是重要的。

二、膳食营养成分与骨健康

(一)维生素类

1. 维生素 D

维生素 D 的作用相当于钙类稳定剂,可与肠黏膜细胞中特异受体结合,促进肠黏膜上皮细胞合成钙结合蛋白,从而有利于钙在肠道的吸收;可促进肾近曲小管对钙的重吸收;促进成骨作用,使骨钙沉积。摄入充足的维生素 D 是保证有效预防和治疗骨质疏松的基础。如果缺少维生素 D,骨头的硬度会降低,形成“软骨症”;幼儿往往颅骨、胸廓发育不全,容易佝偻;孕妇、老人的下肢、骨盆等处骨骼力量则会减退。

维生素 D 的来源有两个:太阳和食物。人体 90% 的维生素 D 依靠阳光中的紫外线照射,通过自身皮肤合成;其余 10% 通过食物摄取,比如蘑菇、海产品、动物肝脏、蛋黄和瘦肉等。补维生素 D 最安全、有效、经济的方法是晒太阳。天气晴朗时,不擦防晒霜,暴露 40% 以上的皮肤,晒太阳 20～30 分钟就足够。对于长年在写字楼办公的人来说,隔着玻璃照射阳光达不到补维生素 D 效果,最好多进行户外运动。

2. 维生素 A

维生素 A 参与软骨内成骨,促进骨骼正常发育,维持成骨细胞与破骨细胞之间的平衡。维生素 A 缺乏时,会导致软骨内成骨形成及发育迟缓,骨细胞分化受阻,引起骨代谢障碍,长骨形成和牙齿发育均受影响。但近年来研究发现,持续维生素 A 摄入过量可引起维生素 A 过多症,会导致骨再吸收增加减低骨形成,产生骨量丢失,可能也是引起骨质疏松的因素之一。

3. 维生素 K

维生素 K 最为人熟知的功能为促进凝血。近年来,有很多研究揭示了维生素 K 与骨钙素(BGP)以及骨质疏松的密切关系。BGP 是由成骨细胞合成并分泌于骨基质中的一种非胶原蛋白,约占骨有机质的 20%,具有调节磷酸钙掺入骨中、促进骨矿化的作用。BGP 分子中 17、21、24 位有 3 个羧化的谷氨酸残基,其与羟基磷灰石有特殊的亲和性,是 BGP 促进骨钙盐沉积不可缺少的结构。维生素 K 是谷氨酸 γ-羧化酶的重要辅酶,参与 BGP 中谷氨酸的 γ 位羧基化反应,对维持 BGP 的生理活性有重要意义。维生素 K 缺乏时,会导致未羧化的 BGP 生成,未羧化的 BGP 不具有生物活性,与羟基磷灰石的结合力也较低,对骨骼的矿化产生不利影响。羧化的 BGP 水平过高,是低骨质、绝经后骨质疏松和髋骨骨折的一个危险因素。哈佛大学研究表明,如果女性维 K 摄入较低,就会增加骨质疏松和股骨骨折的危险。荷兰研究则发现,补充维 K 能促进儿童骨骼健康,减少关节炎的发生。

大量的流行病学研究及临床干预实验证实,维生素 K 不仅可以增加骨质疏松患者的骨密度,而且可以降低其骨折发生率,促进骨健康。维生素 K 与维生素 D 联合应用,促进骨形成和抑制骨吸收的作用优于单用维生素 K,可有效维持去卵巢大鼠的骨密度。

目前国内增加骨密度类保健食品中,应用维生素 K 的较少,维生素 K 对于骨骼健康的重要作用尚未被广泛认知,应加大此方面的推广宣传和研究应用力度,让维生素 K 在促进骨健康方面得到更广泛的应用。维生素 K 安全性较高,天然形式的维生素 K_1 和 K_2 不产生毒性,甚至大量服用也无毒。成人维生素 K 的膳食适宜摄入量(AI)为 $120\mu g/d$。

膳食中,蔬菜叶片的绿颜色越深,维生素 K 的含量就越高。每天只要吃 500g 蔬菜,其中包含 300g 以上的深绿叶蔬菜,就能有效预防维生素 K 不足。

长期服用抗生素的人,肠道菌群平衡可能被破坏,影响维生素 K 的合成,要特别注意多吃绿叶蔬菜。此外,维生素 K 是一种脂溶性维生素,补充时最好不要生吃蔬菜,而是加调味油炒熟。

4. 维生素 C

维生素 C 作为一种重要的还原剂,在骨盐代谢及骨质生成中具有重要作用。维生素 C 既能促进钙盐沉积,又参与脯氨酸羟化反应、促进骨胶原合成。胶原蛋白结构及数量改变是与骨质疏松症的发生、发展、严重程度密切相关的。维生素 C 缺乏会引起胶原合成障碍,可致骨有机质形成不良而导致骨质疏松。维生素 C 作为预防和治疗儿童铅中毒的药物之一,在肠道内能与铅结合形成溶解度较低的抗坏血酸铅,可降低铅的吸收,减轻或消除铅对成骨细胞功能的抑制,从而避免重金属铅引起的骨骼代谢异常。

5. 维生素 B_6、维生素 B_{12}、叶酸

部分 B 族维生素(维生素 B_6、维生素 B_{12}、叶酸)的缺乏会导致蛋氨酸的代谢途径发生障碍,突出表现为高同型半胱氨酸血症。血中同型半胱氨酸水平与骨质疏松和骨质疏松性骨折具有积极相关性,高同型半胱氨酸血症是骨质疏松及骨质疏松性骨折发生重要的危险因素。高同型半胱氨酸血症与高骨转换相关,可影响骨代谢,其机制主要是通过增加骨吸收、抑制骨形成及胶原蛋白的交联而减少骨密度,降低骨质量,增加骨质疏松骨折的危险性。约 2/3 的高同型半胱氨酸血症是由于叶酸、维生素 B_6、维生素 B_{12} 缺乏引起的,特别是叶酸,被认为是影响同型半胱氨酸水平最重要的因素。补充充足的 B 族维生素(维生素 B_6、维生素 B_{12}、叶酸)可以降低血浆同型半胱氨酸水平,从而降低发生骨质疏松的风险。

膳食来源的 B 族维生素受食物品种、饮食习惯、烹调加工等因素的影响,往往较难满足人体需求,如食物中的叶酸在烹调加工后的损失率可达 $50\%\sim90\%$,而且在妊娠等情况下人体需要量还会增加;维生素 B_{12} 来源于动物性食品,植物性食物中基本不含有,因此素食者体内常发生维生素 B_{12} 缺乏等。合理膳食搭配或服用 B 族维生素补充剂,降低血浆同型半胱氨酸水平,对预防骨质疏松的发生有重要意义。在增加骨密度类保健食品中,也建议考虑适量强化 B 族维生素(维生素 B_6、维生素 B_{12}、叶酸)。

动物肝脏、贝类、瘦牛肉、全麦面包和低脂奶制品,都是富含维 B_{12} 的食品。不过,老年人很难吸收维 B_{12},植物性食物(螺旋藻等藻类除外)中不含维 B_{12},所以 50 岁以上的人和素食者可适当服用补充剂,每天摄入的标准是 $2.4\mu g$。

（二）矿物质类

1. 钙

钙是构成骨骼的重要组分，对保证骨骼的正常生长发育和维持骨健康起着至关重要的作用。身体里 99％的钙都储存在骨头和牙齿里，它们支撑着人的身体；而另外的 1％则在血液里，这 1％也扮演着相当重要的角色，例如控制肌肉收缩、血液凝结、荷尔蒙分泌，这些对于生命都非常重要。而如果饮食中钙不够的话，身体就需要从骨骼中汲取钙的"存量"，以维持血液中的钙含量。天长日久，这种稀缺就导致了骨骼的疏松。

婴幼儿阶段：1 岁以前的婴儿每年的骨转换率为 100％，以后逐渐降低，每年可转换 50％，即每 2 年骨钙更新一次。

儿童阶段：每年的骨转换率为 10％，由于儿童时期生长发育旺盛，对钙的需要量大，如长期摄入钙不足，可引起生长迟缓、新骨结构异常、骨钙化不良、骨骼变形、发生佝偻病。

年轻成人：骨吸收与骨形成维持平衡，每年的骨转换率为 5％。

40 岁以后：骨形成明显减弱每年的骨转换率为 0.7％。

老年阶段：绝经后妇女和老年人骨吸收更占优势。

20 岁以前，主要为骨骼的生长阶段，其后的十余年骨质持续增加，在 35～40 岁左右，单位体积内骨质达到顶峰，称为峰值骨度，此后骨质逐渐丢失。骨骼成熟时所达到的骨骼峰值，是防止骨质疏松危险性的主要因素。峰值骨量增加 10％，可使骨质疏松导致的骨折发病率降低 50％。鉴于我国居民钙摄入量普遍偏低，仅达推荐摄入量的 50％左右，在儿童青少年时期，应加强高钙食品，如牛奶或钙强化剂的摄入，以尽量提高峰值骨量，预防和延缓成年后骨质疏松症的发生；在成年和老年时期，应多摄入钙质，延缓骨钙的丢失。

在普通人一天的膳食中，平均只能摄入 250～350 mg 钙，与中国营养学会建议的每日 800～1000 mg 钙摄入量相差甚远。一般情况下，多吃牛奶、豆制品、海带、虾皮等，就能够满足正常人补钙的需要。烹饪时可以放点醋，有助钙质溶解，帮助吸收。喜欢吃肥肉、油炸食品等高脂肪食物，以及爱吃咸的人，要特别注意补钙，因为油脂和盐会抑制钙的吸收。

2. 磷

磷是构成骨骼的重要成分，具有调节骨细胞活性、促进骨基质合成与骨矿物质的沉积、抑制骨吸收的作用，磷与钙一起构成骨骼的主要成分——羟基磷灰石$[Ca_{10}(PO_4)_6(OH)_2]$。因此，磷与钙是骨骼生长所必需的一对重要的矿物元素，二者相辅相成，相互影响，缺一不可。钙、磷的摄入比例对机体钙、磷吸收有很大影响。适宜的钙磷摄入比例，可促进钙磷吸收和在骨骼中的沉积；过量的磷摄入会在肠道中和钙结合形成难溶的磷酸盐，影响钙的吸收；同样，机体摄入过多的钙质也会影响磷的吸收。钙磷中有一种吸收不足，都会影响到骨代谢。因此，为预防骨质疏松服用钙补充剂时，也需要同时关注磷的适宜摄入，虽然磷在食物中分布广泛，也不应忽视人群中低磷饮食的危险。

3. 钾

钾是骨骼的"稳定剂"，人体每个细胞都含有钾元素，骨骼也不例外。它的主要作用是维持酸碱平衡，参与能量代谢和神经肌肉的正常功能，这对于骨骼的生长和代谢是必不可少的。发表在美国《环境营养》期刊上的一项研究还指出，钾能够防止钙流失，使骨骼更硬朗。

要想补钾，多吃香蕉、橙子、李子、葡萄干等水果，西红柿、土豆、菠菜、山药等蔬菜，以及紫菜、海带等海藻类食品是最安全有效的方法。特别是橙汁,里面含有丰富的钾,而且能补充水分和能量。钾补充剂最好不要轻易服用,因为它可能对心脏不利。

4. 镁

镁是骨细胞结构和功能所必需的元素,人体 $60\%\sim65\%$ 的镁存在于骨骼中。在新骨的形成中,镁起到重要作用。骨骼中镁的含量虽然少,可一旦缺乏,会让骨头变脆,更易断裂。长期缺镁还会引发维生素 D 缺乏,影响骨骼健康。

5. 锌

机体锌总量的 30% 分布于骨骼,在骨形成和代谢过程中,锌是不可缺少的微量元素。它可通过参与骨盐的形成、影响骨代谢的调节以及骨代谢过程中碱性磷酸酶、胶原酶和碳酸酐酶三种代谢酶类发挥作用。锌与骨质疏松的关系密切。

锌缺乏在人群中普遍存在,尤以经济状况较差的人群受危害最重。在不同人群中,婴儿、儿童、孕妇和育龄妇女是锌缺乏的高发人群,国内锌缺乏的发生率孕妇为 30% ,儿童为 50% 。因此,作为预防骨质疏松的重要手段,应高度重视日常膳食中锌元素的摄入。

6. 铁

铁是人体内含量最多的微量元素,也是微量元素中最容易缺乏的一种。铁大量贮存于骨髓中,对骨的形成与硬化有协同效应。去卵巢骨质疏松症模型大鼠骨骼铁含量明显下降。但是近年来,铁负荷过度与骨质疏松的密切关系,受到越来越多的关注。人成骨细胞离体培养实验中发现,成骨细胞外 Fe^{3+} 浓度的减少可以增加细胞内的 Ca^{2+} ,而胞外 Fe^{3+} 浓度增加则减少细胞内的 Ca^{2+} 。铁过载与骨质疏松有明显的相关性,铁过载是骨质疏松的重要危险因素。

铁负荷过多的主要原因之一是长期过量服用铁补充剂,机体缺铁或铁过载均会对健康造成危害,因此,服用铁强化食品时需注意铁元素摄入量。在增加骨密度的保健食品中,对铁元素的强化量也应格外慎重。

7. 硒

硒是构成硒蛋白和若干抗氧化酶的必需成分,具有抗氧化、维持正常免疫功能等作用。缺硒会引起大骨节病等骨代谢疾病。硒能改善钙的代谢、增加机体对钙的吸收和骨钙的沉积、降低机体对铝的吸收,同时减少自由基的产生,表明硒对高铝引发老年骨质疏松有一定的保护作用。缺硒是导致骨质疏松的潜在危险因素,在低摄入量地区进行广泛的补硒可能使个人的抗氧化能力得到优化,从而降低发生骨质疏松的可能性。因此,预防骨质疏松也应关注硒元素的摄取。

8. 铜与锰

铜与锰均与骨质疏松有较密切的关系。铜主要通过赖氟酰氧化酶促进结缔组织中胶原蛋白与弹性蛋白的交联,是形成结缔组织所必需的元素,在骨骼的形成、骨矿化中起着重要作用。锰参与软骨和骨骼形成所需的糖蛋白的合成,在黏多糖(如硫酸软骨素)的合成中需要锰激活葡糖基转移酶,缺锰时会出现骨端软骨的骨化异常、生长发育障碍。

膳食中钙、锰、磷等摄入不足,增加了骨质疏松症的发病风险,其中锰的作用仅次于钙;低微量元素(如锰、铜、锌等)摄入,是通过影响某些特殊酶及辅助因子的合成或功能,使骨有机基质合成减少,骨矿化降低,从而增加骨质疏松危险。铜广泛存在于各类食物中,成年人通过膳食摄入基本能满足人体需要,而锰缺乏可能是人类的一个潜在的营养问题。

（三）蛋白质及小分子衍生物

骨骼中22％的成分都是蛋白质，主要是胶原蛋白。有了蛋白质，人的骨头才能像混凝土一样，硬而不脆、有韧性，经得起外力的冲击。蛋白质中的氨基酸和多肽有利于钙的吸收。如果长期蛋白质摄入不足，不仅人的新骨形成落后，还容易导致骨质疏松。有研究发现，不爱吃肉、豆制品，长期缺少蛋白质的人，容易发生髋骨骨折。

常吃富含胶原蛋白和弹性蛋白的食物，对骨骼健康最有益，比如牛奶、蛋类、核桃、肉皮、鱼皮、猪蹄胶冻等。正常人不需要额外服用蛋白粉等保健品，蛋白质摄取过多反而对骨骼不利，会使人体血液酸度增加，加速骨骼中钙的溶解和尿中钙的排泄。

1. 葡萄糖胺

葡萄糖胺与人体软骨的形成和发育密切相关，能够促进损伤软骨的再生，加速自我修复速度，减轻各种关节疼痛，抑制骨关节的退化，加速新陈代谢速度。因此，对于改善各种骨骼关节损伤具有重要作用。35岁之后，人体内的葡萄糖胺会逐渐流失，软骨分子也会逐渐减少，虽然软骨也有新生，但是新生速度要远远小于流失速度。因此，35岁之后要摄入足够的葡萄糖胺，减轻关节之间的磨损，防止关节炎的产生。

2. 酪蛋白磷酸肽（CPP）

CPP是用胰蛋白酶分解牛乳酪蛋白得到的一种多肽。它与钙、铁等金属离子具有较强的亲和力，能形成可溶性复合物，防止无机钙的沉淀，从而促进小肠对钙的吸收；还可以提高钙在骨骼中的沉积率、促进骨骼生长。CPP的功能已有很多相关研究文献的报道，也已实现规模化生产并作为保健功能原料销售，因其安全性高、功效显著，已在众多补钙类产品中得到应用。

3. 赖氨酸

赖氨酸是人体必需氨基酸，是谷物食物（如玉米、小麦粉）中的第一限制氨基酸。赖氨酸可与钙结合成可溶性络合物，提高小肠对钙的吸收及钙在体内的积累，促进骨骼生长，对骨骼代谢有重要影响。L-赖氨酸作用于骨有机质增强骨强度，增加骨量，对骨质疏松有防治作用。

在米、面类食品中合理强化赖氨酸，既可大幅提高该类产品蛋白质质量以及营养价值，又可促进膳食中钙质吸收、增强骨骼健康，应予以大力提倡。

4. 胶原多肽

胶原多肽是胶原蛋白经蛋白酶水解处理制成的分子量在3000～10000 D的多肽，其消化吸收率高，可增强低钙水平下的骨胶原结构，提高骨骼强度，从而预防骨质疏松。服用胶原多肽有明显增长的防止胶原分解的能力，对破骨细胞有明显抑制作用；在动物实验中对切除卵巢和未切除卵巢的老鼠的骨密度均有明显增加。海洋鱼骨胶原肽作为营养制剂食用对患者的骨质疏松状况具有改善作用。并且，胶原多肽对于骨关节性疾病症状的改善及防治、促进皮肤胶原代谢（美容）等方面均有很好的效果。

5. 乳清碱性蛋白（MBP）和初乳碱性蛋白（CBP）

乳清碱性蛋白是从牛乳乳清中分离出来的乳蛋白质的碱性部分，包含既可以促进骨形成又可以抑制骨吸收的活性物质，具有促进成骨细胞形成和调节破骨细胞代谢的功能，并能够维持骨重建的平衡，对预防骨质疏松、改善骨质健康具有积极意义。骨细胞本身活跃程度是MBP发挥作用的重要条件，MBP对骨密度的影响存在着一个最佳的作用年龄，骨细胞代谢活跃而又以成骨细胞为主导的骨生长期，MBP表现为促进成骨细胞活力、增加骨密度；对骨转换同样活跃,代谢以破骨细胞为主导的绝经后的骨衰退期,MBP 则以抑制破骨细胞活力、减少骨密度损失为主;对于骨代谢处于平静期的中年育龄妇女,未见增加受试者的骨密度。

初乳碱性蛋白是从牛初乳中分离出来的低分子量活性蛋白,具有抑制破骨细胞活动、促进成骨细胞数量增加及活跃度的作用,从而促进骨骼健康。2009 年 9 月,卫生部第 12 号公告已将其列为新资源食品,食用量为小于等于 100 mg/d。国内外也已经有 CBP 强化型的产品上市销售。

6. 乳铁蛋白

乳铁蛋白是从牛乳中分离得到的、分子质量在 80 KD 左右的铁结合多功能糖蛋白,具有抗菌、抗病毒、促进铁吸收、调节免疫等多种功能。乳铁蛋白可促进成骨细胞增殖分化、抑制成骨细胞凋亡,且能抑制破骨细胞生成,对骨的生长代谢也起着十分重要的作用。乳铁蛋白可通过调节成骨细胞 RANKL/OPG 的基因表达,从而抑制破骨细胞介导的骨吸收。乳铁蛋白可促进骨形成,抑制骨吸收,减少去卵巢大鼠骨量丢失,对骨质疏松症有一定的防治作用。

(四)碳水化合物类

碳水化合物中与钙相关的物质包括乳糖、海藻糖、低聚糖、菊粉和非淀粉多糖。乳糖可与钙形成可溶性低分子物质,有利于钙的吸收;非淀粉多糖中的糖醛酸残基可与钙螯合而干扰钙的吸收。

1. 低聚糖(包括低聚异麦芽糖、低聚果糖等)和菊粉

低聚糖是由大于等于 3 个且不超过 10 个单糖缩聚而成的低分子聚合物;菊粉是以菊苣根为原料去除蛋白质和矿物质而得到,是果糖聚合体的混合体,聚合度范围为 2~60。

菊粉和大部分低聚糖不被人体消化吸收,可直接进入肠道被人体有益菌所利用,促进肠道有益菌增殖。其也统称为益生元,具有调整肠道菌群平衡、改善脂质代谢、促进钙等矿物质吸收、提高免疫力等多种保健功能。其在结肠内被肠道菌酵解产生大量短链脂肪酸,可降低结肠内 pH 值,提高结合钙溶解为离子钙的浓度,从而促进钙的吸收。

2. 海藻糖

海藻糖是两个吡喃环葡萄糖以 1,1 -糖苷键构成的非还原性双糖,甜度约为蔗糖的 45%,可在小肠中消化吸收并供能。海藻糖可以防治雌激素缺乏引起的骨质疏松症和脂多糖诱导的骨质疏松症。海藻糖 2000 年开始实现国产工业化生产,2007 年被卫生部批准为新资源食品[卫食新准字(2007)第 0003 号],但目前在功能性食品中的应用还不广泛。

(五)脂类

1. ω - 3 多不饱和脂肪酸

ω - 3 多不饱和脂肪酸主要包括 α -亚麻酸、二十碳五烯酸(EPA)、二十二碳六烯酸(DHA)。α -亚麻酸是人体必需脂肪酸,EPA 和 DHA 具有降血脂、抑制血小板凝集、阻抑动脉粥样硬化斑块和血栓形成等功效,对心脑血管疾病有良好防治效果。脂肪酸可通过调节钙吸收、破骨细胞形成、前列腺素的合成等来影响骨生长和塑形等骨代谢。

ω - 3 多不饱和脂肪酸能改善去卵巢大鼠骨的生物力学性能,降低其发生骨折的危险性。同时,降低膳食(ω - 6)/(ω - 3)多不饱和脂肪酸比率可改善鼠尾悬吊大鼠的骨代谢和骨结构,提高骨生物力学性能。无论在体内试验还是体外试验,ω - 3 多不饱和脂肪酸都显示出对骨生成速率的增加作用。目前我国居民的食用油脂主要为大豆油、花生油、玉米油,这些油脂富含

ω-6多不饱和脂肪酸而几乎不含有 EPA 和 DHA,导致现膳食结构中,相对于 ω-6 多不饱和脂肪酸的数量,ω-3 多不饱和脂肪酸的消费量太少。因此,推荐每周至少进食富含 ω-3 多不饱和脂肪酸的鱼类 2 次,或服用鱼油类膳食补充剂,既有益于心脏健康,同样也对骨骼健康有益。

2.共轭亚油酸

共轭亚油酸是指在碳 9、11 或 10、12 位具有双键的亚油酸的同分异构体,具有降低血脂、减肥、提高免疫力等多种功效。在提高骨密度方面,共轭亚油酸同样对骨质的健康有积极的作用。共轭亚油酸可能通过促进成骨细胞标记物基因表达有利于骨形成,可能为骨质疏松的治疗提供新思路。卫生部 2009 年第 12 号公告,已批准共轭亚油酸为新资源食品。

(六)大豆异黄酮

绝经后女性体内雌激素水平急剧降低,加速了骨量丢失,是骨质疏松发生的重要原因。东方女性经常食用豆制品,其罹患骨质疏松症的概率要远远小于西方女性,这表明大豆异黄酮对于预防骨质疏松症具有重要作用。大豆异黄酮的化学结构与荷尔蒙激素极为相似,因此又被称为"植物性荷尔蒙"。大豆异黄酮具有雌激素样作用,却没有雌激素药物所带来的副作用,因此利用大豆异黄酮防治骨质疏松的研究受到了广泛关注。大豆异黄酮可明显增加骨质疏松症大鼠股骨和椎骨骨密度,提高骨质疏松症大鼠降低的血清钙水平,血清磷的含量也明显提高。大豆异黄酮的高剂量干预可使去卵巢大鼠血清 AKP 酶活性恢复、逆转因去势造成的骨密度下降、维持血清钙磷水平。因此,大豆异黄酮类化合物具有防治骨质疏松症的作用,且效果明显,有广阔的开发前景。

三、运动与骨骼健康

运动可以通过促进性激素分泌、机械应力刺激骨形成,调节骨代谢信号通路,促进钙的吸收和利用,促进青少年骨峰值积累等途径有效地防治骨质疏松。

理论上说,所有运动都有利于健康,但并不是所有的运动对增进骨骼的健康同等有效。有氧运动与力量训练是预防骨质疏松的两种有效锻炼方法,可以选择慢跑、快走、骑车等运动强度适中的有氧运动,以及应用哑铃等器械进行力量训练。

需要注意的是,慢跑时注意力要放在腿的蹬地及腰椎受力的感觉上,快走时两臂尽量用力向前摆动,注意力放在呼吸系统、胸廓及肩部的活动上,一般以 60～90 步/分钟为宜。在骨骼比较脆弱的儿童期和第二次生长突增期负重锻炼要适度,不然容易影响身高的增长。

预防骨质疏松的运动需要在达到最大运动强度(即有轻微的疲劳感而休息后能够得到缓解)的前提下,再运动 20 分钟才有效,而且要保证每次的运动频率。

适当增加紫外线的照射,可促使人体皮肤产生维生素 D,而维生素 D 对钙的吸收和利用起着重要作用。因此,运动选择在户外进行更有利于防治骨质疏松。防治骨质疏松要保证每日晒两次太阳,每次 30 分钟。上午 9 时至 10 时和下午 4 时至 7 时是最适合晒太阳的时段。需要注意的是在室内隔着玻璃晒太阳是达不到防治骨质疏松的效果的。

第七章　新膳食行为真相

第一节　从天然活性产物到功能食品

天然产物是大自然经过漫长的筛选和进化选择出来的。人类研究以及利用天然产物已有几千年的历史,如我国明代李梴的《医学入门》(1575 年)记载了用发酵法从五倍子中得到没食子酸的过程,这是世界上最早从天然产物中得到的有机酸;1806 年,德国药剂师 Sertürner 从罂粟中首次分离出单体化合物吗啡,开创了从天然产物中寻找活性成分的先河。很多天然产物具有抗氧化能力,近年来天然产物在保健美容领域的应用越来越受到好评,如天然虾青素抗氧化活性超过现有的抗氧化剂,虾青素清除自由基的能力是维生素 C(vitamin C)的 6000 倍、辅酶 Q10(coenzyme Q10)的 800 倍、花青素(anthocyanins)的 700 倍、β-胡萝卜素的 100 倍。虾青素还是唯一能通过血脑屏障的一种类胡萝卜素物质。

随着膳食营养研究的逐步深入,人们发现某些营养素或食物成分在调节生理功能、预防疾病方面具有重要生物学作用。特别是有些植物性食物成分能够有效降低居民慢性退行性疾病的发生率,如高血压病、心脏病、肿瘤、糖尿病等,引起人们的极大兴趣,随之产生了一种特殊的新型食品——功能食品。

预防医学理论认为,在人体健康状态和疾病状态之间存在一种第三态,或称诱发疾病态(elicit illness state)。当第三态积累到一定程度时,机体就会产生疾病。现代社会居民受到社会、环境、饮食等多方面因素的影响,多数人不可能处于完全健康的状态。功能食品作用于人体的第三态,预防或减缓疾病的发生和发展,促使机体逐渐向健康状态转化,达到提高健康水平的目的。功效成分是功能食品体现特定功能的物质保证,而这种功效成分开发是天然产物开发中的重要组成部分,是天然产物产业中的优势项目。功能食品功效成分的开发为天然产物产业开发展现了一个新的具有广阔前景的领域。

我国自古就有"药食同源""药补不如食补""三分治,七分养"之说,初级形态的功能食品在我国有着悠久的历史。春秋战国时代的《山海经》中就有"櫏木之实,食之使人多力;枥木之实,食之不忘;独之善走,服之不夭"的记载,其中"多力""不忘""善走""不夭"等说法,以现代语言解释,就是抗疲劳、增强记忆、提高耐力、延年益寿之效。功能食品起源于我国食养、食疗、植物药功能,已为世界许多学者所公认。

一、功能食品的定义

功能食品(functional food)又称健康食品(health food)或保健食品。1982 年,日本厚生省的文件中最早出现"功能食品"的名称;1989 年,其又将功能食品定义为"具有与生物防御、生物节律调整、防止疾病、恢复健康等有关功能因素,经设计加工,有明显调整生物功能的食品"。1991 年 7 月,日本厚生省将功能性食品名称改为"特定功能用途食品"(food for specified health use)。

欧洲、美国等许多国家和地区将功能食品称为健康食品(health food)、设计食品(designed food)、膳食补充剂(dietary supplement)或营养食品(nutritional food),德国则称之为改良食品(reform food)。如果一种食品除了有适宜的营养作用外,能对人的一种或几种靶功能有好的效果,能够改善健康状态和/或降低疾病危险性,则该食品可看做是"具有功能"。

美国的膳食补充剂是指一种旨在补充膳食的产品,它可能含有一种或多种如下膳食成分:维生素、矿物质、草本(草药)或其他植物、氨基酸等,用以增加每日总摄入量来补充膳食的食物成分,或以上成分的一种浓缩品、代谢物、提取物或组合产品等。

1982年7月,欧洲健康食品制造商联合会(EHPM)对健康食品做了规定:健康食品必须以保证和增进健康为宗旨,应尽可能以天然物为原料,必须在遵守健康食品的原则和保证质量的前提下进行生产。健康食品的范围为:含有充分的营养素;补充膳食中缺少的营养素;特定需要的食品或滋补食品,最好含有特殊的营养物质;以增强体质或美容为目的的食品;以维持和增进健康为目的,以天然原料为基础的食品。

虽然世界各国对功能食品的定义、称谓或划分范围略有区别,但基本含义是一致的,即这类食品是"医学上或营养学上具有特殊要求的特定功能的食品"。因此,健康食品、功能食品、保健食品是指这样一类食品:除了具备一般食品的营养功能和感观功能(色、香、味、形)外,还具有一般食品所没有的或不强调的调节人体生理活动的功能。

过去,我国有"疗效食品""药食两用食品""滋补食品""营养保健食品"等数种提法,概念比较混乱。直到1996年3月15日,卫生部发布了《保健食品管理办法》,为我国功能食品提出了一个明确概念。1997年5月1日,我国颁布、实施的《中华人民共和国保健(功能)食品通用标准》进一步规范了保健(功能)食品的定义。该标准规定:"保健食品是食品的一个种类,具有一般食品的共性,能调节人体功能,适于特定人群食用,不以治疗疾病为目的。"

根据上述内容,对功能食品的正确理解应当包含下列几个要素:其一,在属性方面,功能食品必须是食品,必须无毒、无害,符合应有的食品要求,而且在日常膳食中可望达到的消费量就能显示效果。其二,在成分和加工方面,它可以是含有某种成分的天然食品;或者是食物中添加了某些成分,或者是通过食品工艺技术去除了其中某种成分的食品。其三,在功能方面,它具有明确的、具体的,而且经过科学验证是肯定的保健功能。功能食品通常是针对某方面功能需要调节的特定人群而研制生产的,所以可能只适用于某些特定人群,如限定年龄、性别或限定遗传结构的人群,不可能对所有人都有同样作用。其四,功能食品不以治疗为目的,不能取代药物对患者的治疗作用;而且功能食品的特定功能也不能取代人体正常的膳食摄入和对各类必需营养素的需求。具体来说,需要从适用人群方面来认识功能食品与普通食品以及药物的区别。

二、功能食品研制的发展阶段

功能食品不同于普通食品,人们在研发功能食品时不仅需要注意它的色、香、味、形等食品属性,还必须经实验证明它是否具有确切的功能;如果其中的食物成分经过提取、分离或浓缩等特殊加工工艺的处理,还需要证实这种食品的安全性。因此,功能食品的研究开发过程较普通食品复杂,要求的技术水平也相对较高。

1.功能食品研发的三个阶段

多数学者认为,根据研发的技术水平和产品的性质,可以把国内外研究开发功能食品的发展历程大体分为三个阶段,也可称之为三代产品。

1)第一阶段研发的功能食品大多数根据古典的医学资料或传统的食用经验研制和生产,例如传统医学组方,某个地区或某些人群的饮食习惯等。其保健功能没有经过现代科学实验予以验证,在安全性方面也仅仅依据"长期食用"或"较多人食用"未发现毒副作用的实践经验,有待进行深入系统的实验研究。

2)第二阶段研发的功能食品在保健功能和安全性方面经过了以现代科学为基础的动物实验和人体验证,证明该产品是具有某项生理调节功能的食品,而且长期食用具有较高的安全性。美、日等某些发达国家强调功能食品的真实性和科学性,主要依据就是此类科学研究资料。我国目前为数很多的功能食品属于这一代产品。

3)第三阶段研发的功能食品不仅经过人体及动物实验,证明产品具有某些生理调节功能和安全性,而且通过深入的研究发现了这种食品中具有该项保健功能的生物活性因子(或有效成分),对于这种成分的结构及含量、理化性质、在食品中的稳定形态、测定方法,及其在动物和人体内的代谢特点等因素,都得到了比较确切的认识。

2.科学研究是功能食品发展的基础

功能食品的基本要素是安全、有效。真正能够达到这两项标准需要大量的研究提供科学依据。按照生物医学研究的基本过程,安全性或功能评价一般分为三种类型:体外细胞或组织实验,动物或人体实验,人群流行病学调查或人群干预研究。一般来说,只有经过大规模人群流行病学调查或经过大规模人群长时间的干预研究,才有可能得到比较可信的结论。而体外实验、动物实验,或少数志愿者参加的人体实验,其结论只能认为是初步的。

采用严格的科学实验资料,充分论证其功能与疾病预防功能,是功能食品得以正常发展的决定性因素之一。目前发达国家对食品有益健康的说明,大多持谨慎态度。某一种功能食品即使已有几十年的历史,并已被公众认为是有益于身体健康的,但是如果不能提出科学上的依据并取得国家有关部门的认可,同样不能在标签或使用说明书上列出有益健康的宣传。这种严格的审批制度,有利于提高消费者对食品与健康关系的正确理解,有利于功能食品稳步发展。

美国从1993年就开始许可某些特定食品使用"能降低疾病危险性"的声明。FDA认可的食品,必须是根据公认的、经有资格的专家同意并支持的科学证据,这些证据客观地证明食品与特定疾病相关。

三、功能食品的功能原理及功能评价

功能食品最显著的特点是具有特定的人体功能调节作用。通过机体调节,充分调动人体自身的免疫功能,增强机体活力,达到强身健体、预防疾病的目的。其功能性与药品的治疗功能不同,绝不能当成治疗药物。

目前,国家食品药品监督管理局(CFDA)受理的功能食品大致可归为以下几类:①增强生理功能的功能食品。由于生活特点、工作性质和特殊环境的需要,人们要求增强某一方面的生理功能,以更大限度地提高工作效率或减轻机体损伤。具有增强免疫、辅助改善记忆、抗氧化、缓解体力疲劳、改善睡眠、调节肠道菌群、促进消化等功用的功能食品即属此类。②预防慢性疾病的功能食品。鉴于高血压病、冠心病、脑卒中、糖尿病、骨质疏松、肥胖等许多慢性病的发生发展与不合理饮食密切相关,因此开发了具有辅助降血脂、辅助降血糖、辅助降血压、减肥、增加骨密度等功用的功能食品。③增强机体对外界有害因素抵抗力的功能食品。针对目前全球环境污染的状况,人们开发了促进排铅、抗辐射等许多能够增强对外界有害因素抵抗力的功能食品。④补充微量营养素(微量元素和矿物元素)的功能食品,即营养补充剂。

另外,功能食品必须通过功效成分的定性与定量分析以及动物或人群功能实验,证实确实含有有效成分并具有显著、稳定的调节人体机能的作用。其功能实验必须由国家有关部门认定的有资格的功能食品功能学评价单位完成。

1. 功能食品的功能评价对受试物的要求

(1)必须具有受试物的原料组成或(和)尽可能提供受试物的物理、化学性质(包括化学结构、纯度、稳定性等)等有关资料。

(2)受试物必须是规格化的产品,即符合既定的生产工艺、配方及质量标准。

(3)已经具有受试物安全性毒理学评价的资料以及卫生学检验报告,受试物必须是已经通过食品安全性毒理学评价确认为安全的物质。

(4)提供受试物功效成分或特征成分、营养成分的名称和含量。

(5)根据需要,提供违禁药物的检测报告。

2. 功能食品的功能评价对实验动物的要求

(1)根据各种试验的具体要求,合理选择实验动物。常用大鼠和小鼠,品系不限,推荐使用近交系动物。

(2)动物的性别不限,可根据试验要进行选择。动物数量的要求为小鼠每组至少 10 只(单一性别),大鼠每组至少 8 只(单一性别)。动物的年龄可根据具体试验要求而定。

(3)动物应符合国家对实验动物的要求。

3. 功能食品的功能评价给受试物的剂量及时间

(1)各种动物试验至少应设 3 个剂量组,1 个对照组,另设阴性对照组,必要时可设阳性对照组或空白对照组。剂量选择应合理,尽可能找出最低有效剂量,且最高剂量一般不得超过人体推荐摄入量的 30 倍,同时,功能实验剂量必须在毒理学评价确定的安全剂量范围之内。

(2)给受试物的时间应根据具体试验而定,原则上至少 1 个月。

(3)给受试物方式的要求:必须经口给受试物,首选灌胃。

(一)改善生长发育的功能食品

生长是指某一特定类型细胞的数目和大小增加,表现为身体大小的改变,是一种与身体高度和重量增加有关的现象。而发育表示组织和器官的进行性分化,并获得其特有的功能。所有哺乳类动物的生命都起源于单个细胞,在受孕的早期,受精卵经过多次分裂、分化形成不同类型的细胞,成为机体不同器官的部分。细胞分裂速度由遗传因素决定,但也依赖于营养素的供应与利用情况。在生命周期中,身体生长快慢的调节受遗传因素、作用于靶细胞的一系列生长因子及环境和膳食因素的影响。

早期的营养能调节机体生长和发育,并可能影响神经功能和行为。同样重要的是,早期的营养可对终生起程序化作用,影响成年后的健康、疾病和死亡危险性,从而影响人体整个生活质量。

生长发育不是简单的身体由小增大的过程,而涉及个体细胞的增加分化、器官结构及功能的完善。其中骨骼的生长和矿化对于体格形成十分重要。骨骼系统是整个机体的支柱,头、脊柱和下肢骨骼长度的总和构成身长。少年儿童的骨组织内含有的钙、磷等矿物质较少,而骨胶原和水分比例较大,因此骨骼富有弹性而且有利于继续生长。在这个阶段,少儿的营养和健康状况以及体育锻炼,都可能影响骨长。

目前用于改善儿童生长发育的功能食品主要包括:高蛋白食品、维生素强化食品、赖氨酸食品、补钙食品、补锌食品、补铁食品和磷脂食品、DHA 食品等。

1. 作用原理

1)促进骨骼生长

大量研究证实,补钙有益于骨骼生长和健康。有研究发现,在 2～5 岁时用高钙配方食品喂养,儿童的骨骼矿物质含量更高。给儿童、青少年补钙可使骨量峰值增加。此外,磷、镁、锌、氟、维生素 D、维生素 K 等也是骨骼矿化过程中的重要营养素。

2)影响细胞分化

胎儿、新生儿期的特点之一是多个器官的分化。大量研究表明,视黄酸可影响胎儿发育。因此,维生素 A 或 β-胡萝卜素缺乏或过多,很可能对组织分化和胎儿发育有很大影响。此外,脂肪酸不仅能改变已分化的脂肪细胞的某些特定基因的转录速率,还可通过一种转录因子的作用诱导前脂肪细胞分化为新的脂肪细胞。

3)促进细胞生长和器官发育

细胞生长和器官发育都需要多种营养素的维护。蛋白质、脂类、维生素 A、参与能量代谢的 B 族维生素以及锌、碘等元素,都是人体发育不可缺少的重要营养素。如果供应不足,可能影响到组织的生长和功能。

2. 功能评价试验

1)主要试验项目

(1)动物实验:体重、身长、食物利用率。

(2)人体试食试验:身高、体重、胸围、上臂围、体内脂肪含量。

2)试验原则

动物试验和人体试食试验所列指标均为必测项目。应对试食前后膳食、运动状况进行观察。实验前应对受试样品是否含有与生长发育有关的激素进行测定。在进行人体试食试验时,应对受试样品的食用安全性作进一步的观察。

(二)增强免疫的功能食品

人体免疫系统由免疫器官、免疫细胞和免疫分子组成。免疫活性细胞对抗原分子的识别、自身活化、增殖、分化及产生效应的全过程被称为免疫应答,包括非特异性免疫和特异性免疫。非特异性免疫系统包括皮肤、黏膜、单核-吞噬细胞系统、补体、溶菌酶、黏液、纤毛等;而特异性免疫系统又分为 T 淋巴细胞介导的细胞免疫和 B 淋巴细胞介导的体液免疫两大类。免疫是机体在进化过程中获得的识别自身、排斥异己的一种重要生理功能。免疫功能包括免疫防护、免疫自稳和免疫监视等三方面内容。免疫系统通过对自我和非我物质的识别和应答以维持机体的正常生理活动。

与免疫功能有关的功能食品是指那些具有增强机体对疾病的抵抗力、抗感染以及维持自身生理平衡的食品。研究表明,蛋白质、氨基酸、脂类、维生素、微量元素等多种营养素,以及核酸、类黄酮物质等某些食物成分具有免疫调节作用。功能食品能够增强机体的免疫功能,主要与含有以上营养素或食物成分有关。

1.作用原理

1)参与免疫系统的构成

蛋白质可参与人体免疫器官及抗体、补体等重要活性物质的构成。

2)促进免疫器官的发育和免疫细胞的分化

体内、体外研究发现,维生素 A、维生素 E、锌、铁等微量营养素通常可通过维持重要免疫细胞正常发育、功能和结构完整性而不同程度地提高免疫力。

3)增强机体的细胞免疫和体液免疫功能

例如维生素 E 作为一种强抗氧化剂和免疫刺激剂,适量补充可提高人群和试验动物的体液和细胞介导免疫功能,增加吞噬细胞的吞噬效率。许多营养因子还能提高血清中免疫球蛋白的浓度,并促进免疫机能低下的老年动物体内的抗体形成。

2.功能评价试验

1)主要试验项目

(1)体重。

(2)脏器/体重比值:胸腺/体重比值;脾脏/体重比值。

(3)细胞免疫功能测定:小鼠脾淋巴细胞转化实验、迟发型变态反应。

(4)体液免疫功能测定:抗体生成细胞检测、血清溶血素测定。

(5)单核-巨噬细胞功能测定(小鼠碳廓清试验和小鼠腹腔巨噬细胞吞噬鸡红细胞试验);

(6)NK 细胞活性测定。

2)试验原则

所列指标均为必做项目,采用正常或免疫功能低下的模型动物进行实验。

(三)抗氧化和延缓衰老的功能食品

衰老是人体在生命过程中形态、结构和功能逐渐衰退的现象,其发生发展受遗传、神经、内分泌、免疫、环境、社会、生活方式等多种因素的影响。衰老机制比较复杂,其中为人们普遍接受的是自由基学说。该学说认为体内过多的氧自由基诱发脂质过氧化,使细胞膜结构受到损伤,从而引起细胞的破坏老化和功能障碍。

任何需氧的生物在正常发育和功能活动中都会产生活性氧(ROS)。最常见的 ROS 有过氧自由基(ROO^-)、氮氧自由基(NO^-)、超氧阴离子自由基(O_2^-)、羟自由基($—HO$)、单线态氧($^1O_2$)、过氧亚硝基($ONOO^-$)和过氧化氢(H_2O_2)。ROS 导致 DNA、脂质和蛋白质等生物大分子的氧化性损伤,并可能增加肿瘤、心血管疾病、类风湿性关节炎、帕金森氏病等疾病的发生率。

人体抗氧化防御系统包括:超氧化物歧化酶、过氧化氢酶、谷胱甘肽过氧化物酶等酶性抗氧化系统和维生素 C、维生素 E、类胡萝卜素等非酶性抗氧化系统。此外,谷胱甘肽(GSH)、泛醌-10、尿酸盐或胆红素等多种内源性低分子量化合物也参与抗氧化防御。

人类膳食中含有一系列具有抗氧化活性和有明显清除 ROS 能力的化合物。流行病学研究支持维生素 E、维生素 C 和 β-胡萝卜素是主要的抗氧化营养素,对维持健康和减少慢性疾病起有益作用。延缓衰老的功能食品是指具有延缓组织器官功能随年龄增长而减退,或细胞组织形态结构随年龄增长而老化的食品。研究证实,维生素 E、类胡萝卜素、维生素 C、锌、硒、脂肪酸等多种营养素,以及茶多酚、多糖、葡萄籽原花青素、大豆异黄酮等食物成分均具有明显的抗氧化与延缓衰老功效。

1. 作用原理

1)保持 DNA 结构和功能活性

DNA 的氧化损伤会引起 DNA 链断裂和/或对碱基的修饰,从而可能导致基因点突变、缺失或扩增。维生素 C、维生素 E、类胡萝卜素和黄酮类等具有抗 DNA 氧化损伤的生物学作用。

2)保持多不饱和脂肪酸的结构和功能活性

动脉壁中低密度脂蛋白的氧化,对动脉脂肪条纹形成的发病机制起重要作用,而脂肪条纹的形成导致动脉粥样硬化。脂蛋白的脂类和蛋白质部分都受到氧化修饰,氧化型低密度脂蛋白的特点是可促进动脉粥样硬化。此外,氧化应激在神经元退行性变过程中可能起重要作用,因为 ROS 能导致所有细胞膜的多不饱和脂肪酸发生过氧化作用。上述抗氧化营养素具有抗动脉粥样硬化和神经保护作用。

参与构成机体的抗氧化防御体系,提高抗氧化酶活性硒、锌、铜、锰为 GSH – Px、SOD 等抗氧化酶构成所必需。如姜黄素能使动物肝组织匀浆中 SOD、GSH – Px 和过氧化氢酶的活性提高,对动物心、肾、脾等组织都有明显的抗氧化作用。

2. 功能评价试验

1)主要试验项目

(1)动物实验:体重过氧化脂质含量(丙二醛或脂褐质)、抗氧化酶活性(超氧化物歧化酶和谷胱甘肽过氧化物酶)。

(2)人体试食试验:丙二醛、超氧化物歧化酶、谷胱甘肽过氧化物酶。

2)试验原则

动物实验和人体试食试验所列的指标均为必测项目。过氧化损伤模型动物和老龄动物任选其一进行生化指标测定。在进行人体试食试验时,应对受试样品的食用安全性作进一步的观察。

(四)辅助改善记忆的功能食品

学习和记忆是脑的高级机能之一。学习是指人或动物通过神经系统接受外界环境信息而影响自身行为的过程。记忆是指获得的信息或经验在脑内贮存、提取和再现的神经活动过程。记忆可分为感觉性记忆、短时性记忆和长时性记忆。大脑皮质含有大约 100 亿个神经元,皮层与皮层下、脑干与下丘脑之间有直接传入和传出联系。如果皮层 50% 以上受损无疑会造成遗忘症,如果损伤面积仅 10% 以下,则学习记忆几乎不受影响。海马是大脑边缘系统中与学习记忆关系最显著、最易确定的一个结构,有人认为海马具有辨别空间信息的功能。动物实验和临床资料表明,海马损伤可导致明显的记忆障碍。

不少研究表明,不吃早餐对反应时间、空间记忆和即时词回忆能力有不良影响。对儿童和青少年的研究表明,不吃早餐对许多功能试验项目有显著的不良影响,尤其对营养不良或营养缺乏儿童的影响更明显。相反地,吃早餐或高能量早餐可改善持续注意力、反应时间或记忆力。说明营养状况对学习记忆具有显著调节作用。

科学研究证实,多种营养素或食物成分在中枢神经系统的结构和功能中发挥着重要作用。有的参与神经细胞或髓鞘的构成;有的直接作为神经递质及其合成的前体物质;还有的与认知过程中新突触的产生或新蛋白的合成密切相关。这些营养素或食物成分包括:蛋白质和氨基酸、碳水化合物、脂肪酸、锌、铁、碘、维生素 C、维生素 E、B 族维生素,以及咖啡因、银杏叶提取物、某些蔬菜、水果中的植物化学物等。

1. 作用原理

1)参与重要中枢神经递质的构成、合成与释放

例如色氨酸是神经递质 5-羟色胺(5-HT)的前体;酪氨酸是去甲肾上腺素(NE)和多巴胺合成的前体;胆碱是乙酰胆碱(Ach)的前体物。这些神经递质在学习记忆过程中发挥重要作用。维生素 B_{16} 和维生素 B_{12} 均参与脑中 Ach 的合成;维生素 B_6 与叶酸则可影响脑中 5-HT 的合成效率。维生素 B_6 还参与谷氨酸及其受体激活的调节。谷氨酸属于兴奋性神经递质之一,但是含量过高会损伤神经元。维生素 C 可影响 NE 等重要神经递质的合成,并可调节多巴胺受体和肾上腺素受体的结合。

2)影响脑中核酸的合成及基因的转录

锌可作为酶的活性中心组分参与基因表达,如 RNA 聚合酶Ⅰ、聚合酶Ⅱ、聚合酶Ⅲ为含锌金属酶,分别为合成 rRNA、tRNA 和 mRNA 所必需。实验表明,缺锌使大鼠脑中 DNA 和 RNA 合成减少。锌还可作为锌指蛋白的组分调节基因表达,因此,锌营养状况与学习记忆功能密切相关。

3)减轻氧化应激损伤

氧化应激和炎症过程均与痴呆时信号系统及行为学缺失有关。姜以及茶叶、银杏等草本植物等对衰老以及阿尔茨海默病(AD)病时的行为功能具有改善作用。由于 AD 病与 ROS 所致过氧化损伤有关,而银杏叶提取物改善动物认知功能的效用与其抗氧化活性有关,提示其可能具有防治衰老和 AD 认知功能紊乱的应用价值。

4)对心脑血管病的影响

心脑血管疾病与血管性痴呆认知损伤,甚至 AD 的发生有关。膳食中高饱和脂肪酸及胆固醇的摄入可增加心脑血管病和动脉粥样硬化发生的危险性。n-6 多不饱和脂肪酸与心血管病呈负相关,由于它可广泛影响脂类代谢,因而可降低痴呆发生的危险性。而亚油酸可增加氧化性低密度脂蛋白胆固醇的含量,进而增加动脉粥样硬化和痴呆发生的危险性。鱼类中的二十碳五烯酸(EPA)和二十二碳六烯酸(DHA)可降低心脑血管病发生的危险性,因而可能与痴呆存在负相关。

2. 功能评价试验

1)主要试验项目

(1)动物试验:跳台试验、避暗试验、穿梭箱试验、水迷宫试验。

(2)人体试食试验:指向记忆、联想学习、图像自由回忆、无意义图形再认、人像特点联系回忆、记忆商。

2)试验原则

动物实验和人体试食试验为必做项目。跳台试验、避暗试验、穿梭箱试验、水迷宫试验四项动物实验中至少应选三项。正常动物与记忆障碍模型动物任选其一。动物实验应重复一次(重新饲养动物,重复做实验)。人体试食试验统一使用临床记忆量表。在进行人体试食实验

时，应对受试样品的安全性作进一步的观察。

(五)降低血糖的功能食品

高血糖不仅是糖尿病患者视网膜病变、肾病变、神经病变等各种并发症的始发因素，而且是心血管疾病危险性增加的促进因素。为评价机体糖代谢状况，主要检测空腹血糖水平、餐后血糖水平、糖化血红蛋白、果糖胺等指标。对非糖尿病患者或轻度糖尿病者，还要进行口服葡萄糖耐量试验。评价食物对葡萄糖代谢的影响时，要测定血浆胰岛素浓度和胰岛素敏感性。

碳水化合物是影响血糖控制的主要膳食成分。糖尿病患者餐后血糖水平与膳食中可消化的碳水化合物含量有直接关系；尽管适当的药物可以调节血糖水平，但药物处理并不总是可行的或完全成功的。因此，在糖尿病治疗膳食中，可消化的碳水化合物含量过高不是没有问题，尤其是内源性胰岛素分泌严重受损的胰岛素依赖型糖尿病患者，血糖代谢对外源性影响更为敏感。另一方面，在食用维持体重的膳食时，大幅度降低膳食中可消化的碳水化合物很难做到，因减少碳水化合物的摄入必然以增加蛋白质或脂肪的摄入来补偿。由于蛋白质和脂肪对慢性糖尿病并发症的发展可能起不良作用，建议不要摄入太多的蛋白质和脂肪。所以，要确定哪些食物中可消化的碳水化合物对餐后血糖水平的影响较少，了解这类食物的特点很重要。

控制血糖水平是避免和控制糖尿病并发症的最好办法。目前临床上常用的口服降糖药都有副作用，可引起消化系统的不良反应，有些还引起麻疹、贫血、白细胞和血小板减少症等。因此，寻找开发降低血糖的功能食品越来越受重视。

1.作用原理

1)改善对胰岛素的敏感性

降低膳食的血糖生成指数(GI)可能改善受体对胰岛素的敏感性。许多研究都观察到，对非胰岛素依赖型糖尿病患者用低 GI 膳食时可改善其对血糖的控制，间接证明低 GI 膳食可以改善其对胰岛素的敏感性，后来在冠心病患者中直接证明有这种作用。

2)延缓肠道对糖和脂类的吸收

许多植物的果胶可延缓肠道对糖和脂类的吸收，从而调节血糖。另外，糖醇类在人体代谢不会引起血糖值和血中胰岛素水平的波动，可用作糖尿病和肥胖患者的特定食品。

3)参与葡萄糖耐量因子的组成

铬是葡萄糖耐量因子的组成部分，可协助胰岛素发挥作用，铬缺乏之后可导致葡萄糖耐量降低，使葡萄糖不能充分利用，从而导致血糖升高，可能导致Ⅱ型糖尿病的发生。已证明含低 GI 膳食可以改善糖尿病患者的葡萄糖耐量。

2.功能评价试验

1)主要试验项目

(1)动物实验：体重、空腹血糖、糖耐量。

(2)人体试食试验：空腹血糖、餐后 2 小时血糖、尿糖。

2)试验原则

动物实验和人体试食试验所列指标均为必做项目。除对高血糖模型动物进行所列指标的检测外，应进行受试样品对正常动物空腹血糖影响的观察。人体试食试验应在临床治疗的基础上进行。应对临床症状和体征进行观察。在进行人体试食试验时，应对受试样品的食用安全性作进一步的观察。

(六)辅助调节血脂的功能食品

血浆中的脂类主要分为胆固醇、甘油三酯、磷脂、胆固醇酯及游离脂肪酸等 5 种。除游离脂肪酸直接与血浆白蛋白结合运输外,其余脂类均与载脂蛋白结合,形成水溶性的脂蛋白进行转运。肠道吸收的外源性脂类、肝脏合成内源性脂类和脂肪组织贮存、脂肪动员都需要经过血液,因此血脂水平可反映全身脂类代谢的状况。

在正常情况下,人体脂质的合成和分解保持一个动态平衡,即在一定范围内波动。血脂高于正常的上限称为高脂血症。临床上所称的高脂血症主要是指总胆固醇高于 5.72 mmol/L,甘油三酯高于 1.70 mmol/L 者。高脂血症及脂质代谢障碍是动脉粥样硬化形成的主要危险因素。因为脂质过多沉积在血管壁并由此形成血栓,可导致血管狭窄、闭塞,血栓表面的栓子也可脱落而阻塞远端动脉。血浆低密度脂蛋白水平的持续升高和高密度脂蛋白水平的降低与动脉粥样硬化的发病率呈正相关。血浆甘油三酯升高是一种与胰岛素抵抗有关的典型血脂异常,同时也是冠心病发生的危险性标志物。此外,高血脂也可加重高血压,在高血压动脉硬化的基础上,血管壁变薄而容易破裂。因此,高脂血症也是出血性脑卒中的危险因素。

1. 作用原理

1)降低血清胆固醇

膳食纤维能明显降低血胆固醇,因此燕麦、玉米、蔬菜等含膳食纤维高的食物具有辅助降血脂作用。估计西方国家人群每日摄入植物胆固醇在 160～360 mg 左右,其中最常见的形式为菜油固醇、谷固醇和豆固醇。这些化合物在结构上与胆固醇有一定关系,可以降低胆固醇的吸收,长期以来被认为是降低 LDL-胆固醇因子。

2)降低血浆甘油三酯

膳食成分可能影响空腹甘油三酯浓度主要是通过改变肝脏分泌极低密度脂蛋白-甘油三酯的速度。空腹甘油三酯浓度是餐后血脂反应的一个决定因素。可能是含内源性甘油三酯的极低密度脂蛋白颗粒与含外源性甘油三酯的乳糜微粒在竞争被脂蛋白脂酶清除,因此,在降低空腹甘油三酯浓度的同时往往餐后脂血症也会降低。富含 n-3 多不饱和脂肪酸的膳食,常可降低空腹血浆甘油三酯浓度,并可降低餐后血脂水平。

2. 功能评价试验

1)主要试验项目

(1)动物实验:体重、血清总胆固醇、甘油三酯、高密度脂蛋白胆固醇。

(2)人体试食试验:血清总胆固醇、甘油三酯、高密度脂蛋白胆固醇。

2)试验原则

动物实验和人体试食试验所列指标均为必测项目。动物实验选用脂代谢紊乱模型法,预防性或治疗性任选一种。在进行人体试食试验时,应对受试样品的食用安全性作进一步的观察。

(七)辅助降血压的功能食品

高血压病是内科常见病、多发病之一,目前我国每年新发高血压病患者 300 万。我国成年人高血压判别标准:收缩压>140 mmHg,舒张压>90 mmHg。

高血压的病因可能与年龄、遗传、环境、体重、食盐摄入量、胰岛素抵抗等有关。其发病机理主要有交感肾上腺素能系统功能亢进学说、肾原学说、心钠素学说、离子学说等。

　　冠心病与收缩压和舒张压呈很强的相关性,血压越高,冠心病的发病率及程度严重,治疗高血压可以降低与冠状动脉有关疾病的危险性。

　　据统计,通过低盐、低酒精摄入、避免肥胖以及增加膳食中 K^+/Na^+ 比值等非药物途径可使收缩压下降 8 mmHg 左右。

1. 作用原理

1)不饱和脂肪酸的作用

　　一些流行病学研究观察到膳食中多不饱和脂肪酸可能具有降血压作用。膳食补充 n-3 多不饱和脂肪酸可降低高血压患者的血压。推测可能是降低血管收缩素(TxA_2)的生成。通常认为,亚油酸和 n-3 长链多不饱和脂肪酸影响血压的原因在于这两种物质可改变细胞膜脂肪酸构成和(或)膜流动性,进而影响离子通道活性和前列腺素的合成。n-3 长链多不饱和脂肪酸可显著降低磷脂中的花生四烯酸水平,从 TxA_2 转向 TxA_3 后,其血管收缩特性不再很强。

2)控制钠、钾的摄入量

　　在高血压的发生中,环境因素也起一定作用。摄入钠会使血压升高,尽管有些人比其他人对盐更敏感,但对钠的反应存在一定范围,将人群仅仅划分为对盐敏感或不敏感有点过于简单化。另一方面,钾摄入量与血压呈负相关关系。食用蔬菜和水果有助于预防高血压可能就是基于这种机制。

2. 功能评价试验

1)主要试验项目

(1)动物实验:体重、血压、心率。

(2)人体试食试验:临床症状与体征、血压、心率。

2)试验原则

　　动物实验和人体试食试验所列指标均为必做项目。动物实验应选择高血压模型动物和正常动物进行所列指标的观察。人体试食试验应在临床治疗的基础上进行。在进行人体试食试验时,应对受试样品的食用安全性作进一步的观察。

(八)改善胃肠功能的功能食品

　　细菌、真菌等微生物广泛存在于我们生活的自然环境中,同时也寄居在人体的体表和体腔内。在正常情况下,这些细菌一般对人体无害,有些菌群甚至是有益的,它们与人体和外界环境之间构成了一个复杂的相互依存、相互制约的微生态系统。这些菌群在人体中的组成和数量处于动态平衡状态,被称为正常菌群。如果由于各种原因导致肠道菌群平衡被破坏,而使某种或某些菌种过多或过少、外来的致病菌或过路菌的定殖或增殖、某些肠道菌向肠道外其他部位转移,即称为肠道菌群失调。婴幼儿喂养不当、营养不良、年老体弱、肠道与其他系统急慢性疾病、长期使用抗生素、激素、抗肿瘤药、放疗、化疗等均可引起肠道菌群失调。

　　与肠道相关的淋巴样组织(GALT)是黏膜免疫系统的一部分,具有独特的细胞类型和免疫机制。而黏膜免疫系统的不同成分针对入侵的抗原产生特异性应答。胃肠道功能失调可诱发胃肠道感染、便秘、激惹性大肠综合征、炎性大肠病和食物过敏等疾病。其中便秘是指肠内容物在肠内运行迟缓,排便次数减少,粪便干结、坚硬、量少,排便困难。排便的量和次数常受食物种类以及环境因素的影响。正常人的直肠对粪便充盈的刺激有一定的阈值,若经常忽视便意、不及时排便或未养成定时排便的习惯,会使直肠对刺激失去正常的敏感性,加之粪便在大肠内滞留会使水分过多地吸收,变得干硬,易引起便秘。经常服用某些药物,如止痛剂、麻醉剂、肌肉松弛剂、抗胆碱能药物、阿片制剂、神经节阻滞剂、降压药、利尿药等也容易引起便秘。

近年来,人们十分重视肠道微生态。利用有益活菌制剂及其增殖促进因子可以保证或调整有益的肠道菌群构成,从而保障人体健康,是当前国内外功能食品开发的重要领域。目前,改善胃肠功能的功能食品主要包括调节胃肠道菌群的功能食品、润肠通便的功能食品、保护胃黏膜以及促进消化吸收的功能食品等。

1. 作用原理

1)最佳肠道功能与粪便组成的调节

粪便的重量和稠度、排便频率和肠道总通过时间的特征,都可能是整个结肠功能的可靠标志。润肠通便的功能成分主要有膳食纤维、生物碱等。膳食纤维吸水膨胀,可增加内容物体积,促进肠道蠕动,加速粪便排出,同时可促进肠道有益菌的增殖。因此富含膳食纤维的食品是主要的润肠通便的功能食品,如美国FDA认可燕麦食品为功能食品。

2)结肠菌群组成的调节

结肠菌群是一个复杂的、相互作用的微生物群体,其功能是各种微生物相互作用的结果。双歧杆菌和乳酸杆菌被认为是有利于促进健康的细菌。由于胃肠道菌群组成的变化而导致的主要疾病包括:肠道感染、便秘、过敏性肠综合征、炎性肠道疾病和结肠直肠癌等。

益生元(prebiotics)指"不被消化的食物成分,其作用是通过选择性刺激结肠内的一种或有限的几种具有改善宿主健康潜力的细菌的生长和/或活性,从而给宿主带来好处"。益生元有助于结肠菌群达到/保持双歧杆菌和/或乳酸杆菌占优势。这种情况被认为最有利于促进健康。

3)对肠道相关淋巴组织功能的调节

人类的肠道为机体中最大的淋巴组织。机体每天产生的免疫球蛋白中大约60%分泌到胃肠道。结肠菌群是某些特殊免疫反应的主要抗原性刺激物。外来抗原的异常肠道反应以及局部的免疫炎性反应,由于破坏了肠道屏障,可能造成继发性肠道功能损害。

益生菌(probiotics)是指"一种有益于健康的活的微生物食品组分"。已表明益生菌刺激一些GALT的活性,如IgA抗体应答、产生细胞激素及降低轮状病毒感染的危险性。

4)对发酵产物的控制

以丁酸、乙酸和丙酸等短链脂肪酸形式存在的发酵产物对结肠健康的重要性已受到越来越多的关注。丁酸是最有意义的短链脂肪酸,因为丁酸除了对黏膜有营养作用外,还是结肠上皮的重要能量来源。

2. 功能评价实验

1)主要试验项目

(1)动物实验

体重、体重增重、摄食量和食物利用率、小肠运动实验、消化酶测定。

(2)人体试食试验:

①儿童方案:食欲、食量、偏食状况、体重、血红蛋白含量。

②成人方案:临床症状观察、胃/肠运动实验。

2)试验原则

动物实验和人体试食试验所列指标均为必做项目。根据受试样品的适用人群特点在人体试食试验方案中任选其一。在进行人体试食试验时,应对受试样品的食用安全性作进一步的观察。

(九)减肥功能食品

肥胖是一种由多因素引起的慢性代谢疾病,而且是2型糖尿病、心血管病、高血压病、脑卒中和多种癌症的危险因素。超重和肥胖症在一些发达国家和地区人群中的患病情况已呈流行趋势,我国目前体重超重者已达22.4%,肥胖者为3.01%,因此预防和控制肥胖症刻不容缓。

肥胖发生原因与遗传、生活方式、高脂膳食以及能量平衡失调等因素有关。同时也与高血压、胰岛素抵抗、糖尿病以及心血管疾病的危险性增加有关。肥胖降低人们的活力和工作能力,引发一些并发症,导致死亡率增加。

在减肥食品中,各种膳食纤维、低聚糖、多糖都可作为减肥食品的原料。燕麦、螺旋藻、食用菌、魔芋粉、苦丁茶等都具有较好的减肥效果。

1. 作用原理

1)调节脂类代谢

脂肪代谢调节肽具有调节血清甘油三酯的作用,脂肪代谢调节肽能够促进脂肪代谢,从而抑制体重的增加,有效防止肥胖的产生。

有的物质能水解单宁类物质,在儿茶酚氧化酶的催化下形成邻醌类发酵聚合物和缩聚物,对甘油三酯和胆固醇有一定的结合能力,结合后随粪便排出;而当肠内甘油三酯不足时,就会动用体内脂肪和血脂经一系列变化而与之结合,从而达到减脂的目的。

2)减少能量摄入

L-肉碱作为机体内有关能量代谢的重要物质,在细胞线粒体内使脂肪进行氧化并转变为能量,减少体内的脂肪积累,并使之转变成能量。膳食纤维由于不易消化吸收,可延缓胃排空时间,增加饱腹感,从而减少食物和能量的摄入量。人们还研制了很多宏量营养素的代用品,减少能量摄入以降低体重或维持正常体重。

3)促进能量消耗

咖啡因、茶碱、可可碱等甲基黄嘌呤类物质,以及生姜和香料中的辛辣组分均有生热特性。含有这些"天然"食物组分的食品,可能是促进能量消耗、维持能量平衡、进而维持体重保持在可接受范围之内的有效途径。

2. 功能评价试验

1)主要试验项目

(1)动物试验:体重、摄食量、脂/体比、体内脂肪重量(睾丸及肾周围脂肪垫)。

(2)人体试食试验:体重、体重指数、腰围、臀围、体内脂肪含量。

2)试验原则

动物实验和人体试食试验所列指标均为必做项目。动物实验中大鼠肥胖模型法和预防大鼠肥胖模型法任选其一。减少体内多余脂肪,不单纯以减轻体重为目标。引起腹泻或抑制食欲的受试样品不能作为减肥功能食品。每日营养素摄入量应基本保证机体正常生命活动的需要。对机体健康无明显损害。实验前应对同批受试样品进行违禁药物的检测。以各种营养素为主要成分替代主食的减肥功能食品可以不进行动物实验，仅进行人体试食试验。不替代主食的减肥功能食品，试食时应对试食前后的膳食状况进行观察。应对试食前后的运动情况进行观察。在进行人体试食试验时，应对受试样品的食用安全性作进一步的观察。

四、功能食品的安全性评价

由于功能食品不必在医生指导下食用，因此其安全性评价非常重要，是确保人群食用安全的前提。每一种功能食品必须有明确的配方和原料的质量要求，有明确的保健功能，还要有功效成分的含量以及功效成分的稳定性实验数据等，以保证食用产品安全性。对功能食品的安全性评价应严格按照卫生部《食品安全性毒理学评价程序和方法》进行。该方法主要对食品生产、加工、包藏、运输和销售过程中使用的化学和生物物质，以及在这些过程中产生和污染的有害物质、食物新资源及其成分和新资源食品的安全性做出评价。对不同功能食品选择毒性试验的原则要求不同。

（一）食品安全性毒理学评价试验的四个阶段

1. 试验的四个阶段

第一阶段：急性毒性试验。包括经口急性毒性（LD_{50}）、联合急性毒性，一次最大耐受量实验。

第二阶段：遗传毒性试验，30 天喂养试验，传统致畸试验。

第三阶段：亚慢性毒性试验（90 天喂养试验）、繁殖试验和代谢试验。

第四阶段：慢性毒性试验（包括致癌试验）。

2. 不同功能食品选择毒性试验的原则要求

（1）以普通食品和卫生部规定的食药同源物质以及允许用作功能食品的物质以外的动植物或动植物提取物、微生物、化学合成物等为原料生产的功能食品，应对该原料和利用该原料生产的功能食品分别进行安全性评价。该原料原则上按以下情况确定试验内容：国内外均无食用历史的原料或成分时，进行四个阶段的毒性试验；仅在国外少数国家或国内局部地区有食用历史的，原则上进行第一、二、三阶段的毒性试验，必要时进行第四阶段试验；根据有关文献及成分分析未发现有毒性或毒性甚微不至于构成对健康损害的物质和较大数量人群有长期食用历史而未发现有害作用的动植物及微生物等，先做第一、二阶段试验，初步评估后决定是否需要进行下一阶段试验；以已知的化学物质为原料，国际组织已有系统的毒理学评价，同时申请单位又有资料证明我国产品的质量规格与国外产品的结果一致时，先进行第一、二阶段试验，视试验结果决定下一阶段试验进行与否；在国外多个国家广泛食用的原料，在提供安全性评价资料的基础上，进行第一、二阶段试验，根据试验结果决定是否进行下一阶段毒性试验。

（2）以卫生部规定允许用于功能食品的动植物或动植物提取物或微生物为原料生产的功能食品，应进行急性毒性试验/三项致突变试验和 30 天喂养试验，必要时进行传统致畸试验和第三阶段毒性试验。

（3）以普通食品和卫生部规定的食药同源物质为原料生产的功能食品，视其加工方式确定试验内容。

（4）用已经被列入营养强化剂或营养素补充剂名单的营养素的化合物为原料生产的功能

食品,一般不要求进行毒理试验。

(5)必要时有针对性地增加敏感指标及敏感试验。

(二)食品安全性毒理学评价试验的目的

1.急性毒性试验

测定 LD_{50} 了解受试物的毒性强度、性质和可能的靶器官,为进一步进行毒性试验的剂量和毒性判定指标的选择提供依据并根据 LD_{50} 进行毒性分级。

2.遗传毒性试验

对受试物的遗传毒性以及是否具有潜在致癌作用进行筛选。遗传毒性试验的组合应该考虑原核细胞和真核细胞、体内和体外试验相结合的原则。

3.致畸试验

了解受试物是否具有致畸作用。

4.30 天喂养试验

对只需进行第一、二阶段毒性试验的受试物,在急性毒性试验的基础上,通过 30 天喂养试验,进一步了解其毒性作用,观察对生长发育的影响,并可初步估计最大未观察到有害作用剂量。

5.亚慢性毒性试验(90 天喂养试验)、繁殖试验

观察受试物以不同剂量水平经较长期喂养后对动物的毒性作用性质和靶器官,了解受试物对动物繁殖及对子代的发育毒性,观察对生长发育的影响,并初步确定最大未观察到有害作用剂量,为慢性毒性和致癌试验的剂量选择提供依据。

6.代谢试验

了解受试物在体内的吸收、分布和排泄速度以及蓄积性,寻找可能的靶器官;为选择慢性毒性试验的合适动物种系提供依据;了解代谢产物的形成。

7.慢性毒性试验(包括致癌试验)

了解经长期接触受试物后出现的毒性作用,尤其是进行性或不可逆的毒性作用以及致癌作用,最后确定最大未观察有害作用剂量和致癌的可能性,为受试物能否应用于食品的最终评价提供依据。

(三)进行食品安全性评价时需要考虑的因素

1.人的可能摄入量

除一般人群的摄入量外,还应考虑特殊和敏感人群(如儿童、孕妇及高摄入量人群)。

2.人体资料

由于存在着动物与人之间的种族差异,在将动物试验结果推论到人时,应尽可能收集人群接触受试物后反应的资料,如职业性接触和意外事故接触等。志愿受试者体内的代谢资料对于将动物试验结果推论到人具有重要意义。在确保安全的条件下,可以考虑按照有关规定进行必要的人体试食试验。

3.动物毒性试验和体外试验资料

安全性评价程序所列的各项动物毒性试验和体外试验系统虽然仍有待完善,却是目前水平下所能得到的最重要的资料,也是进行评价的主要依据。在试验得到阳性结果,而且结果的判定涉及受试物能否应用于食品时,需要考虑结果的重复性和剂量-反应关系。

4. 安全系数

由动物毒性试验结果推论到人时，鉴于动物、人的种属和个体之间的生物特性差异，一般采用安全系数的方法，以确保对人的安全性。安全系数通常为 100 倍，但可根据受试物的理化性质、毒性大小、代谢特点、接触的人群范围、食品中的使用量及使用范围等因素，综合考虑增大或减小安全系数。

5. 代谢试验的资料

代谢研究是对化学物质进行毒理学评价的一个重要方面，因为不同化学物质、剂量大小，在代谢方面的差别往往对毒性作用影响很大。在毒性试验中，原则上应尽量使用与人具有相同代谢途径和模式的动物种系来进行试验。研究受试物在实验动物和人体内吸收、分布、排泄和生物转化方面的差别，对于将动物试验结果比较正确地推论到人具有重要意义。

6. 综合评价

在进行最后评价时，必须在受试物可能对人体健康造成的危害以及其可能的有益作用之间进行权衡。评价的依据不仅是科学试验资料，而且与当时的科学水平、技术条件，以及社会因素有关。因此，随着时间的推移，很可能结论也不同。随着情况的不断改变，科学技术的进步和研究工作的不断进展，对已通过评价的化学物质需进行重新评价，做出新的结论。

另外，对于已在食品中应用了相当长时间的物质，对接触人群进行流行病学调查具有重大意义，但往往难以获得剂量-反应关系方面的可靠资料，对于新的受试物质，则只能依靠动物试验和其他试验研究资料。然而，即使有了完整和详尽的动物试验资料和一部分人类接触者的流行病学研究资料，由于人类的种族和个体差异，也很难做出能保证每个人都安全的评价。所谓绝对的安全实际上是不存在的。根据上述材料，进行最终评价时，应全面权衡和考虑实际可能，在确保发挥该受试物的最大效益，以及对人体健康和环境造成最小危害的前提下做出结论。

第二节　无公害农产品、绿色食品和有机食品是噱头吗？

21 世纪是一个绿色产品的世纪，随着经济社会的发展和人民生活水平的不断提高及国际环保技术的快速发展，人们对农产品，特别是食用农产品的质量提出了更高要求。时不时会听到若干概念，无公害农产品、绿色食品、有机食品……这些概念一个比一个叫得响，是噱头还是真有其事？实际上，无公害农产品、绿色食品与有机食品像一个金字塔，塔基是无公害农产品，越往上要求越严格。

一、无公害食品

无公害食品指的是无污染、无毒害、安全优质的食品，在国外称无污染食品、生态食品、自然食品。在我国，无公害食品生产地环境清洁，按规定的技术操作规程生产，将有害物质控制在规定的标准内，并通过部门授权审定批准，可以使用无公害食品标志的食品。

(一)具体标准

无公害食品标准以全程质量控制为核心，主要包括产地环境质量标准、生产技术标准和产品标准三个方面,无公害食品标准主要参考绿色食品标准的框架而制定。

1. 产地环境

无公害食品的生产首先受地域环境质量的制约,即只有在生态环境良好的农业生产区域内才能生产出优质、安全的无公害食品。因此,无公害食品产地环境质量标准对产地的空气、农田灌溉水质、渔业水质、畜禽养殖用水和土壤等的各项指标以及浓度限值做出规定,一是强调无公害食品必须产自良好的生态环境地域,以保证无公害食品最终产品的无污染、安全性,二是促进对无公害食品产地环境的保护和改善。

2. 技术规程

无公害食品的生产过程的控制是无公害食品质量控制的关键环节,无公害食品生产技术操作规程是按作物种类、畜禽种类等和不同农业区域的生产特性分别制订的,用于指导无公害食品生产活动,规范无公害食品生产,包括农产品种植、畜禽饲养、水产养殖和食品加工等技术操作规程。从事无公害农产品生产的单位或者个人,应当严格按规定使用农业投入品。禁止使用国家禁用、淘汰的农业投入品。

3. 产品标准

无公害食品产品标准是衡量无公害食品终产品质量的指标尺度。它虽然跟普通食品的国家标准一样,规定了食品的外观品质和卫生品质等内容,但其卫生指标不高于国家标准,重点突出了安全指标,安全指标的制订与当前生产实际紧密结合。无公害食品产品标准反映了无公害食品生产、管理和控制的水平,突出了无公害食品无污染、食用安全的特性。

4. 认证机构

农业部农产品质量安全中心是由中央机构编制委员会办公室批准成立、国家认证认可监督管理委员会批准登记、农业部直属正局级事业单位,专门从事无公害农产品认证工作。

(二)无公害产品生产技术规程

1. 农业综合防治措施

(1)选用抗病良种。选择适合当地生产的高产、抗病虫、抗逆性强的优良品种,少施药或不施药,是防病增产经济有效的方法。

(2)栽培管理措施。一是保护地蔬菜实行轮作倒茬,如瓜类的轮作不仅可明显的减轻病害而且有良好的增产效果;温室大棚蔬菜种植两年后,在夏季种一季大葱也有很好的防病效果。二是清洁田园,彻底消除病株残体、病果和杂草,集中销毁或深埋,切断传播途径。三是采取地膜覆盖。膜下灌水,降低大棚湿度。四是实行配方施肥,增施腐熟好的有机肥,配合施用磷肥,控制氮肥的施用量,生长后期可使用硝态氮抑制剂双氰胺,防止蔬菜中硝酸盐的积累和污染。五是在棚室通风口设置细纱网,以防白粉虱、蚜虫等害虫的入侵。六是深耕改土、垅土法等改进栽培措施。七是推广无土栽培和净沙栽培。

(3)生态防治措施。主要通过调节棚内温湿度、改善光照条件、调节空气等生态措施,促进蔬菜健康成长,抑制病虫害的发生。一是"五改一增加",即改有滴膜为无滴膜,改棚内露地为地膜全覆盖种植,改平畦栽培为高垅栽培,改明水灌溉为膜下暗灌,改大棚中部放风为棚脊高处放风;增加棚前沿防水沟,集棚膜水于沟内排除渗入地下,减少棚内水分蒸发。二是在冬季大棚的灌水上,掌握"三不浇三浇三控"技术,即阴天不浇晴天浇,下午不浇上午浇,明水不浇暗水浇;苗期控制浇 80%以下,可提高棚温 3~4℃,从而有效地减轻了蔬菜的冻害和生理病害。

2.物理防治措施

(1)晒种、温汤浸种。播种或浸种催芽前,将种子晒 2~3 天,可利用阳光杀灭附在种子上的病菌;茄、瓜、果类的种子用 55℃温水浸种 10~15 分钟,均能起到消毒杀菌的作用;用 10%的盐水浸种 10 分钟,可将混入芸豆、豆角种子里的菌核病残体及病菌漂出和杀灭,然后用清水冲洗种子,播种,可防菌核病,用此法也可防治线虫病。

(2)利用太阳能高温消毒、灭病灭虫。菜农常用方法是高温闷棚或烤棚,夏季休闲期间,将大棚覆盖后密闭选晴天闷晒增温,可达 60~70℃、高温闷棚 5~7 天杀灭土壤中的多种病虫害。

(3)嫁接栽培。利用黑籽南瓜嫁接黄瓜、西葫芦,能有效地防治枯萎病、灰霉病,且抗病性和丰产性高。

(4)诱杀。利用白粉虱、蚜虫的趋黄性,在棚内设置黄油板、黄水盆等诱杀害虫。

(5)喷洒无毒保护制和保健剂。蔬菜叶面喷洒巴母兰 400~500 倍液,可使叶面形成高分子无毒脂膜,起预防污染效果;叶面喷施植物健生素,可增加植株抗虫病害能力,且无腐蚀、无污染,安全方便。

3.科学合理施用农药

(1)严禁在蔬菜上使用高毒、高残留农药,如呋喃丹、3911、1605、甲基 1605、1059、甲基异柳磷、久效磷、磷胺、甲胺磷、氧化乐果、磷化锌、磷化铝杀虫脒、氟乙酸胺、六六六、DDT、有机汞制剂等,都禁止在蔬菜上使用,并作为一项严格法规来对待,违者罚款,造成恶果者,追究刑事责任。

(2)选用高效低毒低残留农药,如敌百虫、辛硫磷、马拉硫磷、多菌灵、托布津等。严格执行农药的安全使用标准,控制用药次数、用药浓度和注意用药安全间隔期,特别注重在安全采收期采收食用。

二、绿色食品

绿色食品,是指产自优良生态环境、按照绿色食品标准生产、实行全程质量控制并获得绿色食品标志使用权的安全、优质食用农产品及相关产品。在许多国家,绿色食品又有着许多相似的名称和叫法,诸如"生态食品""自然食品""蓝色天使食品""健康食品""有机农业食品"等。由于在国际上,对于保护环境和与之相关的事业已经习惯冠以"绿色"的字样,所以,为了突出这类食品产自良好的生态环境和严格的加工程序,在中国,统一被称作"绿色食品"。

(一)绿色食品特征

1.强调产品出自最佳生态环境。

绿色食品生产从原料产地的生态环境入手,通过对原料产地及其周围的生态环境因素的严格监测,判定其是否具备生产绿色食品的基础条件。

2.对产品实行全程质量监控。

绿色食品生产实施"从土地到餐桌"全程质量控制。通过产前环节的环境监测和原料检测,产中环节具体生产、加工操作规程的落实,以及产后环节产品质量、卫生指标、包装、保鲜、运输、贮藏及销售控制,确保绿色食品的整体产品质量,并提高整个生产过程的标准化水平和技术含量。

　　3. 对产品依法实行标志管理。

　　绿色食品标志是一个质量证明商标,属知识产权范畴,受《中华人民共和国商标法》保护,并按照《中华人民共和国商标法》《集体商标、证明商标注册和管理办法》和《农业部绿色食品标志管理办法》开展监督管理工作。

　　(二)具体标准

　　绿色食品标准是由农业部发布的推荐性农业行业标准(NY/T),是绿色食品生产企业必须遵照执行的标准。绿色食品标准以全程质量控制为核心,由以下 6 个部分构成:

　　1. 环境质量标准

　　绿色食品产地环境质量标准制定的目的,一是强调绿色食品必须产自良好的生态环境地域,以保证绿色食品最终产品的无污染、安全性;二是促进对绿色食品产地环境的保护和改善。绿色食品产地环境质量标准规定了产地的空气质量标准、农田灌溉水质标准、渔业水质标准、畜禽养殖用水标准和土壤环境质量标准的各项指标以及浓度限值、监测和评价方法,提出了绿色食品产地土壤肥力分级和土壤质量综合评价方法。

　　2. 生产技术标准

　　绿色食品生产技术标准是绿色食品标准体系的核心,它包括绿色食品生产资料使用准则和绿色食品生产技术操作规程两个部分。绿色食品生产资料使用准则是对生产绿色食品过程中物质投入的一个原则性规定,它包括生产绿色食品的农药、肥料、食品添加剂、饲料添加剂、兽药和水产养殖药的使用准则,对允许、限制和禁止使用的生产资料及其使用方法、使用剂量等做出了明确规定。绿色食品生产技术操作规程是以上述准则为依据,按作为种类、畜牧种类和不同农业区域的生产特性分别制定的,用于指导绿色食品生产活动,规范绿色食品生产技术的技术规定,包括农产品种植、畜禽饲养、水产养殖等技术操作规程。

　　3. 产品标准

　　绿色食品产品标准是衡量绿色食品最终产品质量的指标尺度。其卫生品质要求高于国家现行标准,主要表现在对农药残留和重金属的检测,项目种类多、指标严。而且,使用的主要原料必须是来自绿色食品产地的、按绿色食品生产技术操作规程生产出来的产品。

　　4. 包装标签标准

　　绿色食品包装标签标准规定了进行绿色食品产品包装时应遵循的原则,包装材料选用的范围、种类,包装上的标识内容等。要求产品包装从原料、产品制造、使用、回收和废弃的整个过程都应有利于食品安全和环境保护,包括包装材料的安全、牢固性,节省资源、能源,减少或避免废弃物产生,易回收循环利用,可降解等具体要求和内容。绿色食品产品标签,除要求符合国家《食品标签通用标准》外,还要求符合《中国绿色食品商标标志设计使用规范手册》规定。

　　5. 贮藏、运输标准

　　绿色食品贮藏、运输标准对绿色食品贮运的条件、方法、时间做出规定,以保证绿色食品在贮运过程中不遭受污染、不改变品质,并有利于环保、节能。

　　6. 其他相关标准

　　绿色食品其他相关标准包括"绿色食品生产资料"认定标准、"绿色食品生产基地"认定标准等。

（三）等级分类

绿色食品标准分为两个技术等级，即 AA 级绿色食品标准和 A 级绿色食品标准。

1. AA 级标准

AA 级绿色食品标准要求：生产地的环境质量符合《绿色食品产地环境质量标准》，生产过程中不使用化学合成的农药、肥料、食品添加剂、饲料添加剂、兽药及有害于环境和人体健康的生产资料，而是通过使用有机肥、种植绿肥、作物轮作、生物或物理方法等技术，培肥土壤、控制病虫草害、保护或提高产品品质，从而保证产品质量符合绿色食品产品标准要求。

2. A 级标准

A 级绿色食品标准要求：生产地的环境质量符合《绿色食品产地环境质量标准》，生产过程中严格按绿色食品生产资料使用准则和生产操作规程要求，限量使用限定的化学合成生产资料，并积极采用生物学技术和物理方法，保证产品质量符合绿色食品产品标准要求。

（四）绿色食品标志

绿色食品标志是由中国绿色食品发展中心在国家工商行政管理局商标局正式注册的质量证明商标，用于证明绿色食品无污染、安全、优质的品质特征。

绿色食品标志由三部分构成，即上方的太阳、下方的叶片和中心的蓓蕾。标志为正圆形，意为保护。整个图形描绘了一幅明媚阳光照耀下的和谐生机，告诉人们绿色食品正是出自纯净、良好生态环境的安全无污染食品，能给人们带来蓬勃的生命力。绿色食品标志还提醒人们要保护环境，通过改善人与环境的关系，创造自然界新的和谐。

绿色食品标志作为一种特定的产品质量的证明商标，其商标专用权受《中华人民共和国商标法》保护。

三、有机食品

有机食品（Organic Food）也叫生态或生物食品等。有机食品是国际上对无污染天然食品比较统一的提法。有机食品通常来自于有机农业生产体系，根据国际有机农业生产要求和相应的标准生产加工的。

有机食品简单地讲，就是以生命养生命的一种绿色循环。它完全不含有没有生命存在的化学成分。它是以微生物培植或自然转换成的天然的养分来孕育各种人们可食用的植物，对人类健康不存在任何的威胁。这包括蔬菜、水果、禽蛋、各种肉类等等，不胜枚举。总之，它是天然的、无害的、对人身体有益的健康食品。

有机食品是极低污染的食物，即是不经过化肥、农药、除草剂等污染的食物，而且肥料必须用自然堆肥，凡是任何加害土壤的添加物，都不可使用。

目前经认证的有机食物主要包括一般的有机农作物产品，例如粮食（包括有机大米、有机小米、有机五彩豆、有机荞麦、有机绿豆、有机黄豆、有机红小豆、有机黑豆、有机玉米糁等）、水果（包括有机草莓、有机苹果等）、蔬菜（包括有机生菜、有机西红柿、有机黄瓜等）、有机茶产品、有机食用菌产品、有机畜禽产品、有机水产品、有机蜂产品、采集的野生产品以及用上述产品为原料的加工产品。国内市场销售的有机食品主要是蔬菜、大米、茶叶、蜂蜜等。

（一）有机食品标准

1. 食品

（1）农作种植的水源、土壤与原料、肥料必须符合有机农业标准。

（2）生产、收成及加工过程不得使用杀虫剂、合成（化学）肥料、农药、化学添加物。

（3）土壤必须休耕三年。

（4）食材不得经过任何基因工程改造。

（5）必须通过政府机构的管制与认证。

2. 农场

（1）使用天然肥料（堆肥）来喂养土壤，增加土壤养分。

（2）耕种前经过三年的休耕，让土壤里残余的有毒物质自然消失。

（3）耕种过程不使用农药、杀虫剂、合成（有机食物化学）肥料。

（4）尊重天然的生态系统及循环。

3. 饲养

（1）饲料必须符合有机规范的天然饲料。

（2）一定要在适合其生存的自然户外环境放养。

（3）禁止使用抗生素、荷尔蒙或生长激素。

（4）人道对待饲养的动物。

（二）有机食品特点

（1）使用有机肥料：有机食物的种植过程中，只会使用有机肥料，如花生麸、角衣片和动物的骨粉等，这些天然材料对泥土构成的污染和负荷会减到最低，比较环保。

（2）使用有机农药：除了种植方法是有机外，防虫的过程也会用有机农药，以达到生态平衡、维持生物多样性，令食物不会含有毒素或长期残留的化学添加剂、色素和化学防腐剂等，无论对健康和对环境都有莫大的好处。

（3）取得有机认证：不同国家都为"有机耕种"定义，在美国，所有使用"organic"文字的产品，都受美国农业部国家有机标准计划（National Organic Program，UOP）规管。而世界各地也有不同的官方或私营认证机构。它们会按本身所制定的标准提供认证服务，英国土壤协会（Soil Association）和欧洲的 Ecocert 就是当中的例子，而在众多的认证中，取得 OCIA 和美国 USAD认证较有保证。

（四）有机产品好处

较为健康：研究显示有机产品含有较多铁、镁、钙等微量元素及维生素 C，而重金属及致癌的硝酸盐含量则较低。

味道较好：有机农业提倡保持产品的天然成分，因此可保持食物的原来味道。

避免疾病：密集式的动物饲养方式令疾病很容易散播，而有机农业要求开放的动物饲养方式则可以令动物有空间伸展活动，增强动物的抵抗力，减低疾病散播机会。

化学物质：在有机生产的理念下，所有生产及加工处理过程均只允许在有限制的情况下施用化学物质。生产过程在有机生产的理念下，所有生产及加工处理过程中均不可使用任何基因改造生物及其衍生物。

环境有利：有机生产鼓励使用天然物料，适量施肥及灌溉，减少资源浪费，提高农场内及其周边的生物多样性。

保护土壤：土壤退化及污染日趋严重，而土壤作为生产粮食的基本要素，人类必须对之加以保护。有机农业要求的土壤保护措施是希望恢复和维持土壤的生命力，令土壤能继续为人类提供足够而优质的食物。

（五）判断标准

（1）原料来自于有机农业生产体系或野生天然产品。

（2）有机食品在生产和加工过程中必须严格遵循有机食品生产、采集、加工、包装、贮藏、运输标准，禁止使用化学合成的农药、化肥、激素、抗生素、食品添加剂等，禁止使用基因工程技术及该技术的产物及其衍生物。

（3）有机食品生产和加工过程中必须建立严格的质量管理体系、生产过程控制体系和追踪体系，因此一般需要有转换期，这个转换过程一般需要 2～3 年时间，才能够被批准为有机食品。

（4）有机食品必须通过合法的有机食品认证机构的认证。

（六）有机食品与其他食品的区别

有机食品与其他食品的区别体现在如下几方面：

有机食品在其生产加工过程中绝对禁止使用农药、化肥、激素等人工合成物质，并且不允许使用基因工程技术；而其他食品则允许有限使用这些技术，且不禁止基因工程技术的使用，如绿色食品对基因工程和辐射技术的使用就未作规定。

生产转型方面，从生产其他食品到有机食品需要 2～3 年的转换期，而生产其他食品（包括绿色食品和无公害食品）没有转换期的要求。

数量控制方面，有机食品的认证要求定地块、定产量，而其他食品没有如此严格的要求。

因此，生产有机食品要比生产其他食品难得多，需要建立全新的生产体系和监控体系，采用相应的病虫害防治、地力保护、种子培育、产品加工和储存等替代技术。

 延伸阅读

争　议

英国一个研究小组在考查了 50 年来发表的有关有机食品的文献后得出结论：有机食物并不比用传统方式生产的食品营养价值更高。

不过，这项研究没有涉及与不同农业生产方法相关的污染物或化学残留物。有机食品的一个主要卖点就是无化学添加剂。

总部位于新泽西州的行业协会食品研究所（Food Institute）所长托德（Brian Todd）回应这项研究时说，有机食品中没有非有机化学物质和杀虫剂，这才是有机食品的诱人之处。这项研究是由伦敦卫生及热带医学学院（London School of Hygiene & Topical Medicine）的研究人员进行的，报告发表在《美国临床营养学杂志》（American Journal of Clinical Nutrition）上。

研究报告的作者之一、该学院公共卫生干预研究部门的丹格尔（Alan Dangour）说，研究发现有机食品和传统方法生产的食品在营养成分上存在一些差异，不过这对公共健康不太可能有影响。

第三节　你从哪里来，将往何处去？——转基因食品

　　所谓转基因食品（Genetically Modified Food，GMF），就是利用现代分子生物技术，将某些生物的基因转移到其他物种中去，改造它们的遗传物质，使其在性状、营养品质、消费品质等方面向人们所需要的目标转变。这种以转基因生物为原料，加工生产的食品就是转基因食品，简称基因食品。

　　世界人口现已超过 60 亿，预计 2050 年将达到 90 亿，而发展中国家现有 8.4 亿人营养不良，13 亿人陷于贫困中，有限的可利用的耕地，导致传统农作物已无法满足日益增长的粮食需求，而转基因技术的出现给人类带来了机遇。它不仅可以降低农业生产成本，而且可以提高单位面积产量。然而，近年来国内外各类食品安全事件不断出现，引起了人们对食品安全的极大关注，由新技术开发带来的转基因食品对人类健康是否有害又一次成为公众关注的热点。目前，各国政府对转基因食品的安全性的态度意见不一，对其安全性的争论也日趋激烈。

一、转基因食品的发展

　　自 1983 年世界上第一例转基因作物（烟草）问世以来，转基因植物的研究得到了迅速发展。1986 年美国和法国首先将转基因植物移入大田。随后转基因食品的开发研究迅猛发展。2002 年全球种植面积达 5800 万公顷，转基因食品呈迅猛发展的趋势，全球有 16 个国家近 600 万农民选择种植转基因作物。1999 年 3 月中国水稻研究所研制的属世界首创的"转基因杂交水稻"研究成果通过了专家鉴定。到目前为止，我国共有 48 种转基因作物进行中间试验，其中水稻、玉米、大豆、马铃薯、西红柿、甜椒有转基因食品。由于转基因作物产量高、价格低、耐贮运等特点，动物性转基因食品品质好、成本低、附加值高等原因，使得转基因食品的市场份额连年上升。目前，世界各地的食品超市中均有转基因食品的销售。随着转基因食品的辐射范围逐步扩大，关于转基因食品安全性问题也引起了人们的极大关注。

二、转基因食品对人类的种种危害

（一）转基因作物对人类健康的危害

转基因食品对人类的危害性主要体现在以下几个方面：

1. 食物毒性

许多食品本身含有大量的毒性物质和抗营养因子，如蛋白酶抑制剂、神经毒素等用以抵抗病原菌的侵害。生物进化过程中，自身的代谢途径在一定程度上抑制毒素表现，即所说的沉默代谢。但在转基因食品加工过程中，由于基因的导入使得这些蛋白发生过量表达，产生各种毒素。

2. 食物致敏性

产生致敏的原因是导入的基因片段，由于导入基因的来源及序列或表达的蛋白质的氨基酸序列可能与已知的致敏源存在同源性，导致过敏发生或产生新的过敏源。例如从巴西坚果中提取的 2S 清蛋白基因转入大豆后，产生了与巴西坚果的 2S 清蛋白分子量及性质都非常相似的致敏性成分。

3. 抗生素的抗性

为促进细胞、组织和转基因植物的转化，在基因转移过程中大量的使用抗生素标记基因。人体摄入后抗生素抗性标记基因通过水平基因转移和重组会扩散到很多肠道细菌及病原体中，产生新的病原细菌和病毒，产生抗生素抗性。虽然有时转基因食品危害仅仅引起人体微小的变化，但经过长期积累可能产生严重伤害。基因工程食品中的外源 DNA 不易在肠道内消化，可能被机体细胞摄取并整合到基因组中，引起细胞突变，这对人类健康存在着潜在的危害。

（二）转基因生物对环境的危害

1. 转基因生物破坏生态系统

生态系统是一个有机的整体，任何部分遭到破坏都会危及整个系统。如一些盐碱、沼泽、雨林以及有寄生虫的地区，以前原本不适合农业种植，由于转基因作物的出现，一些农作物可耐盐碱、耐高温高湿以及抗病虫等，这些地区都被用来种植农作物，从而使原本生活在这里的生物的栖息地遭到破坏，造成物种的退化、减少、灭绝，使原有的生态系统遭到破坏。

2. 杂交作物对环境产生负面影响

转基因可以通过杂交传给亲缘物种。过去的经验表明，农作物杂交可能对环境产生负面影响。东南亚是大米基因多样性的故乡和中心。加利福尼亚大学的研究发现，世界上最重要的 13 种粮食作物中有 12 种与其野生的近缘物种进行了杂交。在加拿大，被用作实验的油菜，分别只具有抗草甘膦、草铵膦和咪唑啉酮中一种的功能，后来发现了同时具备这三种功能的油菜，说明这三种油菜之间产生了杂交，而这种油菜对周围的植物造成了很大的影响。

3. 转基因物种作为新物种破坏环境

自然界里从来没有过转基因生物，它属于一种新生的外来物种，与自然生物相比，因其体内有特殊基因，有更强的竞争性。比如，植入抗虫基因的农作物，就会比一般的农作物更能抵抗病虫害的袭击。长此下去，转基因作物就会取代原来的农作物，造成物种灭绝。但这个问题，在转基因生物发展的开始阶段很难发现，可能要历时很多年才会显现出来，但等问题出现的时候，也许为时已晚。历史上就曾有过许多这样的例子，比如，澳大利亚原本没有兔子，引进兔子以后，其数量翻倍增加，吃光了植物，给生态体系造成了很大的问题。大约一个世纪以前，引进的含羞草在澳大利亚迅速蔓延，大量地挤掉了周围的其他植物。

（三）转基因生物对农业的危害

1. 转基因生物对作物抗性的影响

转基因生物将增加目标害虫的抵抗性。研究表明，棉铃虫已对转基因抗虫棉产生抗性。转基因抗虫棉对第一、第二代棉铃虫有很好的抵抗作用，但第三代、第四代棉铃虫已对转基因棉产生抗性。如果这种具有转基因抗性的害虫变成具有抵抗性的超级害虫，就需要喷洒更多的农药，这将对农田和自然生态环境造成更大的危害。

2. 转基因生物对非目标生物的污染

转基因生物对非目标生物也会造成不利影响。释放到环境中的抗虫和抗病类转基因植物，除对害虫和病菌致毒外，对环境中的许多有益生物也将产生直接或间接的不利影响，甚至会导致一些有益生物死亡。

3. 转基因生物对其他农作物的影响

转基因植物通过花粉进行基因转移，导致非转基因植物受到污染。美国农场主发现，现在已经很难买到纯净的、未受到转基因污染的有机种子。由于缺少必要的隔离措施,转基因农作物与非转基因农作物相互混杂,给非转基因作物造成巨大损失。

三、各国对转基因食品的观点

长期以来,对于转基因食品形成了以美国为代表的支持阵营和以欧盟为代表的谨慎阵营;我国支持转基因食品研究,但对产品标识严格要求。

美国观点:美国是世界上转基因作物商业化生产最多的国家,有 1/4 耕地种植的是转基因作物,转基因食品多达 4000 多种。在有关转基因作物及其食品安全性的争论中,美国始终站在肯定和支持的立场上,主张将转基因产品和传统农产品同等对待,并努力影响国际社会对相关政策的制订。

欧盟观点:欧盟地区的环境保护主义者和消费团体等组织坚决反对转基因食品。他们组织大规模反对转基因的抗议和游行,采取各种措施阻止转基因食品的研究和开发。欧盟地区政府态度谨慎,主张对转基因产品采取“预防原则”。围绕这一原则,欧盟先后对转基因食品安全和标签问题、新型食品管理规章问题、转基因玉米和大豆问题、含转基因成分的添加剂和调味料等问题进行了规定。

我国对转基因食品的管理:我国对于转基因生物有严格要求。在国务院 304 号令公布的《农业转基因生物安全管理条例》中,把农业转基因生物进行了定义,规定了研究、试验要取得安全证书;生产、加工要取得生产许可证;经营要取得经营许可证;要求在中国境内销售列入目录的农业转基因生物要有明显的标志和标识;对进口与出口也有规定,所有出口到中国来的转基因的生物以及加工的原料,都需要中国颁发的转基因生物安全证书,如果不符合要求,要退货或者销毁处理。

四、科学对待转基因食品

尽管在世界范围内对转基因食品有很多争议,但这并不影响转基因食品技术的迅速发展,新的转基因食品还在不断问世。虽然转基因技术还有不少安全上的疑点,但它对我国农业发展有极重要的意义:它改善了食品品质、抗虫、增产、增加作物对真菌的抵抗力、减少水土流失、减少农药的使用量,从而带来显著的农业效益、经济效益。目前,我国的生物技术支持产业还十分薄弱,大部分研究开发使用的仪器设备,包括试剂均依赖进口,大大制约了生物技术的发展。因此,政府部门应从长远目标着眼,在政策上扶持相关产业。另外,我国生物技术研究中还存在着储备不足、创新性不够的问题,要充分利用我国丰富的基因资源,开发拥有自主知识产权的专利技术,提高我国在该领域的竞争力。在新的转基因作物研究方面应将注意力更多地放在主要经济作物上,尤其是有利于贫困地区种植的品种。对有出口潜力的新品种也应加大开发力度。同时,我们应加强对公众的宣传教育,提高转基因食品的接受度。也应注意媒介误导的可能性,国外有研究表明过分宣传可能导致接受度下降。

对待转基因食品,特别是可直接食用的转基因食品,应持科学的态度,理性公正客观分析。转基因技术本身是一项造福人类的技术,不能全盘否定。转基因是一种新的生物技术,它还不成熟,它的技术还处于发展之中,科学家对基因的认识和掌控还不够,基因重组有随机性,转基因生物也会出现人们不希望的结果,加上一些转基因技术不当应用,导致个别转基因食品的确存在安全性问题,如少数转基因食品含致人体过敏的蛋白,因此,转基因食品的安全性成为人们关注的焦点是可以理解的。但是科学家严谨负责的工作态度在技术层面可以防范,加上政府严格监管,完全可以防止此类食品的商业化应用,不会对人类造成进一步的危害。

我们承认,在探讨转基因食品的安全性问题时,需要科学家研究的问题还很多。比如新的基因组合生物会不会对生物链中的其他物种产生不良影响,对生态系统的有什么影响,该物种自身的稳定性如何;再比如转基因生物成分的改变对食品安全性的影响,转基因作物中的毒素是否会引起人类急、慢性中毒或产生致癌、致畸、致突变作用等。转基因食物出现到现在仅 20 多年,还没有经过长期的安全性考验,还存在着许多不确定因素。应该加强基础研究,提高基因认知水平,从技术层面防止不当转基因动植物的出现;加大转基因食品安全性宣传力度,提高新闻报道的真实性,对转基因食品研究成果尽可能多地公开信息,有利的不利的都公开;普及转基因技术常识,让公众更多地了解转基因食品的真面目;完善转基因食品安全性的政策、法规建设,立法限制不当研究和应用;加强考核,慎重推广,把个别可能出现的存在安全隐患的转基因物种销毁在商业化之前,适当提高转基因作物种植和转基因食品生产企业门槛,保证市场销售转基因食品的可靠性;加强各个科学家的合作交流,充分发挥国际组织的作用;保障消费者权益,提高消费者的知情权和选择权,对转基因食品做出明确标识。这样,转基因食品的安全性就一定能得到保证。

第四节　食品添加剂的内忧外患

公众谈食品添加剂色变,更多的原因是混淆了非法添加物和食品添加剂的概念,把一些非法添加物的罪名扣到食品添加剂的头上显然是不公平的。

其实,对食品添加剂无须过度恐慌,随着国家相关标准的出台,食品添加剂的生产和使用越来越规范。当然,应该加强自我保护意识,多了解食品安全相关知识,尤其不要购买颜色过艳、味道过浓、口感异常的食品。

一、食品添加剂的概念

世界各国对食品添加剂的定义不尽相同,联合国粮农组织(FAO)和世界卫生组织(WHO)联合食品法规委员会对食品添加剂定义为:食品添加剂是有意识地一般以少量添加于食品,以改善食品的外观、风味和组织结构或贮存性质的非营养物质。按照这一定义,以增强食品营养成分为目的的食品强化剂不应该包括在食品添加剂范围内。

欧盟:食品添加剂是指在食品的生产、加工、制备、处理、包装、运输或存贮过程中,由于技术性目的而人为添加到食品中的任何物质。

美国:食品添加剂是指有意使用的,导致或者期望导致它们直接或者间接地成为食品成分或影响食品特征的物质。

中国:按照《中华人民共和国食品卫生法》第 54 条和《食品添加剂卫生管理办法》第 28 条,以及《食品营养强化剂卫生管理办法》第 2 条和《中华人民共和国食品安全法》第九十九条,中国对食品添加剂定义为:食品添加剂,指为改善食品品质和色、香和味以及为防腐、保鲜和加工工艺的需要而加入食品中的人工合成或者天然物质。

按照 GB2760－2011《食品安全国家标准——食品添加剂使用标准》,对食品添加剂定义为"为改善食品品质和色、香、味,以及为防腐、保鲜和加工工艺的需要而加入食品中的人工合成或者天然物质。营养强化剂、食品用香料、胶基糖果中基础剂物质、食品工业用加工助剂也包括在内。"

食品添加剂具有以下三个特征：一是人为加入到食品中的物质，因此，它一般不单独作为食品来食用；二是既包括人工合成的物质，也包括天然物质；三是加入到食品中的目的是为改善食品品质和色、香、味以及为防腐、保鲜和加工工艺的需要。

二、食品添加剂主要作用

1. 防止变质

防腐剂可以防止由微生物引起的食品腐败变质，延长食品的保存期，同时还具有防止由微生物污染引起的食物中毒作用。抗氧化剂则可阻止或推迟食品的氧化变质，以提供食品的稳定性和耐藏性，同时也可防止可能有害的油脂自动氧化物质的形成。此外，还可用来防止食品，特别是水果、蔬菜的酶促褐变与非酶褐变。这些对食品的保藏都是具有一定意义的。

2. 改善感官

适当使用着色剂、护色剂、漂白剂、食用香料以及乳化剂、增稠剂等食品添加剂，可以明显提高食品的感官质量，满足人们的不同需要。

3. 保持提高营养价值

在食品加工时适当地添加某些属于天然营养范围的食品营养强化剂，可以大大提高食品的营养价值，这对防止营养不良和营养缺乏、促进营养平衡、提高人们健康水平具有重要意义。

4. 增加品种和方便性

市场上已拥有多达 20000 种以上的食品可供消费者选择，尽管这些食品的生产大多通过一定包装及不同加工方法处理，但在生产工程中，一些色、香、味俱全的产品，大都不同程度地添加了着色、增香、调味乃至其他食品添加剂。正是这些众多的食品，尤其是方便食品的供应，给人们的生活和工作带来极大的方便。

5. 方便加工

在食品加工中使用消泡剂、助滤剂、稳定和凝固剂等，可有利于食品的加工操作。例如，当使用葡萄糖酸-δ-内酯作为豆腐凝固剂时，可有利于豆腐生产的机械化和自动化。

6. 其他特殊需要

食品应尽可能满足人们的不同需求。例如，糖尿病患者不能吃糖，则可用无营养甜味剂或低热能甜味剂，如三氯蔗糖或天门冬酰苯丙氨酸甲酯制成无糖食品供应。

三、常用食品添加剂类型

中国商品分类中的食品添加剂种类共有 35 类，包括增味剂、消泡剂、膨松剂、着色剂、防腐剂等，含添加剂的食品达万种以上。其中，《食品添加剂使用标准》和卫生部公告允许使用的食品添加剂分为 23 类，共 2400 多种，制定了国家或行业质量标准的有 364 种。主要有酸度调节剂、抗结、消泡剂、抗氧化剂、漂白剂、膨松剂、胶基糖果中基础剂物质、着色剂、护色剂、乳化剂、酶制剂、增味剂、面粉处理剂、被膜剂、水分保持剂、营养强化剂、防腐剂、稳定剂和凝固剂、甜味剂、增稠剂、食品用香料、食品工业用加工助剂、其他等 23 类。

防腐剂：常用的有苯甲酸钠、山梨酸钾、二氧化硫、乳酸等。用于果酱、蜜饯等的食品加工中。

　　抗氧化剂：与防腐剂类似，可以延长食品的保质期。常用的有维生素 C、异维生素 C 等。

　　着色剂：常用的合成色素有胭脂红、苋菜红、柠檬黄、靛蓝等。它可改变食品的外观，可以增强食欲。

　　增稠剂和稳定剂：可以改善或稳定冷饮食品的物理性状，使食品外观润滑细腻。他们使冰淇淋等冷冻食品长期保持柔软、疏松的组织结构。

　　膨松剂：部分糖果和巧克力中添加膨松剂，可促使糖体产生二氧化碳，从而起到膨松的作用。常用的膨松剂有碳酸氢钠、碳酸氢铵、复合膨松剂等。

　　甜味剂：常用的人工合成的甜味剂有糖精钠、甜蜜素等。目的是增加甜味感。

　　酸味剂：部分饮料、糖果等常采用酸味剂来调节和改善香味效果。常用柠檬酸、酒石酸、苹果酸、乳酸等。

　　增白剂：过氧化苯甲酰是面粉增白剂的主要成分。中国食品在面粉中允许添加最大剂量为 0.06 g/kg。增白剂超标，会破坏面粉的营养，水解后产生的苯甲酸会对肝脏造成损害，过氧化苯甲酰在欧盟等发达国家已被禁止作为食品添加剂使用。我国在 2011 年 5 月也禁止了过氧化苯甲酰作为增白剂。

　　香料：香料有合成的，也有天然的，香型很多。消费者常吃的各种口味巧克力，生产过程中广泛使用各种香料，使其具有各种独特的风味。

四、食品添加剂主要危害

（一）食品添加剂的危害

　　食品添加剂不是食品的天然成分，如使用不当，或添加剂本身混入一些有害成分，就可能对人体健康带来一定危害，主要表现在以下几个方面：

1. 致癌问题

　　如某些人工甜味剂、色素等经动物试验证实有致癌作用。如奶油黄色素可诱发大鼠肝癌，甜味剂甘精和苯脲也能引起动物肿瘤。近年来还发现发色剂亚硝酸钠与肉、鱼等食品中的胺类发生反应，形成有强致癌作用的亚硝基化合物。

2. 急、慢性中毒问题

　　由于制造添加剂时所用原料不纯而污染一些有毒化合物，引起人们的急慢性中毒。如日本的森永奶粉事件就是使用了含砷中和剂过高的添加剂，使奶粉中含砷过高，引起 1 万多名婴儿中毒。作为抗氧化剂的丁基羟基茴香醚可在体内蓄积，对机体可能造成的潜在性危害值得注意。

（二）正确防范

　　（1）在超市买东西，务必养成翻过来看"背面"的习惯。尽量买含添加剂少的食品。

　　（2）选择加工度低的食品。买食品的时候，要尽量选择加工度低的食品。加工度越高，添加剂也就越多。请不要忘记，光线越强，影子也就越深。

　　（3）"知道"了以后再吃。希望大家在知道了食品中含有什么样的添加剂之后再吃。

　　（4）不要直奔便宜货。便宜是有原因的，在价格战的背后，有食品加工业者在暗中活动。

　　（5）具有"简单的怀疑"精神。"为什么这种鱼的颜色这么漂亮？""为什么这种汉堡会这么便宜？"具备了"简单的怀疑"精神，在挑选加工食品的时候，真相自然而然就会出现。

参考文献

[1] 丁钢强,高洁.中国居民营养的发展与挑战[J].中国食品学报,2016,16(07):1-6.

[2] 宋善丹,陈光吉,饶开晴,徐亚欧.营养与表观遗传修饰关系的研究进展[J].中国畜牧兽医,2015,42(07):1755-1762.

[3] 庞广昌,陈庆森,胡志和,解军波.食品和营养的表观遗传观点和展望[J].食品科学,2011,32(17):1-21.

[4] 隽武.营养与健康[J].科学生活,2015(1):58-61.

[5] 王烨,于欣平,曹薇,等."互联网+营养健康"的设想与应用[J].营养学报,2016,38(4):322-325.

[6] 殷召雪,赵文华.膳食模式是营养与健康的关键[J].中华健康管理学杂志,2017,11(1):3-6.

[7] 张旭光,才绍江,王岚,等.不同膳食模式对个体代谢和肠道菌群影响的研究进展[J].中华内分泌代谢杂志,2016(2):165-170.

[8] 赵立平,张晨虹,费娜,等.以肠道菌群为靶点的代谢病营养干预研究进展[J].中国食品学报,2014,14(1):1-5.

[9] 陈伟红,潘习龙.微量营养素与糖尿病[J].药品评价,2017,14(5):17-20.

[10] 李志超,黄鹤,廖晓阳.膳食营养素与高血压关系的研究进展[J].现代预防医学,2016,43(11):1959-1962.

[11] 李莹,李进华.运动、营养和免疫功能——宏量营养素和氨基酸[J].沈阳体育学院学报,2013,32(4):82-86.

[12] 许雅文.膳食、营养与癌症预防的新进展[J].中国卫生标准管理,2016,7(10):1-2.

[13] 柳启沛.营养因素与骨骼健康[J].营养健康新观察,2009(1).

[14] 宋冰冰.三大营养素提升大脑学习力[J].食品与健康,2017(5):42-43.

[15] 陶诗秀.食物的营养素和大脑[J].绿色中国,2017(2):67-69.

[16] 张辉,王文月,段玉清,等.我国功能食品创新发展趋势、重点及政策建议[J].食品工业科技,2015,36(8):361-364.

[17] 何志谦.人类营养学[M].3版.北京:人民卫生出版社,2008.

[18] 葛可佑.中国营养师培训教材[M].北京:人民卫生出版社,2005.

[19] 中国营养学会.中国居民膳食指南[M].北京:人民卫生出版社,2016.